AF877258

Andreas Bernau, Klaus Bohndorf

Röntgendiagnostik in Traumatologie und Orthopädie

Einstelltechnik und Röntgenanatomie

Andreas Bernau, Klaus Bohndorf

Röntgendiagnostik in Traumatologie und Orthopädie

Einstelltechnik und Röntgenanatomie

unter Mitarbeit von Oliver Ertl und Walter Vogel

5. Auflage
mit 584 Abbildungen

ELSEVIER
URBAN & FISCHER

URBAN & FISCHER München

Zuschriften und Kritik an:
Elsevier GmbH, Urban & Fischer Verlag, Hackerbrücke 6, 80335 München

Anschrift der Autoren

Prof. Dr. med.
Andreas Bernau
Facharzt für Orthopädie
Walter-Simon-Straße 12
72072 Tübingen

Prof. Dr. med.
Klaus Bohndorf
Klinikum Augsburg,
Radiologie
Stenglinstr. 2
86156 Augsburg

Dr. med.
Oliver Ertl
Klinikum Augsburg,
Radiologie
Stenglinstr. 2
86156 Augsburg

Priv. Doz. Dr. med.
Walter Vogel
Anatomisches Institut
der Universität Tübingen
Österbergstr. 3
72074 Tübingen

Wichtiger Hinweis für den Benutzer

Die Erkenntnisse in der Medizin unterliegen laufendem Wandel durch Forschung und klinische Erfahrungen. Herausgeber und Autoren dieses Werkes haben große Sorgfalt darauf verwendet, dass die in diesem Werk gemachten therapeutischen Angaben (insbesondere hinsichtlich Indikation, Dosierung und unerwünschten Wirkungen) dem derzeitigen Wissensstand entsprechen. Das entbindet den Nutzer dieses Werkes aber nicht von der Verpflichtung, anhand der Beipackzettel zu verschreibender Präparate zu überprüfen, ob die dort gemachten Angaben von denen in diesem Buch abweichen und seine Verordnung in eigener Verantwortung zu treffen.

Wie allgemein üblich wurden Warenzeichen bzw. Namen (z. B. bei Pharmapräparaten) nicht besonders gekennzeichnet.

Bibliografische Information Der Deutschen Nationalbibliothek

Die Deutsche Nationalbibliothek verzeichnet diese Publikation in der Deutschen Nationalbibliografie; detaillierte bibliografische Daten sind im Internet unter http://dnb.d-nb.de abrufbar.

5. Auflage 2010
1. Auflage 1982

Der Urban & Fischer Verlag ist ein Imprint der Elsevier GmbH.

10 11 12 13 14 5 4 3 2 1

Planung: Martina Braun, München
Lektorat: Dr. Bernhard Gall; Ursula Jahn, M.A., München
Redaktion: Sonja Hinte, Bremen
Herstellung: Dietmar Radünz; Antje Arnold, München; Kerstin Wilk, Leipzig
Satz: Kösel, Krugzell
Druck und Bindung: L.E.G.O. S.p.A, Lavis (TN)/Italien
Fotos/Zeichnungen: Annerose Schatter, Stuttgart
Umschlaggestaltung: SpieszDesign, Neu-Ulm

ISBN 978-3-437-23721-8

Aktuelle Informationen finden Sie im Internet unter **www.elsevier.de** und **www.elsevier.com**

Vorwort zur 5. Auflage

Dieses 1982 erstmals vorgelegte Buch über röntgendiagnostische Einstelltechnik soll Ärzten für Orthopädie-Unfallchirurgie und Radiologie auch weiterhin in jeweils aktueller Fassung zur Verfügung stehen. Herr Professor Bohndorf/Augsburg konnte nicht zuletzt auch für dieses Fernziel als Mitautor und für die federführende Gestaltung künftiger Auflagen gewonnen werden. Seine besondere Expertise in der Skelettdiagnostik ist für dieses Arbeitsbuch von außerordentlichem Wert.

Besonderen Dank schulden die beiden Erstautoren ihren Mitarbeitern Dr. Oliver Ertl, Augsburg und Privatdozent Dr. Walter Vogel, Anatomisches Institut der Universität Tübingen. Herr Vogel war bei der Integration der Röntgenanatomie in dieses Buch mit seinen über 200 Röntgenaufnahmen maßgeblich beteiligt. Damit wird einem vielfach in Besprechungen früherer Auflagen angemerkten Wunsch entsprochen.

Dem wieder neuen Team des Verlages sei für die hervorragende Gestaltung auch dieser 5. Auflage sehr herzlich gedankt.

Tübingen, im Oktober 2009 Andreas Bernau

Vorwort zur 4. Auflage

Seit Erscheinen der ersten deutschen und der englischen Ausgabe vor über 20 Jahren hat die vorliegende Einstelltechnik nicht nur in der Orthopädie, sondern zugleich in der Unfallchirurgie und in der Radiologie einen festen Platz gefunden. Diese Entwicklung spiegelt sich auch in dem um die Traumatologie erweiterten Buchtitel wider. Hieß es noch in der ersten Auflage, es sei unmöglich, alle bekannten Einstellungen zu beschreiben, so besteht heute der Wunsch, alle wichtigen Einstellungen anzusprechen. Allein in den beiden letzten Auflagen wurden 23 Einstellungen hinzugefügt. Diese Ergänzungen gründen sich auf Wünsche der Rezensenten, sie sind aber auch Resultat intensiven Austausches mit verschiedenen Spezialisten, wie den Kollegen Jonsson (Lund), Habermeyer und Paessler (Heidelberg), Haesen und Hedtmann (Hamburg). Ihnen und vielen nicht Genannten sei an dieser Stelle herzlich gedankt. Manche Anregungen verdanke ich auch den etwa 800 Kolleginnen und Kollegen, die an Röntgeneinstellkursen in Frankfurt teilgenommen haben.

Angeregt durch Ochsner (Liestal) und als Antwort auf häufige Anfragen, besonders von Radiologen, wurden Indikationslisten für häufige traumatologische und orthopädische Fragestellungen an den großen Gelenken bzw. für Hände und Füße neu eingefügt. Solche sanktionierten Einstellsets fördern die reibungslose Zusammenarbeit zwischen Orthopäden bzw. Unfallchirurgen und mit ihnen zusammenarbeitenden Radiologen; zudem kann in größeren Kliniken mit zahlreichen Weiterbildungsassistenten nur durch solche definierten Vorgaben der gewünschte hohe Qualitätsstandard erhalten bleiben. Unverzichtbar ist in dieser neuen Auflage ein Kapitel über digitale Bildverarbeitung, die einen zunehmend breiten Raum in Klinik und Praxis einnimmt. Ich bin Herrn Professor Stender sehr zu Dank verpflichtet, dass er für dieses Kapitel verantwortlich zeichnet. Die mitgeteilten Belichtungsdaten sind auch für die digitale Radiographie gültig.

Unverändert werden alle dargestellten Aufnahmetechniken in der eigenen Praxis angewendet, alle Röntgenbilder und alle Fotoaufnahmen in diesem Buch sind hier entstanden. Die Darstellung der einzelnen Aufnahmen ist bewusst einfach und zugleich detailliert gehalten, so dass der kundigen Mitarbeiterin ein Blick zur Erinnerung genügt, aber auch Anfänger so genau informiert werden, dass bei sorgfältigem Lesen jede Einstellung gelingen sollte. Der gesamte Text wurde kritisch und sorgfältig überarbeitet, im Besonderen auch im Hinblick auf die Umsetzung der Leitlinien der Bundesärztekammer mit ihrer Empfehlung, zumal bei Kindern, Film-Folien-Systeme der Empfindlichkeitsklassen 400 und 800 zu verwenden. Die Umstellung auf die nächst höhere Empfindlichkeit gelingt in der Regel einfach durch Halbierung des mAs-Wertes. In den Leitlinien der Bundesärztekammer wird empfohlen, möglichst mit automatischer Belichtung zu arbeiten. Dem Wunsch nach rascher Lesbarkeit wurde entsprochen durch Einführung von Piktogrammen für die Wahl der Belichtungskammer bei automatischer Belichtung. Die Angaben zur freien Belichtung wurden für unverzichtbar angesehen. Die Literaturhinweise auf die Erstbeschreiber wurden beibehalten, im Übrigen die Literatur aktualisiert.

Der Fotografin Frau Schatter (Stuttgart) und der Radiologieassistentin Frau Weihing (Tübingen) bin ich für ihre wertvolle Mitarbeit zu besonderem Dank verpflichtet, gleichfalls dem neuen Team des Verlages für die sehr gute Ausführung dieser Neubearbeitung in unverändert hervorragender Qualität.

Tübingen, im April 2004 Andreas Bernau

Inhaltsverzeichnis

Einstellungen

Schädel

Wirbelsäule

Brustkorb und Schultergürtel

Röntgendiagnostik Schultergürtel und Schultergelenk

Obere Extremität

Röntgendiagnostik Ellenbogengelenk und Hand

Beckengürtel

Untere Extremität

Röntgendiagnostik Kniegelenk

Röntgendiagnostik Sprunggelenk und Fuß

Anhang

Einstellungen in alphabetischer Ordnung

Zum Gebrauch dieses Buches[1]

Aufnahmekonditionen und Bildinterpretation

Notwendige Voraussetzung für eine effektive Skelettröntgenuntersuchung ist eine klare Verabredung zwischen Arzt und Röntgenassistentin über die gewünschte Röntgeneinstellung. Eine geeignete Röntgenaufnahme kann nur hergestellt werden, wenn der Auftrag eindeutig formuliert ist. Für die Beurteilung des Röntgenbildes ist es gleichermaßen unerlässlich, dass der Arzt die Bedingungen kennt, unter denen das ihm vorliegende Bild entstanden ist. Dafür ist die Kenntnis von Patientenlagerung, Kassettenposition und Strahlengang entscheidend wichtig. Arzt und Röntgenassistentin müssen auf dem entstandenen Bild ablesen können, ob der dargestellte Skelettabschnitt richtig aufgenommen ist.

Die eindeutige Auftragsübermittlung für eine gewünschte Röntgenaufnahme soll zumindest die folgenden Festlegungen durch den Arzt enthalten:

1. **Skelettabschnitt**, der geröntgt werden soll
2. **Aufnahmerichtung**, z. B. a. p., p. a., seitlich, schräg oder tangential
3. **Körperposition des Patienten** für die Aufnahme, z. B. stehend, sitzend oder liegend
4. **Zusätzliche Markierungen**, z. B. Metallkreuzchen über einem Hauptdruckschmerzpunkt

Die standardisierten Aufnahmen in diesem Buch sollen der Vereinfachung der Auftragsübermittlung zwischen Arzt und Röntgenassistentin dienen.

Funktionelle Röntgenuntersuchung

Für eine erfolgreiche Röntgendiagnostik ist funktionelles Denken wesentlich. Subjektive Beschwerden und klinischer Befund sollen sich möglichst einer eindeutigen Bildaussage zuordnen lassen. Aufnahmen der Wirbelsäule und der unteren Extremitäten sollen darum, sofern möglich, stets unter funktioneller Beanspruchung, das heißt *im Stehen,* durchgeführt werden.

Ein anderes Problem in diesem Zusammenhang ist die Standardisierung der so genannten Funktionssaufnahmen in bestmöglicher Endstellung von Wirbelsäule und Gelenken. Dabei ist der Arzt unverändert auf gute Mitarbeit des Patienten angewiesen. Denn nur durch die vorherige subtile klinische Untersuchung kann er abschätzen, wie weit der Patient bei den Funktionssaufnahmen belastet werden darf und ob dabei der optimale Einsatz geleistet wurde. Gleichermaßen gilt dies für die gehaltenen „Stressaufnahmen“ nach fraglichen Bandverletzungen.

Verlaufsbeobachtung

In der Orthopädie und der Traumatologie des Bewegungsorgans ist die Längsschnittbeobachtung von ausschlaggebender Bedeutung für die Beurteilung zum Beispiel von Haltungsfehlern und von angeborenen oder posttraumatischen Fehlstellungen. Darum gilt es, im Interesse der Reproduzierbarkeit der Röntgenaufnahmen eine hohe Standardisierung der Lagerungs- und Einstelltechniken zu erreichen. Nicht nur die Verlaufsbeobachtung über Jahre, auch die postoperative Beurteilung eines Heilungsprozesses ist auf der Basis von intraoperativ angefertigten definierten Röntgeneinstellungen in der Regel unverzichtbar. Dies gilt im Besonderen auch dann, wenn die operative Rekonstruktion zum Beispiel von komplexen Beckenverletzungen auf der Grundlage einer Computertomographie erfolgt. Denn für die fortlaufende Beurteilung des Heilungsprozesses es ist nicht notwendig, jeweils wieder weitere Computertomographien anzufertigen. Vielmehr wird zum Vergleich mit dem Ausgangsbefund lediglich ein aussagekräftiges Röntgenbild benötigt.

Standardisierte Darstellung

Der Begriff **Einstellung** wird in diesem Buch für die Beschreibung einer Röntgenaufnahme verwendet. Damit ist also jeweils zusammengenommen die linke Textseite und die rechte Bildseite gemeint.

Die linke Textseite

Die Angaben zur **Indikation** bei jeder Einstellung sind jeweils nur informativ, keineswegs aber einschränkend gemeint, knapp gehalten und ohne Anspruch auf Vollständigkeit.

Die eindeutige **Schriftmarkierung** der Röntgenbilder durch Aufbelichtung ist unerlässlich für die richtige Bewertung der Befunde.

Unter dem Punkt **Vorbereitung** ist angegeben, welche Kleidung und welchen Schmuck etc. der Patient vor der Aufnahme ablegen soll und welcher Gonadenschutz in der Regel Verwendung findet.

Unter **Lagerung** wird beschrieben, wie der Patient für die entsprechende Aufnahme gelagert werden soll, mit Angabe der gegebenenfalls dafür notwendigen Hilfsmittel.

---

[1] Herrn Dr. Bernd Seidel, Normenausschuss Radiologie, Erlangen, sei für die kritische Durchsicht dieses Kapitels hinsichtlich aller DIN-Fragen herzlich gedankt.

Unter **Aufnahmetechnik** finden sich Angaben zu Kassettenposition, Folientechnik, Strahlengang, Belichtungsdaten und nötigenfalls Filteranwendung.

Unter **Kriterium** wird am Röntgenbeispiel auf das wesentliche Erkennungsmuster der richtigen Einstellung hingewiesen.

Vereinzelte **Literaturangaben** weisen den Weg zu wichtigen Originalarbeiten, häufig zum Erstbeschreiber der jeweiligen Einstellung.

Die **Textbeschreibungen** der Einstellungen sind überwiegend in sich geschlossen abgefasst. Dies hat Wiederholungen zur Folge, erspart aber Querverweise.

Die rechte Bildseite

Rasche optische Informationsvermittlung wird erreicht durch die **fotografische Darstellung** der jeweiligen Einstellung, auf der Lagerung, Zentrierung und Einblendung erkennbar sind. Das zugehörige, das heißt bei dieser Einstellung entstehende Röntgenbild ist jeweils daneben oder darunter abgebildet.

Analog zur **Winkelanzeige** am Steuergriff des Stativs (Abb. 1) wird bei den Einstellungen der vertikale Strahlengang mit 0 (im Text: „senkrecht auf Kassette“) beschrieben, davon abweichende Winkelgrade werden – außer bei horizontalem Strahlengang (90°= im Text: „senkrecht auf Kassette“) – stets mit der zusätzlichen Angabe der Strahlenrichtungen (kranio-kaudal oder kaudo-kranial) eindeutig bezeichnet. Die im Bereich des Schultergelenks hiervon abweichende Nomenklatur ist auch dort besonders hervorgehoben:

Bei Schulteraufnahmen wird in Anlehnung an die Nomenklatur im amerikanischen Schrifttum der Winkel angegeben, der die Abweichung von der Horizontalen anzeigt, z.B. bei der 30°-Einblickaufnahme (Abb. 44.1) und der Garth-Aufnahme (Abb. 47.1).

Die **Lesbarkeit der Bilder** wird dadurch erleichtert, dass sie überwiegend nur von 2 Kamerastandpunkten aus aufgenommen sind:

1. Die rechtsseitige Montage der Kamera am Lichtvisier bedingt zwangsläufig eine leichte Verzeichnung in dieser Aufsichtperspektive, die nahezu der Perspektive der Röntgenröhre beziehungsweise des Lichtvisiers entspricht. Daneben oder darunter ist, soweit möglich, das dieser Perspektive entsprechende Röntgenbeispiel abgebildet. Die Röntgenassistentin kann so die Einstellung für die betreffende Aufnahme erkennen und durch Vergleich mit dem zugehörigen Röntgenbild kontrollieren, ob das Gewünschte auch in der richtigen Weise aufgenommen wurde. Der Arzt seinerseits kann bei Betrachtung der fotografischen Einstellung nachvollziehen, wie der jeweilige Skelettabschnitt für die verlangte Aufnahme gelagert wurde.
2. Die 2. fotografische Aufnahme zeigt häufig die Patientenlagerung aus der seitlichen Ansichtsperspektive, oft mit einem in der Mitte des Lichtvisiers befestigten Metallstab, der den Strahlengang der Röntgenröhre anzeigt.

Abschließend sei hervorgehoben, dass eine bewusste thematische Beschränkung auf die Untersuchungen eingehalten wurde, die mit einer **Standardeinrichtung** durchführbar sind.

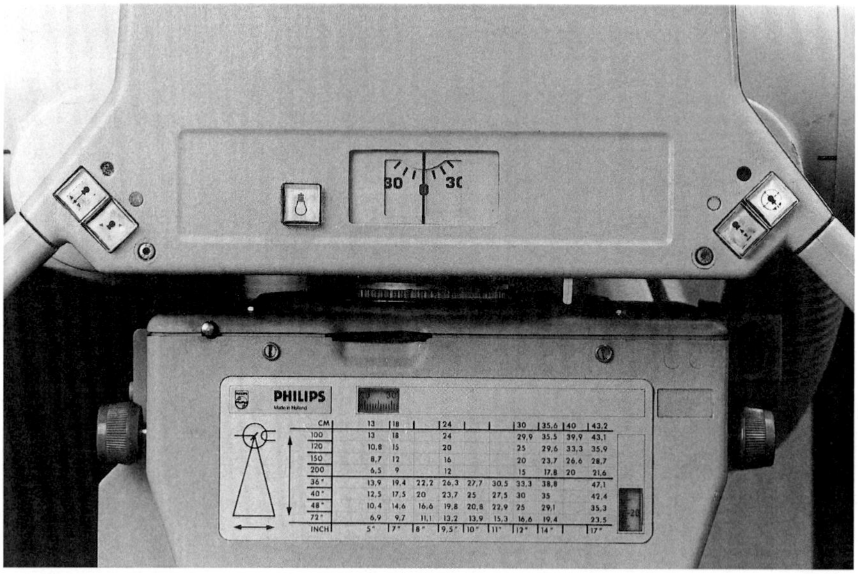

Abb. 1. Bei vertikaler Einstellung ist die Winkelanzeige am Steuergriff des Stativs auf 0° justiert

Zur anatomischen Orientierung

Eine grundlegende Voraussetzung für die Herstellung brauchbarer Röntgenbilder ist die richtige Zentrierung auf den Skelettabschnitt, der abgebildet werden soll. Hierzu sind anatomische Kenntnisse am Lebenden notwendig, welche die Röntgenassistentin am einfachsten durch ständige Zusammenarbeit mit dem verantwortlichen Arzt erlernen kann. Nützliche Hilfsmittel sind ein Skelett und Anatomielehrbücher. Wegen unterschiedlicher Dicke des Unterhautfettgewebes sind Weichteilbezugspunkte, z. B. Nabel oder Brustwarze, für die Röntgeneinstellungen in der Skelettradiologie weniger gut geeignet als Knochenbezugspunkte. Besonders wichtige Knochenvorsprünge, welche die Röntgenassistentin immer wieder und sicher ertasten können soll, sind in Abb. 2 und 3 dargestellt und in der zugehörigen Beschriftung genannt. Auf Einzelheiten, wie Knochenvorsprünge und Gelenksspalte ertastet werden, wird hier im Interesse einer praxisnahen Darstellung nicht eingegangen. Es ist Aufgabe der beteiligten Ärzte, diese Kenntnisse in der täglichen Praxis weiterzuvermitteln. Die in der Röntgenpraxis verwendeten anatomischen Richtungs- und Lagebezeichnungen werden am einfachsten im täglichen Arbeitsalltag begriffen und erlernt. Die wichtigsten Bezeichnungen sind unten zusammengefasst:

Allgemeine Richtungs- und Lagebezeichnungen*

anterior	= vorn
posterior	= hinten
anterior-posterior (a.p.)	= von vorn nach hinten
posterior-anterior (p.a.)	= von hinten nach vorn
superior	= oben
inferior	= unten
Medianebene (median)	= teilt den Körper in zwei spiegelbildlich gleiche Teile
medial	= gegen die Mitte (des Körpers) zu gelegen
lateral	= gegen die Seite zu gelegen
Sagittalebenen	= liegen parallel rechts und links der Medianebene
Frontalebene (frontal)	= parallel zur Stirn
kranial	= kopfwärts
kaudal	= fußwärts
kranio-kaudal	= von kopf- nach fußwärts
kaudo-kranial	= von fuß- nach kopfwärts
ventral	= bauchwärts
dorsal	= rückenwärts
zerviko-thorakal	= Übergang Hals-/Brustwirbelsäule
thorako-lumbal	= Übergang Brust-/Lendenwirbelsäule
lumbo-sakral	= Übergang Lendenwirbelsäule/ Kreuzbein

Richtungs- und Lagebezeichnungen an den Extremitäten*

proximal	= gegen die Extremitätenwurzel (z. B. Schulter) zu gelegen, rumpfnäher
distal	= gegen das Extremitätenende (z. B. Hand) zu gelegen, rumpfferner
radial	= auf der Radial- (= Speichen)seite des Armes
ulnar	= auf der Ulnar- (= Ellen)seite des Armes
palmar	= hohlhandwärts gelegen
dorsal	= hand- (oder fuß)rückenwärts gelegen
dorso-palmar (d.p.)	= von dorsal nach palmar
palmo-dorsal (p.d.)	= von palmar nach dorsal
tibial	= gegen die Tibia- (= Schienbein)seite des Beines gelegen
fibular	= gegen die Fibula- (= Wadenbein)seite des Beines gelegen
plantar	= fußsohlenwärts gelegen
dorsal	= fuß- (oder hand)rückenwärts gelegen
dorso-plantar (d.p.)	= von dorsal nach plantar
planto-dorsal (p.d.)	= von plantar nach dorsal

* siehe auch „Erläuterung anatomischer und röntgenologischer Begriffe" (S. 295–297).

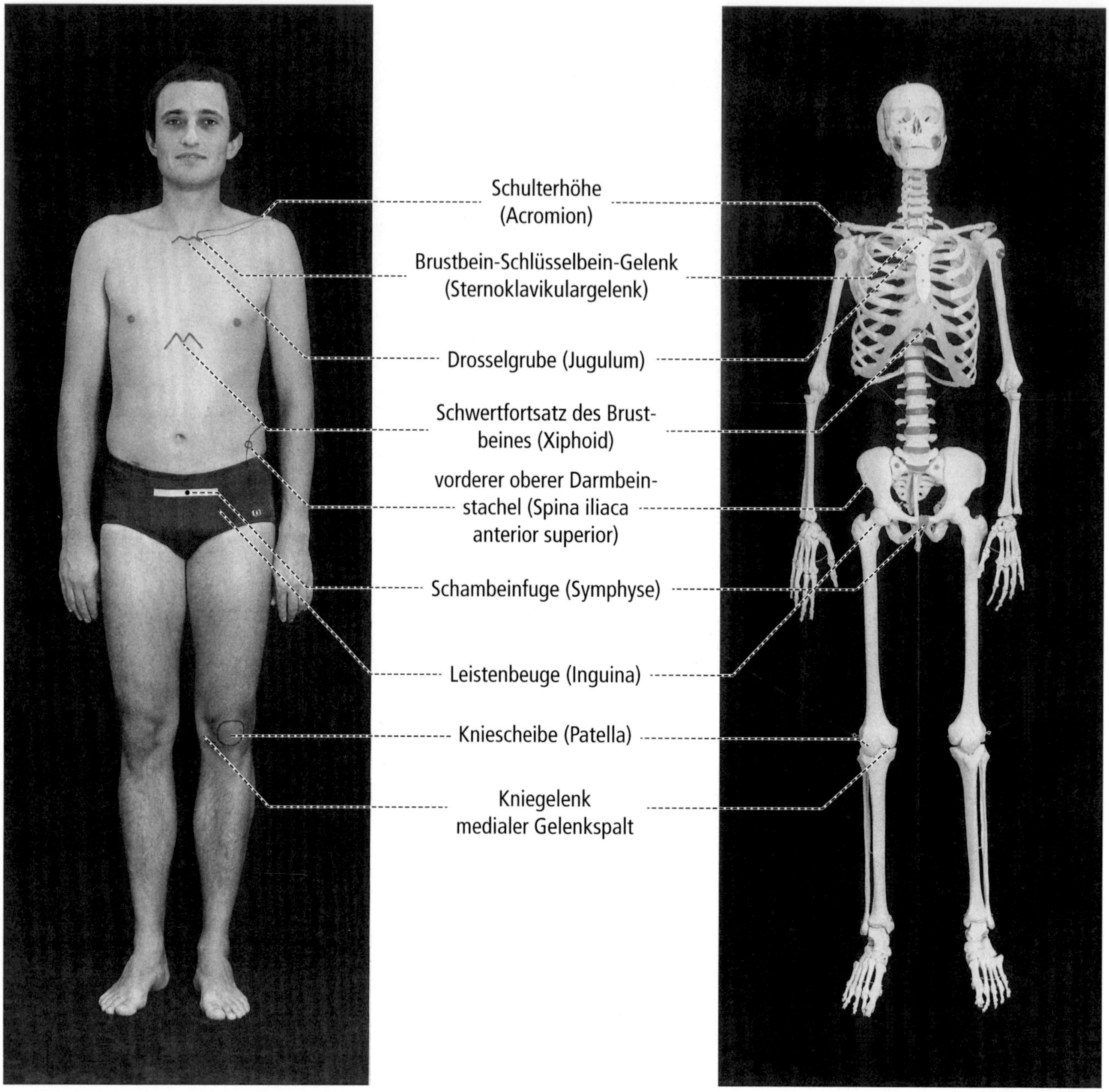

Abb. 2. Tastpunkte des Skeletts ventral

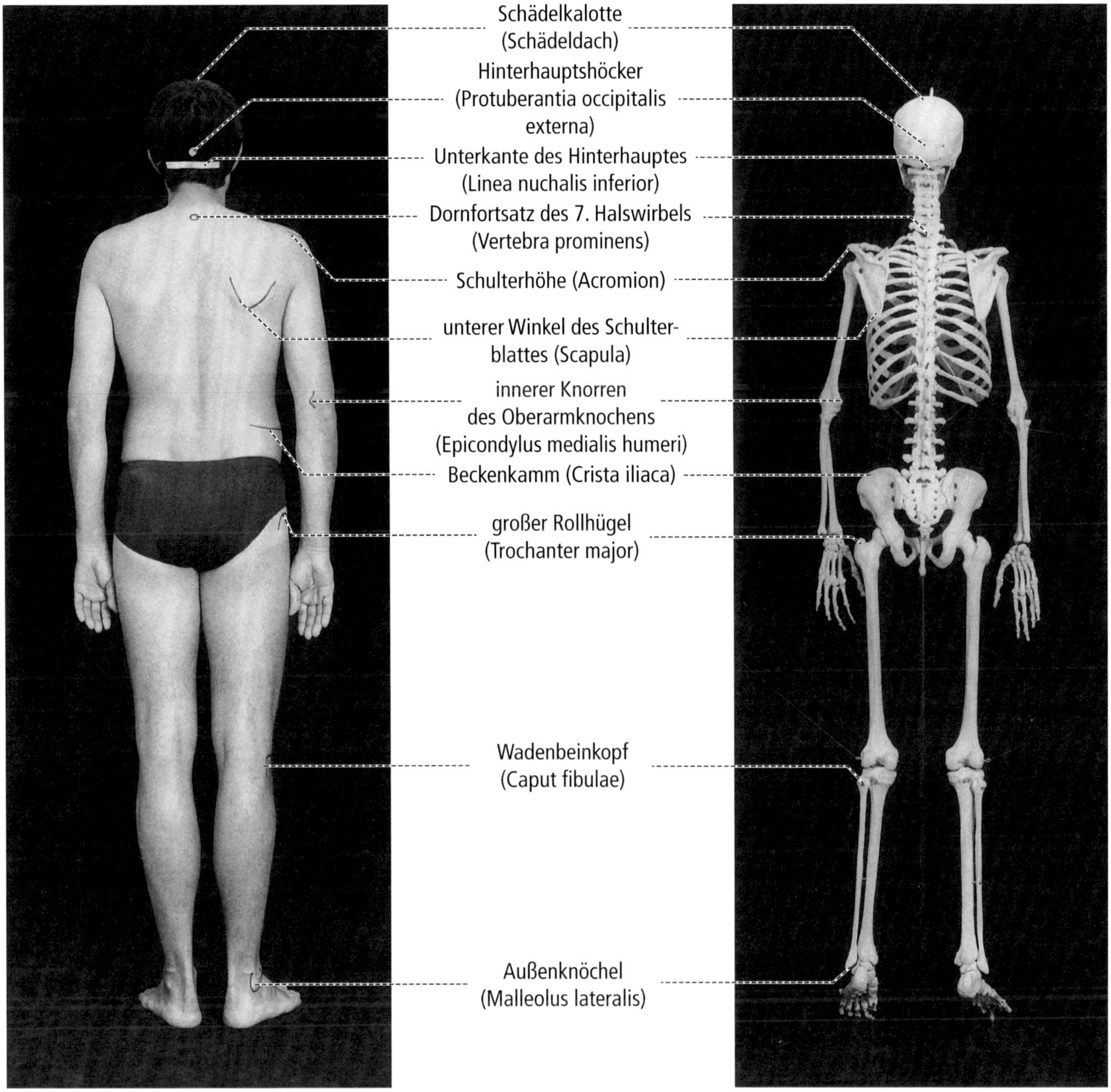

Abb. 3. Tastpunkte des Skeletts dorsal

Digitale Projektionsradiographie auf der Basis der Leitlinien

(aus: H.-St. Stender, F.-E. Stieve [Hrsg.] Bildqualität in der radiologischen Diagnostik, 2.Aufl. Deutscher Ärzte-Verlag Köln 2000, überarbeitet 2003). Der im Original wiedergegebene, grundlegende Beitrag wurde von den Autoren leicht gekürzt und mit Anmerkungen versehen.

Die Leitlinien zur Qualitätssicherung in der Röntgendiagnostik weisen bei den ärztlichen Qualitätsanforderungen, den aufnahmetechnischen Anweisungen und zum Teil auch den Untersuchungsmethoden auf die digitalen Verfahren hin. Die Darstellung und Erkennbarkeit der organtypischen Bildmerkmale und der diagnosewichtigen Details der digitalen Bilder müssen den Informationsinhalten der Aufnahmen mit Film-Folien-Systemen allgemein entsprechen. Die Bildverarbeitung kann zusätzlich bestimmte Kontraste und Strukturen abhängig von der speziellen Fragestellung im digitalen Bild gezielt hervorheben. Dichte, Kontrast und Schärfe der Bilder sind in weiten Bereichen fast frei wählbar.

Die digitalen radiographischen Verfahren müssen mit einer nicht erhöhten Strahlenexposition des Patienten die diagnostisch erforderlichen Informationen liefern. Im Allgemeinen lässt sich die Forderung einhalten, da die meisten digitalen Verfahren keine größeren Patientendosen erfordern, zum Teil aber in Folge einer hohen DQE (Detektive Quanteneffizienz) und der Bildverarbeitung mit niedrigeren Dosen das diagnostische Ziel erreichen.[1]

Da bei den digitalen Verfahren die Verbindung der Dichte (Schwärzung) des Bildes und der Dosis entkoppelt ist, muss die Patientendosis bei diesen Verfahren regelmäßig kontrolliert werden. Die Verwendung einer Belichtungsautomatik, das Mitmessen des Dosisflächenproduktes evtl. einschließlich der Angabe der Einfalldosis oder die Rückmeldung der Dosis durch Bestimmung aus den vom Generator geschalteten Werten sowie die Anzeige des mAs-Produktes ermöglichen die Schätzung der Strahlenexposition des Patienten und zeigen auch an, ob die Dosis im festgelegten Rahmen der diagnostischen Referenzwerte (RöV § 16 [1]) geblieben ist. Das Mitmessen der Einfall- oder Oberflächendosis sowie die Ermittlung aus der Kenndosis ermöglichen weiter hinreichend zuverlässige Vergleiche mit den primär gemessenen Werten. Generell wird bei der digitalen Röntgentechnik die Angabe eines Dosisindikators gefordert, der auf dem Film bzw. Monitor individuell angegeben wird. Dieser ist bei den einzelnen Systemen der Hersteller unterschiedlich festgelegt und muss für das eingesetzte System vom Hersteller für den Standardbereich des Betreibers angegeben werden. Durch die Anzeige des Dosisindikators für die einzelnen Aufnahmen ist bei richtiger Funktion eine stete Kontrolle der Einzelwerte und des Einhaltens der Dosisrichtwerte (Referenzwerte) gewährleistet.

Meist besitzen die digitalen Systeme die Empfindlichkeit eines Film-Folien-Systems der Empfindlichkeitsklasse 400 mit einer mittleren K_S von 2,5 µGy und einem Grenzwert von K_B kleiner als 5 µGy (SV-RL Anlage I).

Die technische Durchführung der Röntgenuntersuchungen mit digitalen Systemen erfolgt im Rahmen der aufnahmetechnischen Leitlinien mit den für die einzelnen Organe angegebenen Parametern: Aufnahmespannung, Filterung, Brennflecknennwert, Fokus-Detektor-Abstand, Streustrahlenraster, Empfindlichkeit des Abbildungssystems, Expositionszeit. Einstellungen zum Erreichen der erforderlichen Bildqualität sind in vor Ort erprobten Standardprogrammen festzulegen und routinemäßig zu überprüfen. Anzustreben ist eine geräteinterne Optimierung.

Die digitalen Untersuchungseinheiten können in vernetzte Systeme mit geeigneten Schnittstellen im DICOM-Standard eingefügt werden und gewährleisten schnelle Information, Konsultation, teleradiologische Kontakte und direkte Archivierung. Hier sind aber noch viele Fragen technischer, berufsrechtlicher, allgemeinjuristischer und datenschutzrechtlicher Art nicht verbindlich geklärt.

In der Projektionsradiographie werden unterschiedliche digitale Systeme eingesetzt:

- Bildverstärkerfernsehsystem mit Aufnahme und Durchleuchtung (teilweise auch BV mit CCD Bildaufnehmern)
- Speicherfolien (Lumineszenzradiographie)
- Selentrommeltechnik
- Flachbilddetektoren mit amorphem Silizium oder amorphem Selen.

Digitale Bildverstärkerradiographie

Die digitale Bildverstärkerradiographie hat einen festen Platz in den Aufnahme- und Durchleuchtungsverfahren. Die Ortsauflösung ist abhängig von der Größe des BV-Eingangsschirms und der Bildmatrix (1000 × 1000). Sie soll bei einem BV-Eingang von 25 cm mehr als 1,2 Lp/mm betragen. Die Digitalisierungstiefe beträgt 10 bit. Die Bildverarbeitung ist beschränkt auf Kantenoptimierung und Gradationsverbesserung. Der Dosisbedarf entspricht beim genannten System weniger als 2 µGy/Bild.

Bei vielen Fragestellungen, vor allem beim Einsatz von Kontrastmitteln, lässt die Dosisminderung die begrenzte Ortsauflösung tolerieren. So werden mit dieser Methode Röntgenuntersuchungen des Gastrointestinaltraktes (vor allem im Doppelkontrast), Cholangiographien, Urographien, Phlebographien u.a. durchgeführt. Ein diagnostisch relevanter Informationsverlust ist bei guter Untersuchungstechnik der genannten Organe nicht nachzuweisen. Weitere Vorteile sind die Kombination von Durchleuchtung und Aufnahme mit dem Sofortbild am Monitor, die Bildverarbeitung und die Aufzeichnung dynamischer Vorgänge. Die Durchleuchtung eröffnet weitere Möglichkeiten der Dosisreduktion durch LIH, Rauschreduzierung, zeitliche und räumliche Filterung und gepulste Durchleuchtung. Die diagnosewichtigen Bilder können von der digitalen Aufzeichnung durch Laserimager dokumentiert, übertragen, gespeichert und archiviert werden.

Digitale Lumineszenzradiographie

Die Speicherfolien sind seit über 20 Jahren in klinischem Einsatz. Bei der relativ geringen Quantenausbeute besteht heute für ein Bild mit nicht störendem Rauschen ein Dosisbedarf wie bei einem Film-Folien-System der Empfindlichkeitsklasse 400 (K_S 2,5 µGy/Grenzwert von K_B kleiner 5 µGy).

Die Definition der Empfindlichkeitsklasse und der Zusammenhang mit der Dosis ist in DIN 6867-10: 1995, „Sensitometrie an Film-Folien-Systemen für die medizinische Radiographie – Teil 10: Nennwerte der Empfindlichkeit und des mittleren Gradienten“ genau erklärt.

Die Digitalisierungstiefe liegt bei 12 bit. Bei einer Matrixgröße um 2000 × 2000 beträgt bei einem Aufnahmeformat von 35 × 43 cm² und einer Pixelgröße um 0,2 mm die Ortsauflösung um 2,5 Lp/mm (bei 18 × 24 cm² und einer Pixelgröße von 0,1 mm um 5 Lp/mm).

Bei einer weiteren Vergrößerung der Matrix auf 4000 × 4000 begrenzen Detektoreigenschaften die Ortsauflösung, so dass dies nicht sinnvoll erscheint. Die Messwertnormierung in Verbindung mit dem Dynamikumfang der Speicherfolien geht mit einer Auflösung der Bindung der Dichte an die Dosis einher. Die technische Einstellung des Systems mit der Erfassung der diagnostisch relevanten Signalbereiche und die Festlegung geeigneter Bildverarbeitungsparameter erfordern Erfahrung und Sorgfalt, da sonst die Bildqualität Mängel aufweist und die Dosis unnötig hoch sein kann. Die Bildverarbeitung führt z.B. bei Filterung mit unscharfer Maske zu einer Verbesserung der Auflösung, einer Kantenverstärkung, lokaler Kontrasthebung und einer Reduktion des Signalumfanges. Selektive und lokale Kontrastanhebungen sind auch mit komplexen Verarbeitungsparametern zu erreichen. Eine falsche Bildverarbeitung kann Bildstrukturen unterdrücken oder überbetonen und zu einer fehlerhaften Beurteilung führen.

Die Speicherfolien werden im Rahmen der Projektionsradiographie bei Aufnahmen des Thorax und Abdomens sowie des Skeletts einschließlich der Weichteilstrukturen eingesetzt. Zusatzaufnahmen sind durch unterschiedliche Bildverarbeitungsmöglichkeiten nicht notwendig. Die Zahl der Wiederholungsaufnahmen ist gegenüber dem Einsatz von Film-Folien-Systemen erniedrigt. Vor allem in schwierigen Situationen wie auf der Intensivstation und in Notfallbereichen liefert der Einsatz der Speicherfolien zuverlässige Informationen. Die ärztlichen Forderungen der Leitlinien werden durch diese Technik außer bei spezieller Darstellung von Feinstrukturen erfüllt. Durch die Möglichkeit, Lumineszenzfolien beidseitig auszulesen (transparente digitale Lumineszenzradiographie), erfährt das Verfahren eine Verbesserung der Bildqualität.

Flachbilddetektoren mit amorphem Silizium oder amorphem Selen

Flachdetektoren sind erst relativ kurze Zeit im medizinischen Einsatz, und die technische Entwicklung ist sicher nicht abgeschlossen. Die elektronischen Flachdetektoren zeichnen die Röntgenbilder ohne den Zwischenschritt der Abtastung auf. Eine Halbleiterschicht aus amorphem Silizium bildet eine Matrix aus Sensoren einer Größe von 0,14 mm. Auf dieser Schicht befindet sich ein Bildwandler meist aus Caesiumjodid (Szintillator), der die Röntgenphotonen absorbiert und in Lichtphotonen umwandelt, die dem System die notwendige Empfindlichkeit geben. Die Röntgenbilder werden direkt digital aufgezeichnet und mit spezieller unscharfer Maskenfilterung verarbeitet.

Bei den Flachbilddetektoren mit Selen erfolgt eine direkte Umwandlung der Röntgenphotonen in elektrische Ladung und digitale Aufzeichnung.

Der Flachbilddetektor erreicht heute eine Größe bis zu 43 × 43 cm² mit einer Matrix von 3000 × 3000 Bildpunkten und einer Pixelgröße von 0,14 mm. Die Auflösung liegt bei 3 Lp/mm, die Digitalisierungstiefe bei 14 bit. Die direkte Monitorbeurteilung, evtl. erforderliche Erstellung eines Bildes und anschließende Archivierung können direkt erfolgen. Die klinischen Erfahrungen zeigen, dass die Qualitätsanforderungen in der Regel unter den digitalen Bedingungen gut erfüllt werden.

Bildwiedergabegeräte (Monitore)

Die Qualität der digitalen Bilder auf dem Monitor erfordert eine hohe Kontrast- und Ortsauflösung. Die angebotene Digitalisierungstiefe soll artefaktfrei dargestellt werden. Die Strukturen der Bildmerkmale müssen insbesondere für die Befundung ohne Verlust oder Änderungen erkennbar sein. Das Bildwiedergabegerät ist so aufzustellen, dass die Umgebungshelligkeit (um 50 lx) die Grautonwiedergabe und den Kontrast nicht mindert. Die Wiedergabe-Kennlinie muss dem visuellen System des Betrachters angepasst sein. Bilder sollen mindestens 1000 × 1000 Pixel, besser 2000 × 2000 Pixel verlustfrei darstellen. Die Leuchtdichte soll 200 bis 400 cd/m^2 erreichen.

Mit Testbildern (DIN V 6868-57) werden die Grauwertwiedergabe, die geometrischen Bildeigenschaften, die Orts- und Kontrastauflösung, die Zeilenstruktur, Abweichungen der Leuchtdichte innerhalb des Bildes, Artefakte und zum Teil die Möglichkeiten zum Zooming und zur Bildverschiebung festgestellt. Je nach Leistungsstand ist der Monitor zur Befundung (Anwendungskategorie A) oder vorwiegend zur Bildbetrachtung (Anwendungskategorie B) geeignet. Bei der Kategorie A ist das Verhältnis des maximalen zum minimalen Grauwert (Weißleuchtdichte zu Schleierleuchtdichte) größer als 100, bei der Kategorie B größer als 40. Eine Reduzierung der Umgebungshelligkeit erhöht den Bildkontrast. Die Bildwiedergabegeräte müssen einer Abnahmeprüfung und regelmäßigen Konstanzprüfungen unter möglichst gleichen Umgebungsbedingungen unterzogen werden (DIN V 6868-57 und QS-RL).

Wichtig ist, dass im Rahmen der Abnahme- und Konstanzprüfungen „klinische Referenzbilder“, die die typischen Bildmerkmale und Details enthalten, in die Prüfung einbezogen sind und die Bildqualität beurteilen lassen. Sonst kann eine anwenderbezogene Anpassung der Kennlinie erforderlich sein.

Bilddokumentation und Bildarchivierung

Das digitale Projektionsradiogramm stellt die für die diagnostische Fragestellung wichtigen Strukturen und Details dar. Das digitale Bild besteht „aus einer Matrix einzelner flächenhafter Elemente (Pixel), denen Signalamplituden in digitaler Form zugeordnet sind (DIN 6814-25)“.[2] Das automatisch korrigierte oder aus den Rohdaten rekonstruierte Basisbild bildet die Grundlage für weitere Bearbeitungen durch standardisierte Bearbeitungsmethoden. Das Basisbild oder das zur Befundung nachbearbeitete Bild zeigen eine Zustandsaufzeichnung des Patienten, mit der eine diagnostische Fragestellung beantwortet werden soll.[3] Es muss als Teil der Krankenakte die Patientenidentifikation, die medizinische Fragestellung, den Untersuchungsort, die Untersuchungstechnik und die Daten der Strahlenexposition (u.a. Dosisindikator) enthalten (RöV § 28).[4] An den digitalen Bildern können Längen- und Winkelmessungen vorgenommen werden. Teilaufnahmen der Wirbelsäule oder der Extremitäten können elektronisch zu Ganzaufnahmen zusammengefügt werden und vermitteln einen informativen Überblick über Form, Stellung und Morphologie des Körperabschnittes.

Die Bilddokumentationssysteme zeichnen die medizinischen Bilder in Form von Grau- oder Farbwerten auf (Hardcopy-Film, Dokumentationsfilm, Laserfilm und Monitorbild). Bilddokumentationssystem und Monitor sollen gleichbleibend ähnliche Bilder erzeugen (DIN 6868-56 und DIN V 6868-12). Technische Testbilder prüfen mit einem bestimmten Film bei der Abnahmeprüfung die Grauwertwiedergabe, Orts- und Kontrast-Auflösung, geometrische Abbildungseigenschaften und Zeilenstruktur. Klinische Testbilder mit typischen Bildmerkmalen und diagnosewichtigen Details sowie optimaler Darstellung dienen zur visuellen Prüfung der Bildeigenschaften, insbesondere Gradation, Auflösung und Artefakte. Die Auswertung dieser Testbilder bestätigt dem Arzt die erforderliche diagnostische Bildqualität.

Die Archivierung erfolgt als Basisbild mit den bei einer Nachbearbeitung verwendeten Bildbearbeitungsparametern.

Der Bilderzeugungsprozess muss beschrieben werden. Es muss erkennbar sein, ob alle erzeugten Bilder oder nur eine Auswahl archiviert wurden. Gleichzeitig muss die Möglichkeit gegeben sein, kurzfristig von den gespeicherten oder archivierten Bildern eine Bilddarstellung, z.B. eine Hardcopy als Durch- oder Aufsichtsbild, zu erhalten. Dieses ist im Sinne einer ordnungsgemäßen ärztlichen Behandlung des Patienten zwingend notwendig.

Die Archivierung muss den Regeln des Datenschutzes im Hinblick auf den Zugriff zu den archivierten Daten und die Datenübertragung einhalten. Die Daten müssen einer Schnittstelle im DICOM-Bildformat verfügbar sein (DIN 6878-1).

Die ordnungsgemäße Zuordnung von Bilddaten zu Patienten und Untersuchungsdaten ist sicherzustellen (Datenidentität) und die Langzeitstabilität zu gewährleisten. Ungewollte Änderungen der Daten sind zu verhindern (Datenstabilität). Nachverarbeitungen von Daten dürfen nur von autorisierten Personen vorgenommen werden. Diagnostisch relevante Bildinformationen dürfen nicht verloren gehen. Nur begrenzt verlustbehaftete Kompression ist in der Regel zugelassen, wenn die diagnostische Aussagekraft erhalten bleibt.

Die rekonstruierten Bilder müssen den Primärbildern in den diagnostisch relevanten Inhalten entsprechen. Das Recht des Patienten auf Verfälschungssicherheit und den Schutz seiner Daten ist auf Dauer auch bei Datenaustausch oder Datenübertragung zu gewährleisten. Dieses setzt einen intakten Datenschutz voraus.

Literatur

Blendl, Chr.: Dokumentation. In: Digitale Bildgebung in der Diagnostischen Radiologie. Hoffmann-Verlag Berlin 1995.

Braunschweig, R., K.-F. Kamm, K. Herrmann: Bildqualität bei analoger und digitaler Röntgenbilddokumentation. In: Digitale Bildgebung in der Diagnostischen Radiologie. Hoffmann-Verlag Berlin 1995.

Busch, H.-P., M. Georgi (Hrsg.): Digitale Projektionsradiographie – Erfahrungen und Meinungen. Blackwell Überreiter Wissenschaft. Berlin 1990.

DIN 6814-25: Digitale Verfahren der diagnostischen Bildgebung. Digitale Radiographie, 1990-11.[5]
DIN 6867-1: Sensitometrie an Film-Folien-Systemen für die medizinische Radiographie, 1997-02.[6]
DIN 6868-56: Abnahmeprüfung an Bilddokumentationssystemen, 1997-05.
DIN V 6868-57: Abnahmeprüfung an Bildwiedergabegeräten, 2001-02.
DIN V 6868-58: Abnahmeprüfung an medizinischen Röntgeneinrichtungen der Projektionsradiographie mit digitalen Bildempfängersystemen, 2001-01.
DIN V 6868-12: Konstanzprüfung an Bilddokumentationssystemen, 1996-03.
DIN 6868-13: Konstanzprüfung bei Projektionsradiographie mit digitalen Bildempfänger-Systemen, 2003-02.
DIN 6878-1. Teil 1: Allgemeine Anforderungen an die digitale Archivierung von Bildern. 1998-05.[7]
Ewen, K., Kamm, H., Richter, D., Stender, H.-St.: Forderungen an digitale Bildgebungs- und Archivierungsverfahren. Akt. Radiol. 5 (1995) 256.
Hames, S., Freyschmidt, J.: Digitale Radiographie mit einem elektronischen Flachdetektor: Erste Klinische Erfahrungen in der Skelettdiagnostik. Fortschr. Röntgenstrahlen Suppl. Bd. 170 (1999) 154.
Kamm, K.-F.: Qualität digitaler Röntgenbilder. Kontraste 2 1992, 32.
Neitzel, U., Maack, J., Günther-Kohlfahl, S.: Image quality of a digital chest radiography system based on a selenium detector. Med. Phys. 21, 509 (1994).
Neitzel, U.: Integrierte digitale Radiographie mit elektronischen Flachdetektoren. Kontraste 11 (1997) 17.
Prokop, M., Schaefer-Prokop, C.: Bildqualität digitaler und analoger Techniken: Durchleuchtung und Aufnahme. In: Digitale Bildgebung in der Diagnostischen Radiologie. Hoffmann-Verlag Berlin 1995.
Reichow, H., Hartleb, U., Schmidt, W.: Möglichkeiten medizinischer Datenverarbeitung und Datenschutz. Med. R 1998, 162.
Richtlinie zur Durchführung der Qualitätssicherung bei Röntgeneinrichtungen zur Untersuchung und Behandlung von Menschen nach RöV – Qualitätssicherungsrichtlinie (QS-RL) 2003.
Schmidt, T., Stieve, F. E. (Hrsg.): Digitale Bildgebung in der Diagnostischen Radiologie. Hoffmann-Verlag Berlin 1995.
Verordnung zur Änderung der Röntgenverordnung und anderer atomrechtlicher Verordnungen vom 18. Juni 2002.
Bundesgesetzblatt, 2002, Teil 1 Nr. 36 vom 21. Juni 2002.
Zvei: Digitale Bildgebungsverfahren mit digitaler Archivierung. 1997.

Anmerkungen der Autoren

[1] Der im deutschen gebräuchliche und normativ verwendete Begriff lautet: „Detektive Quanten-Ausbeute" und ist in der Norm DIN EN 62220-1 „Medizinische elektrische Geräte-Merkmale digitaler Röntgenbildgeräte – Teil 1: Bestimmung der detektiven Quanten-Ausbeute (IEC 62220-1:2003); Deutsche Fassung EN 62220-1: 2004" definiert.

[2] Die Norm DIN 6814-25 wurde ersatzlos zurückgezogen. Der Begriff „Digitalisierung" ist in der PAS 1054 „Anforderungen und Prüfverfahren für digitale Mammographie-Einrichtungen" definiert.

[3] Zur Verwendung der Begriffe „Basisbild" und „zur Befundung nachbearbeitetes Bild" wird auf den aktuell erschienenen Norm-Entwurf DIN 6878-1:2009-03, „Digitale Archivierung in der medizinischen Radiologie – Teil 1: Allgemeine Anforderungen an die Archivierung von Bildern" verwiesen.

[4] Der Begriff „Dosisindikator" wird in der Norm DIN EN 62494-1 „Medizinische elektrische Geräte – Dosisindikator von digitalen Röntgenbildsystemen – Teil 1: Definition und Anforderungen für die allgemeine Radiographie" (IEC 62494-1: 2008; deutsche Fassung im Druck) neu definiert.

[5] DIN 6814-25 wurde ersatzlos zurückgezogen.

[6] Die DIN 6867-1 wurde ersetzt durch DIN ISO 9236-1 „Fotografie – Sensitometrie an Film-Folien-Systemen für die medizinische Radiographie – Teil 1: Ermittlung des Verlaufs der sensitometrischen Kurve, der Empfindlichkeit und des mittleren Gradienten (ISO 9236-1:2004)" ersetzt.

[7] Die Norm DIN 6878-1 grundlegend revidiert. Vergl. Anmerkung 3.

Strahlenschutz

Im Vordergrund des Interesses steht die unerwünschte Strahlenbelastung der Keimdrüsen, an erster Stelle bei Kindern und bei allen Personen während der Geschlechtsreife. Denn die Strahlenbelastung der Bevölkerung aus künstlichen Strahlenquellen kommt zum größten Teil über die Röntgendiagnostik zustande. Darum ist dem Strahlenschutz umso größeres Gewicht beizumessen, je jünger ein Patient ist. Von der hier angesprochenen Gonadendosis ist die gleichfalls zu Strahlenbelastung zählende Hautdosis zu unterscheiden.

Die für die Bundesrepublik Deutschland geltenden gesetzlichen Grundlagen sind in der Röntgenverordnung niedergelegt, Ausführungshinweise sind in der Norm DIN EN 61331-3 festgehalten.

Schutz des Personals

Die Maßnahmen zum Schutz des *Personals* zielen auf vollständige Vermeidung der Strahleneinwirkung:

1. Alle Personen, die beruflich strahlenexponiert sind, sollen *Filmdosimeter* tragen. Diese werden von zentralen Überwachungsstellen kontrolliert und ausgewertet.
2. Im Bereich der Skelettradiologie werden die Aufnahmen *außerhalb des Aufnahmeraumes* vom Schalttisch aus bei geschlossener Tür ausgelöst. Sprech- und Sichtverbindung zum Patienten besteht durch einen „versetztes" Fenster mit Bleiglas, das die Beobachtung des Patienten während Auslösung der Aufnahme vom Schalttisch aus ermöglicht.
3. *Das Halten von Schwerkranken und Kindern* ist Begleitpersonen zu übertragen, also Personen, die nicht ständig im Röntgenbereich tätig sind. Alle haltenden Personen sind durch Überziehen von Strahlenschutzschürzen und Handschuhen zu schützen, die den Anforderungen nach DIN 6857-1 genügen müssen (hierzu auch Sachverständigen-Prüfrichtlinie vom März 2009). Bei Kindern werden in der Regel die Eltern beteiligt, zumal bei allen Standardaufnahmen. Dagegen ist das Halten bei allen Funktions- oder Stressaufnahmen ärztliche Aufgabe. Dies gilt ganz besonders dann, wenn die Aufnahme als Entscheidungsgrundlage für eine Operationsindikation verwendet wird. Auf dem Röntgenfilm sollte vermerkt werden, wer verantwortlich bei solchen Aufnahmen mitgewirkt hat. Im Hinblick auf Bandverletzungen an Sprung- und Kniegelenken gibt es bewährte technische Entwicklungen, die den Arzt von der unmittelbaren körperlichen Beteiligung entlasten.

Schutz des Patienten

Als wichtigste Schutzmaßnahmen für den Patienten sind die folgenden allgemeinen Regeln und speziellen Maßnahmen zu beachten:

1. *Vermeidung von Fehlaufnahmen* durch optimale Einstelltechnik und richtige Wahl der Belichtungsdaten.
2. *Dokumentierte optimale Einblendung,* das heißt die Ränder der Tiefenblende sollen auf dem Film sichtbar sein.
3. *Schutz der Keimdrüsen* durch geeignete Abschirmung, sofern nicht die Gefahr der Überdeckung diagnostisch wichtiger Bildinhalte besteht.

Sofern unter der vorgenannten Bedingung möglich, verwendet man möglichst große Bleischürzen, bei Aufnahmen im Beckenbereich haben sich spezielle Formen der objektnahen Bleiabdeckung bewährt (Abb. 4, 5, 13).

Die Bleidreiecke zum Schutz der *weiblichen* Keimdrüsen werden so platziert, dass die Spitze des Dreiecks im Symphysenbereich liegt. Bei schlanken Patientinnen können sie auch im Stehen durch Pflasterfixierung Anwendung finden.

Bei *männlichen* Patienten kommen die Gonaden-Bleikapseln (Bleidicke mindestens 0,8 mm) in verschiedener Größe zur Anwendung (Abb. 4-7). Sie sind nicht im ursprünglichen Sinne praktikabel, das heißt mit Schließung beider Halbschalen um den Hoden. Im Sinne der gültigen Norm DIN EN 61331-3 ausreichend schützend, also zulässig, ist jedoch die Anwendung mit Lagerung einer Halbschale über dem Hoden beim liegenden Patienten (z.B. Abb. 76.2, 78.2). Auch bei Stehaufnahmen ist die Anwendung der Bleikapsel praktisch möglich, sofern hygienische Gesichtspunkte berücksichtigt und die Patienten zum richtigen Gebrauch angeleitet werden: in die Innenseite der Hodenkapsel wird ein weiches Papiertuch gelegt (Abb. 5). Der Patient muss sich die Kapsel dann selbst so in seine Unterhose stecken, dass der Hoden vor dem Nutzstrahlenbündel geschützt ist (Abbildung 6, 7). Eine diskrete Kontrolle der richtigen Position der Kapsel durch die Röntgenassistentin ist möglich und nötig, damit nicht zum Beispiel durch quere Lage der halboffenen Bleikapsel ungewollt Hüftgelenke und Schambeinäste verdeckt werden. Nach jedem Gebrauch wird die Hodenkapsel gereinigt und in eine desinfizierende Lösung gelegt (Abb. 8). Die auch als Oberflächenberührungsschutz dienende Lackfarbe der Bleikapsel darf nicht beschädigt werden.

Alternativ und praktisch in der Wirkung gleichwertig zum vorgeschriebenen objektnahen kann nach DIN EN 61331-3 auch ein fokusnaher, objektferner, so genannter

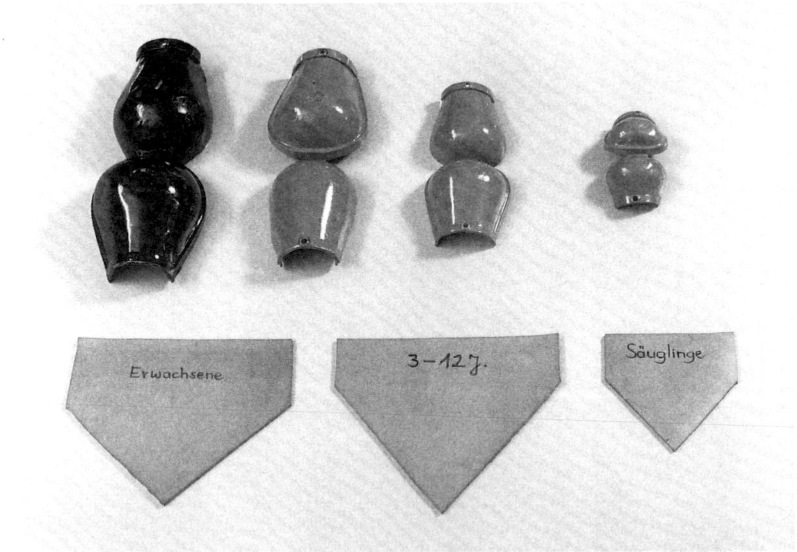

Abb. 4. Gonadenkapseln und Bleidreiecke zur objektnahen Abdeckung

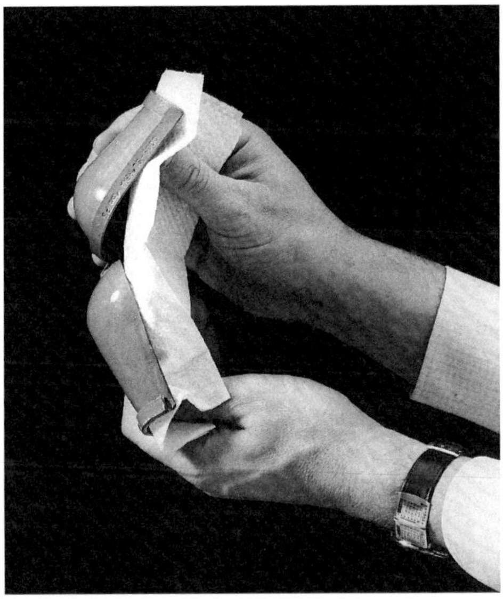

Abb. 5. Gonadenkapseln mit Weichpapiereinlage

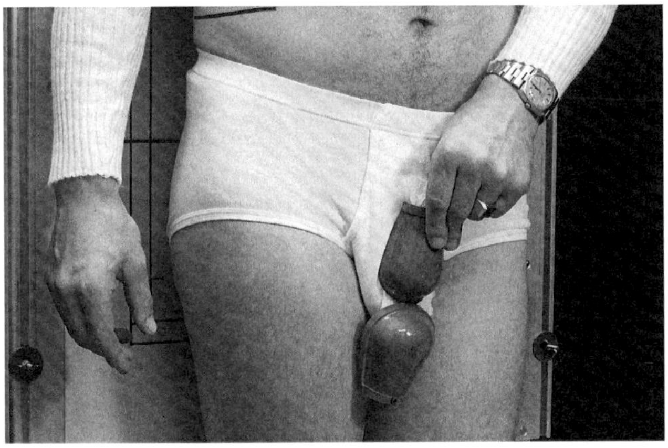

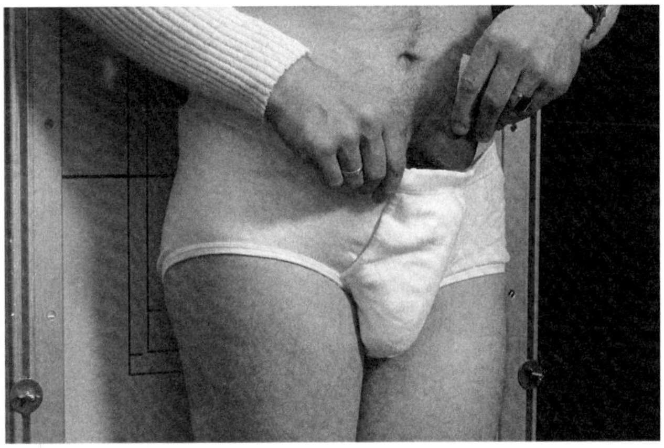

Abb. 6, 7. Korrekte Positionierung der Gonadenkapseln

indirekter Gonadenschutz zur Anwendung kommen. Solche Entwicklungen wurden in unterschiedlicher Ausführung im Hinblick auf erwünschte Dosisreduktion bei Beckenübersichtaufnahmen von Säuglingen publiziert (Krepler et al., Kalender et al.), eine vielseitig verwendbare Ausführung hat Gäde angegeben (Abbildung 9, 10).

Als Faktor von zunehmendem Gewicht sei im Zusammenhang mit der Wahl des Gonadenschutzes die kritische Frage vieler Patienten nach der Gefährlichkeit der Röntgenuntersuchung erwähnt. Ihr lässt sich bei der Anwendung des direkten Gonadenschutzes mit Bleidreieck beziehungsweise -kapsel etwas leichter begegnen, als bei Verwendung des indirekten Gonadenschutzes. Diesbezüglich gibt es in Abhängigkeit vom Einzugsgebiet ganz wesentliche Unterschiede im Patientenkreis, die entscheidungsfördernd sind bei der Wahl der eigenen Maßnahmen zum Gonadenschutz. Daten zur Strahlenbelastung bei Beckenübersichtsaufnahmen des Säuglings finden sich bei der Einstellung 76.

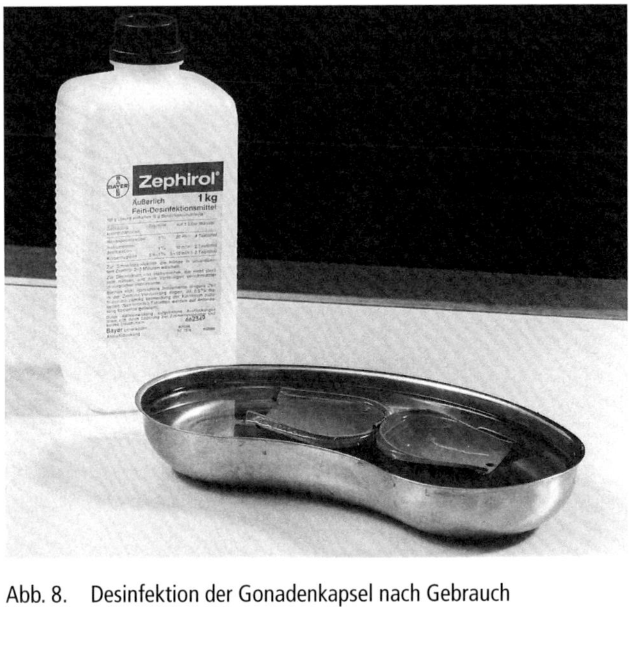

Abb. 8. Desinfektion der Gonadenkapsel nach Gebrauch

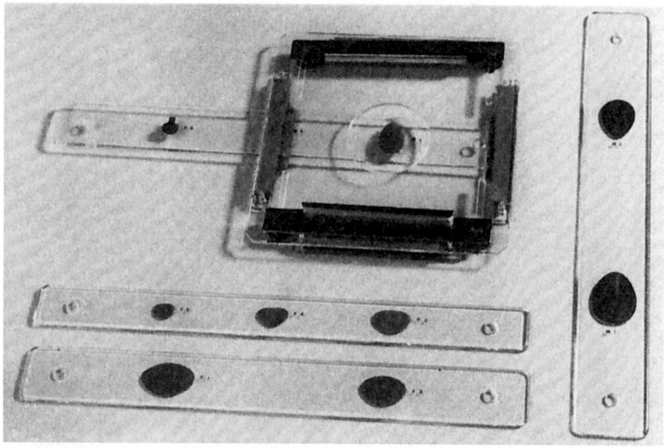

Abb. 9. Indirekter Gonadenschutz

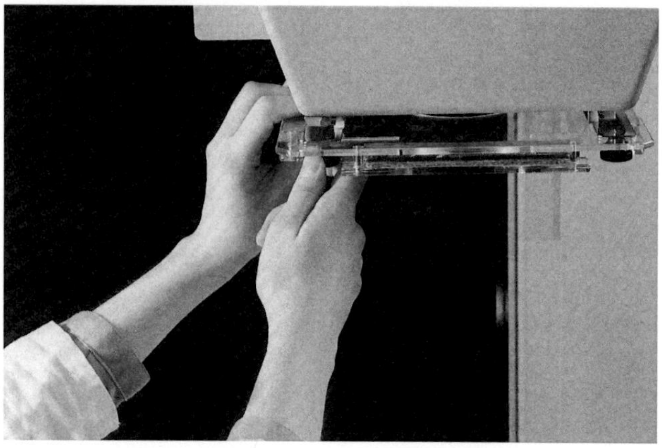

Abb. 10. Fokusnah befestigter indirekter Gonadenschutz

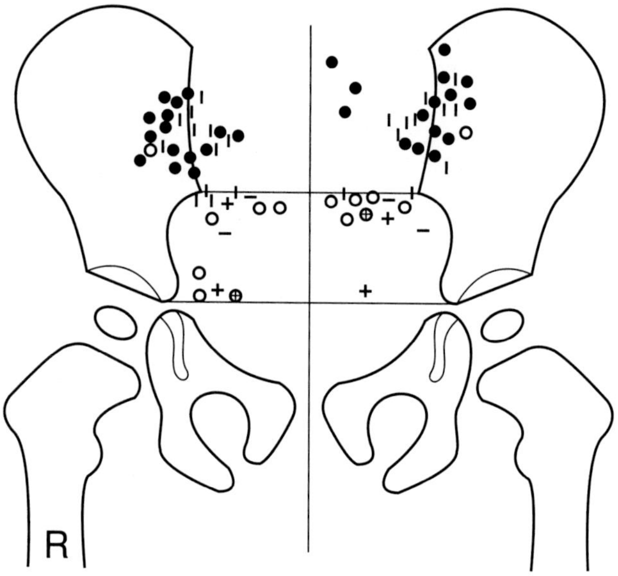

Abb. 11. Lage der Ovarien bei weiblichen Säuglingen und Kleinkindern bis zum 4. Lebensjahr (nach Giertler)
● = Frühgeburten
I = Neugeborene
○ = 1. Lebensjahr
+ = 2. Lebensjahr
– = 3. Lebensjahr
⊕ = 4. Lebensjahr

Ergänzende Aspekte zum Strahlenschutz bei Kindern

Gonadenschutz beim Säugling

Über die Lage der Ovarien beim weiblichen Säugling berichten aufgrund eigener Untersuchungen an größeren Serien kindlicher Leichen unter anderem Hofer, Giertler und Bremer. Als gemeinsames Resultat dieser Arbeiten ist die Erkenntnis wichtig, dass die Lage der Ovarien besonders beim Säugling sehr verschieden sein kann und auch wesentlich mit dem Füllungszustand der umgebenden Organe, vor allem Blase und Enddarm, variiert. Abbildung 11 zeigt die Lage der Ovarien bei Mädchen bis zum Alter von 4 Jahren. Ein objektnaher Strahlenschutz, der die Ovarien sicher vor Primärstrahlung bewahren soll, muss also in den ersten drei Lebensjahren das große und das kleine Becken bis zur Symphyse abdecken. Zur Vermeidung von Streustrahlung, die von den Kanten der Bleiabdeckung ausgeht (Abbildung 12a), ist es notwendig, dass der Gonadenschutz nach oben deutlich über den Beckenkamm hinausreicht und seitlich etwa zu einem Drittel den Rumpf umgreift (Abb. 12b). Diese Forderungen erfüllt der von Hofer vorgestellte Gonadenschutz (Abb. 13 und 14).

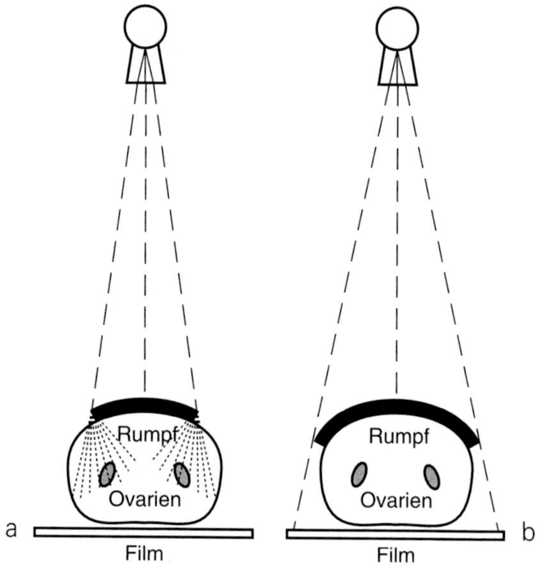

Abb. 12. Entstehung von Streustrahlung an den Kanten eines zu kleinen Gonadenschutzes (a), ausreichend die Ovarien schützende Bleiabdeckung (b)

Leitlinie der Bundesärztekammer zur Qualitätssicherung in der Röntgendiagnostik

Die letzte Aktualisierung erfolgte gemäß Beschluss des Vorstandes der Bundesärztekammer vom 23.11.2007. Im Teil A, Punkt 3. werden die *besonderen Qualitätsanforderungen bei Neugeborenen, Säuglingen, Kindern und Jugendlichen* zusammengefasst. Unter (5) wird gefordert: „Bei Kindern sollte auf den Einsatz von *Streustrahlenrastern* möglichst verzichtet werden. Sie sind erst bei Objektdurchmessern > 12–15 cm einzusetzen ...".

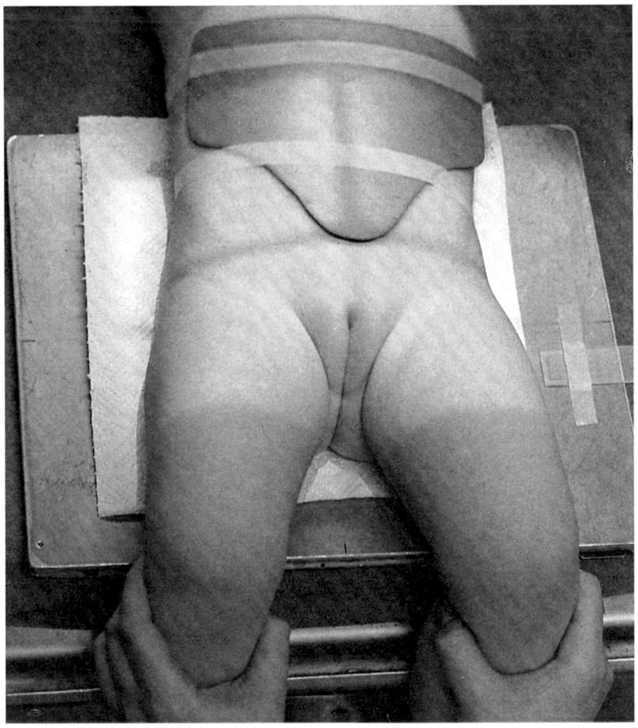

Abb. 13. Objektnaher Gonadenschutz nach Hofer mit Abdeckung des großen und des kleinen Beckens bis zur Symphyse (s. auch Abb. 14)

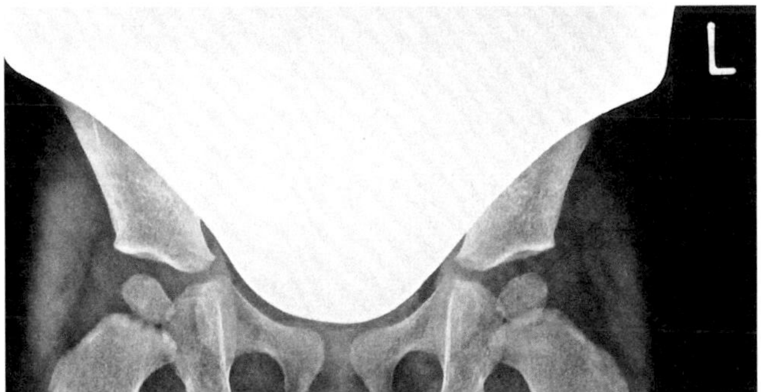

Abb. 14. Korrekt angelegter Gonadenschutz nach Hofer im Röntgenbild (s. auch Abb. 13)

Strahlenexposition durch Streustrahlenraster

In Zusammenarbeit mit einem Strahlenphysiker durchgeführte Untersuchungen (Bernau et al. 1996) haben ergeben, dass die Verwendung eines Streustrahlenrasters eine um den Faktor 5 bis 7 höhere Strahlenexposition zur Folge hat gegenüber der Aufnahme ohne Raster. Daraus wird in Übereinstimmung mit den Qualitätsanforderungen bei Säuglingen und Kindern in den Leitlinien der Bundesärztekammer im Hinblick auf Röntgenverlaufsuntersuchungen der Wirbelsäule bei Jugendlichen die Forderung abgeleitet, nur die erste Aufnahme (bei einem Objektdurchmesser >12 bis 15 cm) im Raster anzufertigen, die Kontrollaufnahmen im Regelfall aber ohne Raster. Die Qualität von außerhalb eines Rasters angefertigten Wirbelsäulenaufnahmen ist zur Beurteilung statischer Veränderungen gegenüber der Ausgangsaufnahme bei schlanken Patienten völlig ausreichend.

Zur Aufzeichnungspflicht bei Röntgenaufnahmen

Die gesetzlichen Vorschriften über die Aufzeichnungspflicht (§ 28 der Röntgenverordnung) haben im Wesentlichen den Sinn, die individuelle Strahlenbelastung zu erfassen und durch die vorherige Patientenbefragung Aufnahmen bei Schwangeren und unnötige Wiederholungsaufnahmen zu vermeiden. Der Patient ist gehalten, seine eigenen protokollierten Angaben zu unterschreiben. Im Zusammenhang mit der vorgeschriebenen Aufbewahrungspflicht der Röntgenbilder werden bei Ausleihe von Röntgenbildern Empfänger, Aus- und Rückgabedatum aufgezeichnet. Der in Abb. 15 wiedergegebene Aufdruck auf der Röntgentasche stellt eine einfache Form der vorgeschriebenen Aufzeichnung dar. Die links auf der Röntgentasche aufgedruckte Alphabetleiste erleichtert durch farbige Markierung die Kontrolle der richtigen Ablage nach dem Alphabetprinzip (Abb. 16). Der Zugriff zur Röntgentasche ist bei diesem System unabhängig von anderen Datenträgern und damit die Zugriffszeit bei Angabe des Patientennamens kurz. Nach Nummernsystem falsch abgelegte Röntgentaschen sind in großen Archiven nicht wieder auffindbar.

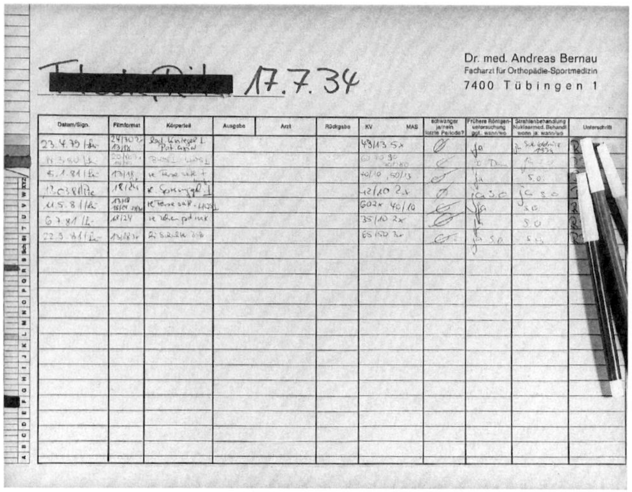

Abb. 15. Röntgentasche mit Aufdruck nach der Röntgenverordnung

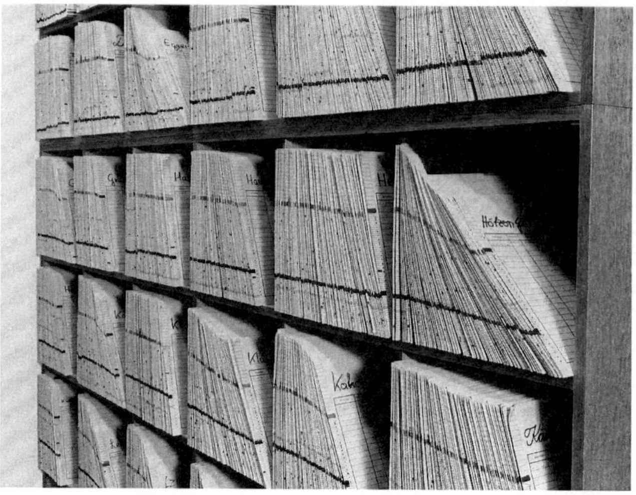

Abb. 16. Kontrolle der abgelegten Röntgentaschen durch farbmarkierte Alphabetleiste

Bernau, A., W. Seeger et al.: Reduzierung der Strahlenexposition bei Wirbelsäulenganzaufnahmen von Jugendlichen. Z.Orthop. 134 (1996) 302–304.

Bremer, H.: Untersuchungen zur Topographie der kindlichen Ovarien zum Zwecke eines möglichst umfassenden Röntgenschutzes. Inauguraldissertation, Universität Köln 1971.

Gäde, E.A.: Indirekter Gonadenschutz fokusnah-objektfern. Orthop. Praxis 14 (1978) 937–940.

Giertler, U.: Die Lage der Ovarien bei Neugeborenen und Kleinkindern und ihr Schutz vor Röntgenstrahlen. Inauguraldissertation, Universität Dresden 1966.

Hofer, H.: Strahlenschutz bei Hüftgelenksröntgenaufnahmen an Kleinkindern in der täglichen Praxis. Beitr. Orthop. 14 (1966) 688–689.

Kalender, W., M. Reither, W. Schuster: Eine weitere Möglichkeit der Dosisreduktion bei Beckenübersichtsaufnahmen von Säuglingen. Fortschr. Röntgenstr. 130 (1979) 355–358.

Krepler, P., CH. Hayranek, N. Nava: Ein spezieller Gonadenschutz für Hüftvergleichsaufnahmen bei Säuglingen mit dosimetrischen Studien. Röntgenpraxis 29 (1976) 271–281.

Röntgenverordnung: Verordnung über den Schutz vor Schäden durch Röntgenstrahlen vom 30.04.2003 (BGBl. I S. 604).

DIN-Normen, Beuth, Berlin 30, 2008:

Norm DIN 6809-3 „Klinische Dosimetrie – Teil 3: Röntgendiagnostik“

DIN EN 60601-1-3 „ Medizinische elektrische Geräte – Teil 1–3: Allgemeine Festlegungen für die Sicherheit einschließlich der wesentlichen Leistungsmerkmale - Ergänzungsnorm: Strahlenschutz von diagnostischen Röntgengeräten (IEC 60601-1-3:2008); Deutsche Fassung EN 60601-1-3:2008“

DIN EN 61331-3 „Strahlenschutz in der medizinischen Röntgendiagnostik – Teil 3: Schutzkleidung und Gonadenschutz (IEC 61331-3:1998); Deutsche Fassung EN 61331-3:1999“

DIN 6857-1 „Strahlenschutzzubehör bei medizinischer Anwendung von Röntgenstrahlung – Teil 1: Bestimmung der Abschirmeigenschaften von bleifreier oder bleireduzierter Schutzkleidung“ aufgenommen werden.

DIN 6827-5 „Protokollierung bei der medizinischen Anwendung ionisierender Strahlung – Teil 5: Radiologischer Befundbericht“

DIN 6848-1 „Kennzeichnung von Untersuchungsergebnissen in der Radiologie – Teil 1: Patientenorientierung bei bildgebenden Verfahren“

Film-Folien-Kombinationen, Kassetten und Belichtungsdaten

Grünfolien

Das Produkt aus Lichtausbeute und absorbierter Röntgenenergie entspricht dem für eine bestimmte Filmschwärzung notwendigen Dosisbedarf. Das 1887 von Arnold entdeckte Kalzium-Wolframat weist im relevanten Strahlenbereich zwar eine akzeptable Röntgenstrahlabsorption auf, die Lichtausbeute ist jedoch sehr gering. Darum werden mit diesen Folien hohe Dosen benötigt. Bei dem als Leuchtsubstanz für Filmfolien 1971 patentierten Gadoliniumoxisulfid (Gd_2O_2S:Tb) ist die Röntgenstrahlenabsorption sehr hoch und die Lichtausbeute sehr günstig. Es resultieren also bei diesem grünempfindlichen System bei geringstem Dosisaufwand rauscharme Bilder. Diese überlegene Bildqualität ist der Grund dafür, dass dieser Leuchtstoff in den Grünfolien aller Hersteller Verwendung findet. Bei Verwendung von Grünfolien lassen sich Aufnahmedosis und damit auch Strahlenbelastung für die Patienten bei gleicher Bildqualität etwa um die Hälfte gegenüber den früher verwendeten blauen Folien reduzieren. Diese höhere Verstärkungseigenschaft der Grünfolien ermöglicht es, in der Skelettradiologie – fehlerarm und materialsparend – mit einem Zweifoliensystem zu arbeiten. Hervorgehoben sei in diesem Zusammenhang, dass es sich bei der Folienwirkung reell nicht um eine „Verstärkung" der Röntgenstrahlung handelt, sondern die Folie bildet mit dem Film zusammen ein System zur Umwandlung bzw. Übertragung des in der Folie absorbierten Röntgenstrahlenreliefs in das Röntgenbild mittels des emittierten Fluoreszenz-Folienlichtes.

Nun kann eine Folie mit verschiedenen Filmen deutlich unterschiedliche Verstärkungseigenschaften entwickeln. Die Charakteristik der Eigenschaften wird also von den verwendeten Filmen mitgeprägt, darum spricht man heute richtiger von Film-Folien-Systemen. Von der Industrie werden unverändert bis zu fünf Standardfolien angeboten, wobei der Klasse 100 die beste Detailerkennbarkeit und der geringste Verstärkungsgrad zukommt.

Wahl von Film-Folien-Systemen

In den **Leitlinien der Bundesärztekammer zur Qualitätssicherung in der Röntgendiagnostik** ist im Katalog diagnostischer Qualitätskriterien … (VI) für jede Körperregion die geeignete Empfindlichkeitsklasse des Film-Folien-Systems genannt.

Als **peripheres Skelett** gelten Ellenbogen bis Finger und Unterschenkel bis Zehen. Diese Skelettabschnitte werden auch bei Erwachsenen außerhalb des Rasters aufgenommen.

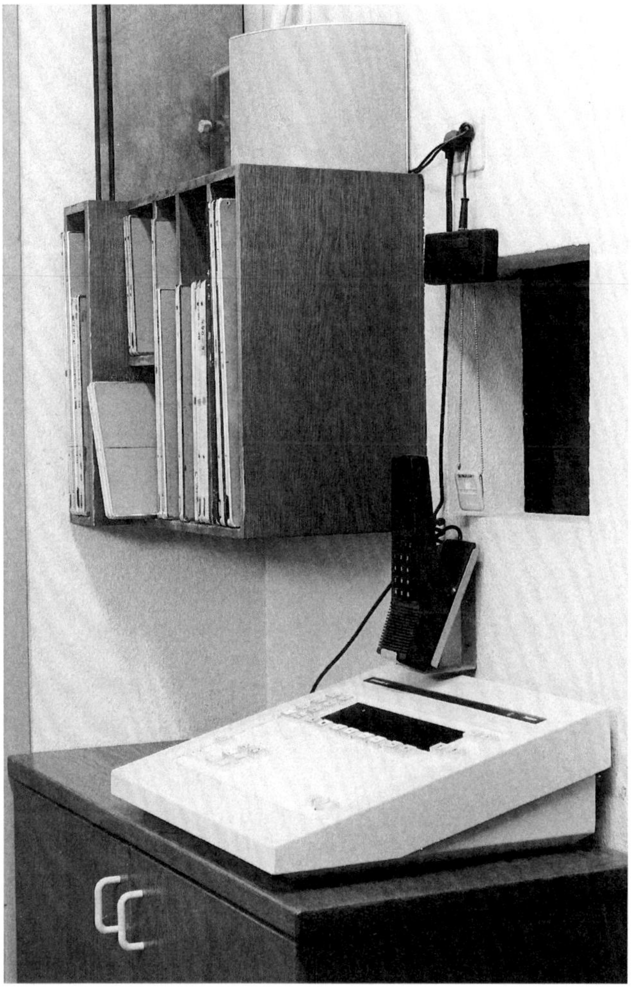

Abb. 17. Kassettenregal

Als **Körperstamm** gelten alle übrigen Skelettabschnitte.

Bei *Säuglingen und Kindern* werden Film-Folien-Systeme der Empfindlichkeitsklasse 400 bis 800 am peripheren Skelett und am Körperstamm empfohlen. Bei **Erwachsenen** hat die eigene Praxiserfahrung gezeigt, dass mit Ausnahme der Hände und der Vorfüße (Film-Folien-System 200 besonders im Hinblick auf rheumatologische Fragestellungen) am peripheren Skelett mit Film-Folien-Systemen der Empfindlichkeitsklasse 400 und am Körperstamm mit solchen der Empfindlichkeitsklasse 800 mit guter Abbildungsqualität gearbeitet werden kann. Die allgemeine Entwicklung geht in diese Richtung und dem entsprechen auch die Belichtungsempfehlungen in diesem Buch.

Beim Wechsel von einem Film-Folien-System 400 auf eines der Klasse 800 kann der mAs-Wert halbiert werden, analog beim Übergang von einem Film-Folien-System 200 auf 400.

Kennzeichnung von Folien und Kassetten

Inwieweit die Alltagsroutinearbeit im Röntgen fehlerarm bewältigt wird, ist bei nur *einer* hauptverantwortlichen Mitarbeiterin in erster Linie von deren Qualifikation, speziell ihrer Konzentrationsfähigkeit, abhängig. Sobald mehrere Personen beteiligt sind, gewinnt in zunehmendem Maße die Qualität einer gut durchdachten Grundorganisation an Bedeutung. Das beginnt mit der äußeren Kennzeichnung von Kassetten mit identischen Folien, einfach zum Beispiel durch jeweils konstante Farbmarkierungen. Auch auf jedem Röntgenfilm soll mühelos ablesbar ist, mit welcher Folie er aufgenommen wurde. Zu entsprechender eindeutiger Kennzeichnung der Folien sind die Hersteller verpflichtet. Eine fortlaufende Durchnummerierung aller Kassetten und Folien neben der fabrikmäßig angebrachten Folientypbezeichnung erscheint zur leichteren Identifizierung schadhafter Folien oder Kassetten besonders dann sinnvoll, wenn Mehrfachsätze formatgleicher Kassetten mit identischen Folien vorhanden sind. Beide am Folienrand notierten Daten, Folientyp und -nummer, sind natürlich nur auf nicht eingeblendeten Röntgenfilmen erkennbar.

Zur griffbereiten Aufbewahrung der Kassetten hat sich ein maßgefertigtes Regal bewährt, das, der Größe der verschiedenen Kassetten angepasst, unterschiedlich tiefe und breite Fächer enthält. Erwähnt sei auch die Einführung einer Kassette mit nur einer Rückfolie für Hand- und Vorfußaufnahmen. Mit der Weichstrahl-Aufnahmetechnik für Hände nach Fischer ergibt sich ein deutlicher Informationsgewinn gerade bei rheumatologischen Fragestellungen (Dihlmann, 1985).

Vorgegebene Belichtungsdaten

Die eigenen Belichtungswerte (kV/mAs) werden als Anhaltspunkte bei jeder Einstellung mitgeteilt. Die Konditionen der eigenen Anlage sind in Tab. 1 zusammen-

Tab. 1: Daten der eigenen Anlage

Generator	Philips Standard 50
Röhre	Ro 30/50 Re, Brennfleck 1,2/1,8 mm
Streustrahlenraster	12/40
Folien	s. Tab. 3 und Angaben bei jeder Einstellung
FFA	115 cm (Abweichungen s. Text)
Filmentwicklung	Konica QX-150 U 90-s-Betrieb, 31 °C Entwickler: Adefo-Polvomix TC

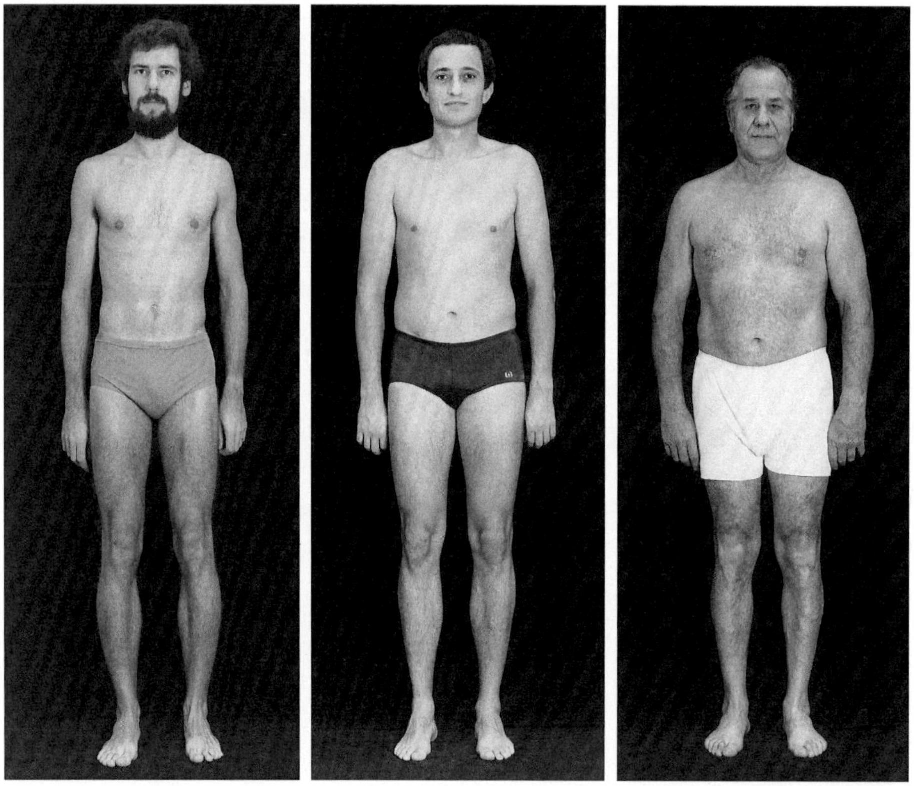

schlank normal kräftig

Abb. 18. Beispiel für Patientenbeurteilung

gefasst. Doch darüber hinaus gibt es noch weitere für die Bildentstehung wesentliche Faktoren, weshalb eine Übertragung der Belichtungswerte nur eingeschränkt möglich ist. Die Abweichungen vom eigenen „Normalpatienten" werden „schlank" und „kräftig" genannt (Abb. 18). Kinder ab zwölf Jahren werden wie schlanke Erwachsene berücksichtigt.

Die Verwendung der *automatischen* Belichtung ist als Standard vorgeschrieben (Leitlinien). Dabei können die hier mitgeteilten kV-Werte verwendet werden. Bei richtiger Lagerungstechnik *(Zentrierung!)* und *korrekter Messkammerwahl* erfolgt dann im Regelfall auch eine gute Belichtung. Bei Metallimplantaten ist die freie Belichtung zu wählen, weil bei Automatik mit Fehlbelichtungen gerechnet werden muss. Gelegentlich muss aber von den Standardbedingungen abgewichen werden, die für Verwendung der Automatikbelichtung vorgegeben sind. Auch bei technischen Defekten, z.B. der Messkammern, ist es notwendig, auf freie Belichtung auszuweichen.

Freie Einstellung von kV und mAs

Für die Festlegung der voraussichtlich optimalen Abweichung von den mittleren Belichtungswerten hat sich eine Orientierung am Belichtungspunktesystem auf der Basis der kV-Reihe bewährt (Tab. 3). In der Regel werden kräftige Patienten 2 (1–3) Punkte höher, schlanke Patienten 2 (1–3) Punkte niedriger als der angegebene Mittelwert belichtet. Die Belichtung der Halswirbelsäule seitlich (63 kV/20 mAs) wird z.B. bei einem kräftigen Patienten auf 63/25 (+ 1 BP) oder 66/25 (+ 2 BP) erhöht.

Der kV-Reihe ist zu entnehmen, um wie viel der kV-Wert erhöht werden muss, um die gleiche Schwärzungszunahme zu erreichen, wie mit Verdopplung des entsprechenden mAs-Produktes. Eine kleinere mAs-Dosis führt auch zu einer kürzeren Belichtungszeit (Tab. 2). Grundsätzlich ist zu berücksichtigen, dass die Härte der Strahlung (kV) vorwiegend Kontrast, weniger die Schwärzung (visuelle optische Dichte), die Stromstärke (mA) bzw. das mAs-Produkt überwiegend nur die Schwärzung bestimmt. Steigerung des kV-Wertes hat einen flachen (= niedrigen) Kontrast bei mehr Schwärzung, Senkung einen steilen (= hohen) Kontrast bei weniger Schwärzung zur Folge. Soll eine Aufnahme also kontrastreicher (= steiler) werden, müssen kV gesenkt und mAs angehoben werden. Bei gleicher mittlerer Schwärze wird dann ein Bild mit steilerem Kontrast um den Preis einer Verlängerung der Belichtungszeit, d.h. einer höheren Strahlenbelastung, entstehen. Es richtet sich der Mindestausgangswert (kV) nach der Mindestdurchdringungsfähigkeit des Objektes, das abgebildet werden soll. Der zugehörige richtige mAs-Wert ergibt die optimale Schwärzung. Bei ausreichender Objektdurchdringung, also bei richtigem kV-Wert, sollte die Korrektur im Regelfall über das mAs-Produkt erfolgen. Aus Gründen des Strahlenschutzes ist der jeweils möglichst niedrige mAs-Wert zu wählen, der zu der gewünschten Schwärzung der Aufnahme führt. Die eigenen Belichtungsempfehlungen wurden mehrheitlich anhand von Belichtungspunkte-identischen Vergleichsaufnahmen mit jeweils gegensinniger Verschiebung von kV und mAs ermittelt.

Bei Abweichung von den Standardbedingungen sind Korrekturwerte zu berücksichtigen, die vielfach in Tabellenform von der Röntgenindustrie angeboten werden (Tab. 4). Bei Wechsel auf eine andere Folien-Film-Empfindlichkeitsklasse, z.B. von 100 nach 200, sollte die Korrektur unter Konstanthaltung des kV-Wertes über das mAs-Produkt erfolgen, in diesem Beispiel also der mAs-Wert halbiert werden. Besonders bei Rasteraufnahmen ist zu berücksichtigen, dass scharfe Abbildungen nur innerhalb vorgegebener Fokus-Film-Abstände erfolgen, z.B. bei einem auf 100 cm FFA fokussierten Raster – allerdings formatabhängig – zwischen 78 und 128 cm.

Tab. 2: Eigene objektbezogene Format- und Folienwahl

Format Folie (Empfindlich- keitsklasse) Anzahl	**13/18 200 1**	**13/18 400 2**	**18/24 400 2**	**24/30 200 Rückfolie 1**	**24/30 400 2**	**24/30 800 1**	**20/40 800 1**
Aufnahme- objekt	Daumen	Atlasaufnahme	HWS a.p. + schräg	Kahnbein- quartett	zerviko- thorakaler Übergang	Beckenüber- sicht Kinder + Säuglinge	Kinder WS a.p. + seitl.
	Finger	Akromioklavi- kulargelenke	Schlüsselbein	Hände (Füße)	thorako-lum- baler Übergang (Zielaufnahme)		LWS a.p. + seitl.
	Großzehe	Schulter tangential	Sternoklavi- kulargelenke		lumbo-sakraler Übergang		LWS seitlich Funk- tionsaufnahmen
	Zehen	Ellenbogen Processus coronoideus	Schulter Schulter axial[1]		LWS schräg		Risser
	Säuglingsfüße	Ellenbogen Radiusköpfchen	Ellenbogen		Kreuz- + Steißbein		(Kniegelenk a.p.)
		Ellenbogen Sulcus nervi ulnaris	Handgelenk		oberer + unterer Hemithorax		
		Handgelenk schräg	Mittelhand		Brustbein		
		Karpaltunnel	Kniegelenk a.p. + p.a.		Schulterblatt		
		Metarcarpale V	Kniegelenk schräg		Schulter Y-Aufnahme		
		Sprunggelenk schräg	Kniegelenk Tunnelaufn.[1]		Schulter transthorakal		
		Vorfuß tangential	Kniegelenk Stressaufn.		Hüftgelenk		
		Ferse	Sprunggelenk		Symphyse		
		Ferse Weich- teilaufnahme	Vorfuß		Kniegelenk		
			HWS seitlich		Füße		
			HWS Funktions- aufnahmen				

1) ggf. auf gebogener Kassette (= Sattelkassette)

Format Folie (Empfindlich- keitsklasse) Anzahl	**20/40 Plus-Minus- Plus 1**	**15/40 400 1**	**20/40 Minus-Plus 1**	**30/40 400 1**	**20/60 600 Stehraster 8/40**	**20/96 ohne Raster Ver- laufsfolie z. B. Fuji HR-Gradient 200–600**
Aufnahme- objekt	BWS seitlich	Unterarm	BWS a.p.	Schädel	WS Ganzauf- nahme a.p. + seitl.	WS Ganzauf- nahme a.p. + seitl.
	BWS schräg	Unterschenkel mit Knie oder Sprunggelenk	zerviko-thorakaler Übergang (Statik)	Bending-Auf- nahmen WS		Beinganzauf- nahme a.p.
	Hüftgelenk in 90° Beugung und 45° Abduktion	Kniescheiben tangential	Oberarm	Thorax		
	Hüftgelenk Risser 2		Oberschenkel mit Knie oder Hüftgelenk	Beckenübersicht Erwachsene		
				Kniegelenke a.p. + p.a.		

Tab. 3: Umrechnungstabellen von Belichtungspunkten (BP) in mAs- bzw. kV-Werte

BP	**0**	**1**	**2**	**3**	**4**	**5**	**6**	**7**	**8**	**9**	**10**	**11**	**12**	**13**	**14**	**15**	**16**	**17**	**18**	**19**	**20**	**21**	**22**	**23**	**24**	**25**	**26**
kV	40	41	42	44	46	48	50	52	55	57	60	63	66	70	73	77	81	85	90	96	102	109	117	125	133	141	150
mAs	1	1,25	1,6	2	2,5	3,5	4	5	6,3	8	10	12,5	16	20	25	32	40	50	63	80	100	125	160	200	250	320	400

Tab. 4: Korrekturwerte in Belichtungspunkten (BP) für Abweichungen von den Ausgangsbedingungen

FFA	**Punkte**	**Objekt**	**Punkte**	**Raster**	**Punkte**	**EK**	**BP**
95 cm	−1	Patientendicke		PB 12/40	0	25	+6
105 cm	0	± 1 cm Dicke = ± 1 BP		PB 10/40	−1	50	+3
115 cm	+1	Thorax = ± 1,5 cm Dicke = ± 1 BP		PB 8/40	−2	100	0
130 cm	+2			ohne	−6	200	−3
160 cm	+4	Gips trocken	+5			400	−6
235 cm	+7	Gips nass	+7			800	−9
290 cm	+9						

EK Empfindlichkeitsklasse

Bernau, A.: Röntgenverstärkungsfolien in der Skelettradiologie. Orthopäd. Praxis 25 (1989) 413–417.

Dihlmann, W.: Röntgenatlas rheumatischer Krankheiten. Thieme, Stuttgart–New York 1985.

Leitlinien der Bundesärztekammer zur Qualitätssicherung in der Röntgendiagnostik. Dt. Ärzteblatt 92 (1995) A 2272–2285 und www.baek.de.

Lagerungshilfen und Hilfsmittel zur Verbesserung der Bildqualität

Streustrahlen wirken kontrastmindernd. Darum wird nachfolgend kurz auf kontrastverstärkende bzw. streustahlungsreduzierende Hilfsmittel und Lagerungshilfen eingegangen. Der gezielte Einsatz einzelner Maßnahmen trägt entscheidend zu einem gleichmäßig hohen Standard der Aufnahmetechnik und zu einer optimal reduzierten Strahlenbelastung bei.

Kompressorium: Das Kompressorium am Rasterwandstativ stellt im Zusammenhang mit Aufnahmen des Beckens und der Lendenwirbelsäule bei adipösen Patienten das wohl wichtigste Hilfsmittel zur Reduzierung der Streustrahlung – und als Nebeneffekt auch der Bewegungsunschärfe – dar. Die Wirkung des Kompressoriums wird in Abb. 19 dokumentiert und zugleich ein leicht zu behebender Nachteil der bisher auf dem deutschen Markt angebotenen Konstruktionen. Die Höhe des komprimierenden Gurtes ist bei stark adipösen Patienten zu gering, so dass nur in einem Teil des hier interessierenden Skelettabschnittes, der Lendenwirbelsäule, eine streustrahlenreduzierende Wirkung erreicht wird. Im täglichen Gebrauch befindet sich ein leichtes, beidseits spannbares Kompressorium, das bedarfsweise – im Wechsel mit Fixierungspelotten – in die Führungsschienen an der Rasterlade eingeschoben wird.

Das Problem von Dichteunterschieden in Körperrandregionen, z.B. Schulter oder Fuß, kann befriedigend durch zusätzliche fokusnahe gegensinnige Strahlenabsorption gelöst werden. Bewährt hat sich dafür ein keilförmiger **Aluminiumfilter** (Abb. 21a), der mittels Klettverschluss auf einer vor die Röhrenblende eingeschobenen Plexiglasplatte problemlos fixiert werden kann (Abb. 21b). Dabei wird durch „Aufhärtung" der Nutzstrahlung gleichzeitig eine erwünschte Kontrastverstärkung erreicht (z.B. Einstellungen 38, 115, 118).

Fixierungspelotten sind zur Reduzierung von Fehlaufnahmen unverzichtbar, bevorzugt bei Funktionsaufnahmen (z.B. HWS, s. Einstellung 6), bei Aufnahmen, die besonders exakte Zentrierung erfordern (z.B. Sternum seitlich, s. Abb. 29.1), und bei Stehaufnahmen älterer Patienten. Diese Pelotten finden im Röntgenalltag nur dann regelmäßig Anwendung, wenn sie praktikabel die erwartete Funktion erfüllen. Die Pelotten sollen rasch, mit wenig Kraftaufwand und genügend stabil in der gewünschten Position fixiert werden können. Diese Bedingungen erfüllt weitgehend das hier verwendete Modell mit Knebelschrauben.

Weitere, für entspannte und möglichst bewegungsarme Lagerung im Stehen oder Liegen nützliche **Hilfsmittel** sind im Gebrauch und bei den Einstellungen abgebildet. Sie sind eingeführt und bedürfen keiner näheren Erläuterung. Andere Lagerungshilfen, z.B. das Lagerungsgerät nach Rippstein oder das Tübinger Lagerungsgerät, finden Erwähnung bei den entsprechenden Spezialaufnahmen. Alle genannten Maßnahmen haben sich im eigenen Gebrauch über Jahre bewährt, sie sind

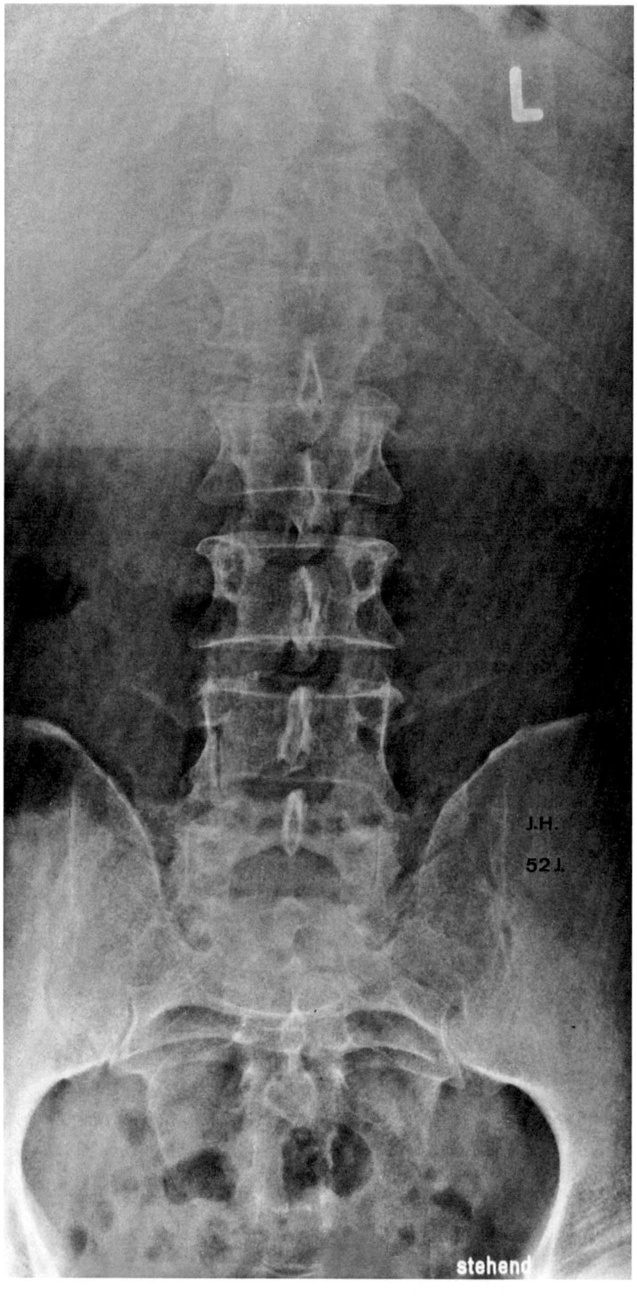

Abb. 19. Beispiel für streustrahlenreduzierende Wirkung eines Bandkompressoriums

im Detail in Funktion dargestellt, und die gezeigten Röntgenbilder sind unter diesen Bedingungen entstanden. Wichtig sind die in Abb. 20 und 33.1 gezeigten, mit Klettverschluss über eine Umlenkung fixierten **Handgurte für Gewichte,** die zur radiologischen Diagnostik verletzter Schultereckgelenke passives belastetes Aushängen der Arme ermöglichen sollen. Von Rockwood u.a. wird nachvollziehbar vorgetragen, dass durch die reflektorische Muskelanspannung beim Halten von Gewichten an Griffen Bandverletzungen u.U. verschleiert werden können.

Nach wie vor sehr nützlich ist die von der Rasterlade **herunterklappbare Halterung**, die zur Vermeidung von Bewegungsunschärfe und bei erwünschter Vorhalteposition der Arme als Haltegriff und Stütze dient (siehe z.B. Einstellung 10: Abb. 10.2).

Eine detaillierte Gebrauchsanleitung einzelner hier erwähnter Hilfsmittel findet sich in Wort und Bild beschrieben in einem anderen Beitrag (Bernau, 1986).

Anmerkung: Im Zusammenhang mit dem Kapitel Hilfsmittel im Röntgen ist es eine häufige praktische Erfahrung, dass über die Einführung mancher bildverbessernder und strahlenbelastungsreduzierender Maßnahmen weniger der Arzt als die Röntgenassistentin entscheidet, die damit arbeitet. Dieser Umstand sollte „Erfinder" und Industrie dazu anregen, keinen Aufwand zu scheuen, eine als sinnvoll erkannte Neuerung so praxisgerecht und gebrauchsfreundlich wie nur irgend möglich anzubieten. Andererseits bedarf es gelegentlich auch einer gewissen Überzeugungsarbeit des verantwortlichen Arztes, um der Neuerung zum Durchbruch zu verhelfen.

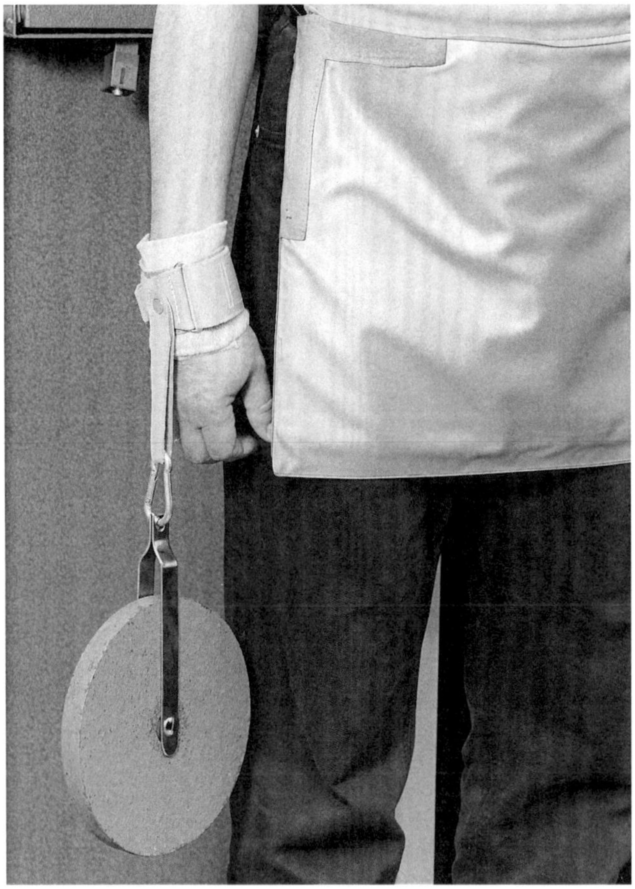

Abb. 20. Zur passiven Fixierung geeignete Handschlaufen, an denen zur Prüfung der Stabilität, z.B. der Schultergelenke, reversibel Gewichte befestigt werden können

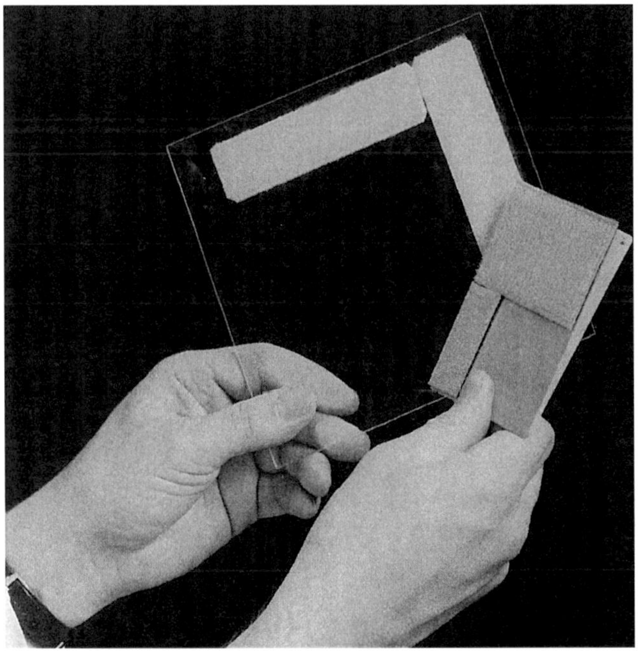

Abb. 21a. Aluminiumkeilfilter

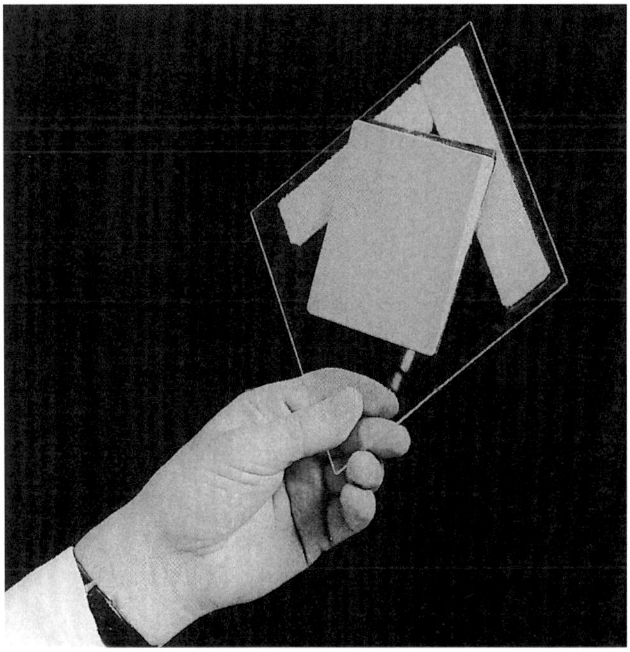

Abb. 21b. Fixierung mit Klettverschluss

Bernau, A.: Gute Röntgentechnik durch richtiges Zubehör. Z. Orthop. 124 (1986) 553–560.

Die Beschriftung des Röntgenbildes

In den Leitlinien der Bundesärztekammer zur Qualitätssicherung in der Röntgendiagnostik heißt es unter *II. Aufnahmetechnische Leitlinien* u.a.

(3)
Die Filmidentifikation muss durch dauerhafte Angabe des Namens und der Anschrift der ausführenden Stelle, des Namens, Vornamens und Geburtsdatums des Patienten und des Untersuchungsdatums erfolgen (DIN 6827 Teil 5).

(4)
Die Seitenbezeichnung, Aufnahmeeinstellung und Projektionsrichtung müssen auf dem Röntgenbild gekennzeichnet sein (zum Beispiel Angabe des Strahlenganges und der Röntgenröhrenposition, der Körperlage – Stehen oder Liegen –, bei Schrägprojektionen Angabe der filmnahen Körperstelle, Funktionsaufnahmen (DIN 6848 Teil 1).

Die Umsetzung dieser Maßnahmen ist nicht nur zweckmäßig, sondern geboten, d.h. dringend erforderlich.

Denn die Verpflichtung zur Vermeidung unnötiger Aufnahmen besonders aus Gründen der Strahlenbelastung führt in zunehmendem Maß zu der Notwendigkeit, vorhandene Fremdaufnahmen zu deuten. Dies ist in der Regel nur möglich, wenn die Bedingungen bekannt sind, unter denen eine Röntgenaufnahme entstanden ist.

Die **Seitenbeschriftung R** für rechts und **L** für links findet bei der Projektion anterior-posterior einheitlich Anwendung in der Skelettradiologie. Noch nicht so regelmäßig wird diese Beschriftung bei Seit- und Schrägaufnahmen zur Kennzeichnung der *filmnahen* Körperseite verwendet. Auch diese Empfehlung wurde schon 1989 als verbindliche Vorschrift in die Leitlinien der Bundesärztekammer (Stender) übernommen. In diesem Buch wird die filmnahe Seite einheitlich durch eine entsprechende Schablone **R** oder **L** gekennzeichnet, wobei auf Schrägaufnahmen der Wirbelsäule, den anatomischen Gegebenheiten entsprechend unterschiedlich filmnah bzw. filmfern gelegene Strukturen – z.B. Zwischenwirbelgelenke – zur Darstellung kommen.

Für die Beurteilung der Statik gerade bei Wirbelsäulen-, Becken- und Beinaufnahmen von ausschlaggebender Bedeutung ist die Kenntnis, ob eine Aufnahme im **Liegen oder im Stehen,** d.h. unter funktioneller Belastung, angefertigt wurde. Zwar kann der einzelne Arzt für sich eine Variante als Standard festlegen und nur die Abweichung von diesem Vorgehen entsprechend kennzeichnen. Aber für den Untersucher, der eine solche Aufnahme als Fremdaufnahme beurteilen muss, sind die Aufnahmebedingungen unbekannt. Darum ist die grundsätzliche Kennzeichnung der Wirbelsäulenaufnahmen und aller Aufnahmen der unteren Extremität mit einer entsprechenden Aufbelichtungsschablone „stehend“ oder „liegend“ unerlässlich.

Zur Vermeidung von Fehldeutungen sollten alle Schrägaufnahmen mit „schräg“ beschriftet sein, auch zur Unterscheidung von nichtgewollten Schräglagerungen. Sofern dabei auch die **Projektionsrichtung** posterior-anterior Mitverwendung findet, ist neben der Beschriftung „schräg“ auch die Bezeichnung des Strahlenganges unerlässlich. In diesem Buch wird nur bei ventraler Verletzung oder Erkrankung des Thorax sowie bei der Einstellung „Brustbein schräg p.a.“, „Sternoklavikulargelenke p.a.“ sowie auch beim „Schädel p.a.“ eine Aufnahme *posterior-anterior* durchgeführt. Sonst – auch bei den Schräglagerungen der Wirbelsäule – wird ausschließlich die Strahlengangsrichtung *anterior-posterior* verwendet.

Die Begriffe **„Inklination“** und **„Reklination“** werden bei aktiv erreichten Bewegungsendstellungen an der Wirbelsäule verwendet. **„Gehalten“** wird jede Aufnahme bezeichnet, bei der eine definierte Lagerung mit Fremdhilfe erreicht wird, z.B. bei Beckenaufnahmen, bevorzugt von Säuglingen und Kindern. Bei einer **„Stressaufnahme“** wird die Kapselbandführung, d.h. die Stabilität eines Gelenkes unter Einwirkung von Fremdkraft, nach dem Drei-Punkte-Prinzip geprüft, in der Regel seitenvergleichend.

Bei Einzelaufnahmen der Finger ist eine **Identifizierung,** um welchen **Finger** es sich handelt, oft nur möglich, wenn die entsprechende Fingerzahl mit aufbelichtet ist.

Bei der Frage der örtlichen Beziehung klinischer und röntgenologischer Befunde ist es häufig nützlich, den **Hauptdruckschmerzpunkt** röntgenologisch zu dokumentieren. Zweckmäßig ist die Verwendung eines eindeutigen Zeichens, z.B. eines kleinen Metallkreuzes, das über dem auf der Haut vom Untersucher markierten Schmerzpunkt von der Röntgenassistentin mit Pflaster fixiert wird.

Weitere routinemäßig, d.h. auch in diesem Buch verwendete Aufbelichtungsschablonen sind auf der im Handel erhältlichen Tafel (Abb. 22) dargestellt. Die Fixierung erfolgt durch rechtsseitige **Magnethaftung** an der Blechlippe, die in der Rasterlade die Kassette hält (Abb. 23), oder an einem, dem Kassettenrand aufgeklebten, kleinen Blechstreifen oder durch Fixierung der Schablone mit einem Pflasterstreifen auf der Kassette. Davon soll besonders dann Gebrauch gemacht werden, wenn die Gefahr besteht, dass die Schablonenschrift

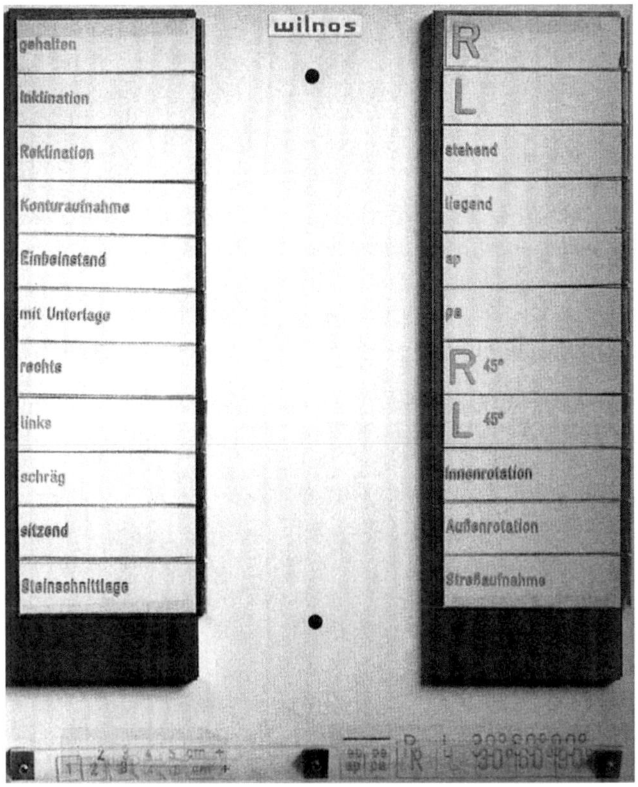

Abb. 22. Aufbelichtungsschablonen zur Beschriftung des Röntgenbildes

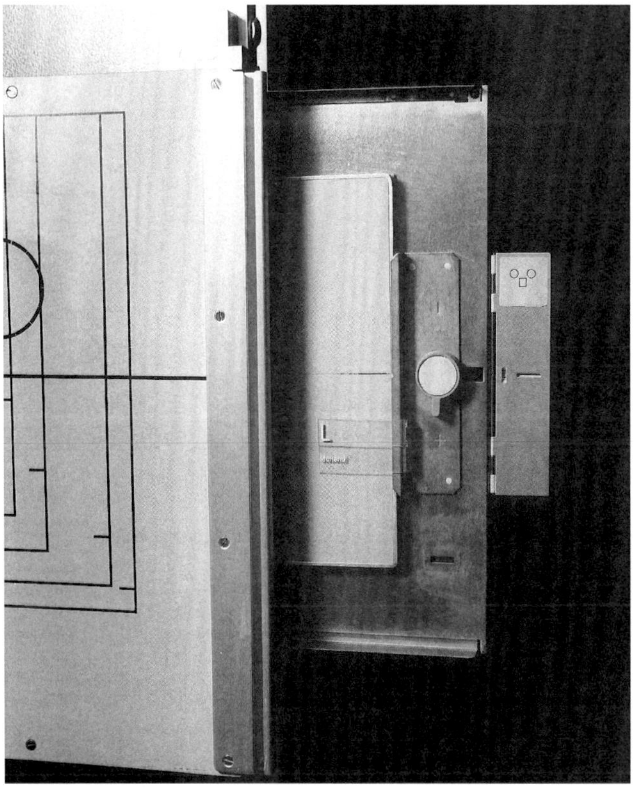

Abb. 23. Magnetbefestigung der Aufbelichtungsschablone

wichtige Bildinhalte, also besonders Knochen, überlagert. Negativbeispiele hierfür finden sich auch vereinzelt in diesem Buch.

Als zweckmäßig für die raschere Orientierung der ja im Regelfall ungeordnet in den Röntgentüten liegenden Bilder hat sich die fortlaufende Nummerierung aller an jeweils demselben Datum aufgenommenen Bilder erwiesen. Sind z. B. im Zusammenhang mit einem mehrjährigen Hüftleiden an sechs verschiedenen Daten Röntgenaufnahmen des Beckens oder einer Hüfte angefertigt worden, so werden ihnen in zeitlicher Reihenfolge die Zahlen 1 bis 6 aufgeschrieben. Die für die Qualität ihrer Röntgenaufnahmen verantwortliche Röntgenassistentin kennzeichnet jede Aufnahme mit ihrem Namenskurzzeichen, am einfachsten auf dem Skribor. In manchen Kliniken hat jede Röntgenassistentin eigene Seitenbezeichnungen **R** und **L** mit ihrem Namenskürzel.

Bernau, A.: Aufbelichtungsschablonen bei orthopädischen Röntgenaufnahmen. Orthop. Praxis 20 (1984) 257–259.

Röntgenverordnung: Verordnung über den Schutz vor Schäden durch Röntgenstrahlen vom 30.04.2003 (BGBl. I S 604).

Leitlinien der Bundesärztekammer zur Qualitätssicherung in der Röntgendiagnostik. Dt. Ärztebl. 92(1995) A 2272–2285 und www.baek.de

Funktionsaufnahmen von Wirbelsäule, Becken und Bein

Gehen und Stehen sind beim Menschen die spezifischen Funktionen für Achsenskelett (Wirbelsäule) und Beine. Darum sind im Stehen angefertigte Röntgenaufnahmen auch Aufnahmen in Funktion oder Funktionsaufnahmen. Sie lassen z.B. an der Wirbelsäule erkennen, wie sich das Achsenorgan und seine Bewegungssegmente unter dem Einfluss der Schwerkraft verhalten. An den großen Gelenken wird im Stehen sichtbar, wie viel Knorpel unter Körperlast wirklich noch vorhanden ist und wie sich die Statik an Kniegelenken und Füßen auswirkt. Es handelt sich bei diesen Fragen um elementare Probleme der Funktion des Bewegungsapparates, die keineswegs allein durch klinische Untersuchung geklärt werden können. Nachfolgend werden einige Fragestellungen aus dem Zusammenhang mit Stehaufnahmen kurz erörtert und damit zugleich für Leser, die nicht Orthopäden sind, eine Einführung in die praktizierte *orthopädische* Röntgendiagnostik bzw. Denkweise gegeben.

Der neutrale Stand

Die Frage des ausbalancierten, so genannten neutralen Standes ist alt. Es geht dabei im Besonderen um die Frage, wie eine „neutrale" Haltung kontrolliert während einer Röntgenaufnahme beibehalten werden kann. Nicht nur Kindern fällt es schwer, diese Position einzuhalten. Erleichtert wird das durch Verwendung einer Waage (s. Abb. 24), die seitenvergleichend die Beinbelastung optisch und akustisch anzeigt, gleichzeitig für Patient und Röntgenassistentin. Auf einer Leuchtdiodenzelle signalisiert mittig platziertes grünes Licht symmetrische Belastung, seitliche gelbe oder rote Leuchtzeichen zeigen unsymmetrischen Stand an (Bernau, 1984). Natürlich können auch Beinlängendifferenzen auf dieser Waage ausgeglichen werden. Bei unkritischer Anwendung kann die Waage auch Fehlergebnisse zeigen, im Besonderen dann, wenn Patienten die gewünschte gleichgewichtige Position (grün) nicht ohne willkürliche Verlagerung des Körperschwerpunktes zur Seite einhalten können. Dann liegt eben gerade keine „neutrale", sondern eine durch die Waage künstlich induzierte und im Resultat irreführende Fehlhaltung vor. Es wurde darum die Möglichkeit einer definierten Nullpunktverstellung geschaffen. Die Frage, ob auf der Waage tatsächlich eine identische Position eingenommen bzw. eingehalten wird, konnte einfach durch Montage von 20/40-Wirbelsäulenteilaufnahmen gezeigt werden. Dabei ließen sich bei einer größeren Beobachtungsserie die in drei bis vier Wirbelsegmenten überlappenden Wirbelsäulenabschnitte von Aufnahmen der Brust- und Ledenwirbelsäule identisch zur Deckung bringen. Diese Feststellung wurde nach einer kontroversen Diskussion über die Vergleichbarkeit von Wirbelsäulenganzaufnahmen (ein „Schuss") mit solchermaßen durch Montage von zwei Teilaufnahmen (zwei „Schuss") entstandenen Ganzaufnahmen einvernehmlich getroffen. Auch Biber und Neugebauer (1987) kamen nach einer Screening-Untersuchung an 3000 Schülern zu dem Schluss, dass die Zahl der Fehlaufnahmen bei Verwendung der Waage geringer, die Reproduzierbarkeit größer ist. Gleichsinnig positive Beobachtungen teilen auch Kohlmaier und Mitarbeiter (1995) mit.

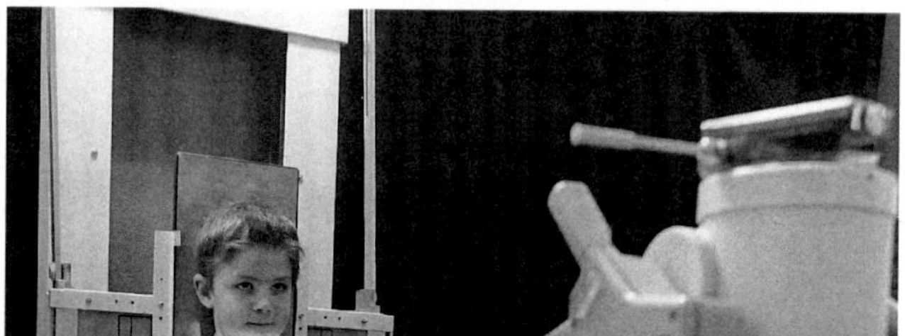

Abb. 24. Dem Knaben wird durch Leuchtdioden in dem auf der Röntgenröhre platzierten Kästchen angezeigt, ob er die Gleichgewichtswaage gleichgewichtig oder mehr rechts oder mehr links belastet. Parallel ist das auch für die Röntgenassistentin in einer zweiten, zum Beobachtungsfenster gerichteten Diodenzeile sichtbar.

Beurteilung von Beinlängendifferenzen

Eine Beinlängendifferenz hat nur dann klinische Relevanz, wenn eine Auswirkung auf die Wirbelsäulenstatik, allenfalls noch auf die Hüftkopfüberdachung nachweisbar ist. Allein die Feststellung eines Beckenschiefstandes rechtfertigt keinesfalls Verordnung eines Verkürzungsausgleiches. Entscheidend ist allein der lotrechte Aufbau des Achsenorganes, also in erster Linie der Lendenwirbelsäule. Jeder Arzt, der nach klinischer Untersuchung Röntgenaufnahmen der Wirbelsäule im Stehen anfertigt, weiß aus täglicher Beobachtung, dass sich horizontal eingestellter 5. Lendenwirbel und lotrechte Wirbelsäule auch bei Beckenschiefstand infolge Beinlängendifferenz oder nach asymmetrischer Entwicklung des Beckens finden können. In diesen Fällen ist Verordnung eines Verkürzungsausgleiches nicht angezeigt. Denn dieser kann dazu führen, dass sich aus einem primär lotrechten ein skoliotischer Wirbelsäulenaufbau entwickelt. Andererseits ist nicht selten zu beobachten, dass eine scheinbar statisch bedingte Skoliose durch entsprechenden Verkürzungsausgleich nicht gebessert oder sogar verschlechtert wird. Diese Aussagen sind natürlich nur möglich, wenn eine Aufnahme der Lendenwirbelsäule jeweils ohne und mit entsprechendem Verkürzungsausgleich vorliegt. Es reicht also für die Frage des Ausgleiches einer Beinlängendifferenz nicht etwa nur eine *Beckenaufnahme* im Stehen aus, ebensowenig *eine* Aufnahme der Lendenwirbelsäule. Vielmehr sind im Zusammenhang mit der Frage einer auszugleichenden Beinlängendifferenz zwei Aufnahmen notwendig, um eine Aussage über den Wert dieser Maßnahme zu erreichen. Liegt z.B. eine linkskonvexe Lumbalskoliose vor bei gleichzeitigem Schiefstand des Kreuzbeines und des 5. Lendenwirbels nach links unten, so wird eine zweite Aufnahme angefertigt mit Unterlage des vermutlich richtigen Verkürzungsausgleiches unter dem linken Fuß. Ist dann eine wesentliche Verbesserung der Statik nachweisbar, wird die Indikation zur Verordnung eines solchen probatorischen Verkürzungsausgleiches gestellt. Dieses Vorgehen hat den entscheidenden Vorteil gegenüber allen anderen Mutmaßungen, dass sich Patient und Arzt sehr konkret, durch Augenschein, von der Wirkung bzw. vom Nutzen der Therapie überzeugen können. Natürlich ist für die Frage der Realisierung eines Beinlängenausgleiches noch eine Reihe klinischer Aspekte zu berücksichtigen, wie Beschwerdeentwicklung, Alter des Patienten und anderes mehr.

Knieaufnahmen im Stehen

Häufig werden Röntgenaufnahmen von Kniegelenken auch bei stehfähigen Patienten im Strahlengang anterior-posterior noch im Liegen angefertigt. Eingeführt sind Stehaufnahmen der Kniegelenke im Zusammenhang mit der operativen *Beinachsenkorrektur* und für die Längsschnittbeobachtung von – auch jugendlichen – *Beinachsenfehlern*. Während sich die Achsenfehler bei Kindern mehrheitlich spontan zurückbilden, nehmen sie bei Erwachsenen im Laufe der Jahre überwiegend zu. Eine Beurteilung von Fehlstatik und Arthrose ist valide nur auf standardisierten Stehaufnahmen möglich. Für die Routinediagnostik sind Stehaufnahmen mit frontalisierten Kniescheiben im Zweibeinstand ausreichend. Bei instabilen Kniegelenken mit Schwäche des Kapselbandapparates und besonders vor achsenkorrigierenden Eingriffen sind Aufnahmen im Einbeinstand zu fordern, im Regelfall als Beinganzaufnahmen (siehe Einstellung 96 und 98).

Stärkerer Knorpelverlust ist mit der Aufnahme des Kniegelenks posterior-anterior in 45° Kniebeugung nach Rosenberg (Einstellung 97) valider abschätzbar, als auf einer a.p.-Aufnahme in Streckstellung.

Knochentumoren treten gehäuft in Kniegelenksnähe auf. Darum ist eine optimale Knochenzeichnung dringend erwünscht, gleichfalls im Hinblick auf die beim älteren Menschen gelegentlich nachweisbaren Osteonekrosen oder Zerrüttungsfrakturen. Auch darum ist schon seit 1989 in den Leitlinien der Bundesärztekammer die Verwendung eines Rasters bei Kniegelenksaufnahmen vorgeschrieben (Stender, 1989).

Fußaufnahmen im Stehen

Der Fuß ist beim Menschen Steh- und Gehorgan. Diese scheinbar banale Aussage wird inhaltlich bei der Röntgenuntersuchung häufig vergessen. Auch Fußaufnahmen werden häufig in undefinierter Position noch im Liegen angefertigt. Die eindeutig definierte Seitaufnahme des Fußes im Stehen vermittelt dagegen einen guten Eindruck von seiner Leistungsfähigkeit. Sie erlaubt auch standardisierte Winkelmessung. Dieselbe Aufnahme im Schuh mit Einlage oder im orthopädischen Schuh ermöglicht eine röntgenologische Beurteilung dieser Hilfsmittel in Funktion, eine bei häufiger Anwendungspraxis wertvolle Betrachtungsweise. Auch die dorso-plantare Aufnahme muss, zumal vor operativen Eingriffen an Zehen oder Fuß, im Stehen angefertigt werden.

Das Femoropatellargelenk

Die Literatur über dieses Gelenk ist beinahe unüberschaubar, in den letzten Jahren wurden drei Habilitationsschriften zu diesem Thema allein im deutschsprachigen Raum vorgelegt. Dessen ungeachtet wird auch von Orthopäden noch die Aufnahmetechnik nach Settegast praktiziert, eine Aufnahme in Bauchlage, bei welcher der Patient seine Kniegelenke maximal anbeugen muss. In Übertischtechnik wird dabei ein Gelenkraum dargestellt, der infolge unterschiedlicher Kniebeugefähigkeit undefiniert ist, der einen Einblick in das eigentliche Gelenk im Regelfall nicht erlaubt und der – wie veröffentlicht – sogar Patellaluxationen verschleiert (Bernau, 1981). Die Settegast-Technik ist nach übereinstimmender Ansicht aller heute mit dieser Thematik befassten Autoren untauglich, um das Femoropatellargelenk zu beurteilen. Zu fordern ist eine Aufnahmetechnik, die eine definierte, reproduzierbare Darstellung dieses Gelenkes exakt tangential und im *kranio-kaudalen Strahlengang* erlaubt. Die auch vielfach noch praktizierte Aufnahme im umgekehrten Strahlengang, also kaudo-kranial, belastet nicht nur die Gonaden, sondern auch das Brustbein und die auf Röntgenstrahlen hochsensiblen Augen. Es sollte also eine Technik gewählt werden, die einwandfreie Abbildung des Femoropatellargelenkes in verschiedenen Beugestellungen des Kniegelenkes zuverlässig, rasch und wenig strahlenbelastend erlaubt (Bernau, 1986).

Funktionelle Aufnahmen in Orthesen

Postoperative Röntgendokumentation nach einer Knochenoperation ist selbstverständlich. Es wäre häufig gleichermaßen sinnvoll, die entlastende Wirkung oder Nichtwirkung einer Orthese röntgenologisch zu überprüfen.

Eingeführt ist die Wirbelsäulenaufnahme im Korsett, um die korrigierende Wirkung der Orthese zu objektivieren. Die Wirkung von Orthesen zur Entlastung von Hüft- oder Kniegelenken kann hervorragend kontrolliert werden durch Röntgenaufnahmen mit angelegten Orthesen, wie das seinerzeit auch Salter bei der Beobachtung der Wirksamkeit verschiedener Hüftorthesen für die Behandlung des M. Perthes demonstrierte.

Bernau, A.: Tübinger Lagerungsgerät für Defilé-Aufnahmen der Patella. Z. Orthop. 119 (1981) 78–79.

Bernau, A.: Zur Frage der Reproduzierbarkeit von Röntgenaufnahmen der Wirbelsäule im Stehen. Z. Orthop. 122 (1984) 150–151.

Bernau, A.: Gute Röntgentechnik durch richtiges Zubehör. Z. Orthop. 124 (1986) 553–560.

Bernau, A.: Radiologische Diagnostik bei Skoliosen-Aufnahmetechnik. Orthop. Prax. 29 (1993) 716–722.

Biber, F., H. Neugebauer: Wert oder Unwert der so genannten Balancewaage nach Landwehr. Z. Orthop. 125 (1987) 129–131.

Kohlmeier, W., K. Lercher und C. Tschauner: Einsatz einer dynamischen Wippe zur standardisierten Aufnahmetechnik von Röntgengesamtaufnahmen der Wirbelsäule im Stehen bei Kindern. Radiologe 35 (1995) 60–66.

Rebstock, W., A. Bernau: Knieorthese bei einseitiger Gonarthrose. Med.-orthop. Technik 103 (1983) 42–44.

Stender, H.-St.: Leitlinien der Bundesärztekammer zur Qualitätssicherung in der Röntgendiagnostik. Dt. Ärzteblatt 86 (1989) 2021–2028.

Standardisierung der Röntgendiagnostik bei häufigen traumatologischen und orthopädischen Fragestellungen

Der Grundsatz, dass sich die Indikation zu einer differenzierten bildgebenden Untersuchung aus einer vorherigen sorgfältigen klinischen Untersuchung ableitet, sollte nicht ins Wanken geraten. Einerseits entwickelt sich im Zuge der allgemeinen Qualitätssicherung die Notwendigkeit zu weiterer Standardisierung der Röntgendiagnostik, um

(1) im Rahmen klinischer Studien zuverlässig *homogene Gruppen* zu erhalten (Günther und Mitarbeiter, 1997),

(2) effizient und kostengünstig, z. B. posttraumatisch, zu einer Diagnose zu finden. In diesem Zusammenhang wurden bereits evidenzbasierte Empfehlungen und daraus abgeleitet Entscheidungsalgorithmen entwickelt (Selbmann und Rosenberger, 2002).

(3) rascher zur therapierelevanten Diagnose zu finden als allein mit konventioneller Röntgentechnik. Vielfach erlaubt die Computertomographie z. B. nach komplexen Beckenverletzungen bereits eine abschließende diagnostische und therapeutische Bewertung. Für die Beurteilung des Heilungsverlaufes ist jedoch das Röntgenbild in – ggf. intraoperativ festgelegten – Standardebenen überlegen, zumal bei Metallimplantaten. Immer wieder werden Heilungsstörungen wegen ungenügender Röntgendiagnostik zu spät erkannt.

Im Klinikalltag sind derartige Standards schon vielfach eingeführt. Die wesentlichen Vorteile stellen sich besonders in größeren Kliniken mit zahlreichen Weiterbildungsassistenten dar, in denen nur durch solche definierten Vorgaben der gewünschte hohe Qualitätsstandard gehalten werden kann. Zudem fördern für häufige Fragestellungen sanktionierte Einstellsets die reibungslose Zusammenarbeit zwischen Orthopäden bzw. Unfallchirurgen und mit ihnen zusammenarbeitenden selbstständigen Radiologen.

Den Kapiteln für Einstellungen der Schulter-, Ellenbogen- und Handgelenke bzw. der Knie- und Sprunggelenke sind Tabellen über rationelle und valide Stufendiagnostik bei Erkrankungen und Verletzungen dieser Gelenke vorangestellt.

Günther, K. P., H. P. Scharf, W. Puhl: Standardisierung der Röntgendiagnostik bei Coxarthrose und Gonarthrose in klinischen Studien. Z. Orthop. 135 (1997) 193–196.

Selbmann, H.-K. und A. Rosenberger: Ergebnisse der strukturierten Konsensuskonferenz „Bildgebende Verfahren in der Unfallchirurgie“ und Methodik zur Messung der Akzeptanz unter Tagungsteilnehmern. Trauma Berufskrankh. 4 (Suppl 2) 2002: S158–S164.

Einstellungen

Format 30/40, hoch

Schriftmarkierung R oder L
p.a./a.p.

Vorbereitung Zahnprothese, Hörgeräte, Haarklemmen, Ohrringe, Halskette etc. entfernen!

Lagerung

Variante A
Stirn und Nase liegen bei angezogenem Kinn dem Tisch auf, Augen-Ohr-Linie (Augenwinkel – Oberrand des äußeren Gehörganges) senkrecht zum Film (Abb. 1.2). Streng symmetrische Lagerung, so dass Ohr-Film-Abstand seitengleich ist. Strahlenkranz zur Reduzierung der Streustrahlung (zur Verdeutlichung nur in Abb. 1.1 angelegt).

Variante B
Wenn Gesichtslage unmöglich, a.p.-Aufnahme gleichsinnig in Rückenlage (Abb. 1.3, 1.4). Kleine Kinder werden für diese Aufnahme a.p. zweckmäßig fixiert durch Einwickeln von Armen und Rumpf in eine Bleidecke (z.B. 120 × 80 cm) und zusätzliche Klettgurte über Rumpf und Beine. Die Eltern halten dabei den Kopf.

Bei Schädelaufnahmen kann man die Energiedosis der Augen um 95 % verringern, wenn man die p.a.-Projektion wählt.

Aufnahmetechnik

400er Folie
Röntgenkassette *im Raster.*
Oberer Kassettenrand 3 cm oberhalb Schädelkalotte.

Variante A
Zentralstrahl senkrecht auf Hinterhaupthöcker (= äußerer Gehörgang) und Kassettenmitte.

Variante B
Zentralstrahl senkrecht auf Nasenwurzel und Kassettenmitte.

	kV/mAs	Punkte	eigene Belichtung
Säugling 1 Jahr	77/4	–6	....
Kinder 10 Jahre	77/10	–2	....
normale Erwachsene	77/16	0	....
Automatik	77	□■□	

Kriterium Symmetrische Abbildung beider Schädelhälften, Nasenscheidewand streng in der Mitte. Felsenbeinoberkanten projizieren sich in die Mitte der Orbita. Darstellung der Lamina externa (Abb. 1.5).

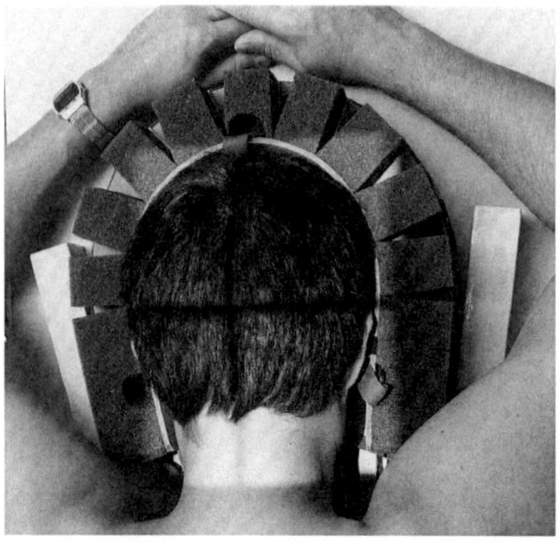

Abb. 1.**1**

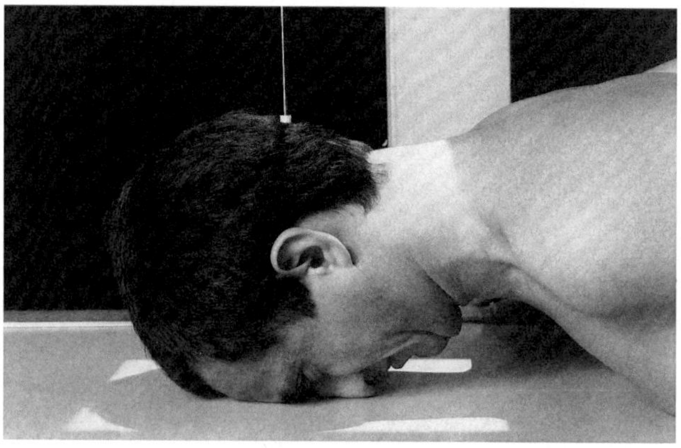

Abb. 1.**2**

Abb. 1.1 und 1.2
Schädel posterior-anterior: streng symmetrische Lagerung auf Stirn und Nasenrücken mit angezogenem Kinn. Auge-Ohr-Linie senkrecht zum Film.

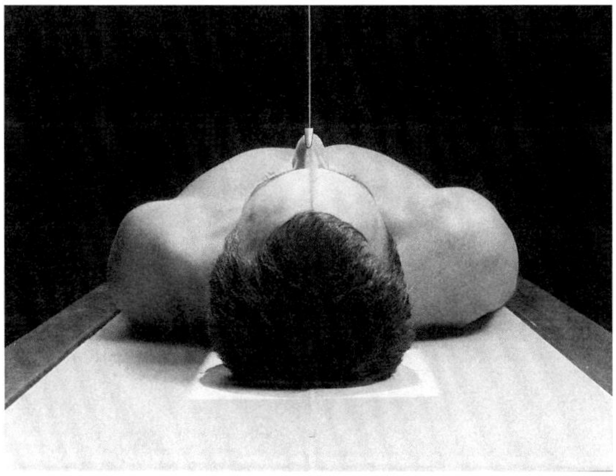

Abb. 1.3

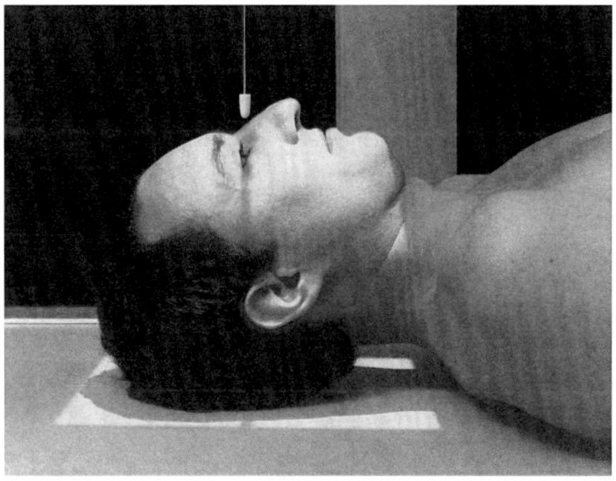

Abb. 1.4

Abb. 1.3 und 1.4
Alternative Lagerung, wenn Bauchlage nicht möglich ist, zum Beispiel bei Kindern.

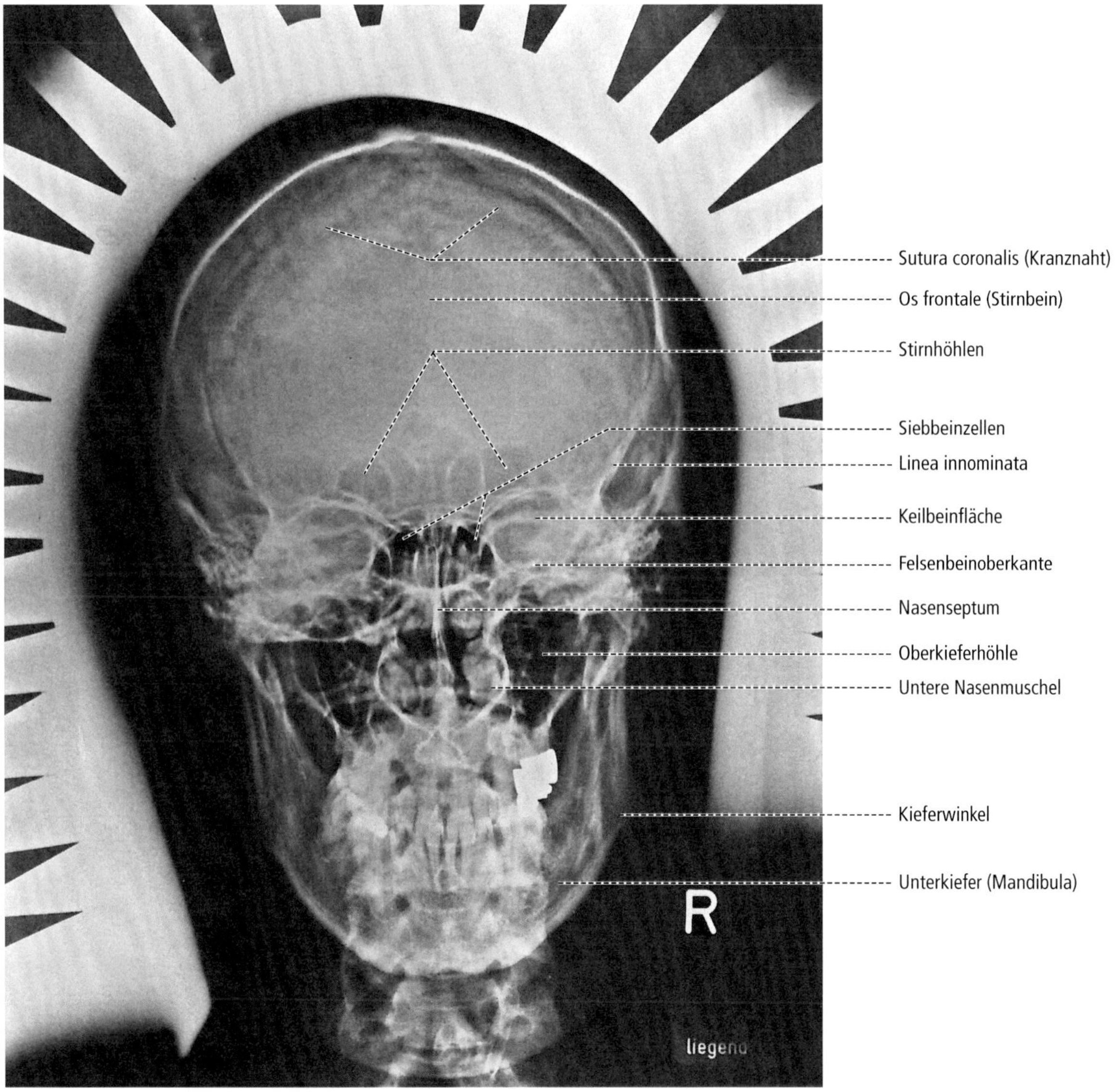

Abb. 1.5
Symmetrische Darstellung beider Schädelhälften p. a. mit deutlicher Abbildung auch der Lamina externa. Strahlenkranz zur Reduzierung der Streustrahlung.

Indikation

Häufigste Fragestellungen sind Frakturen besonders der Schädelkalotte; daneben Beurteilung von Stirnhöhlen, Siebbeinzellen und Felsenbeinen, sowie auch Suche nach osteogenen Veränderungen, Tumoren etc.

Format

30/40, quer

Schriftmarkierung

R oder L
liegend

Vorbereitung

Zahnprothese, Hörgeräte, Haarklemmen, Ohrringe, Halskette etc. ablegen

Lagerung

Variante A
Bauchlage, erkrankte Kopfseite auf Keilbocollo (Standard = R) filmnahe. Medianebene streng filmparallel, mit gesichtsseitiger Hand abstützen (Abb. 2.2 und 2.3). Strahlenkranz zur Reduzierung der Streustrahlung (zur Verdeutlichung nur in Abb. 2.1 angelegt).

Variante B
Sofern Seitenlage unmöglich, Profilaufnahme in Rückenlage auf Keilbocollo mit der kranken Kopfseite angestellter Kassette (Abb. 2.4).

Aufnahmetechnik

400er Folie
Röntgenkassette auf dem Tisch.
Oberer Kassettenrand 3 cm oberhalb der Hautgrenze.
Zentralstrahl senkrecht auf oberen Ohrrand und Kassettenmitte.

	kV/mAs	Punkte	eigene Belichtung
Säugling 1 Jahr	70/5	–5	....
Kinder 10 Jahre	70/10	–2	....
normale Erwachsene	70/16	0	....
Automatik	70	□■□	

Kriterium

Kontrastreiche, rein seitliche und vollständige Abbildung des knöchernen Schädels einschließlich Kalotte und Unterkiefer mit strichförmiger Abbildung der Sella turcica. Visuell scharfe Darstellung der Gefäßkanäle und der Spongiosastruktur des anliegenden Knochens (Abb. 2.5).

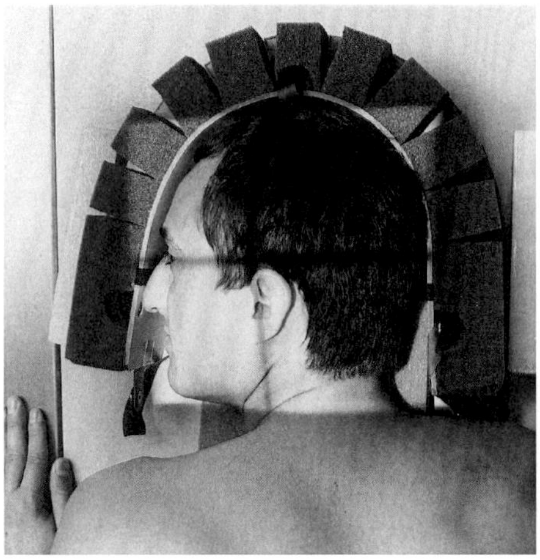

Abb. 2.**1**

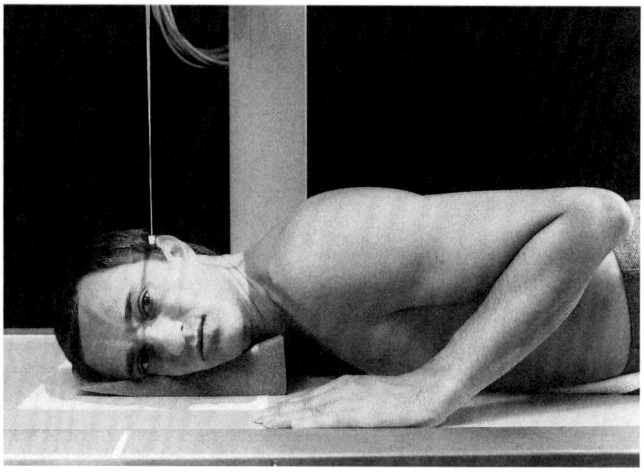

Abb. 2.**2**

Abb. 2.1 bis 2.3
Schädel seitlich: Medianebene streng filmparallel, Strahlenkranz zur Reduzierung der Streustrahlung (Abb. 2.1).

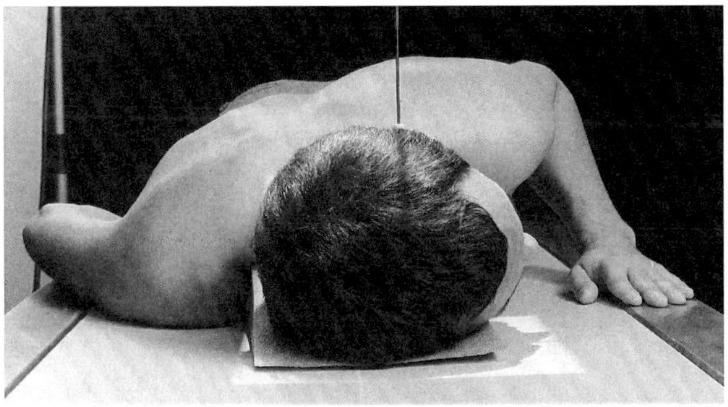

Abb. 2.**3**

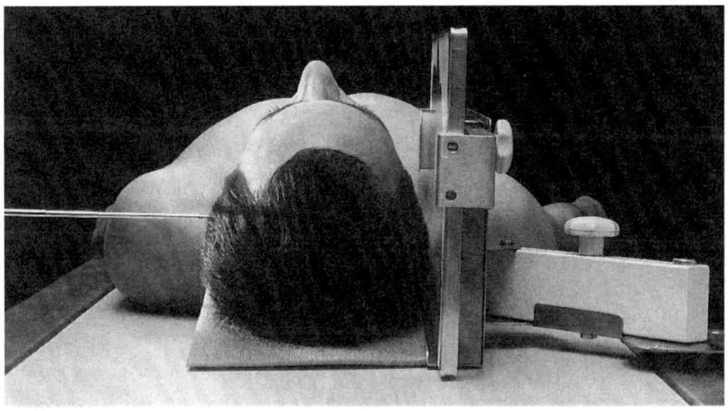

Abb. 2.**4**
Bei Unmöglichkeit der Seitenlage: Profilaufnahme in Rückenlage. Kassette senkrecht auf der kranken Seite.

1 Os occipitale
2 Protuberantia occipitalis externa
3 Felsenbein
4 Warzenfortsatz (Processus mastoideus mit Mastoidzellen)
5 Tuberculum posterius atlantis
6 Kieferwinkel

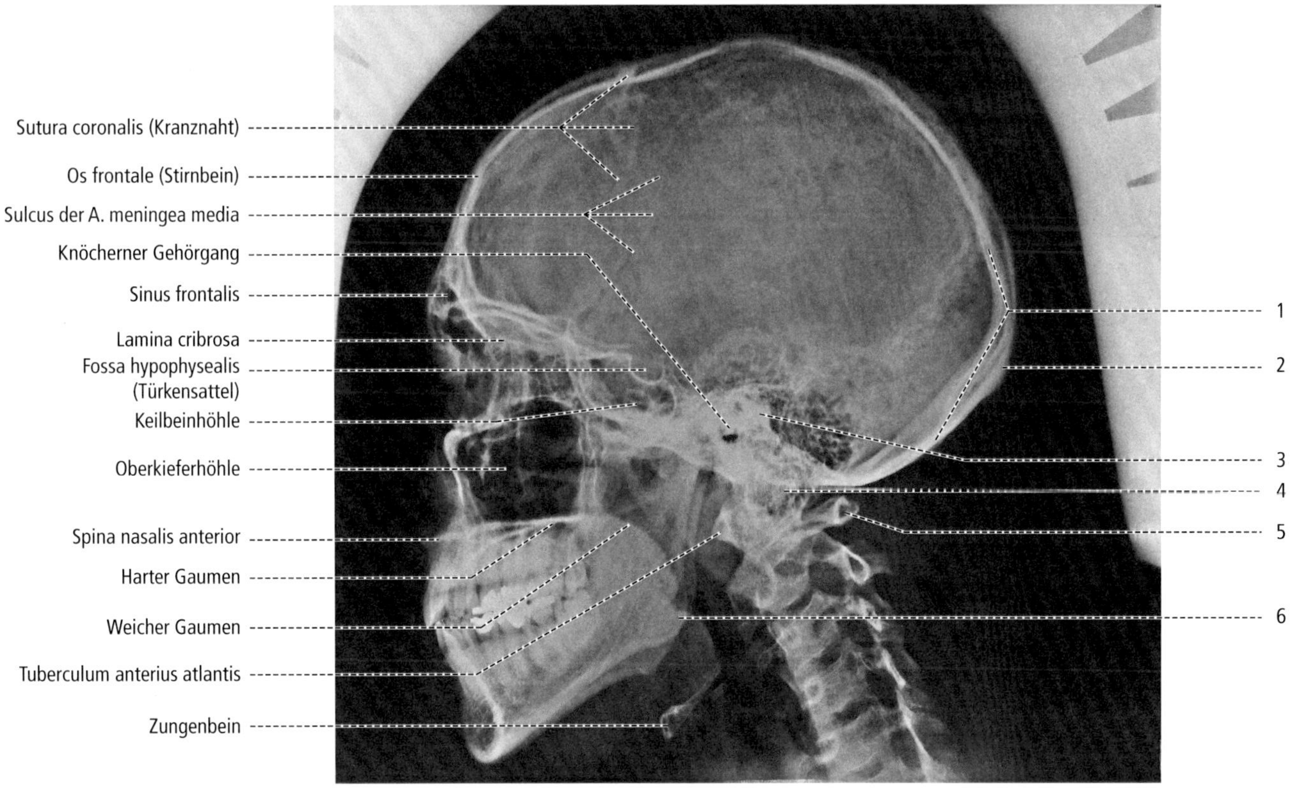

Abb. 2.**5**
Rein seitliche und vollständige Abbildung des knöchernen Schädels einschließlich Kalotte mit strichförmiger Abbildung der Sella turcica

Format

18/24, hoch

Schriftmarkierung

L
sitzend

Vorbereitung

Zahnprothese, Hörgeräte, Haarklemmen, Ohrringe, Halskette etc. ablegen, Oberkörper bis auf BH/Unterhemd freimachen!

Lagerung

Variante A
Patient sitzt aufrecht mit Rücken zum Stativ. Durch Assistentin geführte Kopfneigung so, dass die Verbindungslinie Hinterhauptunterkante-Oberkieferbißebene (Abb. 3.1) senkrecht zur Filmebene steht. Diese Einstellung ist entscheidend wichtig, damit der 1. Halswirbel möglichst überlagerungsfrei zur Darstellung kommen kann. Der Patient soll auf Kommando der Röntgenassistentin „Mund auf – zu, auf – zu…" den Mund öffnen und schließen, dies aber nur durch Bewegung des Unterkiefers und den Kopf dabei absolut ruhig halten (Abb. 3.2). Damit der Kopf nicht unwillkürlich nach hinten ausweicht, wird ein 15° Bocollo vom Kopf gegen das Stativ gedrückt. Bei genügend lang gewählter Belichtungszeit (z.B. 400 mAs) kommt es durch Verwischung des Unterkiefers zu einer beurteilungsfähigen Darstellung aller Halswirbel.

Variante B
Sofern Sitzen unmöglich, Aufnahme in Rückenlage mit geschlossenem Mund und zusätzliche Atlasaufnahme (Einstellung 7a) durch den geöffneten Mund oder, bei kleinen Kindern, Aufnahme nach Fuchs (Einstellung 7b). Sind Aufnahmen bei kleinen Kindern notwendig, können diese durch Einwickeln in eine Bleidecke (zum Beispiel 120 × 80 cm) und Klettgurte um Rumpf und Beine kurzzeitig fixiert werden.

Aufnahmetechnik

400er Folie
Röntgenkassette *im Raster.*
Oberer Kassettenrand = 1 cm unterhalb Augenwinkel (Augen sind strahlensensibel!).
Zentralstrahl senkrecht auf Kinnspitze (bei geschlossenem Mund) und Kassettenmitte.
Aluminiumkeilfilter zum Kontrastausgleich (Keilspitze auf Kinnspitze).

	kV/mAs	Punkte	eigene Belichtung
Kinder 10 Jahre	48/160	−2	....
normale Erwachsene	50/200	0	....
kräftige Erwachsene	53/250	+2	....

Kriterium

Symmetrische, kontrastreiche Abbildung aller 7 Halswirbel einschließlich zerviko-thorakalem Übergang bei guter Verwischung des Unterkiefers (Abb. 3.3).

Ottonello, P.: New method for roentgenography of the entire cervical spine in ventrodorsal projection. Riv. di Radiol. e. Fis. Med. 2 (1930) 291–294.

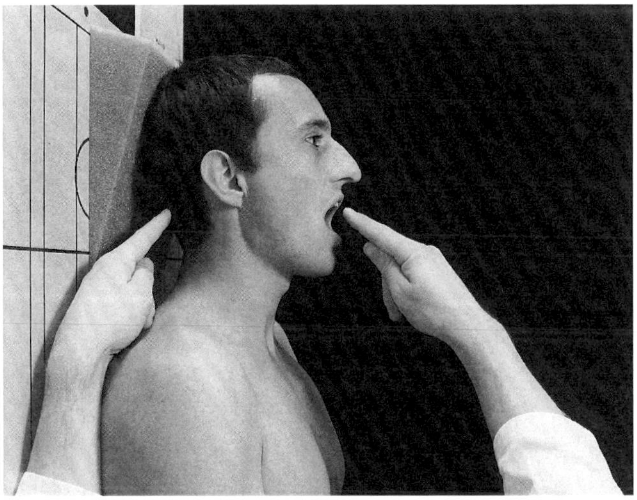

Abb. 3.**1**
Hinterhauptunterkante tasten und auf gleiche Höhe einstellen, wie Oberkieferbissebene. In dieser Stellung soll der Patient den Bocollo halten, damit Haltungskonstanz gesichert ist.

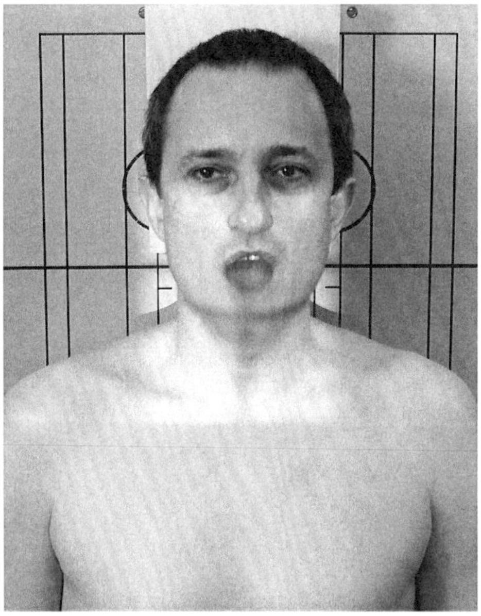

Abb. 3.**2**
Aufnahme nach Ottonello: mit Verwischung des Unterkiefers, dabei darf der Kopf nicht unwillkürlich nach hinten bewegt werden.

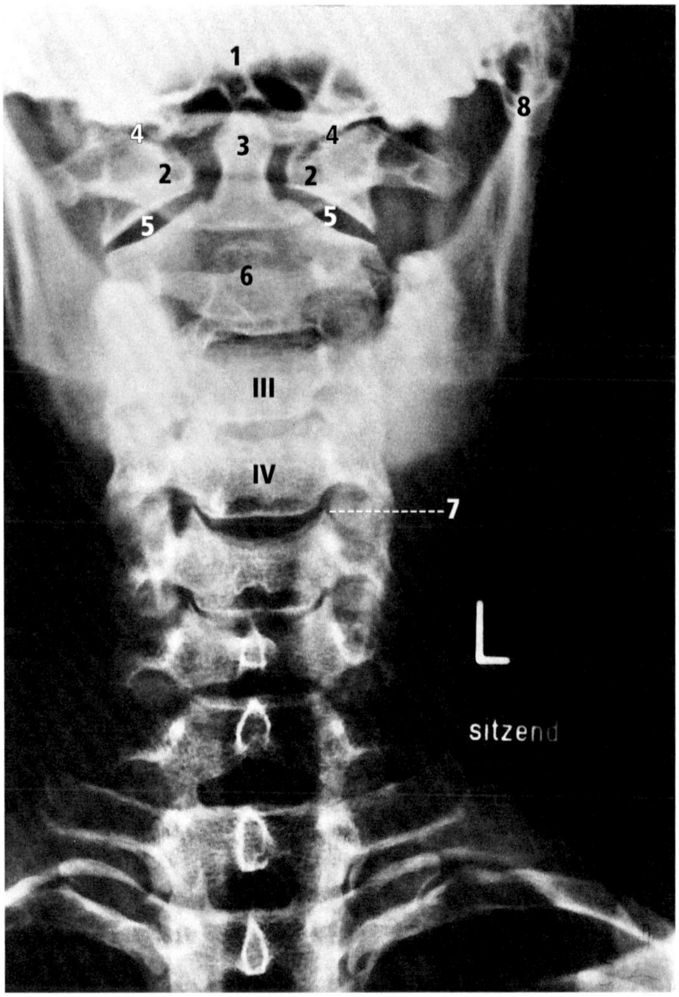

1 Occiput
2 Atlas
3 Dens axis
4 Atlantookzipitalgelenk
5 Atlantoaxialgelenk
6 Axis
7 Unkovertebralgelenk
8 Processus mastoideus (Warzenfortsatz)
III, IV Halswirbelkörper 3, 4

Abb. 3.**3**
Symmetrische kontrastreiche Abbildung aller 7 Halswirbel einschließlich zervikothorakalem Übergang bei guter Verwischung des Unterkiefers.

Format 18/24 (24/30), hoch

Schriftmarkierung R
sitzend

Vorbereitung Zahnprothese, Haarklemmen, Ohrringe, Halskette etc. ablegen, Oberkörper bis auf BH/Unterhemd freimachen! Bleischürze seitlich

Lagerung Patient sitzt aufrecht („Schwanenhals“) mit rechter Schulter zum Stativ. Medianebene (Nase!) genau filmparallel. Nötigenfalls Pelottenfixierung. Der Patient wird aufgefordert, einen Punkt in Augenhöhe zu fixieren (z.B. eine in gewünschter Höhe an der Wand befestigte Postkarte). Dadurch ist am sichersten eine neutrale und reproduzierbare Kopfhaltung gewährleistet. Sandsäcke in beide Hände, damit Schultern maximal nach unten gezogen werden zur Freiprojektion des zerviko-thorakalen Überganges (Abb. 4.1, 4.2).
Alternativ: Sofern Sitzen unmöglich, Aufnahme in Rückenlage mit Lagerung sinngemäß wie Schädel seitlich (s. Abb. 2.4). Fixierung kleiner Kinder, wie bei Einstellung 1 und 3 beschrieben, mit einer Bleidecke, wobei die Arme aber frei bleiben. Während der Aufnahme ziehen die Eltern die Arme nach unten.

Aufnahmetechnik 400er Folie
Röntgenkassette *im Raster.*
Oberer Kassettenrand = oberer Ohrrand.
Zentralstrahl senkrecht auf Halsmitte (= 4. Halswirbel) und Kassettenmitte.
FFA = 130 cm zum Ausgleich der wegen des relativ großen Objekt-Film-Abstandes vergrößernden Projektion. Bei Kleinkindern FFA = 115.

	kV/mAs	Punkte	eigene Belichtung
Kinder 10 Jahre	63/12	−2	....
normale Erwachsene	63/25	0	....
kräftige Erwachsene	66/32	+2	....
Automatik	66	□■□	

Kriterium Rein seitliche, kontrastreiche Darstellung aller 7 Halswirbel, ihrer Dornfortsätze und Zwischenwirbelräume einschließlich zerviko-thorakalem Übergang. Der harte Gaumen muss als Bezugspunkt für Hilfslinien (basiläre Impression?) mit abgebildet sein. Darum ist bei großen Patienten Format 24/30 vorteilhaft (Abb. 4.3).

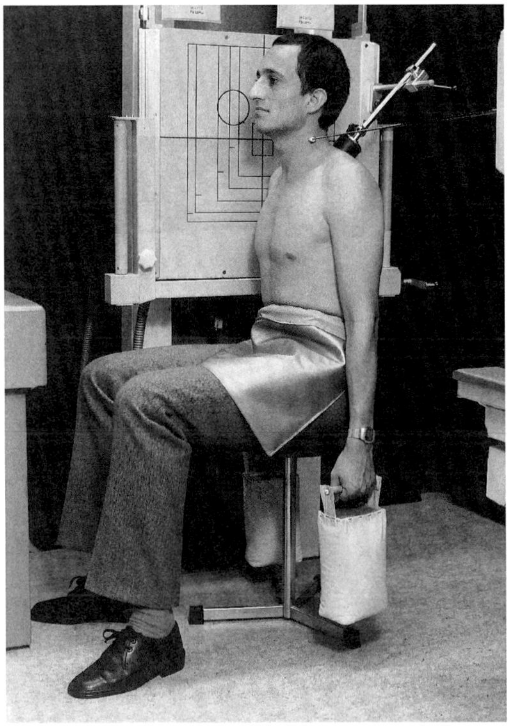

Abb. 4.**1**

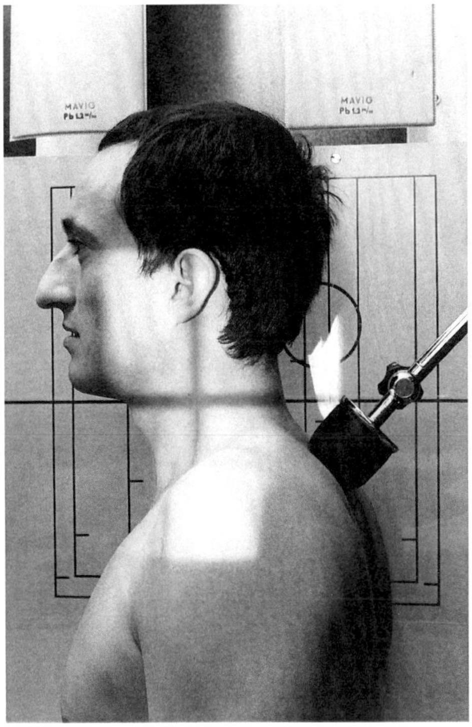

Abb. 4.**2**

Abb. 4.1
Gestreckte Sitzhaltung: „Schwanenhals". Medianebene streng filmparallel. Freiprojektion der unteren Halswirbelsäule durch das Gewicht der Sandsäcke.

Abb. 4.2
Zentrierung auf Halsmitte. Oberrand des Projektionsfensters vom Lichtvisier am oberen Ohrrand.

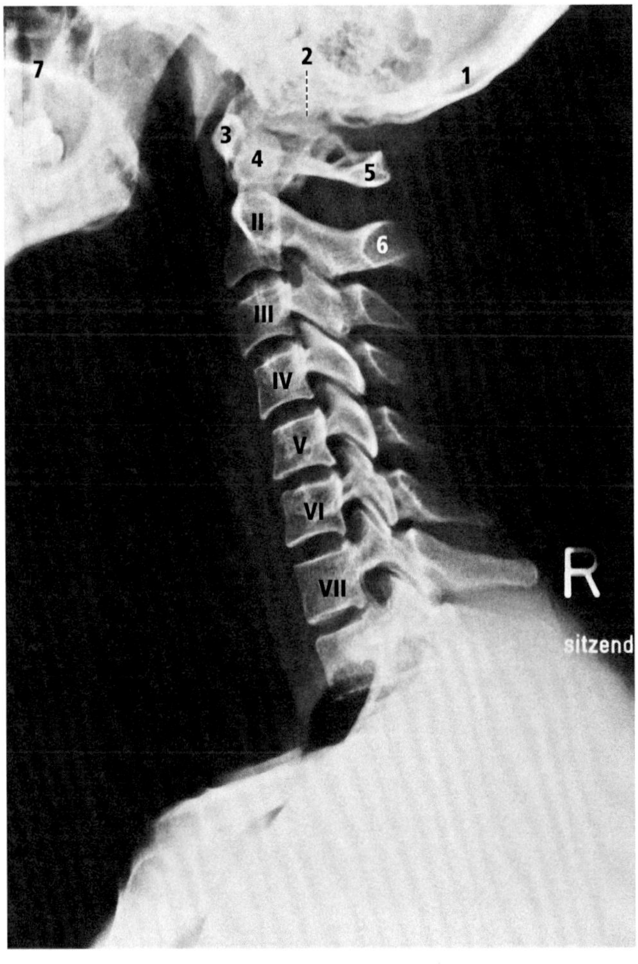

Abb. 4.**3**
Rein seitliche Abbildung der Halswirbelsäule mit Übergängen und mit hartem Gaumen.

1 Occiput
2 Atlantookzipitalgelenk
3 Arcus anterior mit Tuberculum anterius atlantis
4 Dens axis
5 Tuberculum posterius atlantis
6 Processus spinosus axis
7 harter Gaumen
II–VII Halswirbelkörper 2–7

Format

18/24, hoch

Schriftmarkierung

R/L 45° – (R/L zur Kennzeichnung der jeweils film*nahen* Körperseite)
sitzend

Vorbereitung

Zahnprothese, Hörgeräte, Haarklemmen, Ohrringe, Halskette etc. ablegen, Oberkörper bis auf BH/Unterhemd freimachen! Bleischürze

Lagerung

Patient sitzt aufrecht auf Drehhocker vor dem Stativ. Kinn anheben, damit Unterkiefer die Foramina intervertebralia nicht überlagert. Im Übrigen soll der Patient mit Kopf, Hals und Rumpf „stocksteife" Haltung beibehalten, wenn man ihn auf dem Hocker dreht: so weit, dass Rücken mit dem Stativ einen Winkel von 45° bildet (Abb. 5.3). Im Besonderen soll der Kopf stets seine neutrale Mittelstellung – also senkrecht zum Oberkörper – (Abb. 5.3) beibehalten. Sandsäcke in beide Hände (Abb. 5.1).

Alternativ:
Gleichzeitige maximale Reklination von Kopf und Halswirbelsäule. Durch stärkere Belastung der Gleitschienen der Wirbelgelenke können bei dieser Bewegung pathologische Einengungsmechanismen zur Darstellung kommen, die in neutraler Haltung nicht erkennbar sind (Gutmann).

Aufnahmetechnik

400er Folie
Röntgenkassette *im Raster.*
Oberer Kassettenrand entspricht zwar dem oberen Ohrrand, wegen des ansteigenden Zentralstrahles projiziert sich das Lichtvisier am Hals jedoch tiefer (Abb. 5.3).
Zentralstrahl 10° kaudo-kranial ansteigend (Abb. 5.1) auf Halsmitte (= 4. Halswirbel) und Kassettenmitte.

	kV/mAs	Punkte	eigene Belichtung
Kinder 10 Jahre	63/12	–2	....
normale Erwachsene	63/20	0	....
kräftige Erwachsene	66/32	+2	....
Automatik	66	□■□	

Kriterium

Die sechs (HWK 2 bis BWK 1) Zwischenwirbellöcher (= Foramina intervertebralia) der Halswirbelsäule sollen frei durchsichtig sein (Abb. 5.4).

Anmerkung

Mit R oder L wird die jeweils *filmnahe* gelegene Körperseite bezeichnet (Leitlinien). Bei der – im Strahlengang anterior-posterior – rechts schrägen Aufnahme liegt die *rechte* Halsseite dem Stativ an; es kommen dabei die *gegenseitigen* = *linken* Zwischenwirbellöcher zur Darstellung im Gegensatz zu den Verhältnissen an der LWS schräg (s. Einstellung 18).

! Beschriftung der film*nahen* Körperseite, dabei Abbildung der film*fernen* Zwischenwirbellöcher.

Gutmann, G.: Die Halswirbelsäule. Fischer, Stuttgart 1981.
Leitlinien der Bundesärztekammer zur Qualitätssicherung in der Röntgendiagnostik. Dt. Ärzteblatt 92 (1995) A 2272–2285 und www.baek.de

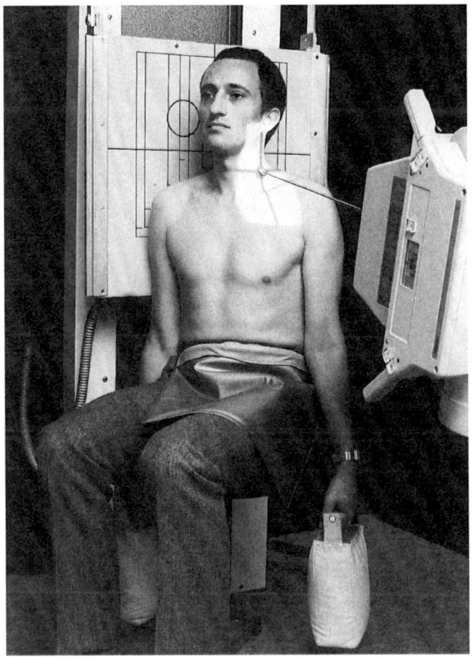

Abb. 5.**1**

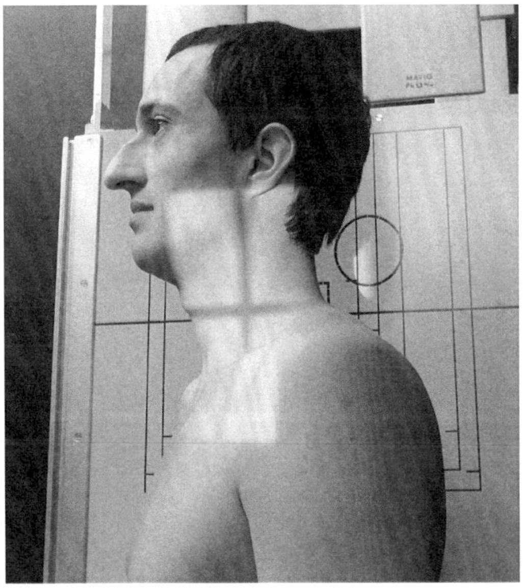

Abb. 5.**2**
Wegen des ansteigenden Zentralstrahles projiziert sich das Lichtvisier am Hals tiefer, als es der Kassettenhöhe entspricht.

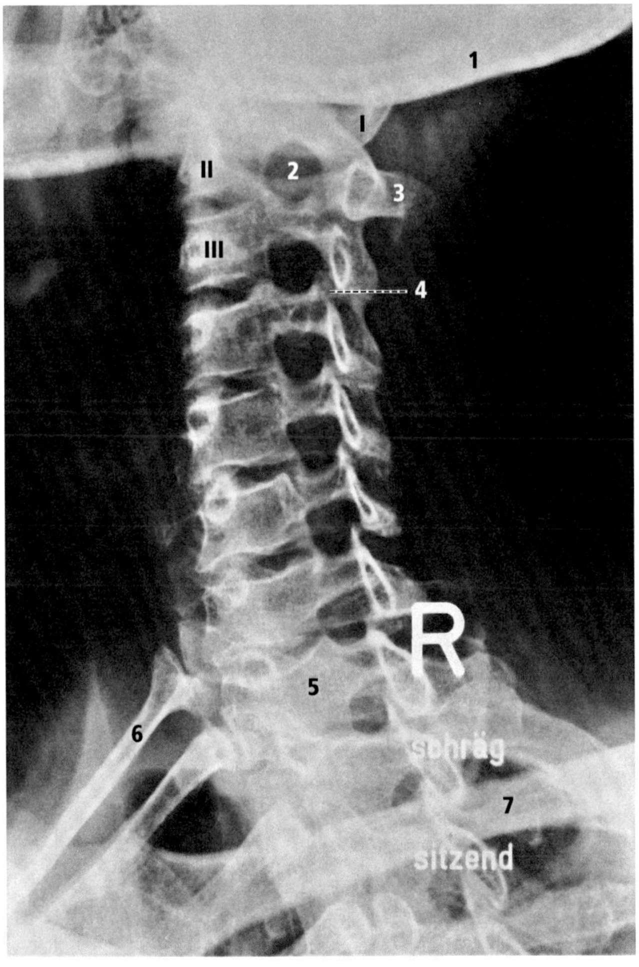

Abb. 5.**4**
Rechts schräg anliegende Halswirbelsäule mit frei durchsichtigen *links*-seitigen Zwischenwirbellöchern.

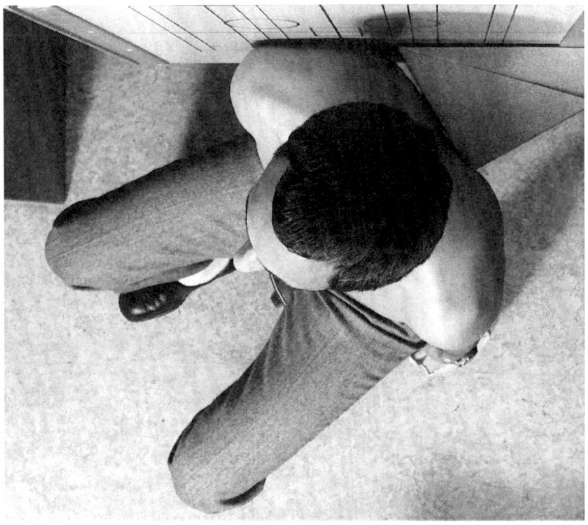

Abb. 5.**3**

Abb. 5.1 bis 5.3
Kopf leicht angehoben, in der Sagittalebene senkrecht zum Schultergürtel, Rücken 45° zum Stativ. 10° ansteigender Zentralstrahl. Freiprojektion des zerviko-thorakalen Überganges durch Gewichtsbelastung der Arme.

1 Occiput
2 Foramen intervertebrale zwischen 2. und 3. Halswirbel
3 Processus spinosus axis
4 Zwischenwirbelgelenk
5 1. Brustwirbel
6 1. Rippe
7 linke Clavicula
I dorsaler Atlasbogen
II, III Halswirbelkörper 2,3

Indikation

Funktionssaufnahmen können diagnostisch wegweisend sein und haben eine wichtige Indikation in der Nachweis- und der Verlaufsbeobachtung einer vermehrten atlanto-axialen Distanz bei rheumatologischen Erkrankungen mit HWS-Beteiligung.

Format

24/30, je nach Beweglichkeit der HWS: hoch oder quer bei in der Regel *nicht* gedrehter Rasterlade, meist bei Inklination quer und bei Reklination hoch.

Schriftmarkierung

R
Inklination oder Reklination

Vorbereitung

Zahnprothese, Hörgeräte, Haarklemmen, Ohrringe, Halskette etc. ablegen, Oberkörper bis auf BH/Unterhemd freimachen! Bleischürze

Lagerung

Patient sitzt aufrecht mit rechter Schulter zum Stativ. Medianebene (Nase!) exakt filmparallel. Sandsäcke in beide Hände, von Vorteil ist dorsale Pelottenfixierung. Je eine Seitaufnahme in maximaler Vor- und Rückneigehaltung des Kopfes (Abb. 6.1 und 6.3).
Bei gedrehter Rasterlade erfolgt die Aufnahme nur mit stehendem Raster.

Aufnahmetechnik

400er Folie
Röntgenkassette *im Raster.*
Zentralstrahl senkrecht auf Halsmitte (= 4. Halswirbel) und Kassettenmitte. Einblendung parallel zur Haupttangente der Halswirbelsäule.
FFA = 130 cm zum Ausgleich der wegen des relativ großen Objekt-Film-Abstandes vergrößernden Projektion.

	kV/mAs	Punkte	eigene Belichtung
Kinder 10 Jahre	63/12	−2	....
normale Erwachsene	63/25	0	....
kräftige Erwachsene	66/32	+2	....
Automatik	66	□■□	

Kriterium

Rein seitliche, kontrastreiche Darstellung aller sieben Halswirbel, ihrer Dornfortsätze und der Zwischenwirbelräume (Abb. 6.2, 6.4).

> ! Funktionsaufnahmen der Halswirbelsäule in der Regel bei *nicht* gedrehtem Raster. Zerviko-thorakaler Übergang besser einsehbar, wenn die Schultergelenke durch Gewichte nach unten gezogen werden. Mitwirkung des Arztes zur Erreichung optimaler Mitarbeit.

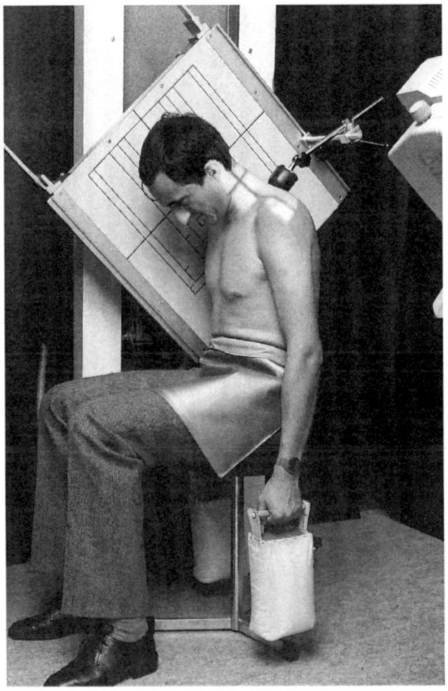

Abb. 6.**1**

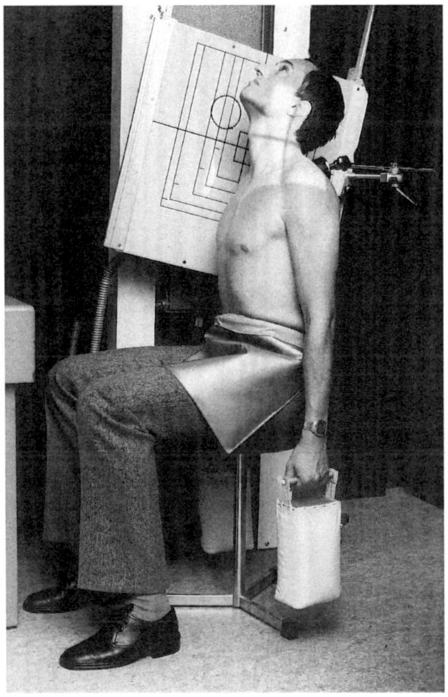

Abb. 6.**3**

Abb. 6.1 und 6.3
Rein seitliche Funktionsaufnahmen der Halswirbelsäule in maximaler Inklination und maximaler Reklination, möglichst unter Verwendung von dorsaler Pelotte und von Gewichten an den Händen zur Freiprojektion des zerviko-thorakalen Überganges.

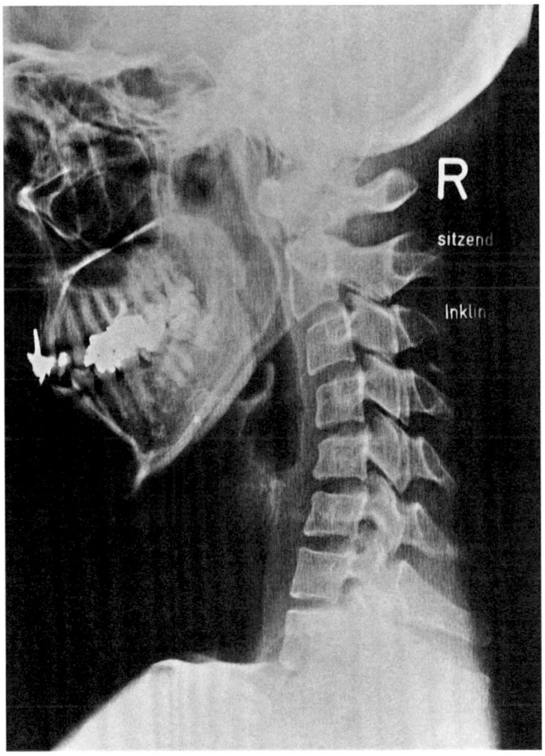

Abb. 6.**2**

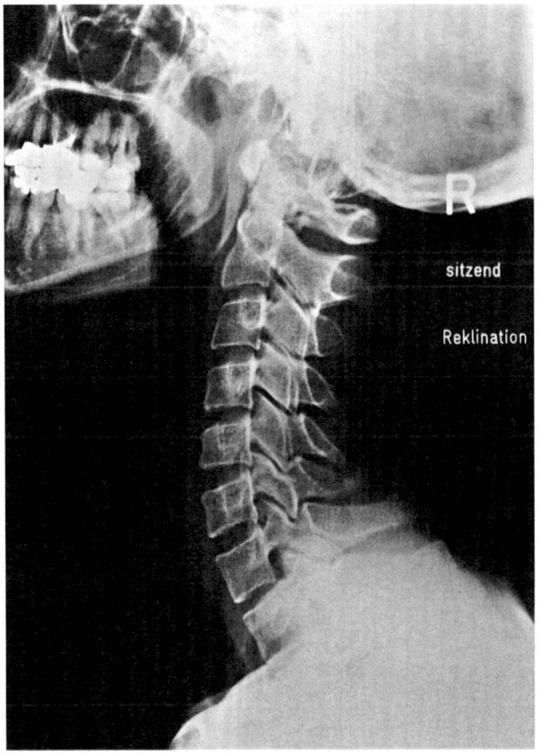

Abb. 6.**4**

Abb. 6.2 und Abb. 6.4
Seitliche Funktionsaufnahmen der Halswirbelsäule mit harmonischem Bewegungsspiel ohne Blockierung oder Hypermobilität in einem Wirbelsäulensegment.

7a Atlasaufnahme transbukkal

Indikation
Ungenügende Darstellung von Atlas und Axis in der HWS-a.p.-Aufnahme.

Format
13/18, quer

Schriftmarkierung
L
sitzend oder liegend

Vorbereitung
Zahnprothese, Haarklemmen, Ohrringe, Halskette etc. ablegen, Oberkörper bis auf BH/Unterhemd freimachen! Bleischürze

Lagerung
Patient sitzt aufrecht mit Rücken zum Stativ. Mund möglichst weit geöffnet, Korken zwischen die Zähne (Abb. 7.1). Wie bei der HWS-a.p.-Aufnahme müssen Verbindungslinie Hinterhauptsunterkante–Oberkieferbissebene und Medianebene (Nase!) des Kopfes jeweils streng senkrecht zur Filmebene eingestellt sein (Abb. 7.2). Denn bei zu starker Rückneigung projizieren sich die Hinterhauptsschuppe, bei zu starker Vorneigung die Oberkieferschneidezähne in die obersten Halswirbel.
Alternativ: Sofern Einstellung im Sitzen unmöglich, Aufnahme entsprechend in Rückenlage.

Aufnahmetechnik
400er Folie
Röntgenkassette *im Raster.*
Zentralstrahl 1 cm unterhalb der Oberkieferschneidezähne senkrecht auf Kassettenmitte.
Bei *Atemstillstand.*

	transbukkale Aufnahme		Aufnahme nach Fuchs		
	kV/mAs	eigene Belichtung	kV/mAs	eigene Belichtung	Punkte
Kinder 10 Jahre	63/16	....		....	–2
schlanke Erwachsene	63/20	....		....	–1
normale Erwachsene	66/20	....	73/32	....	0
kräftige Erwachsene	70/25	....		....	+2
Automatik	66		□■□		

Kriterium
Atlas und Axis sollen überlagerungsfrei dargestellt sein, möglichst auch das Atlantookzipital-Gelenk.

Funktionsaufnahmen
des Atlas a.p. durch den geöffneten Mund werden bei maximaler Seitneigung nach rechts und links durchgeführt zur Dokumentation des Bewegungsspieles zwischen Atlas und Dens axis (Abb. 7.3, 7.5). Bei normaler Seitenmarkierung (L) ist die jeweilige Neigungsrichtung eindeutig identifizierbar.

Anmerkung
Die Feststellung einer einseitigen Verschmälerung des Abstandes zwischen der Massa lateralis des Atlas und dem Dens im Röntgenbild – wie in Abbildung 7.4 rechts – berechtigt nicht zur Diagnose einer Subluxation im Atlantoaxialgelenk. Einseitige Verschmälerung des Atlas-Dens-Abstandes ohne Stellungsveränderung des Kopfes kommt häufig vor. Funktionsaufnahmen in der Frontalebene lassen erkennen, ob das natürliche Bewegungsspiel erhalten ist.

7b Atlasaufnahme nach Fuchs

wie transbukkale Aufnahme außer:

Indikation
Wenn die Aufnahme mit offenem Mund schwierig einzustellen oder – bei basilärer Impression – der Dens axis im oberen Teil nicht beurteilbar ist. Die Aufnahme ist *kontraindiziert* bei Verdacht auf Densfraktur.

Lagerung
Rückenlage, Kopf überstreckt, Zentralstrahl dicht unterhalb der Kinnspitze, senkrecht auf Kassettenmitte (Abb. 7.6 und 7.7.).

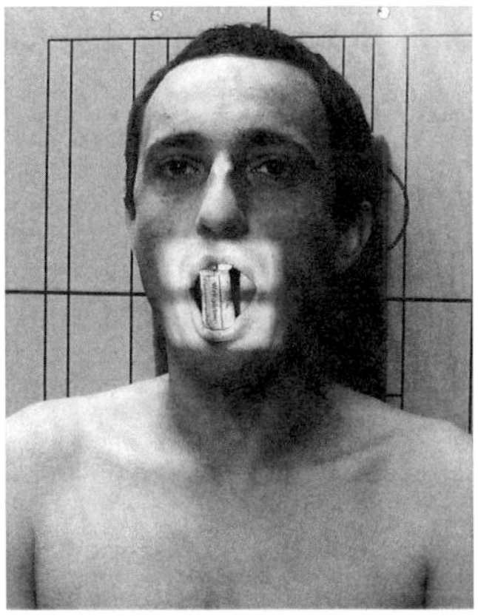

Abb. 7.**1**

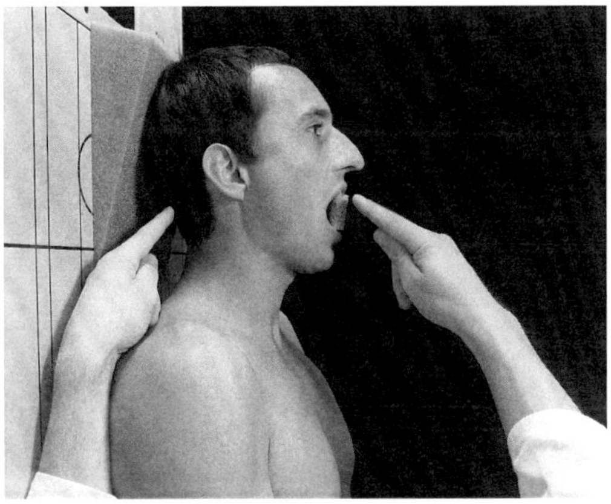

Abb. 7.**2**

Abb. 7.1 und 7.2
Atlasaufnahme mit streng senkrecht zur Filmebene eingestellter Medianebene (7.1) und horizontaler Einstellung der Verbindungslinie Hinterhauptunterkante-Oberkieferbissebene (7.2).
In dieser Stellung soll der Patient den Bocollo halten.

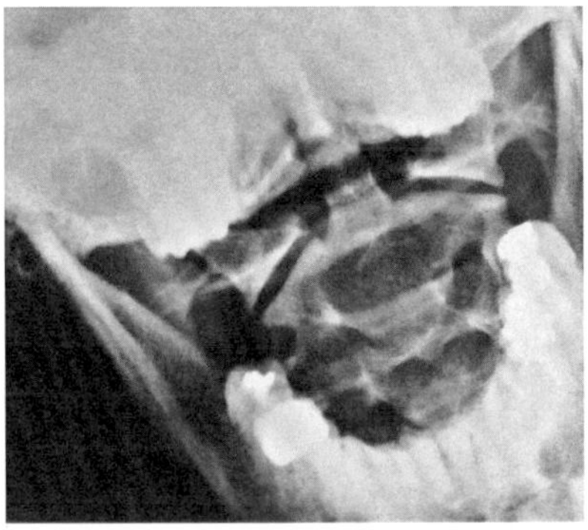

Abb. 7.**3**

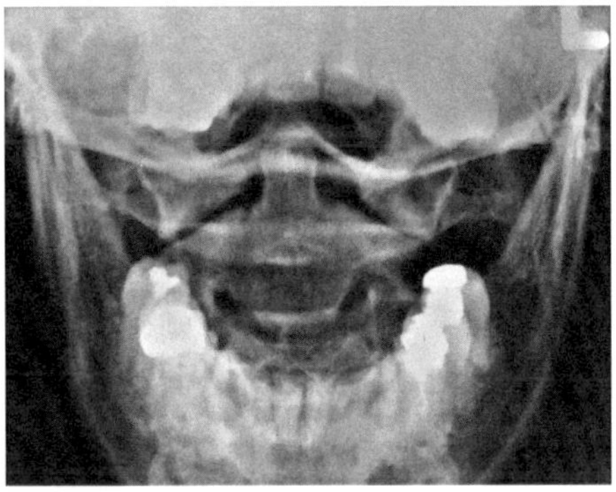

Abb. 7.**4**

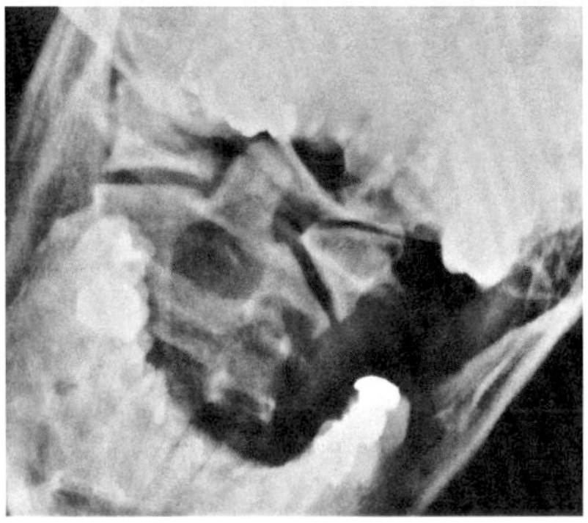

Abb. 7.**5**

Abb. 7.3 bis 7.5
Funktionsaufnahmen des Atlantoaxialgelenkes: Transbukkale Aufnahme in Neutralstellung des Kopfes mit spontaner Rechtsposition des Dens axis (Abb. 7.4).
Neigung nach rechts und dabei mittige Einstellung des Dens axis (Abb. 7.3). Kopfneigung nach links mit dabei – gegenüber der Ausgangsaufnahme – verstärkter Rechtsposition des Dens axis (Abb. 7.5).

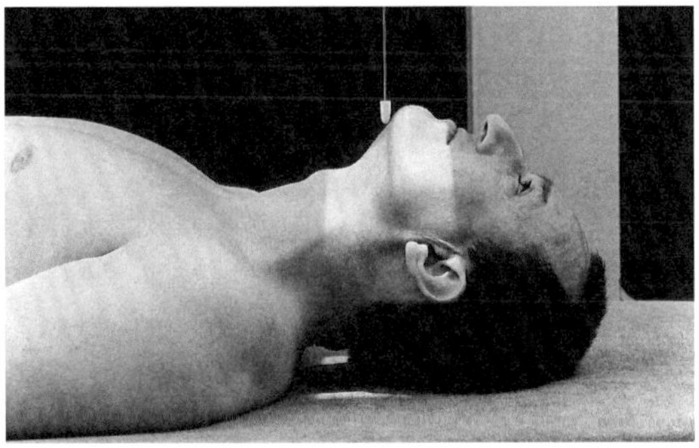

Abb. 7.**6**
Atlasaufnahmen nach Fuchs mit geschlossenem Mund, überstrecktem Kopf und Zentralstrahl direkt unterhalb der Kinnspitze senkrecht auf Kassette im Raster.

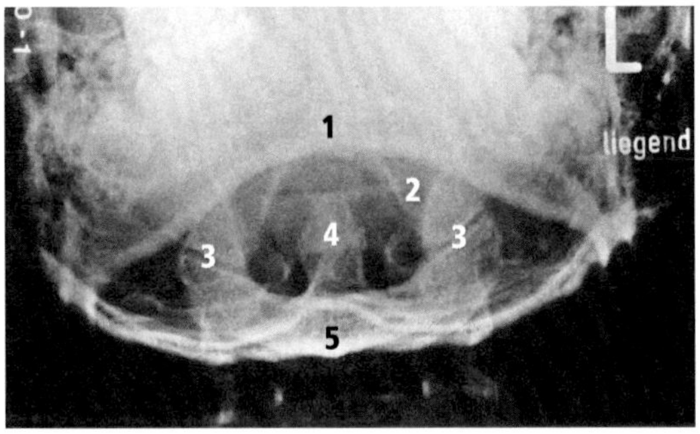

Abb. 7.**7**
Atlasaufnahme nach Fuchs. Abbildung des Dens axis mit Atlantoaxialgelenk unterhalb des Unterkiefers.

1 Unterrand des Unterkiefers
2 Rand des Foramen magnum
3 Atlantookzipitalgelenk
4 Dens axis
5 Occiput

Indikation

Ungenügende Darstellung der unteren HWS und des zerviko-thorakalen Überganges in der HWS-Standardaufnahme.

Format

20/40, hoch, oder 24/30, hoch

Schriftmarkierung

R, ggf. schräg
stehend

Vorbereitung

Oberkörper freimachen, Halskette und Ohrringe ablegen! Bleischürze seitlich.

Lagerung

Variante A:
Patient steht mit dem Rücken im Winkel von 70° zum Stativ, rechte Schulter filmnahe. Der rechte Arm wird vor-, der linke zurückgehoben (Fechterstellung, Abb. 8.1 und 8.2). Ggf. dorsal Pelotte.

Variante B:
Seitliche Darstellung bei schlanken Patienten in Wasserskifahrerhaltung (Abb. 8.4).
Alternativ:
Bei kräftigen Patienten gelingt die Darstellung der beiden oberen Brustwirbel einwandfrei durch CT.

Aufnahmetechnik

400er Folie
Röntgenkassette *im Raster.*
Oberer Kassettenrand (–) in Höhe oberer Ohrrand.
Zentralstrahl senkrecht auf 7. Halswirbel und Kassettenmitte.
Atemstillstand nach Exspiration.

	schräg kV/mAs	seitlich kV/mAs	Punkte	eigene Belichtung
Kinder 10 Jahre	60/32	63/32	–5	....
schlanke Erwachsene	66/40	70/25	–2	....
normale Erwachsene	70/50	77/32	0	....
kräftige Erwachsene	73/63	81/63	+2	....

Kriterium

Gut beurteilungsfähige Abbildung des zerviko-thorakalen Überganges, und – im besten Fall – auch des 2. Brustwirbels (Abb. 8.3 und 8.5).

> **!** Beide Einstellungen zur Abbildung des zerviko-thorakalen Überganges gelingen nur bei schlanken und gut beweglichen Patienten.
> Alternativ kommen Schnittbilduntersuchungen zur Anwendung.

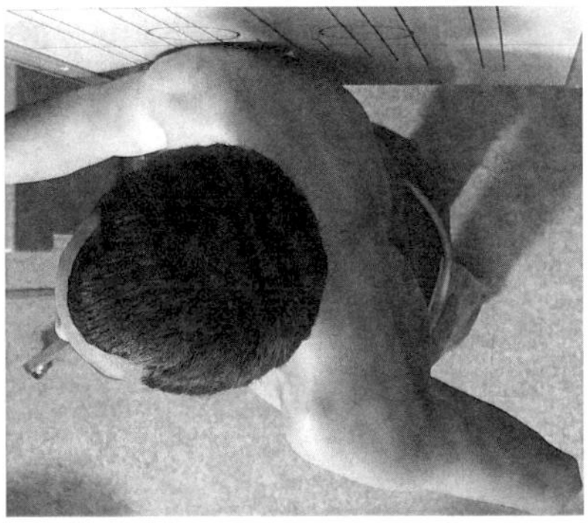

Abb. 8.**1**

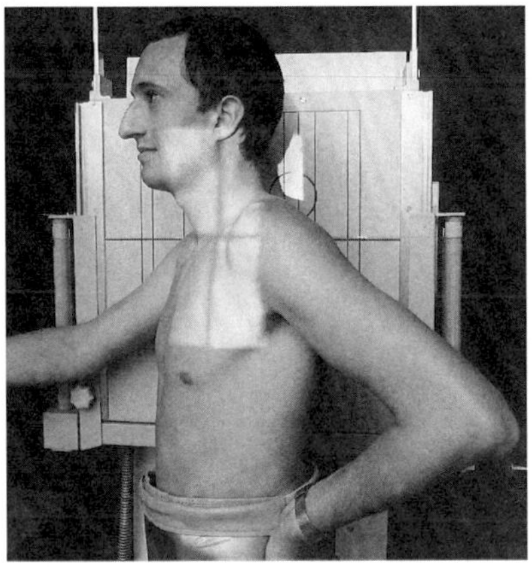

Abb. 8.**2**

Abb. 8.1 und 8.2
Bei der „Fechterstellung" wird der zerviko-thorakale Übergang der Wirbelsäule möglichst weitgehend von beiden Schultern frei projiziert – anwendbar nur bei schlanken Patienten.

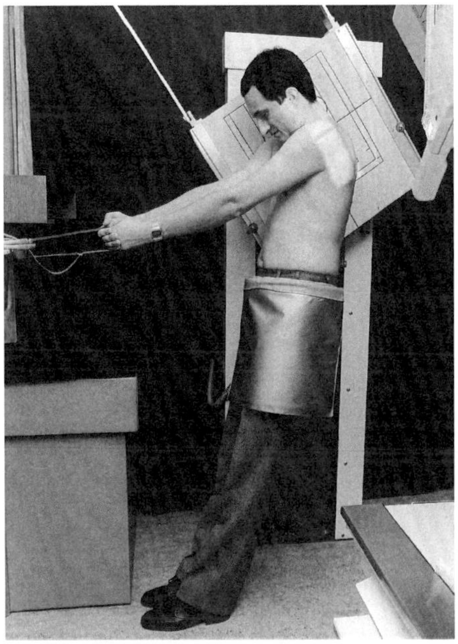

Abb. 8.**4**
Bei der „Wasserskifahrerhaltung" werden die Schultern möglichst nach vorn gezogen und es kommt zu einer seitlichen Abbildung des zerviko-thorakalen Überganges bei schlanken Patienten.

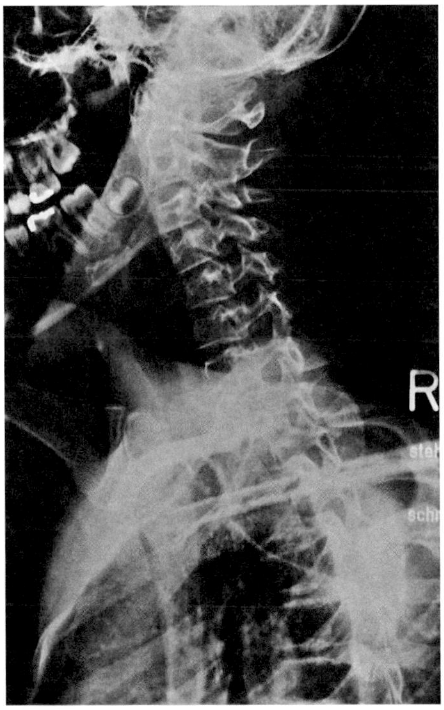

Abb. 8.**3**
Zervikothorakaler Übergang schräg: die beiden ersten Brustwirbel sind hier nur eingeschränkt beurteilbar.

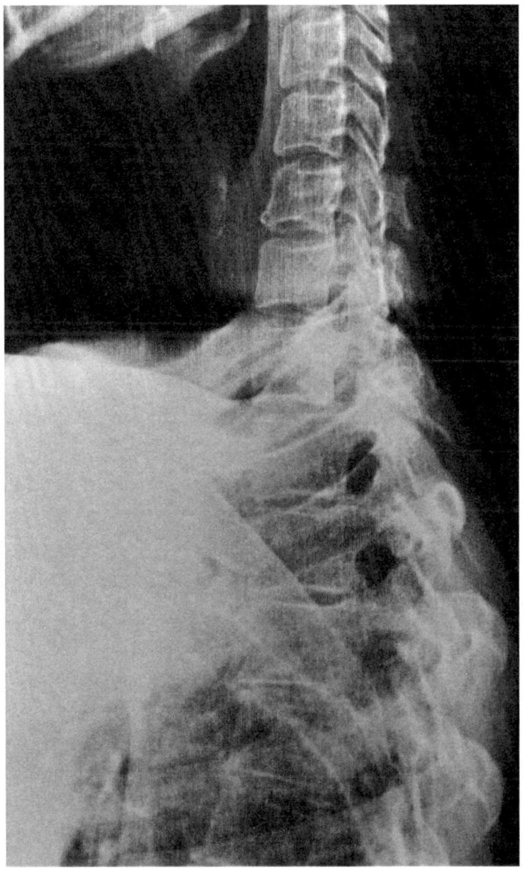

Abb. 8.**5**
Seitliche Abbildung: gut beurteilbarer zerviko-thorakaler Übergang.

Indikation

Fehlhaltungen der Wirbelsäule kommen häufig nur auf Röntgenaufnahmen im Stehen zur Darstellung. Darum ist bei stehfähigen Patienten die Aufnahme im Stehen die Standardeinstellung.

Format

15/40, hoch

Schriftmarkierung

R/L
stehend

Vorbereitung

Oberkörper freimachen, Halskette ablegen und Schuhe ausziehen! Bleischürze

Lagerung

Patient steht mit dem Rücken zum Stativ, Arme hängend, Beine gestreckt (Abb. 9.1).
Alternativ: Bei nicht stehfähigen Patienten: Aufnahme entsprechend in Rückenlage (Abb. 9.3).

Aufnahmetechnik

Ausgleichsfolie Minus-Plus (–+).
Röntgenkassette *im Raster.*
Oberer Kassettenrand (–) in Höhe 6. Halswirbel (Vertebra prominens = 7. Halswirbel tasten).
Zentralstrahl senkrecht auf Kassettenmitte.
Atemstillstand nach Exspiration.

	kV/mAs	Punkte	eigene Belichtung
Kinder 10 Jahre	70/25	−3	....
schlanke Erwachsene	73/32	−1	....
normale Erwachsene	77/32	0	....
kräftige Erwachsene	81/40	+2	....
Automatik	77	□■□	

Kriterium

Gut beurteilbare, orthograde Abbildung aller Wirbelkörper der Brustwirbelsäule, der Zwischenwirbelräume und der Übergänge zur Hals- und Lendenwirbelsäule (Abb. 9.2, 9.4).

Anmerkung zu Skolioseaufnahmen

Die anterior-posterioren Aufnahmen werden auch bei Skoliosen standardmäßig im Stehen angefertigt, weil nur damit die bei Belastung vorliegende Kurve erfasst wird. Diese setzt sich zusammen aus der fixierten und der nur im Stehen erkennbaren haltungsbedingten Seitverbiegung. Das Ausmaß der fixierten Skoliose kann näherungsweise mit der Aufnahme im Liegen (Abb. 9.3 und 9.4), noch exakter aber durch *Bending-Aufnahmen* (s. Einstellung 22) erfasst werden. Bei Kypho-Skoliosen kommt das Kurvenmaximum häufig nicht in der Frontalebene zur Darstellung. Um eine möglichst überlagerungsarme Darstellung der Wirbelkörper und der Zwischenwirbelräume zu erreichen und den Grad der Skoliose richtig zu erfassen, muss der Patient in die Wahlebene *(„plan d'élection")* vor dem Rasterwandstativ gedreht werden. Die Wahlebene ist erreicht, wenn die – ertastbaren – Dornfortsätze filmparallel in einer Ebene liegen bzw. die konkavseitig abgeflachte dorsale Thoraxfläche dem Stativ parallel anliegt. Das präoperativ interessierende Ausmaß der maximalen Aufdehnbarkeit von Primär- und Sekundärkrümmung einer Skoliose kann durch Aufnahmen in *maximaler Extension* liegend (Cotrel-Extension) oder hängend (Halo-Extension oder Glisson-Schlinge) ermittelt werden. In vertikaler Position sollen hierbei die Füße den Boden eben nicht mehr berühren.

Du Peloux, J., und Mitarb.: Radiologie der Verkrümmungen der Wirbelsäule: Die Wahlfläche. Wirbelsäule in Forschung und Praxis 28 (1964) 47–51.

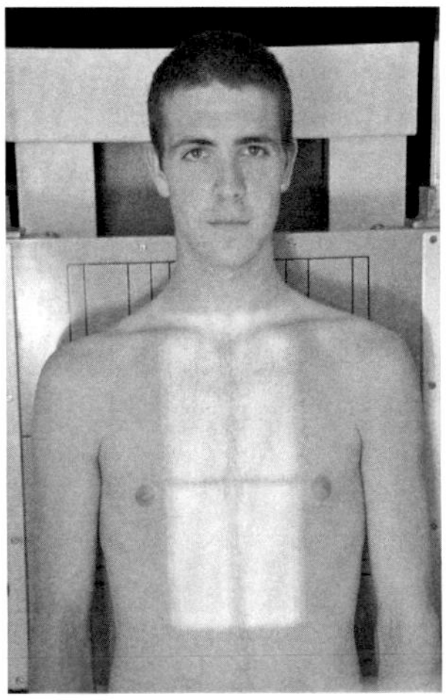

Abb. 9.**1**
Standardposition ist die Aufnahme *im Stehen,* ganz besonders im Wachstumsalter.

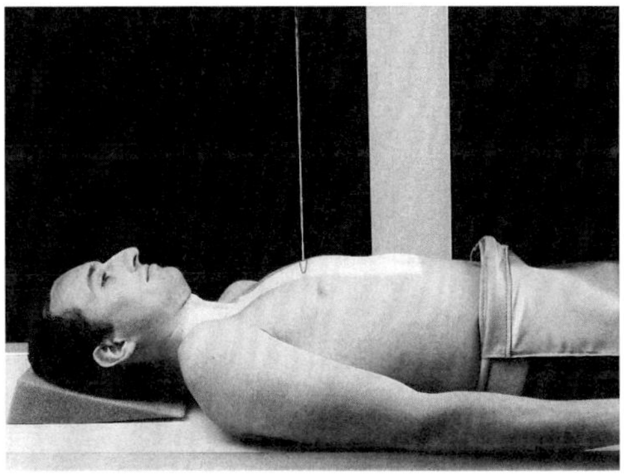

Abb. 9.**3**
Aufnahme im Liegen nur bei Verletzten und sonst nicht stehfähigen Patienten.

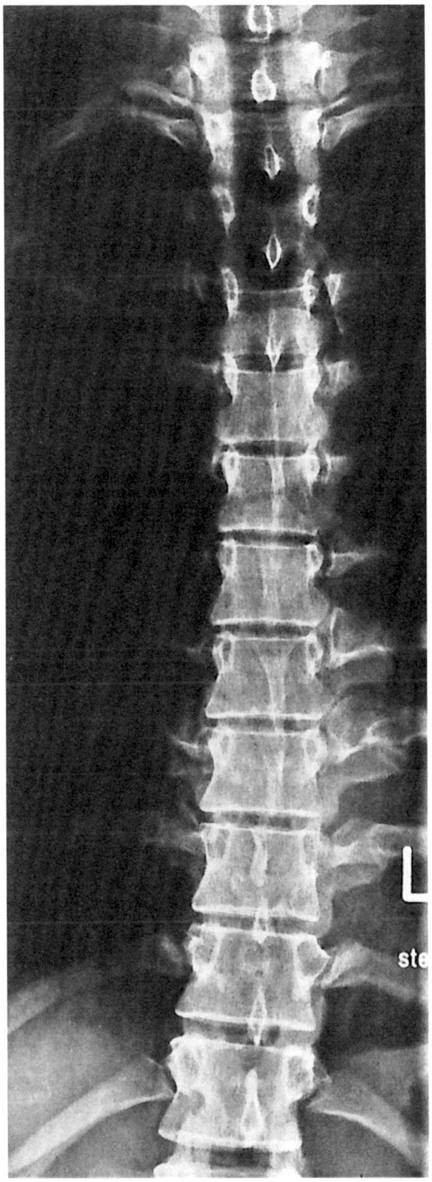

Abb. 9.**2**
Stehaufnahme mit leichter linkskonvexer Fehlhaltung und Torsion der Brustwirbelsäule.

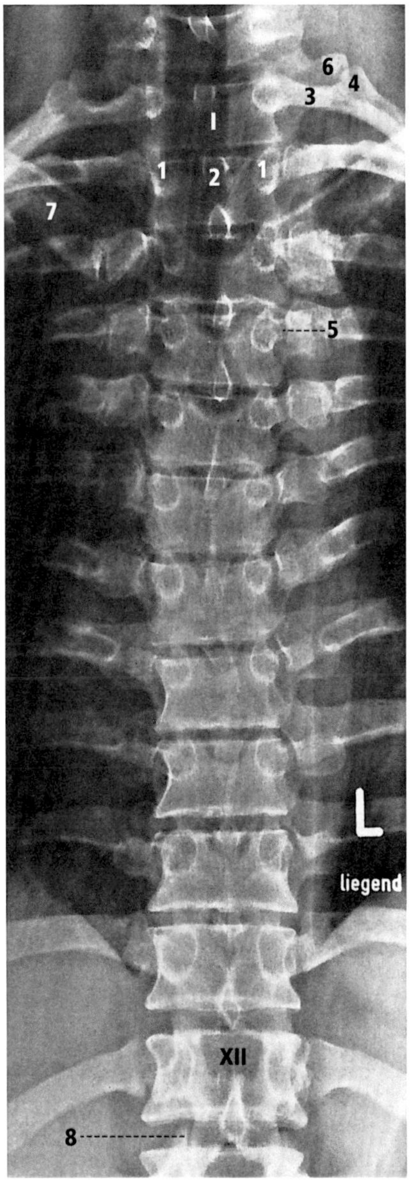

1 Bogenwurzel des 2. Brustwirbels
2 Dornfortsatz des 1. Brustwirbels
3 Collum der 1. Rippe links
4 Tuberculum der 1. Rippe links
5 Rippenwirbelgelenk 4 links
6 Querfortsatz des 1. Brustwirbels links
7 rechte Clavicula
8 rechtes Zwischenwirbelgelenk BWK 12/LWK 1
I, XII Brustwirbelkörper 1, 12

Abb. 9.**4**
Brustwirbelsäule im Liegen. Unerlässlich ist die Kennzeichnung, ob eine Aufnahme im Stehen oder im Liegen angefertigt wurde (Leitlinie BÄK).

Format 20/40, hoch

Schriftmarkierung R
stehend

Vorbereitung Oberkörper freimachen, Halskette ablegen. Schuhe ausziehen. Bleischürze seitlich

Lagerung Patient steht mit rechter Schulter zum Stativ. Die Schultern sollen möglichst weit nach vorn gebracht, das heißt eine Überlagerung der oberen Wirbelsäule durch Schulterblätter und Schulterweichteile möglichst reduziert werden, ohne dass gleichzeitig eine unnatürliche Wirbelsäulenhaltung entsteht. Am besten hat sich bewährt, dass die Hände des Patienten einen am Rasterwandstativ befestigten Bügel von unten umgreifen (Abb. 10.2) oder die Arme auf der Halterung für Pelotten (Abb. 10.1) ablegen.
Alternativ:
Bei nicht stehfähigen Patienten Aufnahme im Liegen (siehe Einstellung 11).

Aufnahmetechnik Ausgleichsfolie Plus-Minus-Plus (+–+).
Röntgenkassette im Raster.
Oberer Kassettenrand (–) in Höhe 6. Halswirbel (Vertebra prominens = 7. Halswirbel tasten).
Zentralstrahl senkrecht auf Kassettenmitte. Während Belichtung *flach atmen* lassen, „hecheln". Bei längerer Belichtungszeit wird damit die Überlagerung der Brustwirbel durch Verwischung der Rippenschatten reduziert.

	kV/mAs	Punkte	eigene Belichtung
Kinder 10 Jahre	73/40	–4	....
schlanke Erwachsene	77/63	–1	....
normale Erwachsene	81/63	0	....
kräftige Erwachsene	85/100	+3	....

Kriterium Streng seitliche Darstellung der Brustwirbelsäule und der Übergänge zur Hals- und Lendenwirbelsäule (Abb. 10.3).

Anmerkung Bei Kindern bis Körpergröße etwa 130 cm gelingt Aufnahme der Brust- und Lendenwirbelsäule auf einem 20/40-Film. Siehe auch Wirbelsäulenganzaufnahme (Einstellung 20).

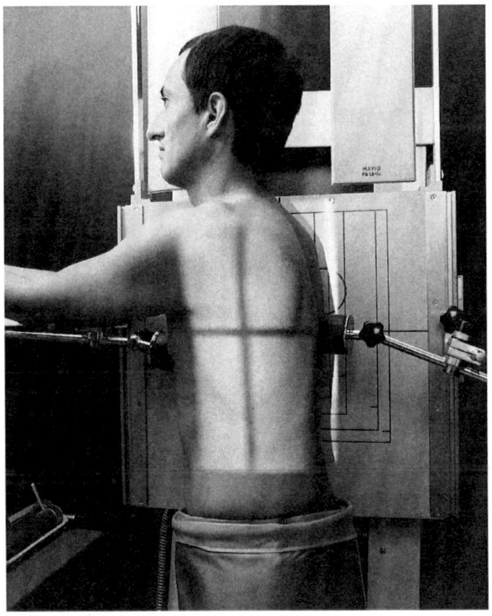

Abb. 10.**1**

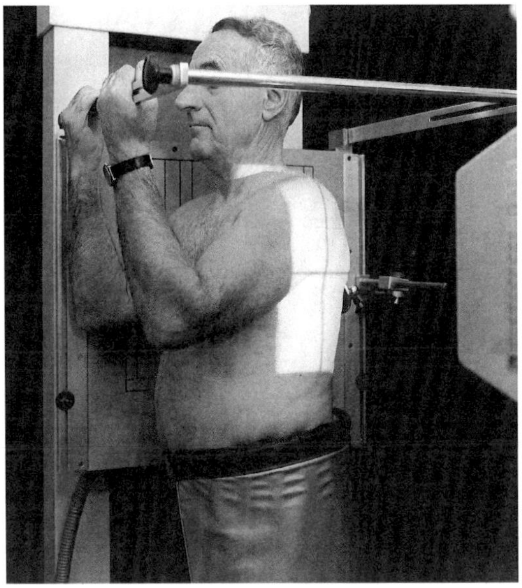

Abb. 10.**2**

Abb. 10.1 und 10.2
Brustwirbelsäule seitlich im Stehen mit entspannter Verlagerung der Arme nach vorn durch Abstützen auf Pelottenhalterung oder Festhalten am Bügel des Rasterwandstativs. Durch Gegenhalt für die Arme wird verstärktes Hohlkreuz vermieden.

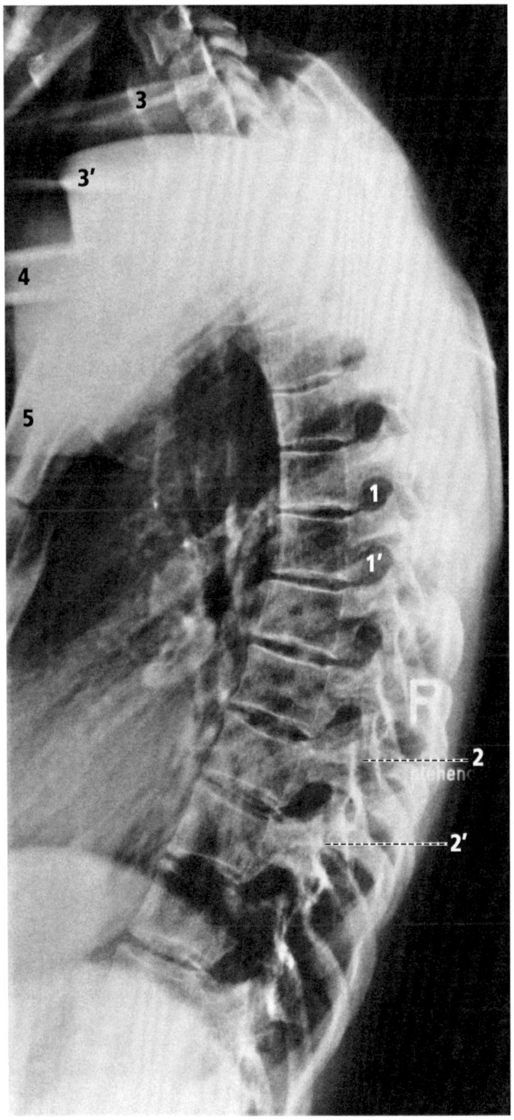

1, 1′ Foramina intervertebralia
2, 2′ Zwischenwirbelgelenke
3, 3′ Claviculae
4 Humerus
5 Sternum

Abb. 10.**3**
Orthograde Abbildung der Brustwirbelsäule mit zentral strichförmiger, nach unten – physikalisch bedingt – leicht ovalärer Abbildung der Wirbelabschlussplatten.

Indikation

Aufnahme *im Liegen* nur bei nicht sicher stehfähigen oder an der Wirbelsäule frisch verletzten Patienten, nötigenfalls auch bei kleinen Kindern.

Format

20/40, hoch

Schriftmarkierung

R
liegend

Vorbereitung

Auskleiden bis auf Unterhose, Halskette ablegen, Schuhe ausziehen, Bleischürze seitlich.

Lagerung

Strenge Rechtsseitenlagerung stabilisiert durch Anbeugen der Beine in Hüft- und Kniegelenken, nötigenfalls abgestützt durch Sandsäcke oder Pelotten. Wie bei der Stehaufnahme sollen die Schultern möglichst weit nach vorne gebracht werden (Abb. 11.1, 11.2). In der Medianebene soll die Wirbelsäule gerade liegen, sie darf nicht „durchhängen", darum ggf. Unterlagerung mit Bocollo (Abb. 11.1).

Aufnahmetechnik

Ausgleichsfolie Plus-Minus-Plus (+–+).
Röntgenkassette *im Raster.*
Oberer Kassettenrand (–) in Höhe 6. Halswirbel (Vertebra prominens = 7. Halswirbel tasten).
Zentralstrahl senkrecht auf Kassettenmitte.
Während Belichtung flach atmen lassen („hecheln"). Bei längerer Belichtungszeit wird damit die Überlagerung der Brustwirbel durch Verwischung der Rippenschatten reduziert.

	kV/mAs	Punkte	eigene Belichtung
Kinder 10 Jahre	73/40	–4	....
schlanke Erwachsene	77/63	–1	....
normale Erwachsene	81/63	0	....
kräftige Erwachsene	85/100	+3	....

Kriterium

Streng seitliche Darstellung der Brustwirbelsäule und der Übergänge zur Hals- und Lendenwirbelsäule mit strichförmiger Abbildung der Wirbelkörperabschlussplatten bei Verwischung der Rippenschatten (Abb. 11.3: Kompressionsfrakturen bei Osteoporose).

Anmerkung

Bei Kindern bis zu einer Körpergröße von etwa 130 cm gelingt Aufnahme der Brust- und Lendenwirbelsäule auf einem 20/40-Film. Siehe auch Wirbelsäulenganzaufnahme (Einstellung 20).

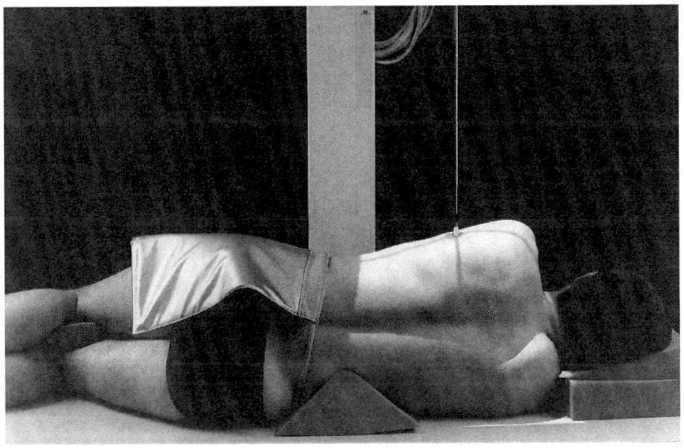

Abb. 11.**1**

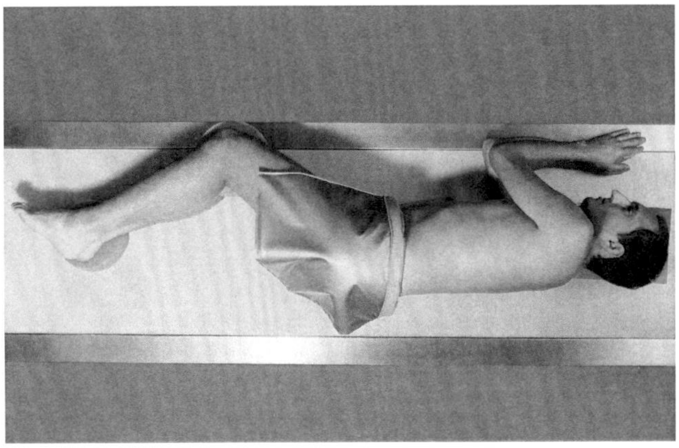

Abb. 11.**2**

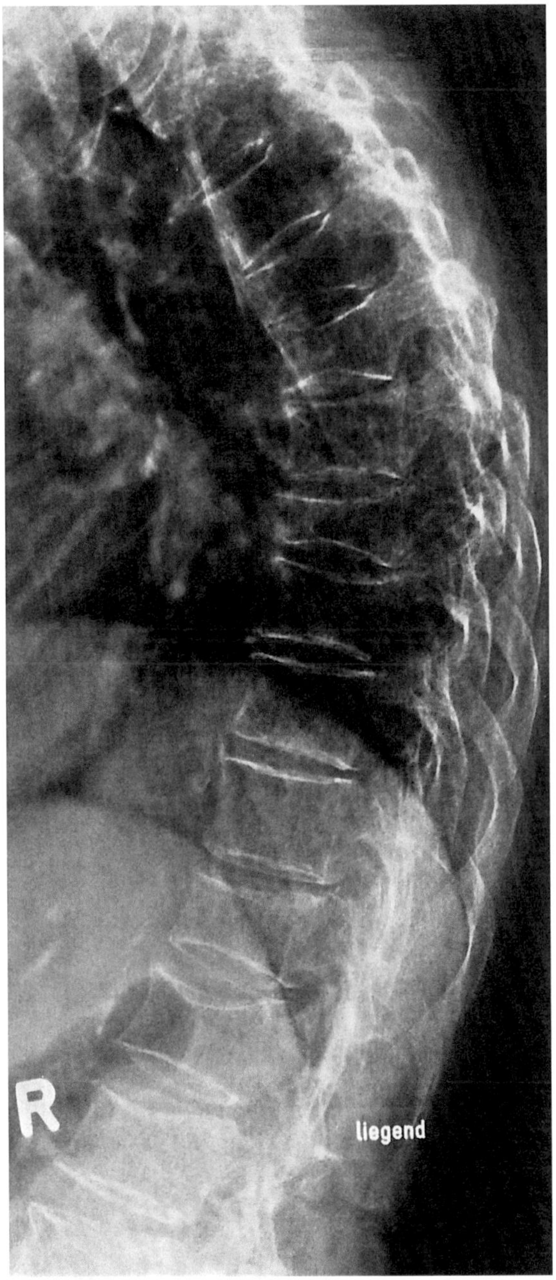

Abb. 11.1 und 11.2
Durch Anbeugen der Beine stabilisierte strenge Rechtsseitenlagerung. Bocollo soll Durchhängen der Wirbelsäule verhindern.

Abb. 11.**3**
Orthograde Abbildung der mittleren Brustwirbelsäule mit strichförmiger, nach kaudal und kranial hin beginnend ovalärer Abbildung der Wirbelabschlussplatten. Mehrfache osteoporosebedingte Kompressionsfrakturen („Fischwirbel").

Indikation Darstellung der Kostotransversalgelenke.

Format 20/40, hoch

Schriftmarkierung R/L 45° (R/L zur Kennzeichnung der jeweils tischaufliegenden Seite) liegend

Vorbereitung Auskleiden bis auf Unterhose, Halskette ablegen, Schuhe ausziehen. Bleischürze seitlich.

Lagerung Schräglage auf dem Tisch mit Rücken im Winkel von 45° gegen die Tischplatte. Der Patient wird an Schulterblatt und Kreuzbein mit Keilbocollo abgestützt (Abb. 12.3). Die Wirbelsäule soll gestreckt, entlordosiert und über Tischmitte gelagert sein. Arme gestreckt am Körper entlang, Beine deutlich angebeugt, bequeme Beinlagerung und Polsterung mit Bocollo (Abb. 12.1, 12.2, 12.3).

Aufnahmetechnik Ausgleichsfolie Minus-Plus (–+).
Röntgenkassette *im Raster*.
Oberer Kassettenrand (–) in Höhe 6. Halswirbel (Vertebra prominens = 7. Halswirbel tasten).
Zentralstrahl senkrecht auf Kassettenmitte.
Atemstillstand nach Exspiration.

	kV/mAs	Punkte	eigene Belichtung
schlanke Erwachsene	77/25	–2	....
normale Erwachsene	81/32	0	....
kräftige Erwachsene	85/50	+3	....

Kriterium Die Kostotransversalgelenke der jeweils tischaufliegenden (= filmnahen) Seite sollen frei einsehbar abgebildet sein, d.h., sie projizieren sich etwa in die Mitte der Wirbelkörper (Abb. 12.4).

Anmerkung Für die Darstellung der Kostotransversalgelenke in der a.p.-Projektion der Wirbelsäule hat Hohmann einen dem Kyphosegrad angepassten Einfallswinkel von 30–40° kaudo-kranial auf die Kassette angegeben.

Hohmann, D.: Die degenerativen Veränderungen der Costotransversalgelenke. Enke, Stuttgart 1968.

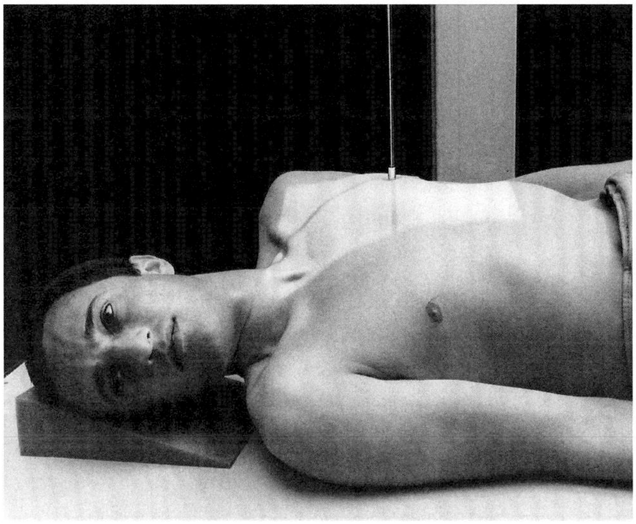

Abb. 12.**1**
Die Einstellung des Lichtvisiers orientiert sich am Dornfortsatz des 6. Halswirbels und ventral an der ertasteten Dornfortsatzreihe.

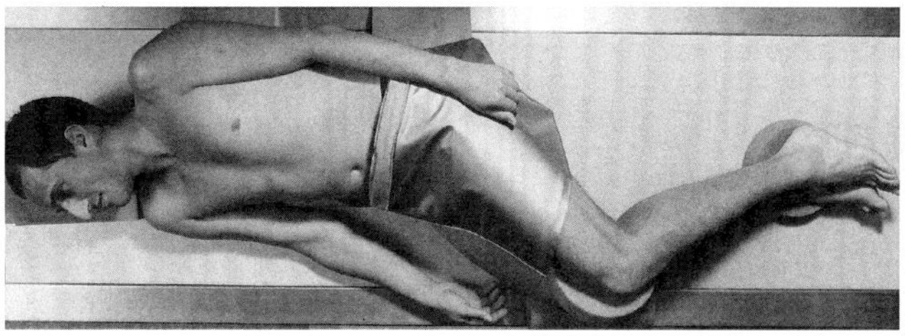

Abb. 12.**2**

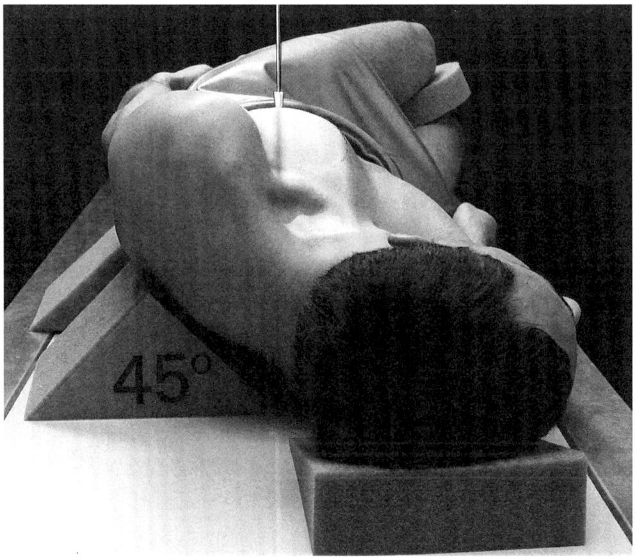

Abb. 12.**3**

Abb. 12.2 und 12.3
Stabile und bequeme Schräglagerung mit Bocollos im Winkel von 45° gegen die Tischplatte so, dass sich die Wirbelsäule auf die Rastertischmitte projiziert.

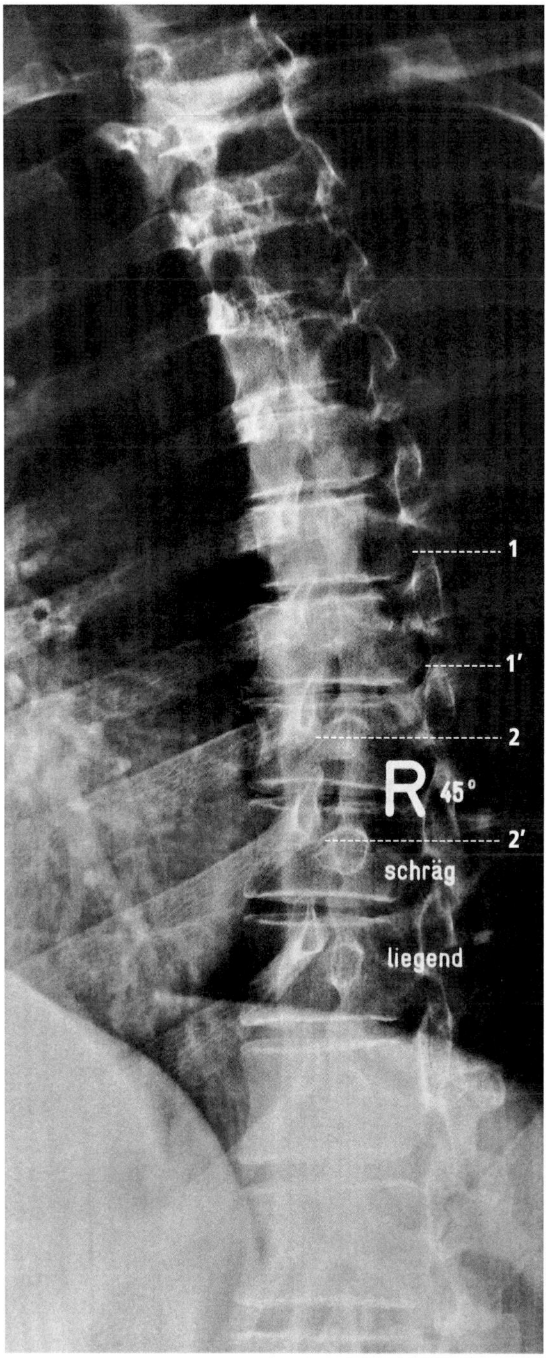

1, 1′ Zwischenwirbelgelenke BWK 6/7 und 7/8 rechts
2, 2′ Kostotransversalgelenke 8 und 9 rechts

Abb. 12.**4**
Hier sind filmnahe die rechten Rippenwirbelgelenke (Kostotransversalgelenke) abgebildet.

Indikation

Darstellung der Zwischenwirbelgelenke der Brustwirbelsäule.

Format

20/40, hoch

Schriftmarkierung

R/L 75° (R/L zur Kennzeichnung der jeweils tischaufliegenden Seite) liegend

Vorbereitung

Auskleiden bis auf Unterhose, Halskette ablegen, Schuhe ausziehen. Bleischürze seitlich.

Lagerung

Schräglage auf dem Tisch mit Rücken im Winkel von 75° gegen die Tischplatte. Die Wirbelsäule soll gestreckt, entlordosiert und über Tischmitte gelagert sein. Arme zur Vermeidung einer Überlagerung mit der Wirbelsäule nach oben legen. Anbeugen der Beine in Hüft- und Kniegelenken, bequeme Beinlagerung mit Bocollo (Abb. 13.1, 13.2, 13.3).

Aufnahmetechnik

Ausgleichsfolie Plus-Minus-Plus (+–+).
Röntgenkassette *im Raster*.
Oberer Kassettenrand (–) in Höhe 6. Halswirbel (Vertebra prominens = 7. Halswirbel tasten).
Zentralstrahl in die mittlere Axillarlinie (Abb. 13.3) und senkrecht auf Kassettenmitte.
Während Belichtung *flach atmen* lassen. Bei längerer Belichtungszeit wird damit die Überlagerung der Brustwirbel durch Verwischung der Rippenschatten reduziert.

	kV/mAs	Punkte	eigene Belichtung
schlanke Erwachsene	77/50	–2	....
normale Erwachsene	81/63	0	....
kräftige Erwachsene	85/100	+3	....

Kriterium

Die Zwischenwirbelgelenke der jeweils tischfernen (= filmfernen) Seite sollen frei einsehbar abgebildet sein (Abb. 13.4).

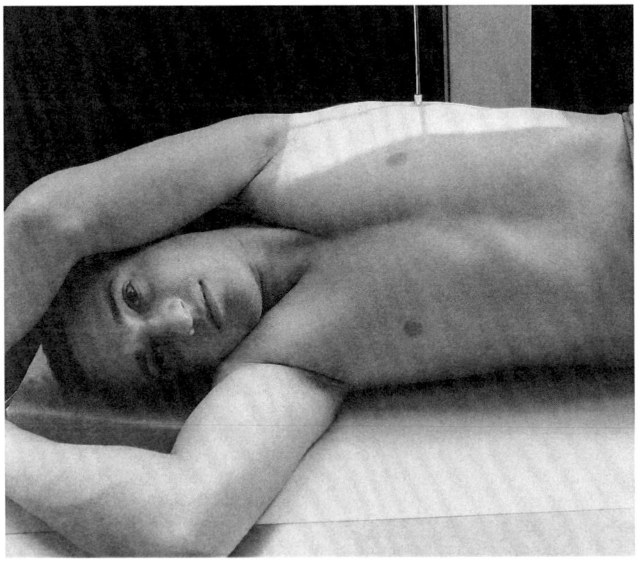

Abb. 13.**1**
Die Einstellung des Lichtvisiers orientiert sich am Dornfortsatz des 6. Halswirbels und dorsoventral an der ertasteten Dornfortsatzreihe.

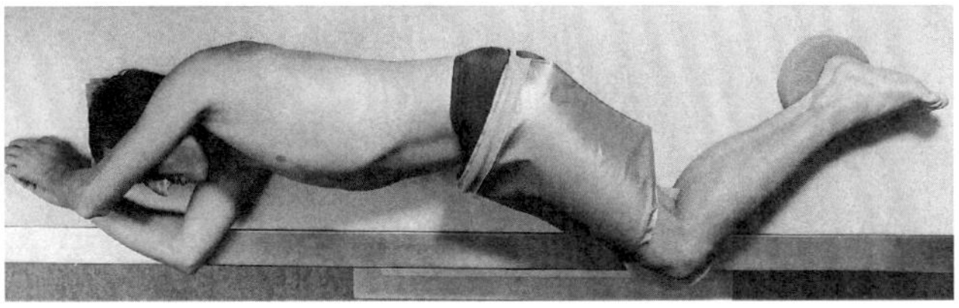

Abb. 13.**2**

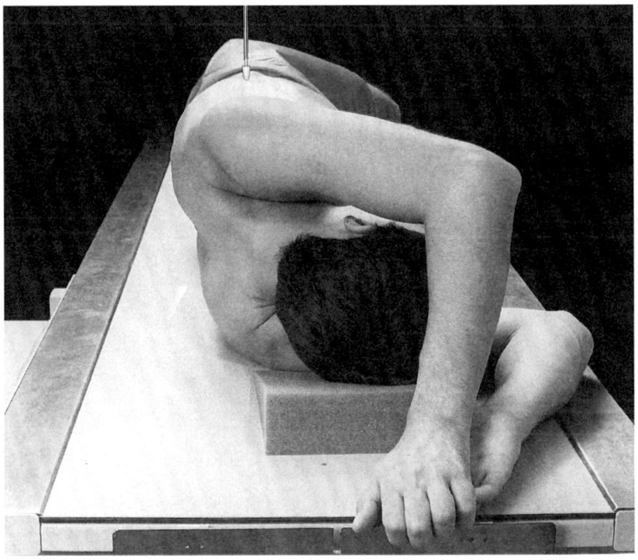

Abb. 13.**3**

Abb. 13.2 und 13.3
Stabile und bequeme Schräglage des Rückens im Winkel von 75° gegen die Tischplatte so, dass sich die Wirbelsäule auf die Rastertischmitte projiziert.

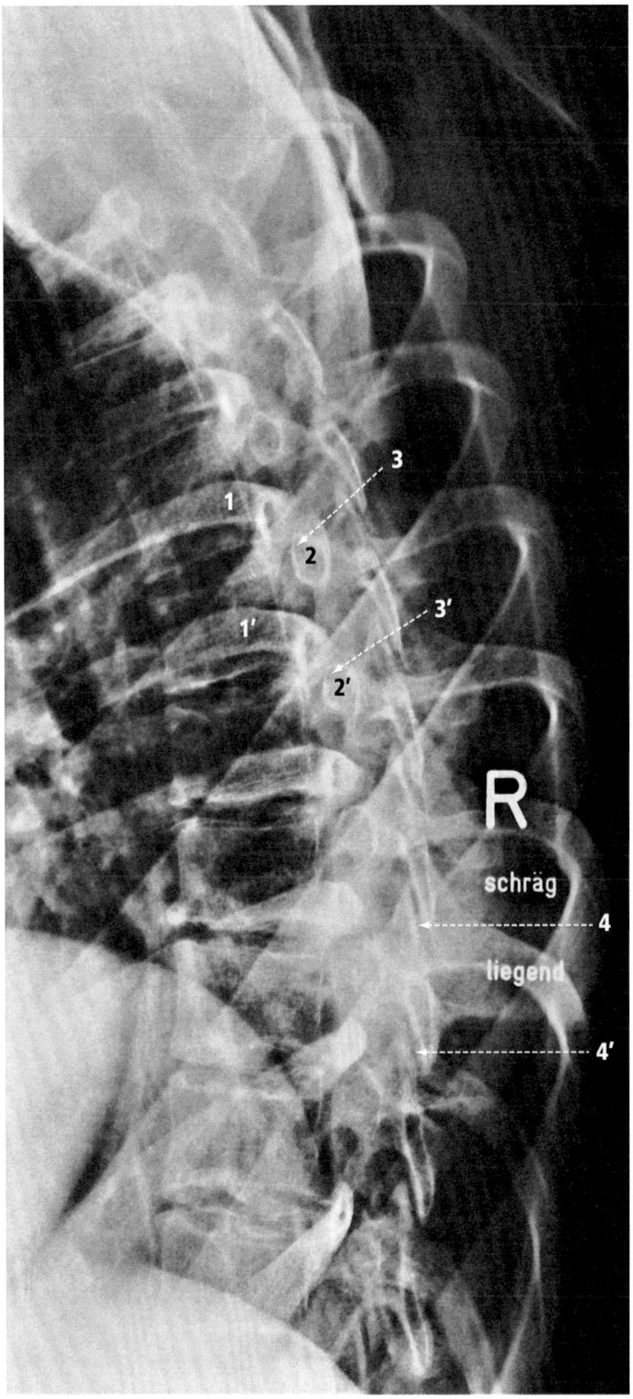

1, 1′ Rippen
2, 2′ Wirbelquerfortsatz
3, 3′ Kostotransversalgelenke
4, 4′ Zwischenwirbelgelenke

Abb. 13.**4**
Es werden bei Rechtsseitenlagerung die filmfernen, hier also die linken Zwischenwirbelgelenke der Wirbelsäule gut einsehbar abgebildet.

14a Thorako-lumbaler Übergang anterior-posterior stehend

Format
20/40 (Statik), 24/30 (Zielaufnahme)
hoch

Schriftmarkierung
R/L
stehend

Vorbereitung
Auskleiden bis auf Unterhosen. Bleischürze.

Lagerung
Patient steht mit Rücken zum Stativ, Arme hängend (Abb. 14.1), Beine gestreckt. Kompressorium sollte zur Reduzierung von Streustrahlung bei adipösen Patienten stets angelegt werden (wie z.B. in Abb. 23.1).

Aufnahmetechnik
800er Folie
Röntgenkassette *im Raster.*
Zentralstrahl senkrecht auf 12. Brustwirbel (ca. 3 cm unterhalb Brustbeinspitze) und Kassettenmitte.
Atemstillstand nach Exspiration oder Inspiration je nach Fragestellung (s. u.).

	kV/mAs	Punkte	eigene Belichtung
schlanke Erwachsene	73/25	−2	....
normale Erwachsene	77/32	0	....
kräftige Erwachsene	81/40	+2	....
Automatik	77	□■□	

Kriterium
Streng orthograde Darstellung des thorakolumbalen Überganges mit strichförmiger Abbildung der Wirbelabschlussplatten in Filmmitte (Abb. 14.2). Bei dieser auch im Zusammenhang mit der Fragestellung Tumor/Entzündung gelegentlich indizierten Aufnahme (Zielaufnahme) ist besonderer Wert auf möglichst gut beurteilbare Darstellung der Knochenstruktur zu legen. Darum ist das Kompressorium bei kräftigen Patienten unverzichtbar.

14b Thorako-lumbaler Übergang seitlich stehend

wie thorakolumbaler Übergang a.p. stehend, *außer*

Lagerung
Patient steht mit rechter Schulter zum Stativ, Arme nach vorne (Abb. 14.3).

	kV/mAs	Punkte	eigene Belichtung
schlanke Erwachsene	77/80	−1	....
normale Erwachsene	81/80	0	....
kräftige Erwachsene	85/100	+2	....

Kriterium
Strichförmige Abbildung der Abschlussplatten in Filmmitte (Abb. 14.4, 14.5). Bei statischer Fragestellung ist das Filmformat 20/40 vorteilhaft. Bei der Zielaufnahme (24/30) kann es sinnvoll sein, eine Aufnahme in Inspiration und eine weitere in Exspirationsstellung des Zwerchfells anzufertigen.

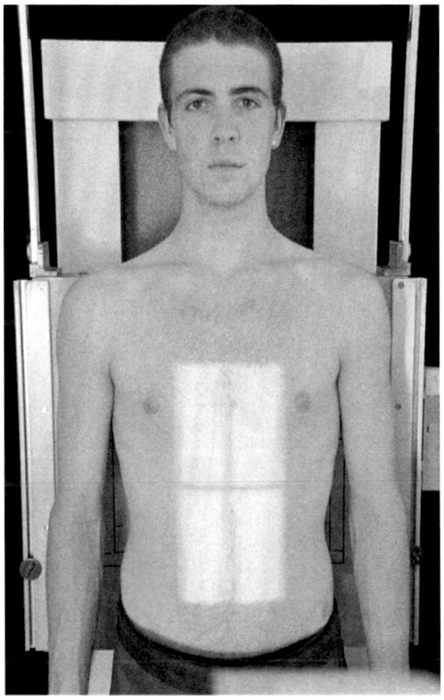

Abb. 14.**1**
A.p.-Aufnahme des thorako-lumbalen Überganges.

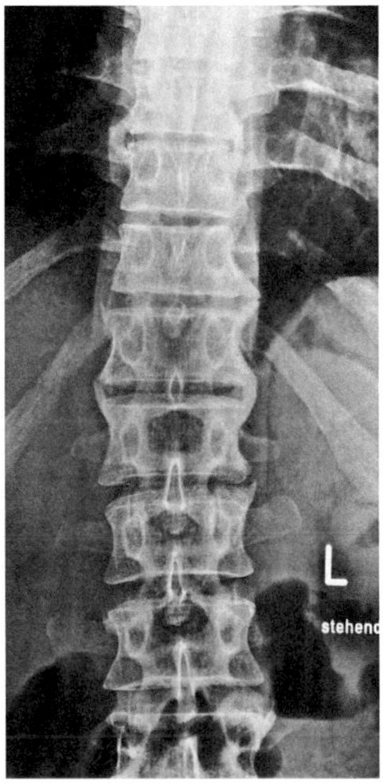

Abb. 14.**2**
Orthograde Abbildung des thorako-lumbalen Überganges und der LWS mit Syndesmophyten (Format 20/40).

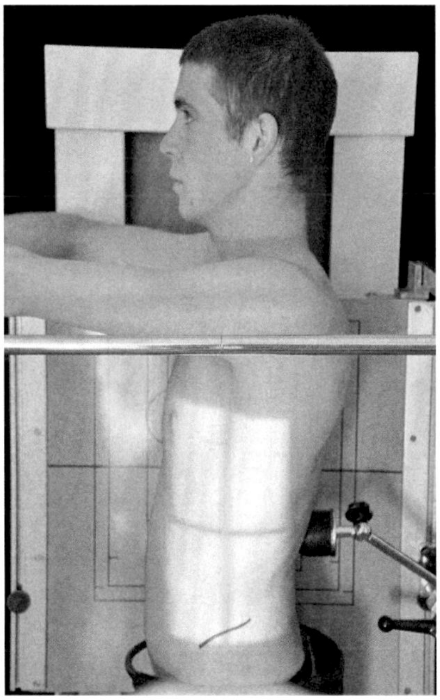

Abb. 14.**3**

Vermeidung der Überlagerung der Arme mit der Wirbelsäule durch Ablegen der Arme nach vorn.

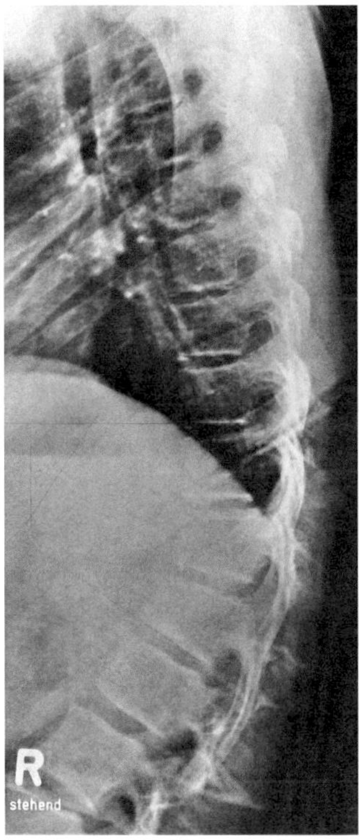

Abb. 14.**4**

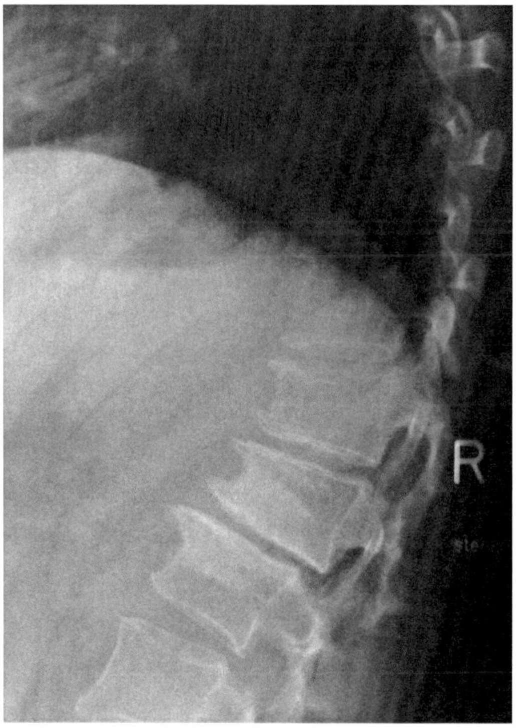

Abb. 14.**5**

Abb. 14.4 und 14.5
Bei Fragen der Statik ist das Format 20/40 zu empfehlen, bei Frage nach Knochenstruktur/Tumor kann eine Zielaufnahme mit Format 24/30 aussagekräftiger sein.

Format

20/40, hoch

Schriftmarkierung

R/L
stehend

Vorbereitung

Auskleiden bis auf Unterhose!
Gonadenschutz ist wegen notwendiger Abbildung der Kreuzdarmbeingelenke in Form der Bleikapsel oder tief sitzender kleiner Schürze nur für männliche Patienten anwendbar.

Lagerung

Patient steht mit dem Rücken zum Stativ, Arme hängend, Beine gestreckt (Abb. 15.1). Wenn wegen starker Beinlängendifferenz nicht gleichzeitig beide Beine gestreckt und die Füße plantigrad aufgestellt werden können, soll die Verkürzung durch Brettchenunterlage unter das kürzere Bein ausgeglichen (s. Abb. 68.2) und die vorgenommene Unterlage dem Film aufbelichtet werden. Ein Kompressorium ist zur Vermeidung der Streustrahlung bei adipösen Patienten stets angezeigt (Abb. 23.1).

Aufnahmetechnik

800er Folie
Röntgenkassette *im Raster.*
Zentralstrahl 2 cm oberhalb Beckenkamm (L_4) und senkrecht auf Kassettenmitte.
Atemstillstand nach Exspiration.

	kV/mAs	Punkte	eigene Belichtung
Kinder 10 Jahre	63/20	−4	....
schlanke Erwachsene	70/25	−1	....
normale Erwachsene	73/25	0	....
kräftige Erwachsene	77/32	+2	....
Automatik	77	□■□	

Kriterium

Scharfe und orthograde Abbildung aller Lendenwirbel mit ihren Querfortsätzen, des Kreuzbeins, der Kreuzdarmbeingelenke und des thorako-lumbalen Überganges (Abb. 15.2).

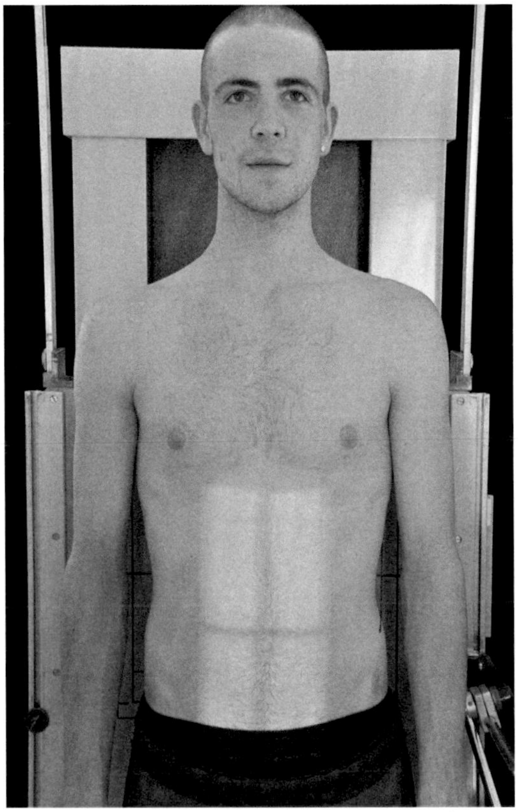

Abb. 15.**1**
Lendenwirbelsäule a.p., nötigenfalls mit Brettchenunterlage zum Beinlängenausgleich.

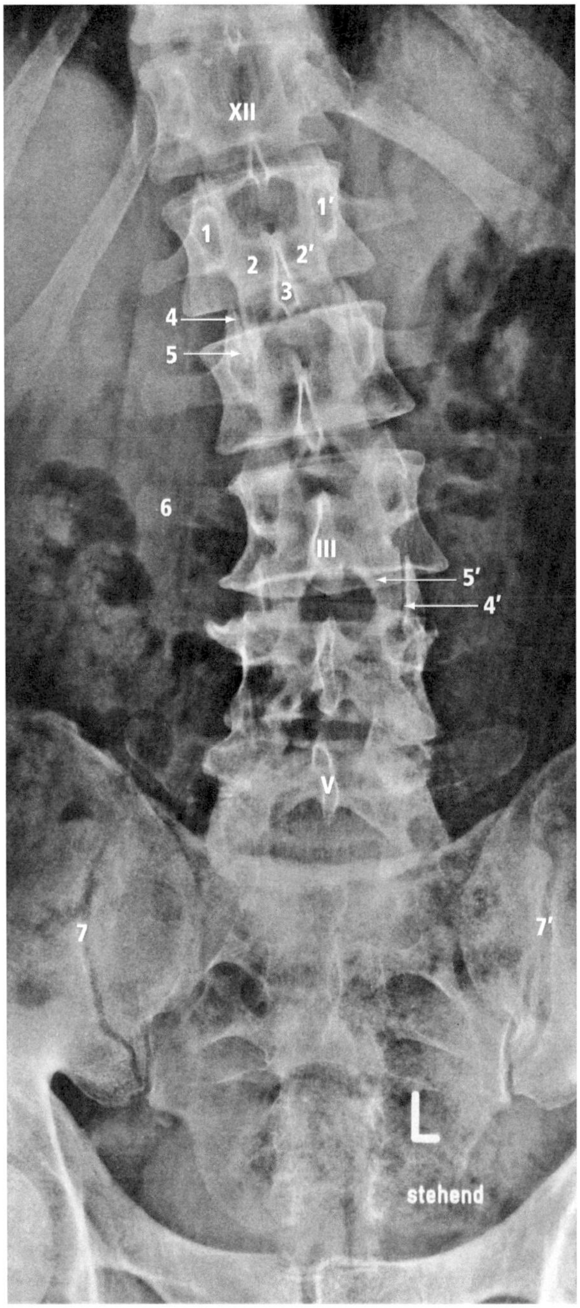

Abb. 15.**2**
Ab Mitte des 2. Lendenwirbels ist die Aufnahme kontrastreicher entsprechend der streustrahlenreduzierenden Wirkung eines Kompressoriums (Abb. 23). Stehaufnahme mit Fehlstatik der Wirbelsäule bei Kreuzbeingeradstand.

1, 1′ Bogenwurzeln des 1. LWK
2, 2′ Wirbelbogen LWK 1
3 Dornfortsatz LWK 1
4 Zwischenwirbelgelenk LWK 1/2 rechts
4′ Zwischenwirbelgelenk LWK 3/4 links
5 oberer Wirbelgelenkfortsatz LWK 2 rechts
5′ unterer Wirbelgelenkfortsatz LWK 3 links
6 rechter Querfortsatz LWK 3
7, 7′ Kreuzdarmbeingelenke
XII 12. Brustwirbel
III, V 3. und 5. Lendenwirbel

Indikation

Die Aufnahme der Lendenwirbelsäule im Liegen ist nur bei nicht stehfähigen und verletzten Patienten angezeigt.

Format

20/40, hoch

Schriftmarkierung

L/R
liegend

Vorbereitung

Auskleiden bis auf Unterhose!
Gonadenschutz ist wegen notwendiger Abbildung der Kreuzdarmbeingelenke nur in Form der Bleikapsel oder tiefsitzender Schürze für männliche Patienten anwendbar.

Lagerung

Rückenlage, Arme am Körper entlang, Hüft- und Kniegelenke gebeugt zum Ausgleich der Lendenlordose (Abb. 16.1).

Aufnahmetechnik

800er Folie
Röntgenkassette *im Raster.*
Zentralstrahl 2 cm oberhalb Beckenkamm (L_4); senkrecht auf Kassettenmitte.
Atemstillstand nach Exspiration.

	kV/mAs	Punkte	eigene Belichtung
Kinder 10 Jahre	63/20	−4	....
schlanke Erwachsene	70/25	−1	....
normale Erwachsene	73/25	0	....
kräftige Erwachsene	77/32	+2	....
Automatik	77	□■□	

Kriterium

Scharfe und orthograde Abbildung aller Lendenwirbel mit ihren Querfortsätzen, der Kreuzdarmbeingelenke und des thorako-lumbalen Überganges (Abb. 16.2).

> ! Aufnahme der Lendenwirbelsäule im Liegen nur bei nicht stehfähigen oder verletzten Patienten!

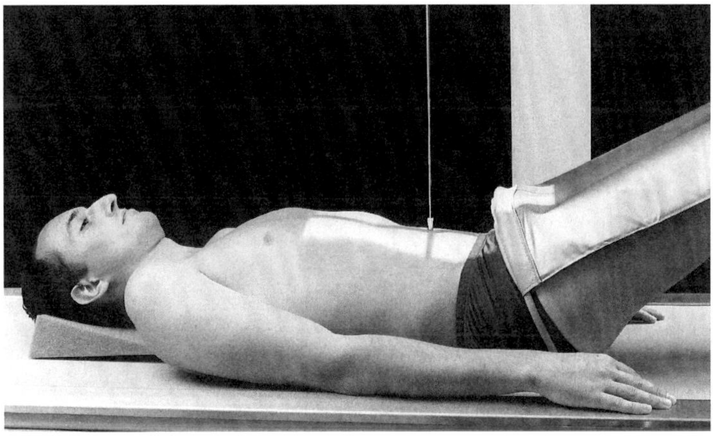

Abb. 16.**1**
Anbeugen der Beine zum Ausgleich der Lendenlordose.

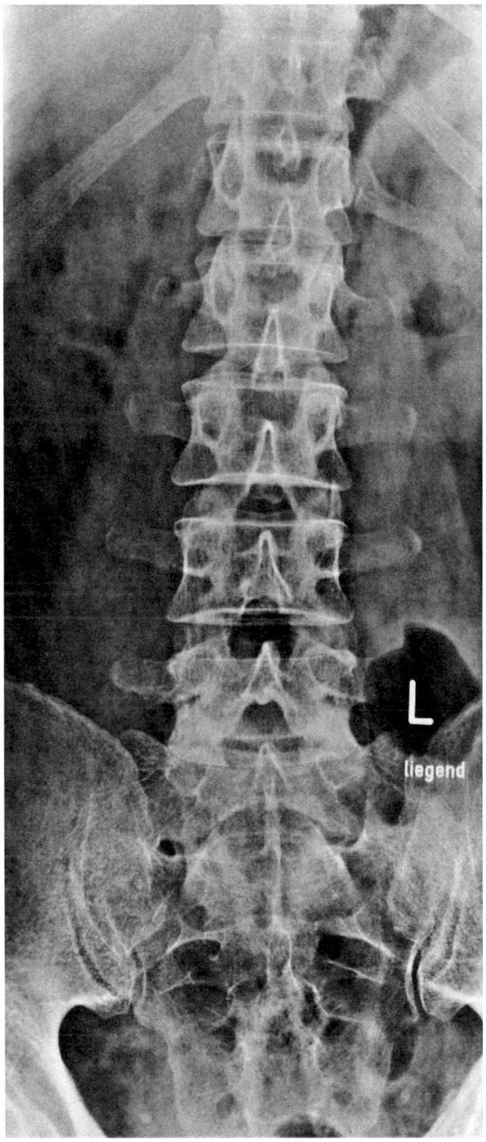

Abb. 16.**2**
Gonadenschutz ist bei der LWS-Aufnahme *im Liegen* nur bei männlichen Patienten sinnvoll.

17a Lendenwirbelsäule seitlich stehend

Format 20/40
hoch

Schriftmarkierung R
stehend

Vorbereitung Auskleiden bis auf Unterhose!
Gonadenschutz ist zur Vermeidung unerwünschter Überlagerung wesentlicher Bildinhalte nur in Form der seitlich tief sitzenden Bleischürze bei männlichen Patienten sinnvoll.

Lagerung Stehend mit rechter Schulter zum Stativ, Arme nach vorn abgelegt (Abb. 17.1).
Alternativ:
Bei nicht stehfähigen und verletzten Patienten Aufnahme im Liegen (s. Einstellung 18).

Aufnahmetechnik 800er Folie
Röntgenkassette *im Raster*.
Zentralstrahl 2 cm oberhalb Beckenkamm (L_4) und senkrecht auf Kassettenmitte.
Atemstillstand nach Exspiration.

	800 kV/mAs	Relief kV/mAs	Punkte	eigene Belichtung
Kinder 10 Jahre	63/40	66/80	−7	....
schlanke Erwachsene	77/80	77/160	−2	....
normale Erwachsene	81/100	85/160	0	....
kräftige Erwachsene	85/160	90/250	+3	....

Kriterium Rein seitliche Abbildung der Lendenwirbelsäule einschließlich ihrer Dornfortsätze mit 12. Brustwirbel und lumbo-sakralem Übergang (Abb. 17.2 und 17.5).

17b Lendenwirbelsäule seitlich liegend

wie Lendenwirbelsäule seitlich stehend, *außer*

Schriftmarkierung R
liegend

Lagerung Strenge Rechtsseitenlagerung, stabilisiert durch Anbeugung der Beine in Hüft- und Kniegelenken, nötigenfalls noch unterstützt durch Sandsäcke. Damit die Wirbelsäule thorakolumbal nicht durchhängt, wird der Taille ein Bocollo unterlagert (Abb. 17.3 und 17.4).

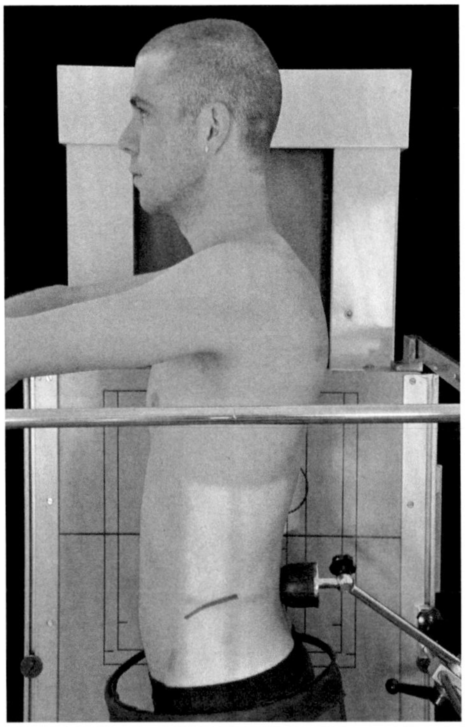

Abb. 17.**1**
Arme *abgestützt* nach vorne halten zur Vermeidung einer verstärkten Lendenlordosierung.

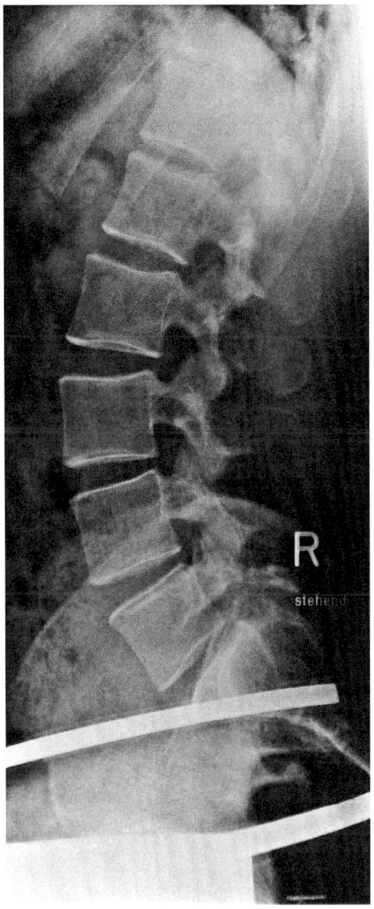

Abb. 17.**2**
Seitaufnahme der Lendenwirbelsäule im Stehen.

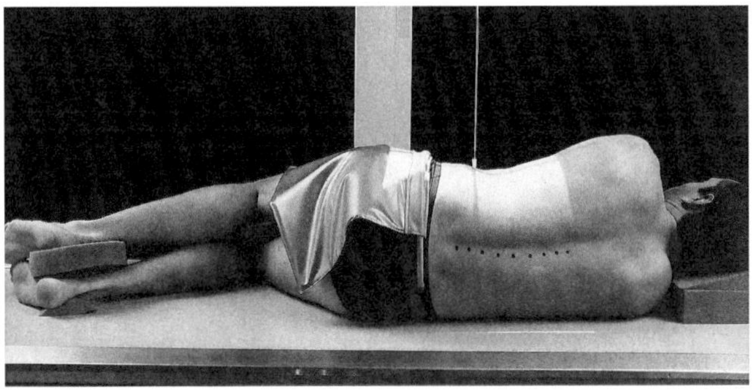

Abb. 17.**3**
„Durchhängende" Wirbelsäule

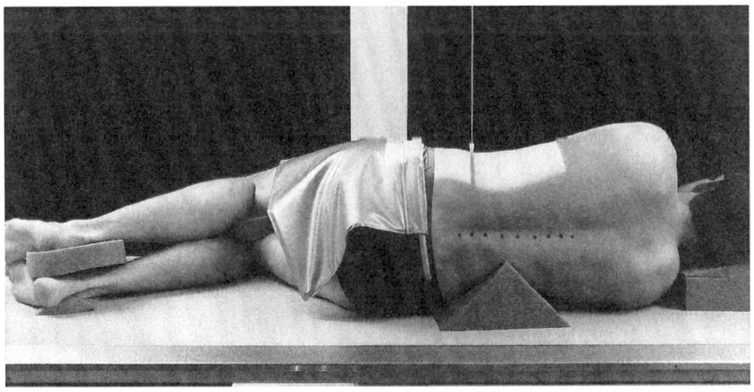

Abb. 17.**4**

Abb. 17.3 und Abb. 17.4
Stabile entspannte Seitlagerung durch angebeugte Beine und sorgfältige Bocollopolsterung, auch unter der Taille, zur Vermeidung eines „Durchhängens" der Wirbelsäule.

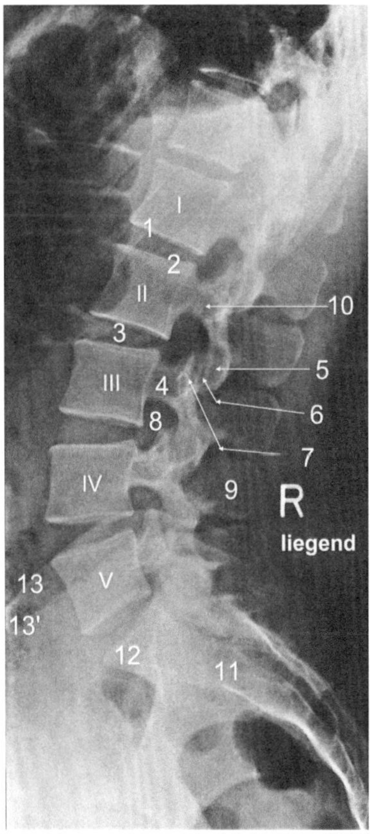

Abb. 17.**5**
Korrekte Seitaufnahme der Lendenwirbelsäule im Liegen.

1 Wirbelkörpergrundplatte
2 Wirbelkörperdeckplatte
3 Intervertebralraum
4 Bogenwurzel (Pediculus)
5 Unterer Gelenkfortsatz
6 Intervertebralgelenk
7 Oberer Gelenkfortsatz
8 Foramen intervertebrale
9 Dornfortsatz
10 Querfortsatz (Processus costalis)
11 Os sacrum
12 Promotorium
13 13' Darmbeinkamm
I–V Lendenwirbelkörper 1–5

Format 24/30, hoch

Schriftmarkierung R/L 45° (R/L zur Kennzeichnung der jeweils *tischaufliegenden* = *filmnahen* Seite) liegend

Vorbereitung Auskleiden bis auf Unterhose!
Gonadenschutz ist zur Vermeidung unerwünschter Überlagerung wesentlicher Bildinhalte nur in Form der seitlich tief sitzenden Bleischürze bei männlichen Patienten sinnvoll.

Lagerung Schräglage auf dem Tisch mit dem Rücken im Winkel von 45° gegen die Tischplatte. Der Patient wird an Schulterblatt und Kreuzbein mit Keilbocollos abgestützt (Abb. 18.2 und 18.3). Die Wirbelsäule soll gestreckt und entlordosiert sein, darum angebeugte und bequem gelagerte Beine. Hände nach vorn.

Aufnahmetechnik 800er Folie
Röntgenkassette *im Raster.*
Zentralstrahl in Höhe Beckenkamm entsprechend dorsal getasteter Wirbelsäule mit Einfallswinkel 10° kaudo-kranial (Abb. 18.1) auf Kassettenmitte.
Atemstillstand nach Exspiration.

	kV/mAs	Punkte	eigene Belichtung
Kinder 10 Jahre	66/20	−5	....
schlanke Erwachsene	73/25	−2	....
normale Erwachsene	77/32	0	....
kräftige Erwachsene	81/50	+3	....

Kriterium Die Aufnahme soll die typische „Hundefigur“ nach Lachapèle zeigen, d.h. Darstellung der lumbalen Zwischenwirbelgelenkstücke (Interartikularportion) und der angrenzenden Zwischenwirbelgelenke (Abb. 18.4, 18.5: Spondylolyse L_4 rechts).

> ! Schrägaufnahme der Lendenwirbelsäule bei Verdacht auf Spondylolyse und krankhafte Veränderungen der kleinen Wirbelgelenke.
> Beschriftung der film*nahen* Körperseite, dabei im Gegensatz zur HWS (Einstellung 5) Abbildung der film*nahen* Zwischenwirbelgelenke.

Lachapèle, A. P.: Un moyen simple pour faciliter la lecture des radiographies vertébrales obliques de la région lombosacrée. A propos de glissements vertébraux. Bull. Soc. Electroradiol. méd. France 257 (1939) 175–179.

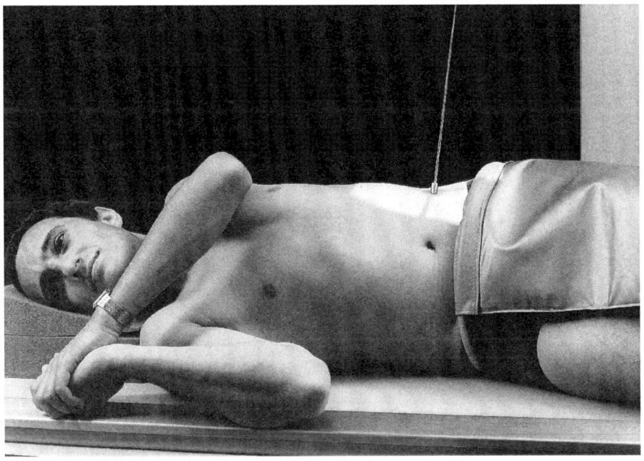

Abb. 18.**1**

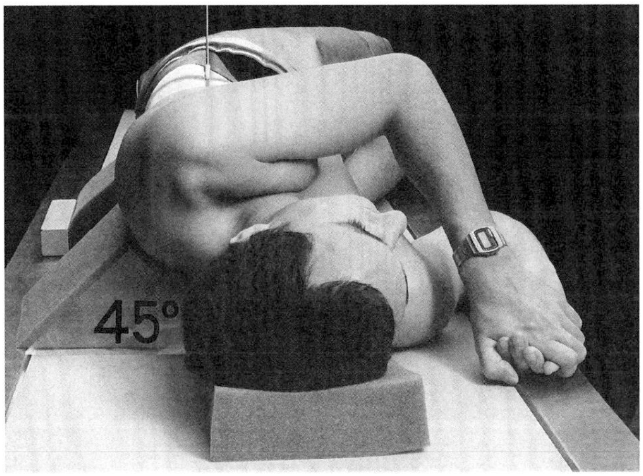

Abb. 18.**2**

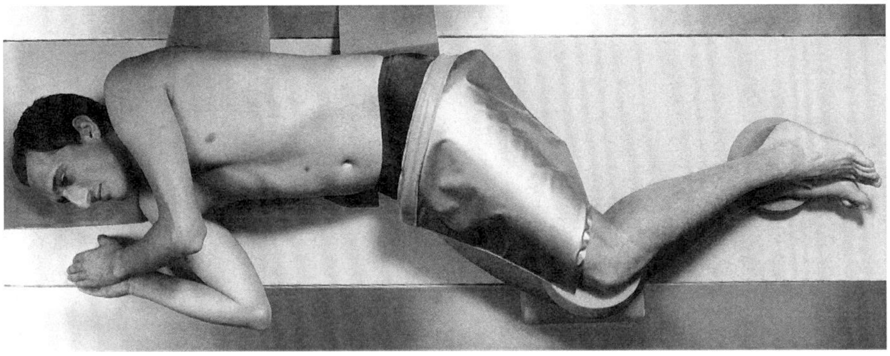

Abb. 18.**3**

Abb. 18.1 bis 18.3
Entspannte stabile Schräglagerung im Winkel von 45° gegen die Tischplatte mit Entlordosierung der Lendenwirbelsäule und ausreichender Bocollopolsterung.

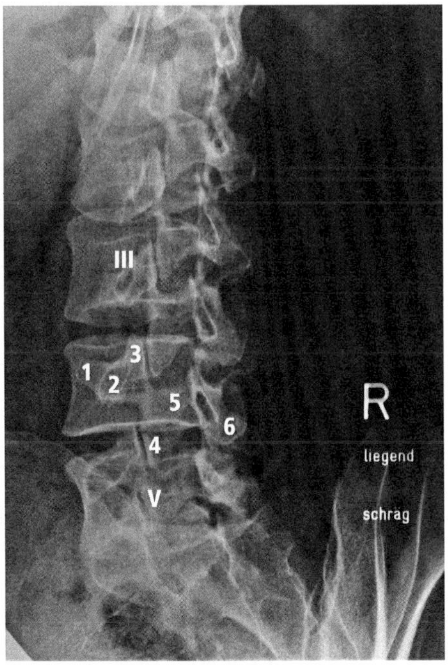

1 Querfortsatz
2 Bogenwurzel
3 obere Gelenkfortsatz
4 untere Gelenkfortsatz
5 dorsaler Wirbelbogen
6 Dornfortsatz
III, V:
Lendenwirbelkörper 3 und 5

Abb. 18.**4**
Die *rechts* schräg anliegende Lendenwirbelsäule zeigt die *rechts*seitigen Zwischenwirbelgelenke und Interartikularportionen ohne Spondylolyse.

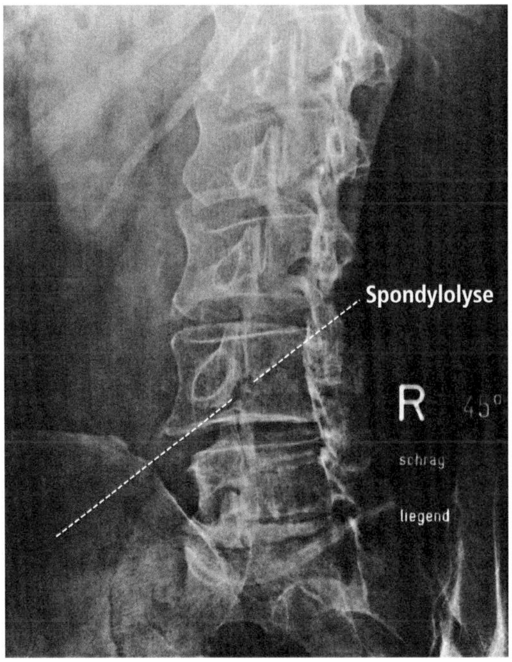

Abb. 18.**5**
Die *rechts* schräg anliegende Lendenwirbelsäule zeigt die *links*seitigen Zwischenwirbelgelenke und bei L 4 eine Unterbrechung der Zwischenwirbelportion (am „Hals" der Hundefigur) = Spondylolyse.

Format

20/40
hoch

Schriftmarkierung

R
stehend
Inklination oder Reklination

Vorbereitung

Auskleiden bis auf Unterhose!
Gonadenschutz ist zur Vermeidung unerwünschter Überlagerung wesentlicher Bildinhalte nur in Form einer tief sitzenden Bleischürze bei männlichen Patienten sinnvoll.

Lagerung

Ausgangsstellung mit der rechten Schulter zum Stativ. Aus stabilem Stand, d.h. Füße etwas auseinandergestellt, maximale Vorneigung exakt seitlich zum Rasterwandstativ. Dabei muss der Patient je nach Beweglichkeit die Möglichkeit haben, sich mit den Händen auf einem kleinen Hocker o.ä. abzustützen. Diese Position kann für die Dauer der Belichtung im Regelfall nur bei gleichzeitiger Pelottenabstützung (Abb. 19.1) ruhig eingehalten werden. Gleichartiges Vorgehen bei Reklination, wobei auch hier ein Gegenhalt für die Hände den ruhigen Stand sichert (Abb. 19.3). Bei Drehbarkeit von Rasterlade und Röhre durch stärkere Einblendung verbesserte Abbildungsqualität. Bei gedrehter Rasterlade ist aus technischen Gründen die Aufnahme derzeit nur mit *stehendem* Raster möglich (keine wesentliche Änderung der Belichtungswerte).

Aufnahmetechnik

Relieffolie oder 800er Folie
Röntgenkassette *im Raster.*
Zentralstrahl 2 cm oberhalb Beckenkamm (Abb. 19.1 und 19.3) senkrecht auf LWS und Kassettenmitte. Einblendung parallel zur Haupttangente der Lendenwirbelsäule.
Atemstillstand nach Exspiration.

	kV/mAs	Punkte	eigene Belichtung
Kinder 10 Jahre	63/40	−7	....
schlanke Erwachsene	77/80	−2	....
normale Erwachsene	81/100	0	....
kräftige Erwachsene	85/160	+3	....

Kriterium

Rein seitliche Abbildung der Lendenwirbelsäule mit 12. Brustwirbel und lumbo-sakralem Übergang (Abb. 19.2, 19.4).

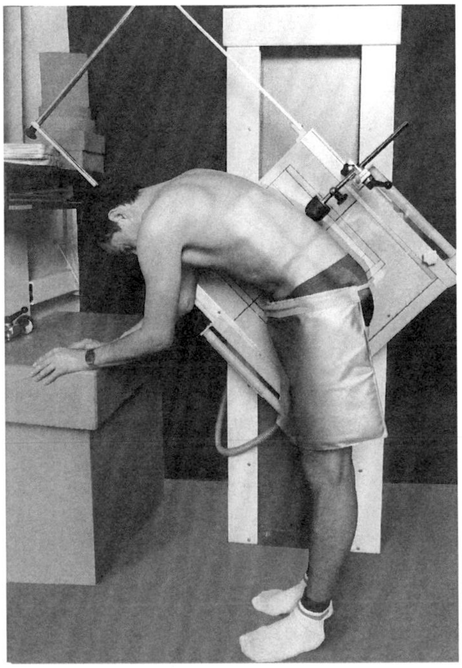

Abb. 19.**1**

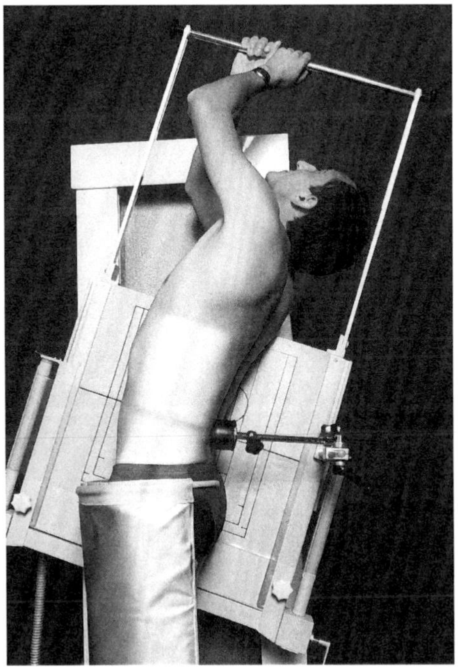

Abb. 19.**3**

Abb. 19.1 und 19.3
Sicherer Stand, Abstützung vorn oder oben mit den Händen und dorsal mit Pelotte sind wesentliche Voraussetzungen für Gelingen dieser Funktionsaufnahmen – auch bei nicht gedrehtem Raster.

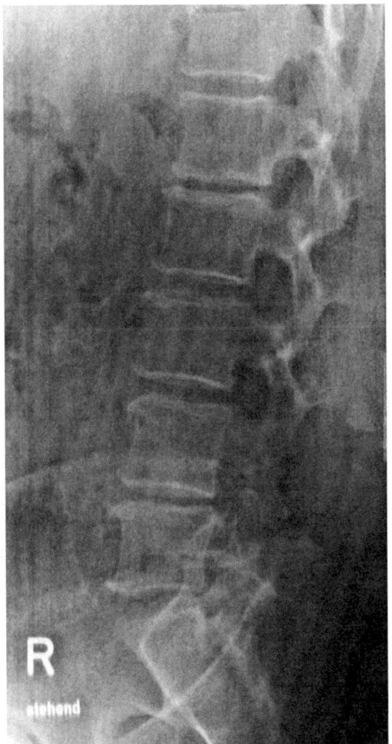

Abb. 19.**2**
Streckhaltung bei der Inklinationsaufnahme = Hinweis auf mögliche schmerzreflektorische Bewegungsstörung.

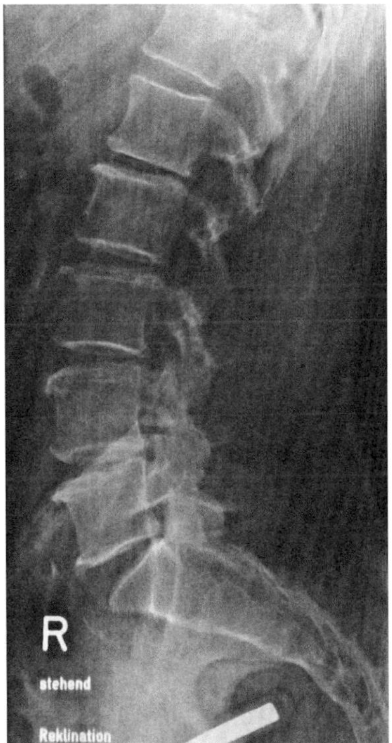

Abb. 19.**4**
Reklinationsaufnahme mit normaler Entfaltung aller Lumbalsegmente.

Indikation

Da die Beurteilung der Wirbelsäulenstatik auf Ganzaufnahmen (20/60 oder ggf. 30/90) gegenüber Teilaufnahmen (2 × 20/40) der Wirbelsäule einfacher ist und die Strahlenexposition etwa um die Hälfte niedriger liegt, empfiehlt sich besonders bei Kindern, Jugendlichen und schlanken Erwachsenen für diese Fragestellung die Durchführung von Ganzaufnahmen der Wirbelsäule. Bei kräftigen Personen sollten unverändert Teilaufnahmen bevorzugt werden, weil nur die differenzierte Folientechnik eine befriedigende Abbildungsqualität auch in Problemzonen, z. B. lumbo-sakralem Übergang, gewährleistet. Die Verwendung eines Rasters führt zu einer 5- bis 7-mal höheren Strahlenbelastung als bei Aufnahmen ohne Raster (Bernau et al. 1994). Darum werden für Verlaufskontrollen bei der Fragestellung Wirbelsäulenstatik Aufnahmen ohne Raster empfohlen.

Format

20/60 (20/60-Kassette – Abb. 20.1 – *mit eingebautem Stehraster*) oder
20/60, unter Verwendung einer 20/96-Kassette *ohne Raster* (Abb. 20.3, auch für Beinganzaufnahmen verwendbar).
hoch

Schriftmarkierung

L
stehend

Vorbereitung

Auskleiden bis auf Unterhose!
Gonadenschutz ist, jedenfalls bei Erstaufnahmen, zur Vermeidung unerwünschter Überlagerung wesentliche Bildinhalte nur bei männlichen Patienten anwendbar.

Lagerung

Patient steht mit dem Rücken zum Stativ, Arme hängend, Beine gestreckt (Abb. 20.5), hier auf einer Gleichgewichtswaage, die gleichgewichtige Beinbelastung anzeigt!

Aufnahmetechnik

1. **mit** Raster: Rasterkassette (20/60, Abb. 20.1) mit 800er Folie im Kassettenhalter vor dem Rasterwandstativ **mit** Aluminiumkeilfilter (Abb. 20.6) zur Abschwächung der Strahlung im Thoraxbereich.
2. **ohne** Raster: 20/96-Kassette mit Verlaufsfolie Minus-Plus* (–+) vor dem Rasterwandstativ **ohne** Aluminiumkeilfilter.

Zentralstrahl senkrecht auf Kassettenmitte (20/60, Abb. 20.1) bzw. Filmmitte (Kassette 20/96, Abb. 20.3) mit unten eingelegtem Film.
FFA = 200 cm, bei Kindern im Alter von 2–5 Jahren 115 cm.
Atemstillstand nach Exspiration.

s. Tabelle unter **21**

Kriterium

Vollständige Abbildung der Wirbelsäule vom zerviko-thorakalen bis zum lumbo-sakralen Übergang.

* zum Beispiel Fuji HR-Gradient 200–600 (Belichtung wie 400er Folie)

Bernau, A.: Radiologische Diagnostik bei Skoliosen-Aufnahmetechnik. Orthop. Prax. 29 (1993) 716–722.
Bernau, A., et al.: Zur Frage der Strahlenexposition bei Ganzaufnahmen der Wirbelsäule. Fortschr. Röntgenstr. 161 (1994) 65–69
Giehl, J. P., A. Bernau: Radiologische Diagnostik bei Skoliosen-Indikation und Befundinterpretation. Orthop. Prax. 30 (1994) 267–278.

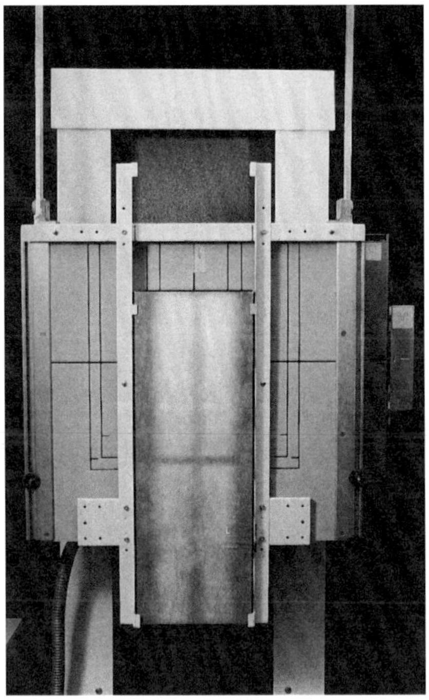

Abb. 20.**1**
20/60 Rasterkassette mit 800er Folie.

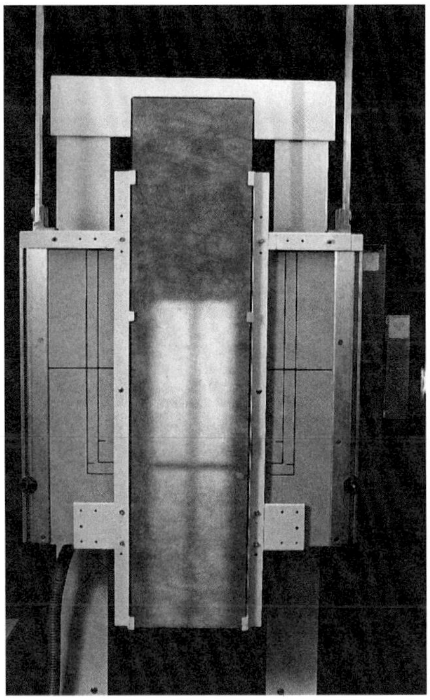

Abb. 20.**3**
20/90 Kassette ohne Raster mit Verlaufsfolie (–+).

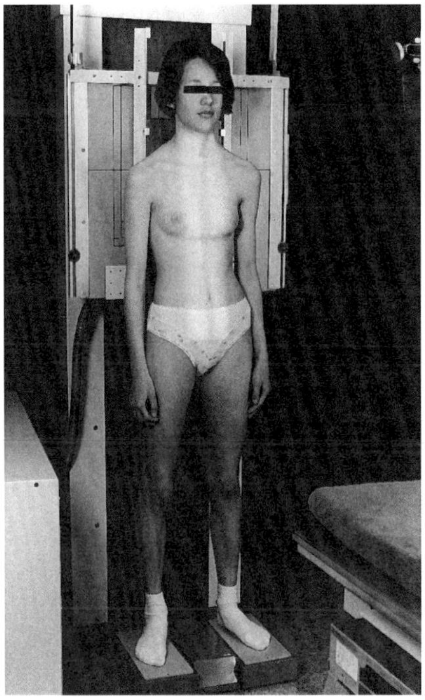

Abb. 20.**5**
Erstaufnahme mit Rasterkassette und Schwächung der Röntgenstrahlen im dünneren oberen Thorakalbereich durch Keilfilter.

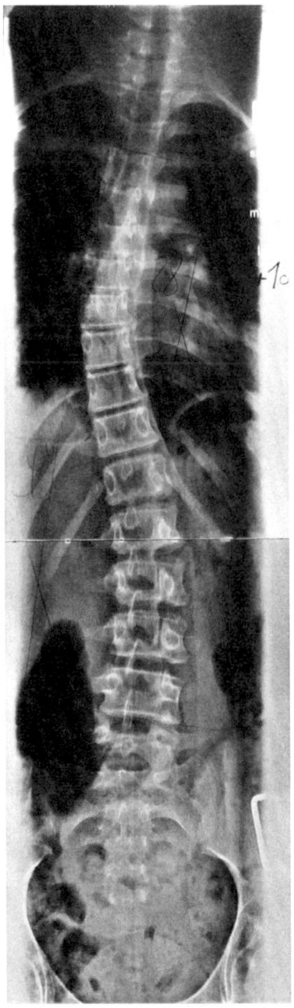

Abb. 20.**2**

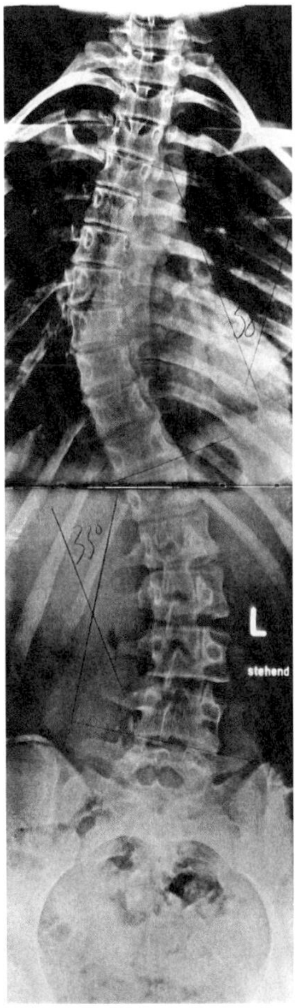

Abb. 20.**4**

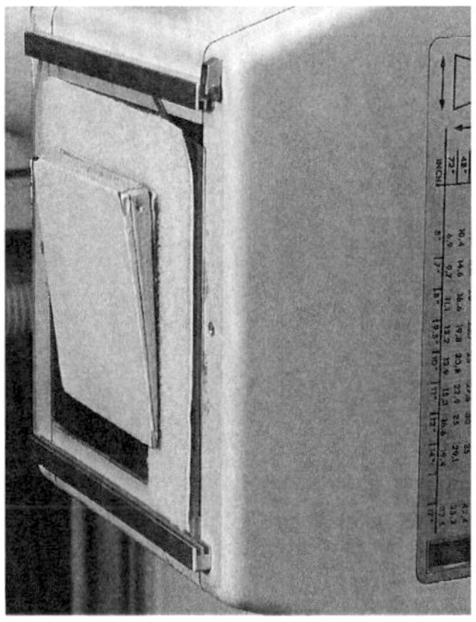

Abb. 20.**6**
Aluminiumkeilfilter mit strahlungsschwächender Basis oben vor dem Lichtvisier.

Abb. 20.2 und 20.4
Jeweils vollständige Abbildung der Wirbelsäule. Bei Erstaufnahme *mit* Raster auch Knochen*fein*struktur gut beurteilbar (Abb. 20.2: *mit* Korsett).
Bei Kontrollaufnahmen *ohne* Raster muss die Wirbelsäulen*statik* im Vergleich zu Erstaufnahme zweifelsfrei beurteilbar sein (Abb. 20.4: dieselbe Patientin wie 20.2. aber *ohne* Korsett).

Format

20/60 (20/60-Kassette *mit* eingebautem Stehraster) oder
20/60, unter Verwendung einer 20/96-Kassette *ohne Raster.*
hoch

Schriftmarkierung

R
stehend

Vorbereitung

Auskleiden bis auf Unterhose!
Gonadenschutz ist, jedenfalls bei Erstaufnahmen, zur Vermeidung unerwünschter Überlagerung wesentlicher Bildinhalte nur in Form einer seitlich tief hängenden Bleischürze bei männlichen Patienten anwendbar.

Lagerung

Stehend mit rechter Schulter zum Stativ, Arme nach vorn (Abb. 21.1). Von standardmäßiger Rechtsseitenposition wird bei ausgeprägter linkskonvexer Skoliose abgewichen, weil wegen des divergierenden Strahlenbündels die Konvexität filmnahe sein soll.

Aufnahmetechnik

1. **mit** Raster: Rasterkassette (20/60 mit 800er Folie im Kassettenhalter vor dem Rasterwandstativ (Abb. 21.1).
2. **ohne** Raster: 20/96-Kassette mit Verlaufsfolie Minus-Plus (–+) vor dem Rasterwandstativ.

Zentralstrahl senkrecht auf Kassettenmitte (20/60) bzw. Filmmitte (Kassette 20/96) mit unten eingelegtem Film.
FFA = 200 cm, bei Kindern im Alter von 2–5 Jahren 115 cm.
Atemstillstand nach Exspiration.

	Alter (J.)	Kassette	Folie (ap + seitlich)	Alu-Keil-Filter	FFA	Belichtung ap	Belichtung seitlich
Mit Raster							
Kinder	2	20/40	800	0	115	57 kV Autom.	66/20
	4	20/40	800	0	115	63 kV Autom.	70/25
	6	20/60*	800	+	200	77/8	81/10
	10	20/60*	800	+	200	81/10	85/12
	14	20/60*	800	+	200	85/10	90/12
schlanke Erw.		20/60*	800	+	200	96/12	96/16
Ohne Raster	2	20/40	800	0	115	57/6	60/8
Kinder	4	20/40	800	0	115	60/8	63/10
	6	20/96	800	0	200	63/8	66/10
	10	20/96	800	0	200	66/10	70/12
	14	20/96	800	0	200	70/10	73/16
schlanke Erw.		20/96	800	0	200	73/10	77/20

* Rasterkassette

Kriterium

Vollständige Abbildung der Wirbelsäule vom zerviko-thorakalen bis zum lumbo-sakralen Übergang. Bei Erstaufnahme Rasteranwendung obligat. Bei Kontrollaufnahmen *ohne* Raster muss die Wirbelsäulen*statik* im Vergleich zur Erstaufnahme zweifelsfrei beurteilbar sein (Abb. 21.2).

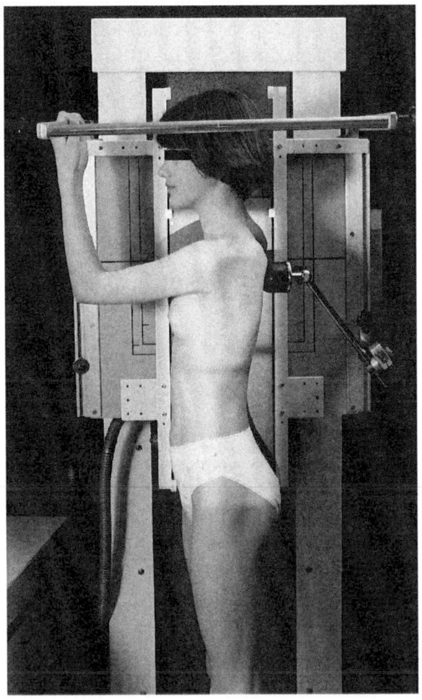

Abb. 21.**1**
Ganzaufnahme der Wirbelsäule: dorsale Pelotte, Vorhalten der Arme am Bügel. Rasterkassette im Kassettenhalter vor dem Stativ.

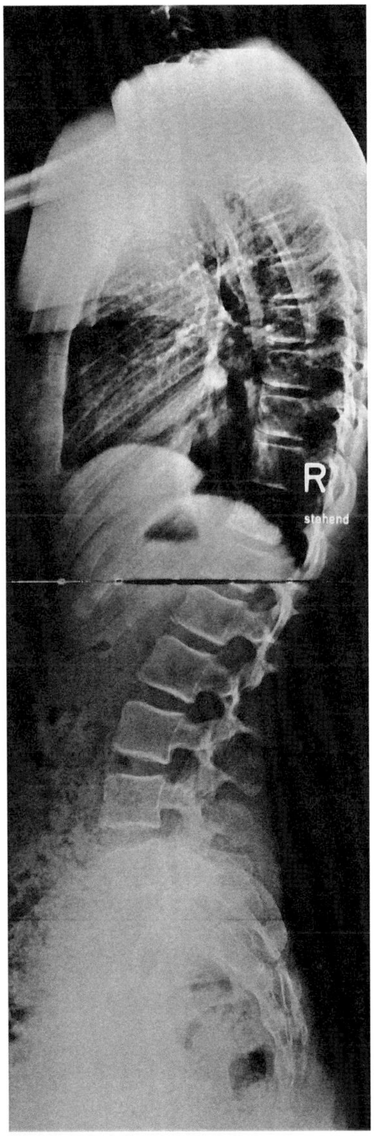

Abb. 21.**2**
Ganzaufnahme einer Wirbelsäule vom zerviko-thorakalen bis zum lumbo-sakralen Übergang.

Indikation

Im Rahmen der Skoliosebehandlung kann mit den Beuge- oder Bending-Aufnahmen vor maßgebenden Behandlungsschritten der Grad der Fixierung vorhandener Kurven ermittelt werden. Diese Technik gibt aber nicht nur Aufschluss über die Korrigierbarkeit der Krümmungen, sondern sie erlaubt gleichzeitig die Unterscheidung von Primär- und Sekundärkrümmung (Abb. 22.2, 22.3). Daneben ermöglicht diese Methode auch Überprüfung der Korrigierbarkeit von Kyphosen und die röntgenologische Dokumentation von Pseudoarthrosen im Bereich versteifter Wirbelsäulenabschnitte – oft einfacher als andere bildgebende Verfahren.

Format

30/40 oder 35/43, hoch

Schriftmarkierung

R oder L
liegend
Bending-Aufnahme

Vorbereitung

Auskleiden bis auf Unterhose!
Gonadenschutz je nach Höhe des abzubildenden Wirbelsäulenabschnittes: Bleischürze oder nur Gonadenkapsel/Bleidreieck.

Lagerung

Rückenlage. Der Untersucher verursacht nach dem Dreipunkteprinzip eine maximale passive Aufkrümmung der Wirbelsäule um ein Hypomochlion in einer Aufnahme – wie in Abb. 22.1 – nach rechts und nötigenfalls in einer weiteren Aufnahme zur Gegenseite.

Aufnahmetechnik

800er Folie
Röntgenkassette *im Raster.*
Zentralstrahl auf Mitte des abzubildenden Wirbelsäulenabschnittes und senkrecht auf Kassettenmitte.
Atemstillstand nach Exspiration.

	kV/mAs	Punkte	eigene Belichtung
Säugling 1 Jahr	57/10	−7	....
Kinder 4 Jahre	63/16	−3	....
Kinder 10 Jahre	70/20	0	....

Kriterium

Entscheidend ist nicht die Knochenstruktur, sondern die orthograde und vergleichbare Abbildung des interessierenden Wirbelsäulenabschnittes (Abb. 22.2: Wirbelsäulen-a.p.-Aufnahme liegend, Abb. 22.3: Bending-Aufnahme nach rechts).

Giehl, J. P., A. Bernau: Radiologische Diagnostik bei Skoliosen – Indikation und Befunderhebung. Orthop. Praxis 30 (1994) 267–278.

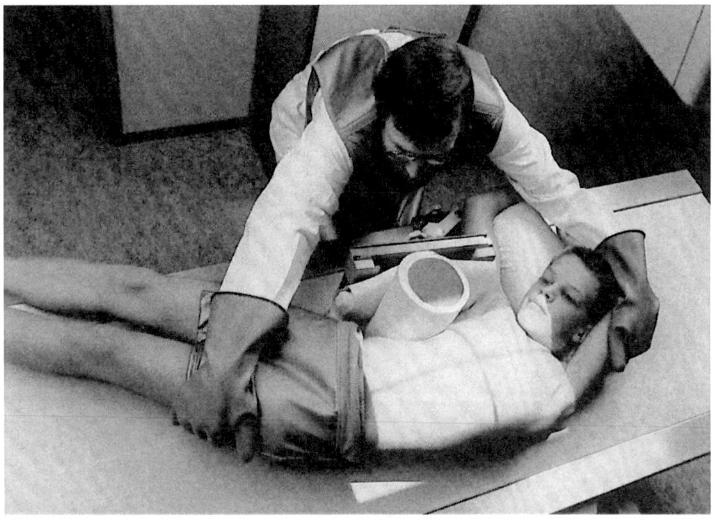

Abb. 22.**1**
Aufnahme mit maximaler passiver Umkrümmung der Wirbelsäule in strenger a.p.-Projektion um ein gepolstertes Hypomochlion.

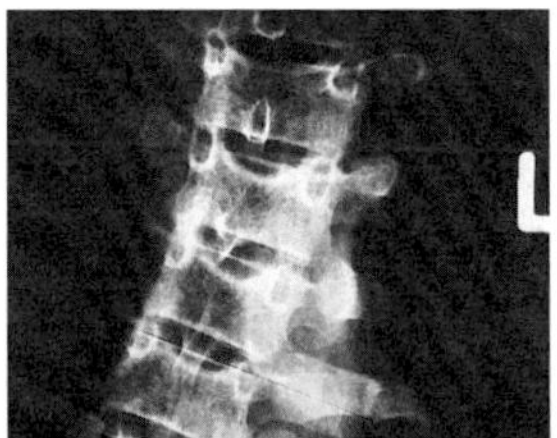

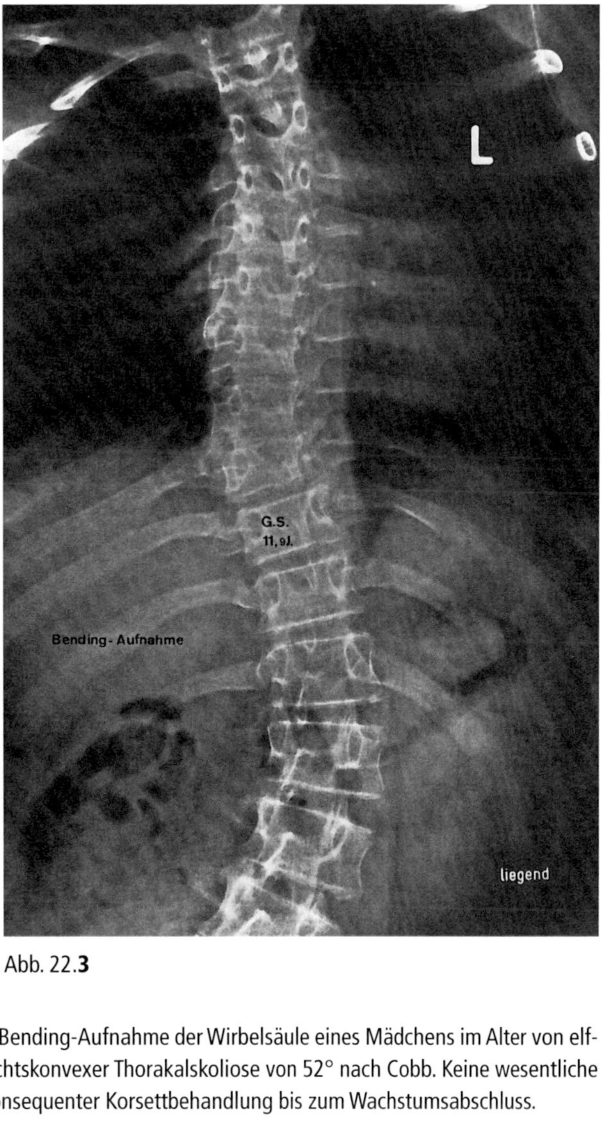

Abb. 22.**2** Abb. 22.**3**

Abb. 22.2 und 22.3
Ausgangsbefund und zeitgleiche Bending-Aufnahme der Wirbelsäule eines Mädchens im Alter von elfeinhalb Jahren mit teilfixierter rechtskonvexer Thorakalskoliose von 52° nach Cobb. Keine wesentliche Progredienz der Skoliose unter konsequenter Korsettbehandlung bis zum Wachstumsabschluss.

23a Lumbo-sakraler Übergang anterior-posterior stehend

Indikation Optimale Abbildung des lumbo-sakralen Überganges auf dieser Zielaufnahme in Ergänzung zur LWS-Übersichtsaufnahme.

Format 18/24 (24/30), hoch

Schriftmarkierung R/L
stehend

Vorbereitung Auskleiden bis auf Unterhose!
Gonadenschutz zur Vermeidung unerwünschter Überlagerung wesentlicher Bildinhalte nur in Form der tief sitzenden Bleischürze bei männlichen Patienten sinnvoll.

Lagerung Patient steht mit dem Rücken zum Stativ, Arme hängend, Beine gestreckt. Kompressorium bei adipösen Patienten (Abb. 23.1).

Aufnahmetechnik 800er Folie
Röntgenkassette *im Raster.*
Zentralstrahl 4 cm oberhalb vom oberen Symphysenrand 25° kaudo-kranial ansteigend auf Kassettenmitte (Abb. 23.1).
Atemstillstand nach Exspiration.

	kV/mAs	Punkte	eigene Belichtung
schlanke Erwachsene	73/25	−2	....
normale Erwachsene	77/32	0	....
kräftige Erwachsene	81/40	+2	....
Automatik	81	□■□	

Kriterium Der Zwischenwirbelraum L_5/S_1 soll frei einsehbar sein mit strichförmiger Abbildung der Abschlussplatten des 5. Lendenwirbels und des Kreuzbeins (Abb. 23.2).

23b Lumbo-sakraler Übergang seitlich stehend

wie lumbo-sakraler Übergang a.p. stehend, *außer*

Lagerung Stehend mit rechter Schulter zum Stativ. Arme nach vorn. Nötigenfalls Pelottenabstützung am Kreuzbein.

Aufnahmetechnik *Zentralstrahl* 5 cm unterhalb vom Beckenkamm senkrecht auf Kassettenmitte.

	kV/mAs	Punkte	eigene Belichtung
schlanke Erwachsene	85/50	−2	....
normale Erwachsene	90/63	0	....
kräftige Erwachsene	90/81	+2	....

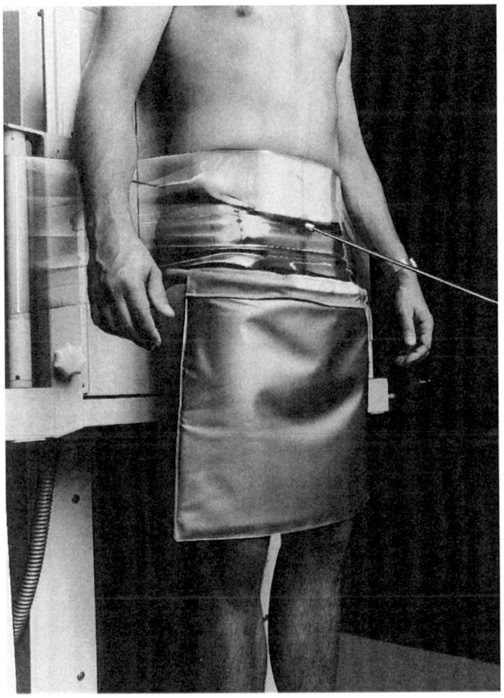

Abb. 23.**1**
Lumbo-sakraler Übergang a.p. mit 25° ansteigendem Zentralstrahl, 4 cm oberhalb Symphyse. Bei adipösen Patienten: Kompressorium.

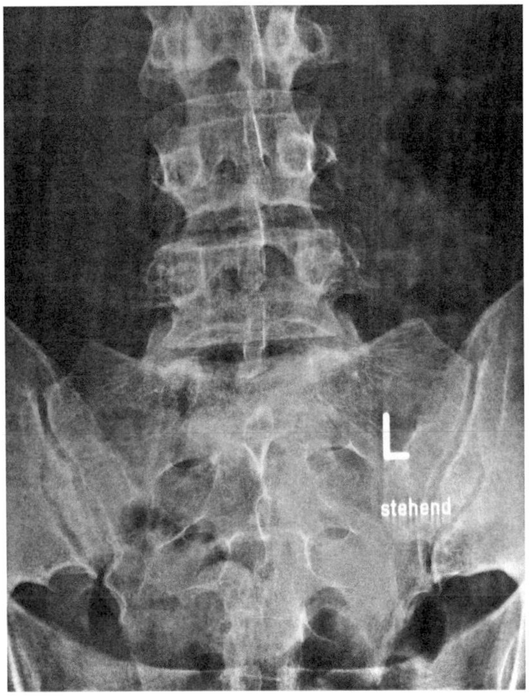

Abb. 23.**2**
Lumbo-sakraler Übergang dank ansteigendem Zentralstrahl frei einsehbar. Gleichfalls guter Einblick in die Kreuzdarmbeingelenke.

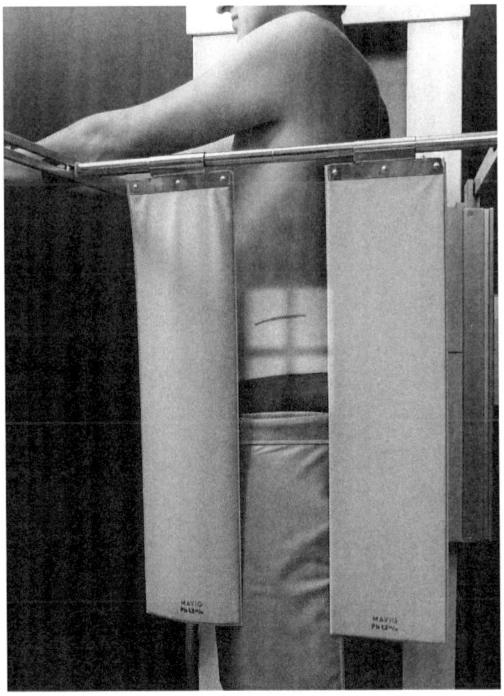

Abb. 23.**3**
Seitaufnahme des lumbo-sakralen Überganges mit Zentrierung 5 cm unterhalb des Beckenkammes.

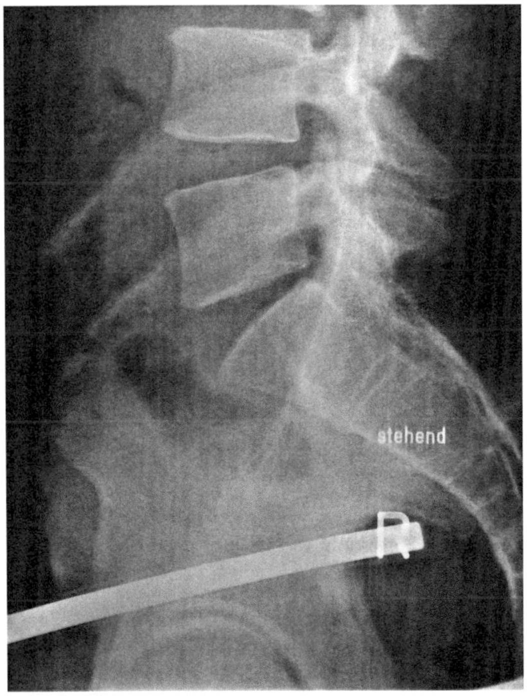

Abb. 23.**4**
Orthograde seitliche Abbildung der lumbo-sakralen Bandscheibe bei hier zentrierter Röhre.

24a Kreuzbein anterior-posterior liegend

Format 24/30, hoch

Schriftmarkierung L
liegend

Vorbereitung Unterkörper entkleiden bis auf Unterhose!
Gonadenschutz zur Vermeidung unerwünschter Überlagerung wesentlicher Bildinhalte nur in Form einer Bleikapsel bei männlichen Patienten sinnvoll.

Lagerung Rückenlage, Arme am Körper entlang, Hüft- und Kniegelenke leicht angebeugt, Rolle unter Kniegelenke.

Aufnahmetechnik 800er Folie
Röntgenkassette *im Raster.*
Zentralstrahl direkt oberhalb – tastbarem – Symphysenoberrand mit Einfallswinkel 15° *kaudo-kranial* auf Kassettenmitte (Abb. 24.1).

	kV/mAs	Punkte	eigene Belichtung
schlanke Erwachsene	70/16	−2	....
normale Erwachsene	73/20	0	....
kräftige Erwachsene	77/25	+2	....
Automatik	77	□■□	

Kriterium Überlagerungsfreie, scharfe Abbildung des Kreuzbeines mit Kreuzdarmbeingelenken und Übergang zum 5. Lendenwirbel und zum Steißbein (Abb. 24.2).

24b Steißbein anterior-posterior liegend

wie Kreuzbein a.p. liegend, *außer*

Aufnahmetechnik *Zentralstrahl* ca. 6 cm oberhalb Symphyse mit Einfallswinkel 20° kranio-kaudal auf Kassettenmitte (Abb. 24.3)

	kV/mAs	Punkte	eigene Belichtung
schlanke Erwachsene	66/20	−2	....
normale Erwachsene	70/25	0	....
kräftige Erwachsene	73/32	+2	....

Kriterium Überlagerungsfreie, scharfe Abbildung des Steißbeines (Abb. 24.4).

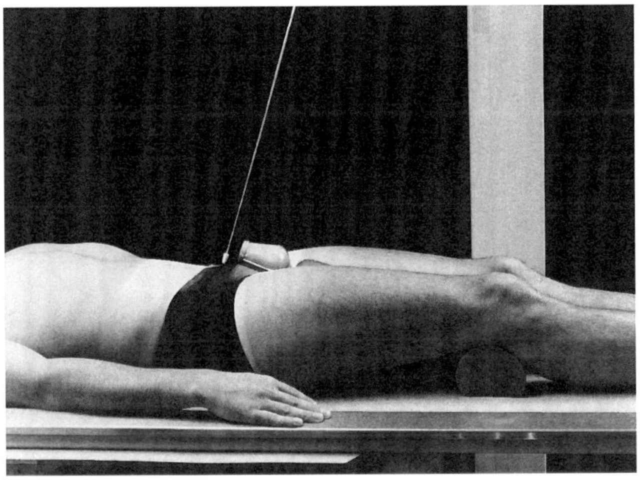

Abb. 24.**1**
Aufnahme des Kreuzbeines: Entsprechend der Krümmung des Kreuzbeines kaudo-kranialer Zentralstrahl 15° mit Zentrierung Oberrand Symphyse.

Abb. 24.**2**
Vollständige Abbildung des Kreuzbeines und der frei einsehbaren Kreuzdarmbeingelenke.

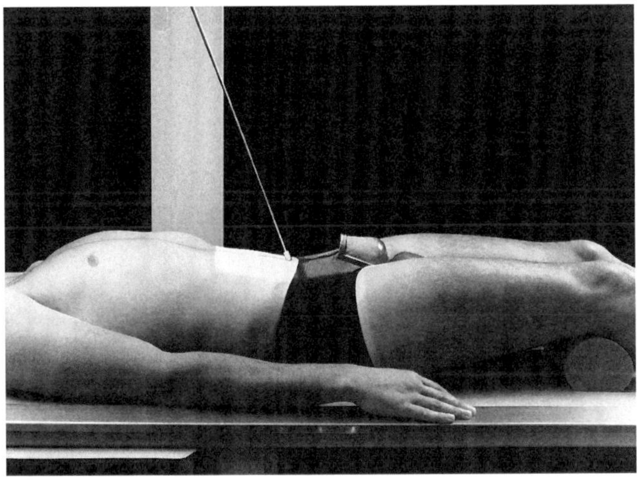

Abb. 24.**3**
Aufnahme des Steißbeines: Entsprechend der Krümmung des Steißbeines kranio-kaudaler Zentralstrahl 20° mit Zentrierung 6 cm oberhalb Symphyse.

Abb. 24.**4**
Vollständige Abbildung des Steißbeines anterior-posterior bis zur Steißbeinspitze.

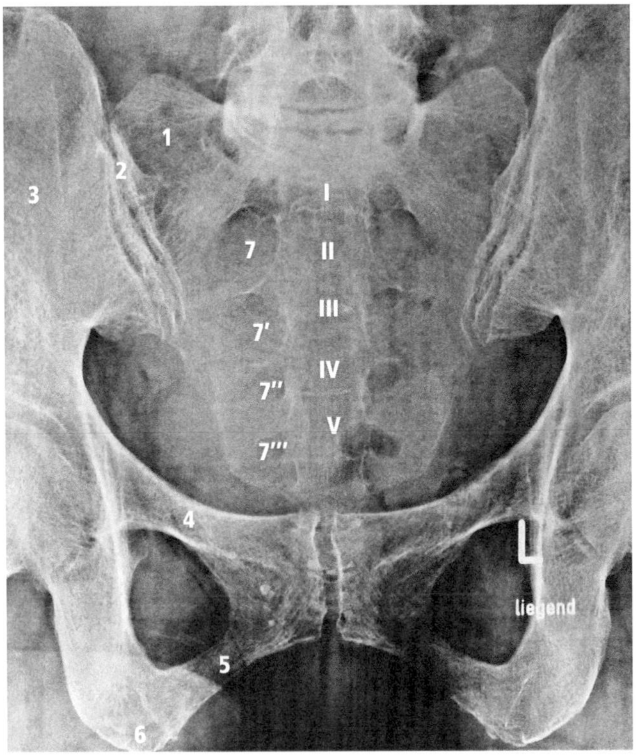

1 Kreuzbein
2 rechtes Kreuzdarmbeingelenk
3 rechtes Darmbein
4 oberer Schambeinast rechts
5 unterer Schambeinast rechts
6 rechtes Sitzbein
7, 7', 7'', 7''' Foramina sacralia
8 Hiatus sacralis
9 Steißbein
10 Gelenk zwischen Kreuzbein und Steißbein
I–V Kreuzbeinsegmente 1–5

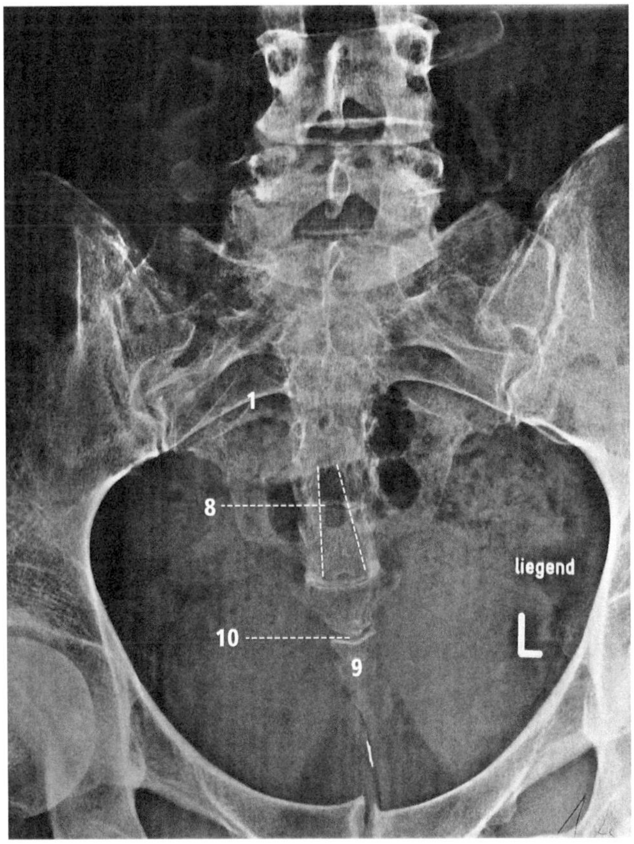

Format
24/30, hoch

Schriftmarkierung
R
liegend

Vorbereitung
Unterkörper entkleiden bis auf Unterhose!
Gonadenschutz zur Vermeidung unerwünschter Überlagerung wesentlicher Bildinhalte nur in Form der Bleikapsel bei männlichen Patienten sinnvoll.

Lagerung
Strenge Rechtsseitenlagerung mit Bocollo unter der Taille, stabilisiert durch maximales Anbeugen der Beine in Hüft- und Kniegelenken, nötigenfalls noch unterstützt durch Sandsäcke (Abb. 25.1).
Strahlenkranz zur Reduzierung der Streustrahlung.
Alternativ: Sofern das Steißbein auf dieser Aufnahme nicht befriedigend zur Darstellung kommt, muss mit Zentrierung auf Steißbeinmitte eine weitere Aufnahme angefertigt werden (Abb. 25.2).

Aufnahmetechnik
800er Folie
Röntgenkassette *im Raster.*
Zentralstrahl in der Mitte zwischen Tastpunkten* Beckenkamm und Steißbeinspitze (Abb. 25.1), bei Zentrierung auf Steißbeinmitte im unteren Drittelpunkt (Abb. 25.2), jeweils senkrecht auf Kreuz- bzw. Steißbein- und Kassettenmitte.

	kV/mAs	Punkte	eigene Belichtung
schlanke Erwachsene	85/25	−2	....
normale Erwachsene	90/32	0	....
kräftige Erwachsene	96/40	+2	....

Kriterium
Kreuz- und Steißbein sollen orthograd und vollständig gut beurteilbar abgebildet sein, d.h. keine Überbelichtung des Steißbeines (Abb. 25.3).

! Gleichmäßige Belichtung von Kreuzbein und Steißbein durch Reduzierung der Streustrahlung, erreichbar durch maximales Anbeugen der Beine im Hüft- und Kniegelenk und Anwendung des Strahlenkranzes.

* Die Arbeit der Röntgenassistentin ist erleichtert, wenn der Arzt den Zentrierungspunkt auf der Haut anzeichnet.

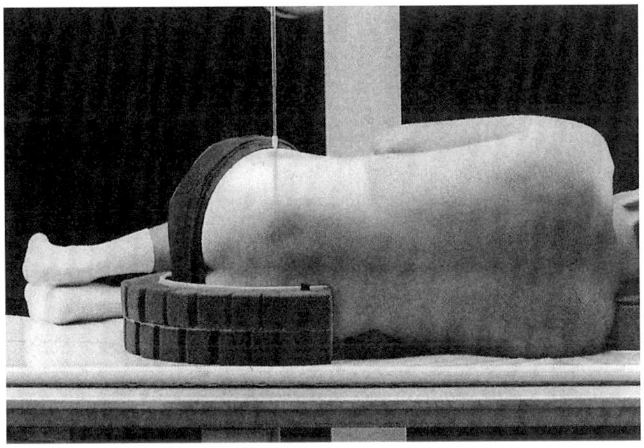

Abb. 25.**1**
Bei Aufnahme von Kreuz- und Steißbein Zentrierung auf Mittelpunkt zwischen Steißbeinspitze und Beckenkamm.

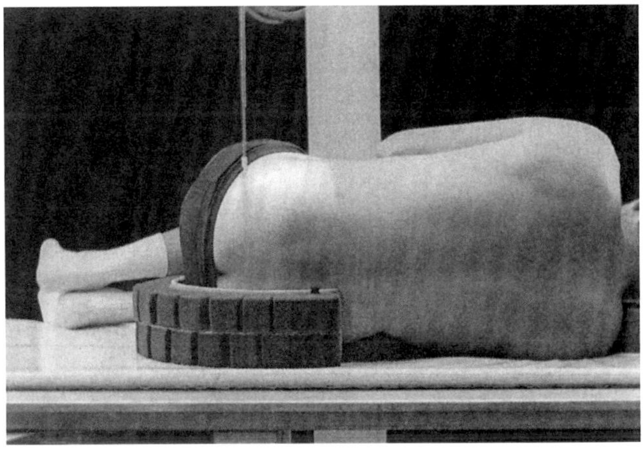

Abb. 25.**2**
Bei Zielaufnahme Steißbein Zentrierung im unteren Drittel zwischen den Tastpunkten Steißbeinspitze und Beckenkamm.

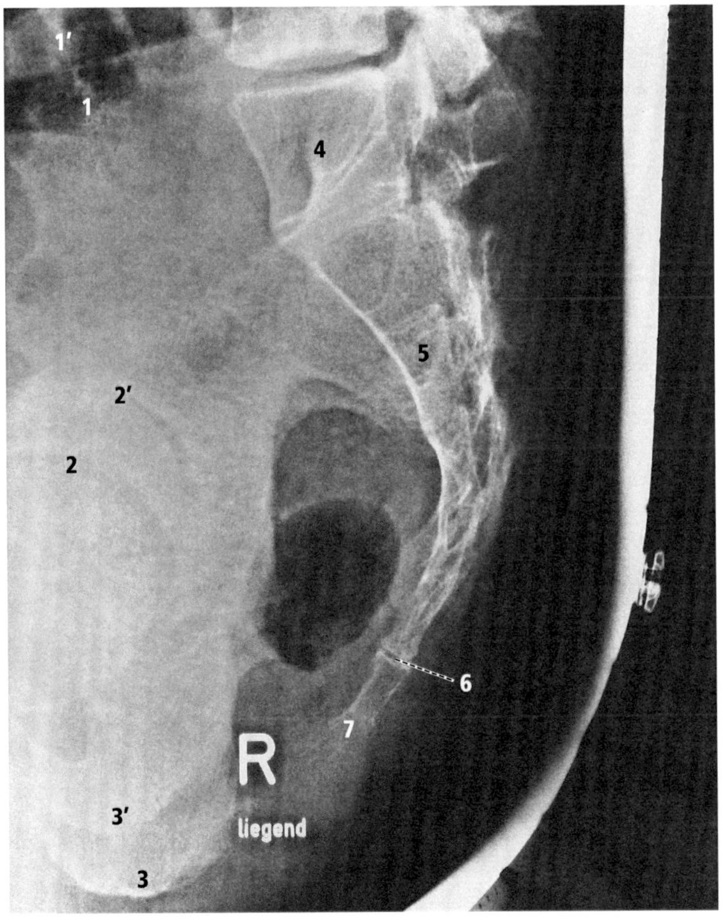

1, 1′ Darmbeinschaufeln
2, 2′ Hüftgelenke
3, 3′ Sitzbeine
4 sakralisierter Lendenwirbel
5 Kreuzbein
6 Gelenk zwischen Kreuzbein und Steißbein
7 Steißbein

Abb. 25.**3**
Vollständige und korrekt durchbelichtete Abbildung von Kreuzbein und Steißbein bis zur Steißbeinspitze mit dorsal anliegendem Strahlenkranz.

Indikation

Bei Verdacht auf Rippenfrakturen wird diese Einstellung mit Zentrierung auf den ertasteten Hauptschmerzpunkt gegenüber der Aufnahme des ganzen Thorax bevorzugt.

Format

24/30, hoch

Schriftmarkierung

R oder L
p.a./a.p.
ggf. Metallkreuz zur Markierung des Hauptdruckschmerzpunktes

Vorbereitung

Oberkörper freimachen, lange Ohrringe und Halsketten ablegen. Bleischürze dorsal oder ventral

Lagerung

Bei Frakturverdacht *ventral:*
Stehend mit der Brust eng am Stativ, Gesicht zur gesunden Seite gewendet. Handrücken an die Hüften gelegt, weil dadurch das Schulterblatt nach lateral gezogen wird (Abb. 26.1 und 26.3).
Bei Frakturverdacht *dorsal:*
Stehend mit dem Rücken eng am Stativ, Gesicht zur gesunden Seite gewendet, Handrücken an die Hüften gelegt.
Bei nicht stehfähigem Patienten:
Aufnahmen entsprechend im Liegen, in der Regel in Rückenlage.

Aufnahmetechnik

400er Folie
Röntgenkassette *im Raster.*
Zentralstrahl auf Kassettenmitte, d.h. in die Mitte zwischen Wirbelsäule und äußerer Thoraxwand und in Höhe des Hauptschmerzpunktes.
Atemstillstand nach tiefer *Inspiration*. Aufnahme erst auslösen, wenn Thorax wirklich zum Stillstand gekommen ist nach Kommando „einatmen – ausatmen – einatmen – nicht mehr atmen!“ (Danach: „weiteratmen!“).

	oberer Thorax kV/mAs	unterer Thorax kV/mAs	Punkte	eigene Belichtung
schlanke Erwachsene	60/16	63/20	–1	....
normale Erwachsene	60/20	66/20	0	....
kräftige Erwachsene	63/25	70/32	+2	....
Automatik	63	66	□■□	

Kriterium

Beurteilungsfähige Abbildung der Rippen des gefragten Thoraxabschnittes (Abb. 26.2, 26.4).

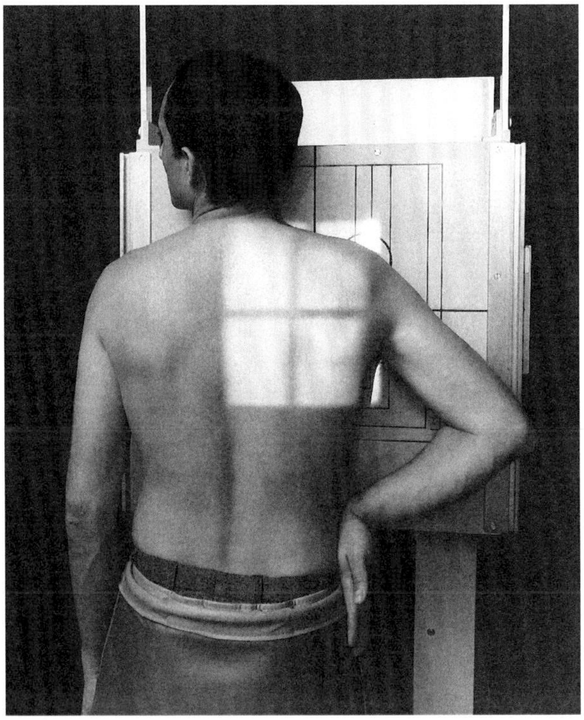

Abb. 26.**1**

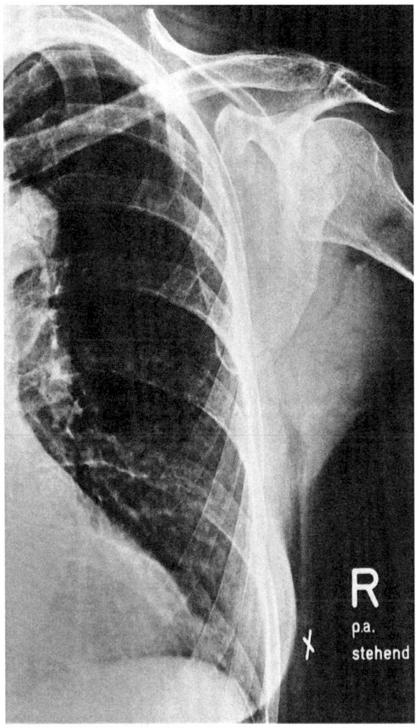

Abb. 26.**2**

Abb. 26.1 und 26.2
Bei Verdacht auf ventrale Rippenfraktur Aufnahme posterior-anterior und Zentrierung auf den Thoraxabschnitt mit tastbarem Hauptdruckschmerzpunkt.

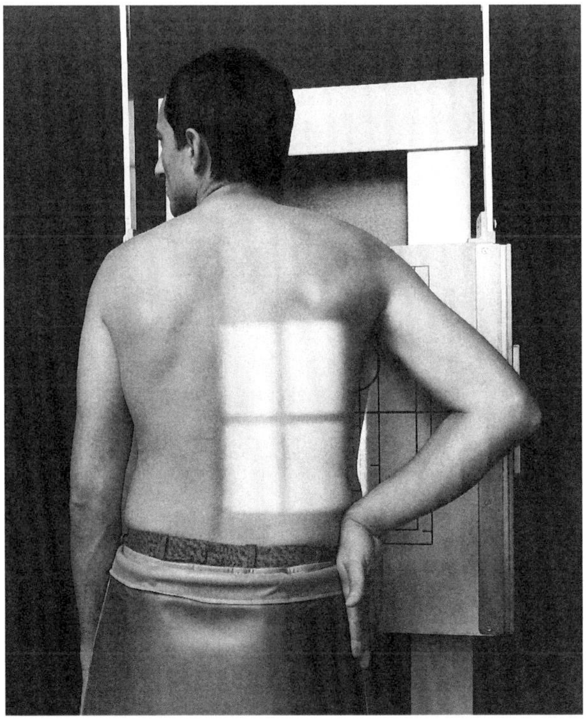

Abb. 26.**3**

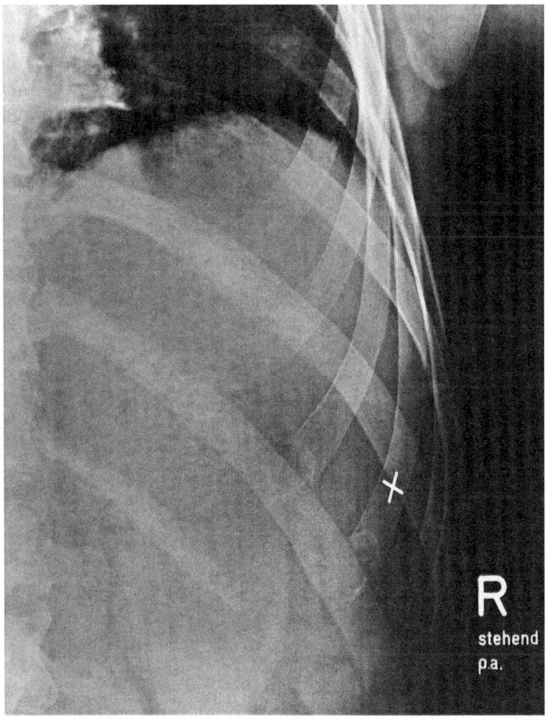

Abb. 26.**4**

Abb. 26.3 und 26.4
Thoraxaufnahmen posterior-anterior bei Verdacht auf ventral gelegene Rippenfraktur. Metallkreuzchen markiert getasteten Hauptdruckschmerzpunkt.

Indikation

Bei Verdacht auf Rippenfrakturen dient diese Einstellung als zweite Ebene zur Standardprojektion (Einstellung 26).

Format

24/30, hoch

Schriftmarkierung

R oder L
p.a. oder a.p.
ggf. Metallkreuz zur Markierung des Hauptdruckschmerzpunktes

Vorbereitung

Oberkörper freimachen, lange Ohrringe und Halskette ablegen!
Bleischürze dorsal oder ventral

Lagerung

Bei Frakturverdacht *ventral:*
Stehend mit der Brust eng halbschräg am Stativ, Gesicht zur gesunden Seite gewendet. Hand der schmerzhaften Seite greift zum Nacken, die Gegenhand stützt sich in der Flanke ab. Durch Körperneigung zur gesunden Seite und Inspirationsstellung können die unteren Rippen oft aus dem Schatten der Zwerchfellkuppel herausprojiziert werden (Abb. 27.1, 27.2).
Bei Frakturverdacht *dorsal:*
ist sinngemäß die Projektion anterior-posterior schräg zu bevorzugen, ebenfalls mit Rumpfneigen zur gesunden Seite.
Bei nicht stehfähigem Patienten:
Aufnahmen entsprechend im Liegen

Aufnahmetechnik

400er Folie
Röntgenkassette *im Raster.*
Zentralstrahl auf Kassettenmitte, das heißt in die Mitte zwischen Wirbelsäule und äußerer Thoraxwand und in Höhe des Hauptschmerzpunktes.
Atemstillstand nach tiefer *Inspiration.* Aufnahme erst auslösen, wenn Thorax wirklich zum Stillstand gekommen ist nach dem Kommando
„Einatmen – ausatmen – einatmen – nicht mehr atmen!“ (Danach: „weiteratmen!“).

	kV/mAs	Punkte	eigene Belichtung
schlanke Erwachsene	60/16	−1	....
normale Erwachsene	60/20	0	....
kräftige Erwachsene	63/25	+2	....
Automatik	63	□■□	

Kriterium

Beurteilungsfähige Abbildung der Rippen des gefragten Thoraxabschnittes (Abb. 27.2).

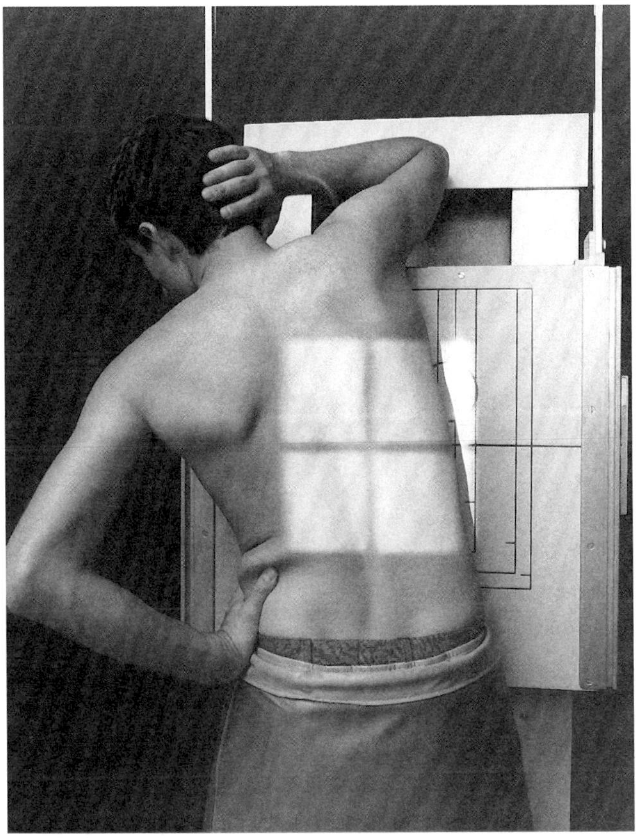

Abb. 27.**1**
Bei Verdacht auf ventrale Rippenfraktur Aufnahme eng halbschräg am Stativ posterior-anterior mit Körperneigung zur gesunden Seite.

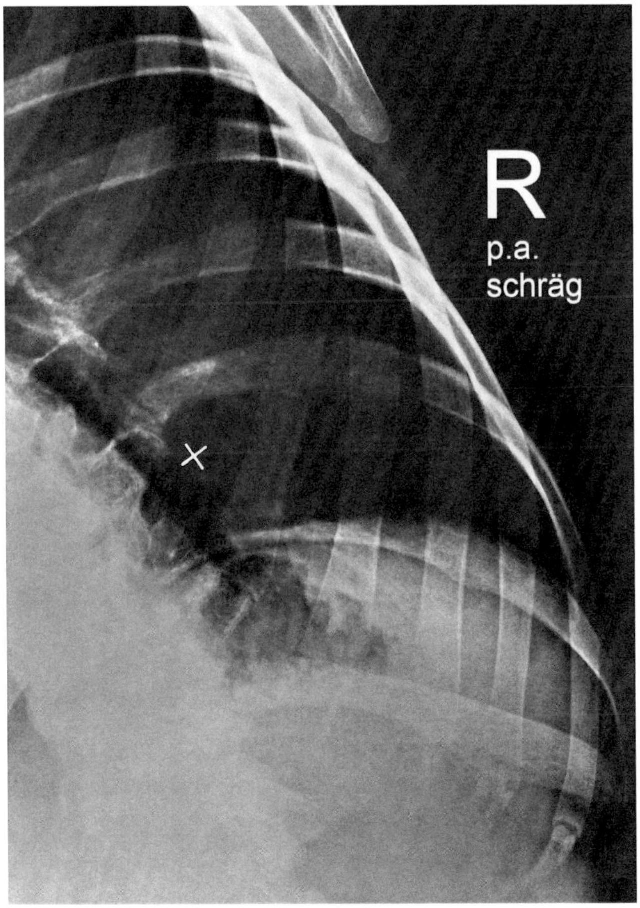

Abb. 27.**2**
Schrägaufnahme der unteren Thoraxhälfte mit Markierung des Hauptdruckschmerzpunktes.

Format 20/40, bei Kindern auch 24/30, hoch

Schriftmarkierung R
p.a.

Vorbereitung Oberkörper freimachen, Halskette ablegen. Bleischürze dorsal.

Lagerung Bauchlage, rechte Körperseite etwa 30° anheben und mit Bocollo unterlagern. Also linke Seite filmnahe, Herzschatten und Wirbelsäule dürfen das Brustbein nicht überlagern. Sternumlängsachse über Tischmitte (Abb. 28.1, 28.2).

Aufnahmetechnik 400er Folie
Röntgenkassette *im Raster.*
Zentralstrahl senkrecht auf Kassetten- und Brustbeinmitte, dessen dorsaler Projektionspunkt (für beide Ebenen) in dieser Schräglage am Jugulum (Incisura jugularis) ertastet werden kann.
Flache Atmung: Verwischung der Rippenschatten erwünscht.

	kV/mAs	Punkte	eigene Belichtung
schlanke Erwachsene	60/20	−2	....
normale Erwachsene	63/25	0	....
kräftige Erwachsene	66/32	+2	....

Kriterium Das Sternum soll sich in den rechten Hemithorax projizieren, es darf weder von der Wirbelsäule (bei zu geringer) noch vom Schulterblatt (bei zu starker Anhebung) überlagert werden (Abb. 28.3).

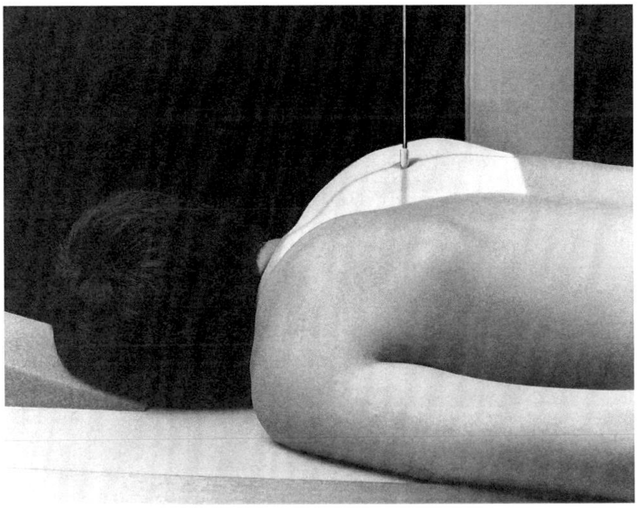

Abb. 28.**1**

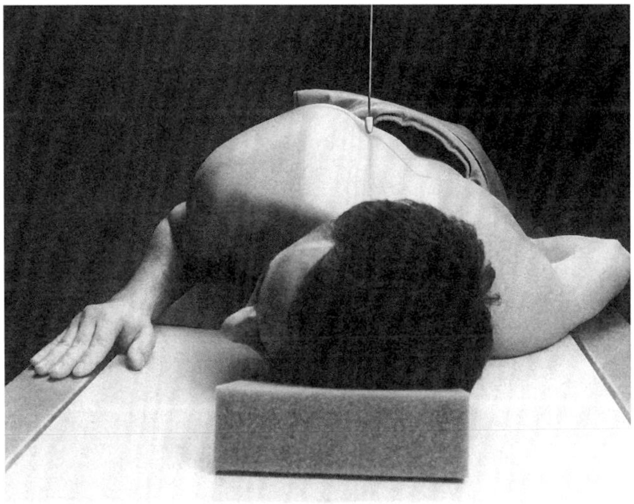

Abb. 28.**2**

Abb. 28.1 und 28.2
Aufnahme des Brustbeins: schräge Bauchlagerung mit Anheben der rechten Körperseite um gut 30°.

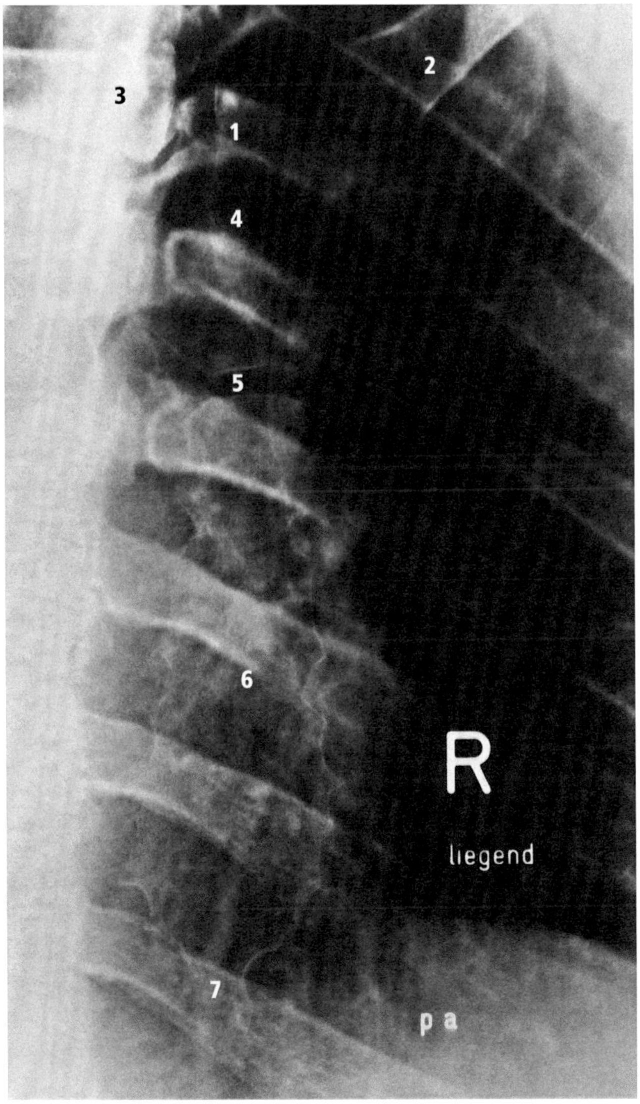

1 Incisura jugularis
2 rechte Clavicula
3 linke Clavicula
4 Manubrium sterni
5 Angulus sterni
6 Corpus sterni
7 Processus xiphoideus

Abb. 28.**3**
Aufnahme des Brustbeins, das sich zwischen Wirbelsäule (links) und Schulterblatt in den rechten Thorax projiziert.

Format 24/30, hoch

Schriftmarkierung R
stehend (oder liegend)

Vorbereitung Oberkörper freimachen, Halskette ablegen. Bleischürze links seitlich.

Lagerung Patient steht streng seitlich mit rechter Schulter am Stativ, Schultern weit nach hinten gezogen. Das gelingt einfach, wenn der Patient mit einer Hand das gegenseitige Handgelenk fasst und aufgefordert wird, dabei die Brust vorzustrecken. Wenn eine filmparallele Einstellung des Brustbeines erwünscht ist, muss sich der Patient in der Frontalebene mit dem Oberkörper vorneigen. Sichere Zentrierung und Vermeidung von Bewegungsunschärfe ist vielfach nur bei Verwendung einer Pelotte gewährleistet, gegen die sich der Patient abstützen kann (Abb. 29.1).
Bei *nicht stehfähigem Patienten* kann diese Aufnahme auch in Rückenlage durchgeführt werden, entsprechend Abb. 29.2. Ein dem Brustbein direkt aufgelegter Strahlenkranz führt zu einer Reduzierung der Streustrahlung.

Aufnahmetechnik 400er Folie
Röntgenkassette *im Raster.*
Zentralstrahl senkrecht auf Kassetten- und Brustbeinmitte. Diese kann am stehenden Patienten durch Abtasten des oberen und unteren Sternumendes leicht ermittelt werden.
Atemstillstand nach Exspiration.

	stehend kV/mAs	liegend kV/mAs	Punkte	eigene Belichtung
schlanke Erwachsene	66/50	63/32	−2	....
normale Erwachsene	70/63	66/40	0	....
kräftige Erwachsene	73/80	70/50	+2	....

Kriterium Rein seitliche und vollständige Abbildung des Brustbeines vom Manubrium bis zur Brustbeinspitze (Abb. 29.3, 29.4).

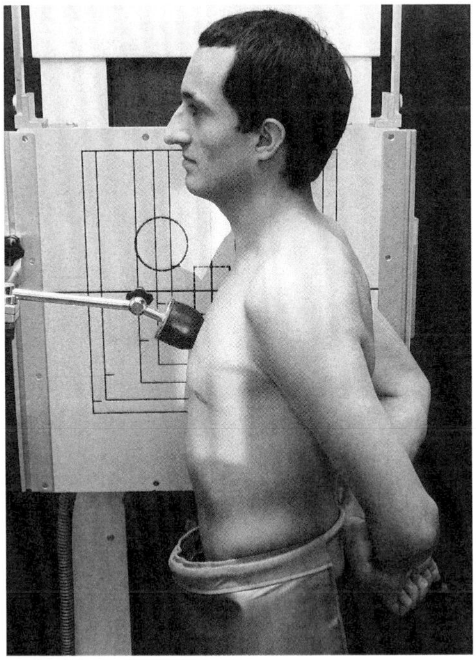

Abb. 29.**1**
Seitliche Aufnahme des Brustbeins im Stehen, Kassette im Raster, mit ventraler Pelotte und maximal nach hinten gezogenen Schultern.

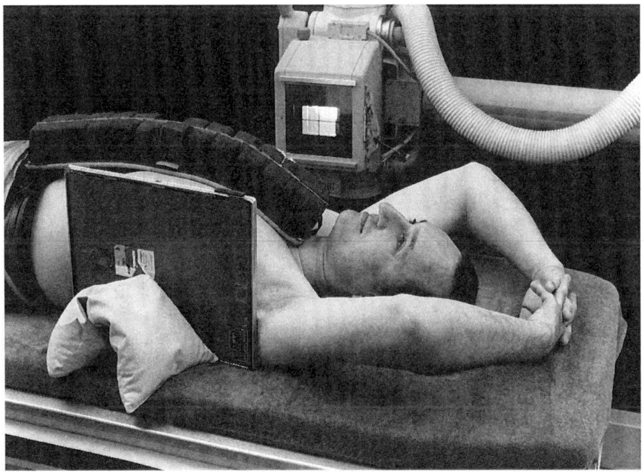

Abb. 29.**2**
Seitliche Aufnahme des Brustbeines im Liegen mit senkrecht aufgestellter Kassette und aufgelegtem Strahlenkranz zur Reduzierung der Streustrahlung.

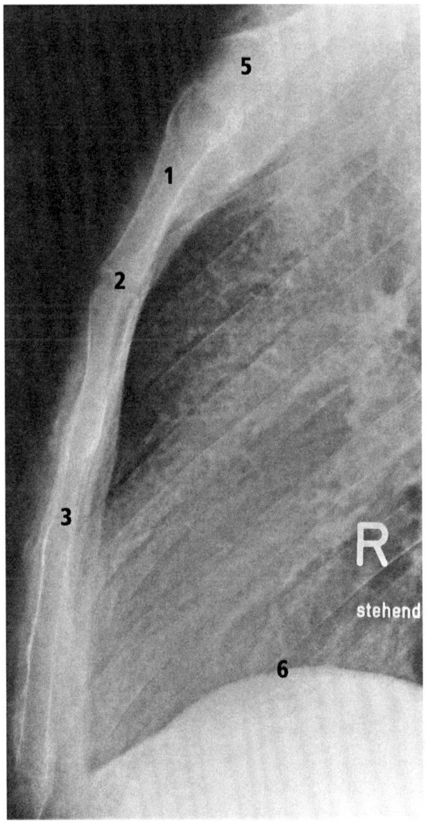

Abb. 29.**3**
Exakt seitliche Abbildung des Brustbeines im Stehen.

1 Manubrium sterni
2 Angulus sterni
3 Corpus sterni
4 Processus xiphoideus
5 Sternoklavikulargelenke
6 Zwerchfell

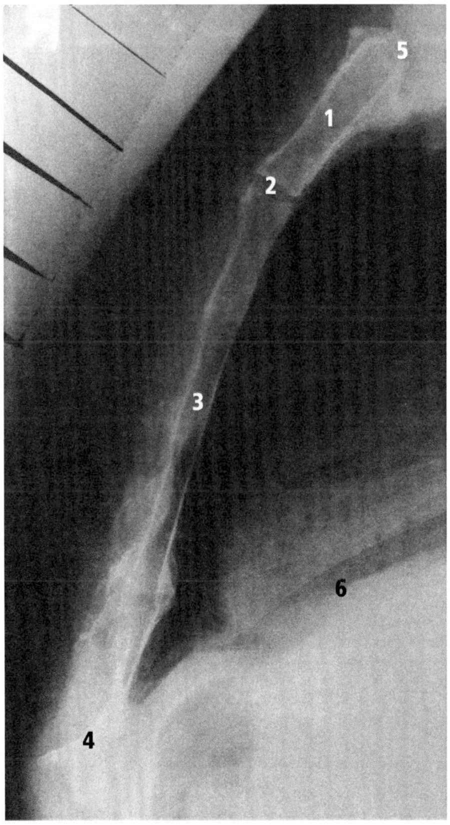

Abb. 29.**4**
Exakt seitliche Abbildung des Brustbeines vom Handgriff (Manubrium) bis zur Brustbeinspitze im Liegen.

Format 18/24, quer

Schriftmarkierung R
p.a.

Vorbereitung Oberkörper freimachen, Halskette ablegen. Bleischürze dorsal.

Lagerung Am stehenden Patienten Markierung der Höhe der Sternoklavikulargelenke auf dem Rücken des Patienten.
Bauchlage, Arme am Körper entlang, Kassette auf 15° Bocollo legen und so hoch unter das Kinn schieben, dass die Sternoklavikulargelenke in Kassettenmitte liegen. Abb. 30.1 soll Lage der Kassette demonstrieren – bei der Aufnahme Schultern nach vorne fallen lassen, damit die Sternoklavikulargelenke der Kassette beidseitig eng anliegen.

Aufnahmetechnik 800er Folie

1. Halbaufnahme mit dem zugehörigen Belichtungswert (z.B. 50/63).
Röntgenkassette *auf dem Tisch* auf 15° Bocollo.
Zentralstrahl „senkrecht" zur Kassette, das heißt 15° kaudo-kranial~dorso-ventral auf *linkes* Sternoklavikulargelenk, ~ ca. 2–3 cm links der Dornfortsätze (Abb. 30.2).
Einblendung mit dem Lichtvisier in Hochformat, (Abb. 30.2 und 30.4), weil dabei die Sternoklavikulargelenke in der Höhenlokalisation zuverlässiger mit erfasst werden als bei quadratischer Einblendung (Abb. 30.3 und 30.5).
Flache Atmung!

2. Halbaufnahme mit demgleichen Belichtungswert (z.B. 50/63) auf denselben Film bei unveränderter Lage von Patient und Kassette auf dem Tisch.
Zentralstrahl auf Markierungspunkt des *rechten* Sternoklavikulargelenkes (Abb. 30.3 und 30.5) allein durch Querverschiebung des Tisches oder der Röntgenröhre. Bei dieser Anordnung wirkt bei genügender Einblendung die Brustwirbelsäule als „Scheidewand" (Abb. 30.4).

	kV/mAs	Punkte	eigene Belichtung
schlanke Erwachsene	50/63	−2	....
normale Erwachsene	52/8	0	....
kräftige Erwachsene	55/10	+2	....

Kriterium Möglichst überlagerungsfreie Abbildung beider Sternoklavikulargelenke (Abb. 30.4; 30.5). Bildet sich ein sternales Klavikulaende unscharf ab, muss eine Luxation gegenüber dem Brustbein angenommen werden. Durch Schnittbilduntersuchung (CT) kann auf horizontalen Schnitten eindeutig zwischen vorderer und hinterer Luxation unterschieden werden.

Zimmer, E. A.: Das Brustbein und seine Gelenke. Fortschr. Roentgenstr. 58 (1939) Suppl.

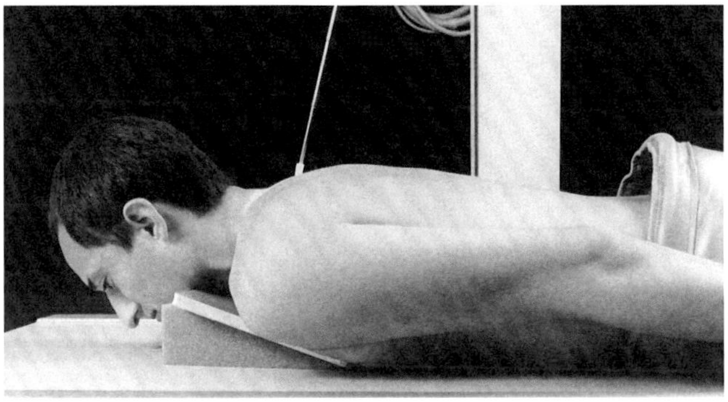

Abb. 30.**1**
Doppelbelichtungsaufnahme in Bauchlagerung auf 15° ansteigender Kassette so, dass sich die Sternoklavikulargelenke auf der Kassettenmitte abbilden können.

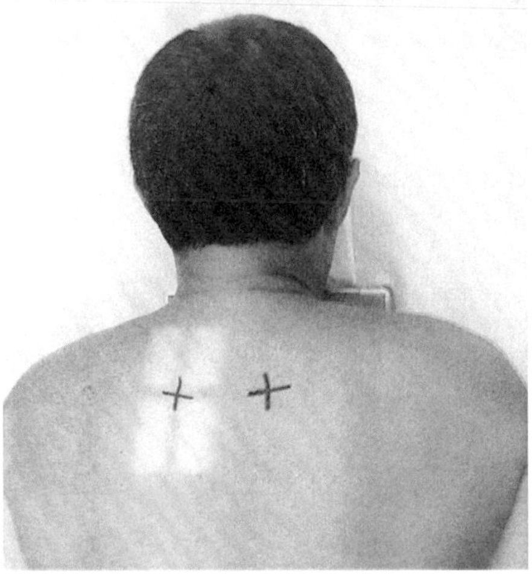

Abb. 30.**2**

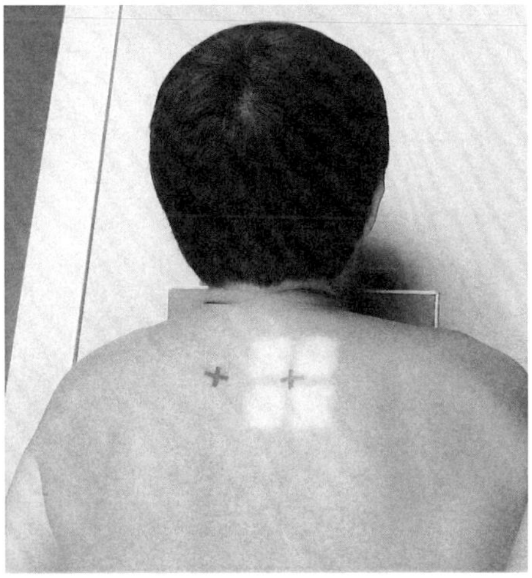

Abb. 30.**3**

Abb. 30.2
Hochformatige Einblendung erst auf das linke, danach durch alleinige Querverschiebung von Tisch oder Röhre bei sonst unveränderter Lage und Zentrierung auf das rechte Sternoklavikulargelenk (Abb. 30.3).

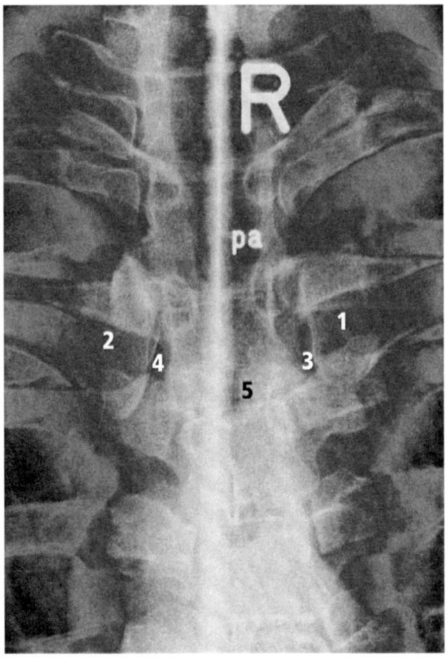

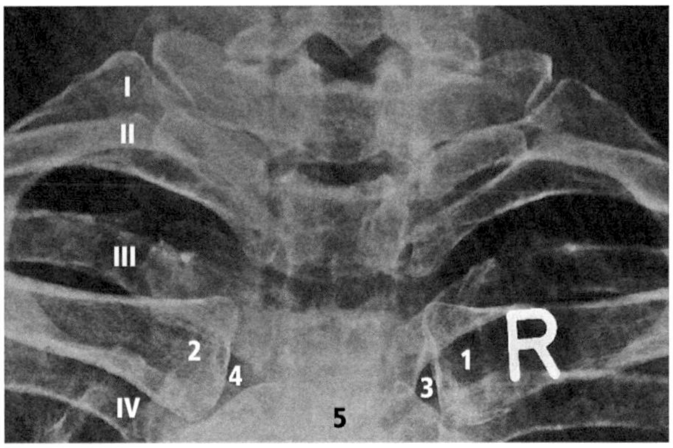

Abb. 30.**5**

1 rechte Clavicula
2 linke Clavicula
3 rechtes Sternoklavikulargelenk
4 linkes Sternoklavikulargelenk
5 Manubrium sterni
I–IV linksseitige Rippen 1–4

Abb. 30.**4**

Abb. 30.4 und 30.5
Bei nur quadratischer Einblendung (Abb. 30.5) ist die Gefahr, dass das Sternoklavikulargelenk nicht vollständig abgebildet wird, größer als bei hochformatiger Einblendung (Abb. 30.4).

Format
24/30, quer

Schriftmarkierung
R oder L
p.a.

Vorbereitung
Oberkörper freimachen, lange Ohrringe und Halskette ablegen. Bleischürze dorsal.

Lagerung
Zuerst Projektionspunkt der Schlüsselbeinmitte auf dem Rücken durch ein Kreuz markieren.
Patient lehnt sich mit dem verletzten Schlüsselbein eng an das Stativ an. Gesicht zur gesunden Seite gewendet. Arm auf der kranken Seite einwärts gedreht, das heißt Handrücken zum Stativ (Abb. 31.1). Die *Steh*aufnahme wird als Standardeinstellung angegeben, weil sie – in der Projektion posterior-anterior – bei Schlüsselbeinfraktur weniger schmerzhaft ist.
Bei *nicht stehfähigen Patienten* Aufnahme sinngemäß in Bauch- (oder Rücken-)lage.

Aufnahmetechnik
800er Folie
Röntgenkassette *im Raster*.
Oberer Kassettenrand in Höhe des 7. Halswirbels.
Zentralstrahl senkrecht auf die zuvor auf dem Rücken markierte Schlüsselbeinmitte.
Atemstillstand nach Exspiration.

	kV/mAs	Punkte	eigene Belichtung
schlanke Erwachsene	57/8	–2	....
normale Erwachsene	60/10	0	....
kräftige Erwachsene	63/12	+2	....

Kriterium
Gut beurteilbare Darstellung des ganzen Schlüsselbeines (Abb. 31.2, Abb. 31.3 = a.p.!).

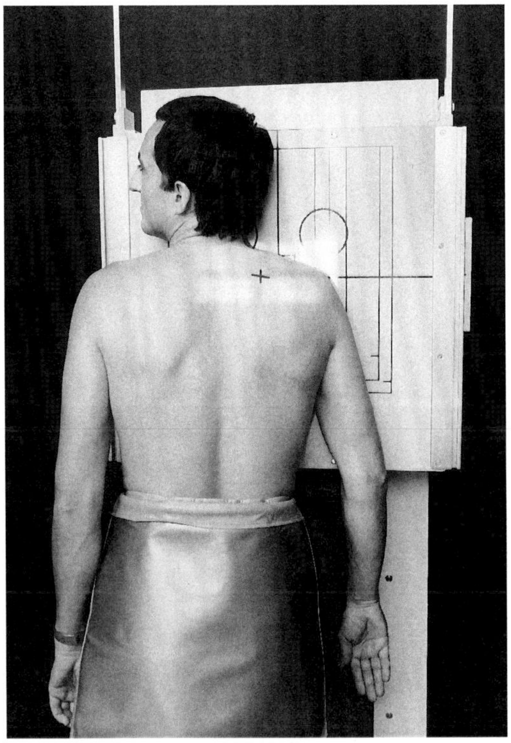

Abb. 31.**1**
Einstellung für Schlüsselbeinaufnahme posterior-anterior mit Zentrierung auf die zuvor auf dem Rücken markierte Mitte des Schlüsselbeines.

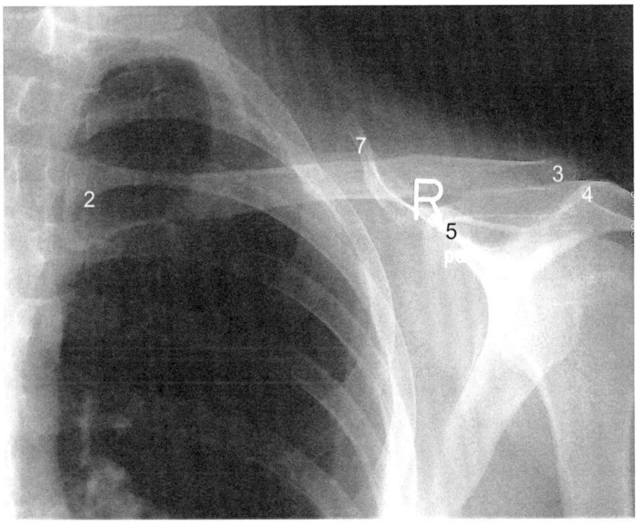

Abb. 31.**2**
(Filmnahe) p.a.-Aufnahme einer Clavicula

1 Sternum
2 Sternales Klavikulaende
3 Akromiales Klavikulaende
4 Acromion
5 Processus coracoideus
6 Epiphysenfuge
7 Oberer Schulterblattwinkel (Angulus superior)

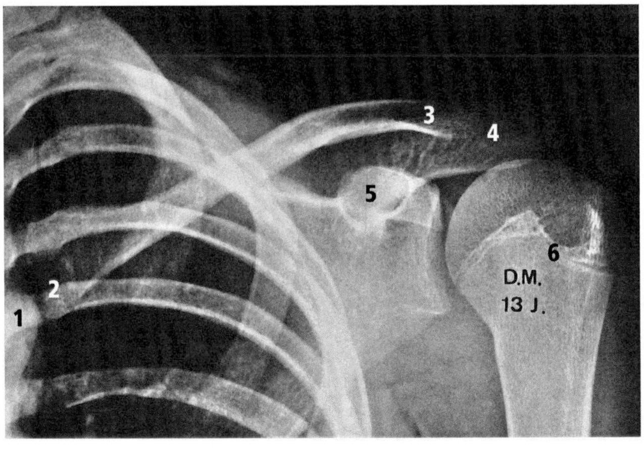

Abb. 31.**3**
(Filmferne) **a.p.**-Aufnahme einer Clavicula am Unfalltag (siehe auch Abb. 32.4).

Format

24/30, bei Kindern 18/24, quer

Schriftmarkierung

R oder L
schräg
liegend oder sitzend

Vorbereitung

Oberkörper freimachen, lange Ohrringe und Halskette ablegen. Bleischürze.

Lagerung

Variante A
Patient sitzt am Röntgentisch (Abb. 32.1). Dabei ist es wichtig, dass der Drehhocker möglichst hoch gestellt wird, damit sich der Patient so weit nach vorn über die Kassette neigen kann, dass sich die Schulterkontur in die Mitte der Kassette projiziert. Kopf maximal zur Gegenseite geneigt. Diese Aufnahmetechnik gelingt nicht bei Frauen mit großen Brüsten. Hier ist Variante B anzuwenden.

Variante B
Rückenlage, Arme am Körper entlang, Kopf zur gesunden Seite abgewendet und geneigt. Keilbocollo unter die kranke Schulter, damit sich das Schlüsselbein in Kassettenmitte projiziert. Die Kassette wird zirka 45° schräg zur Tischplatte unter der Schulter platziert (Abb. 32.2 und 32.3).

Aufnahmetechnik

800er Folie.
Zentralstrahl Variante **A:** Senkrecht auf Clavicula und Kassettenmitte (Abb. 32.1).
Zentralstrahl Variante **B:** Schräg kaudo-kranial auf Clavicula und senkrecht auf Kassettenmitte (Abb. 32.2 und 32.3).

	kV/mAs	Punkte	eigene Belichtung
schlanke Erwachsene	57/64	−1	....
normale Erwachsene	57/8	0	....
kräftige Erwachsene	60/10	+2	....

Kriterium

Vollständige und im mittleren und lateralen Anteil überlagerungsfreie Abbildung des Schlüsselbeines oberhalb des Rippengitters (Abb. 32.4: mit Kallusmanschette teilstabile Klavikulafraktur bei demselben Patienten wie in Abb. 31.3; Abb. 32.5: beginnende Kallusbrücke bei der stark verschobenen Klavikulafraktur).

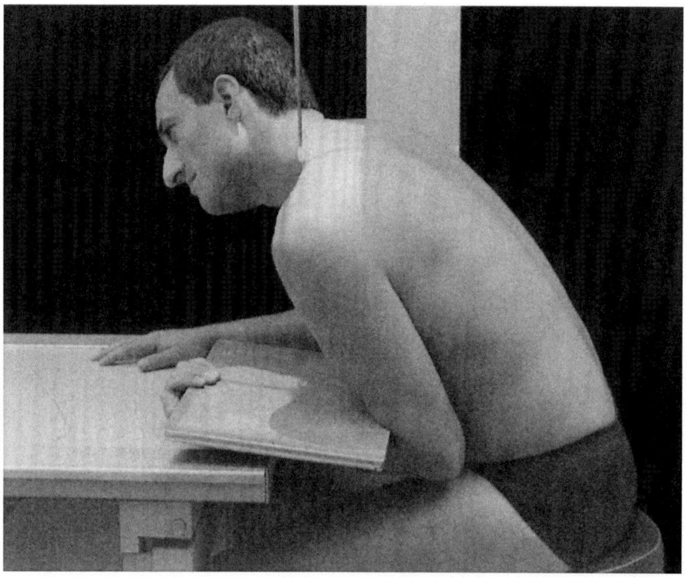

Abb. 32.**1**
Einstellung für schräge Schlüsselbeinaufnahme im Sitzen so, dass sich die Schulterkontur auf die Mitte der Kassette projiziert.

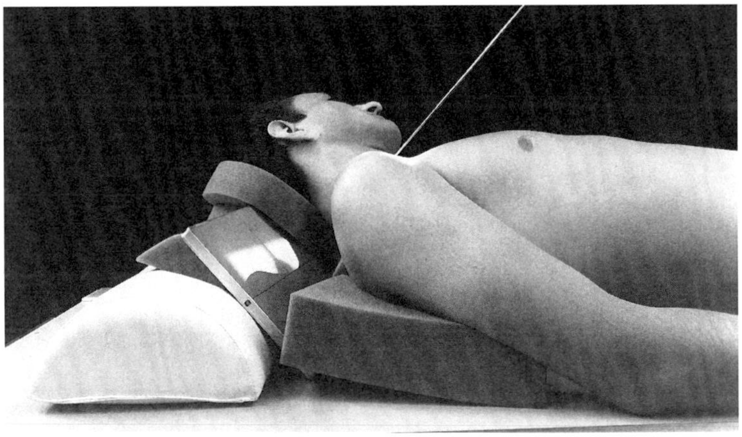

Abb. 32.**2**

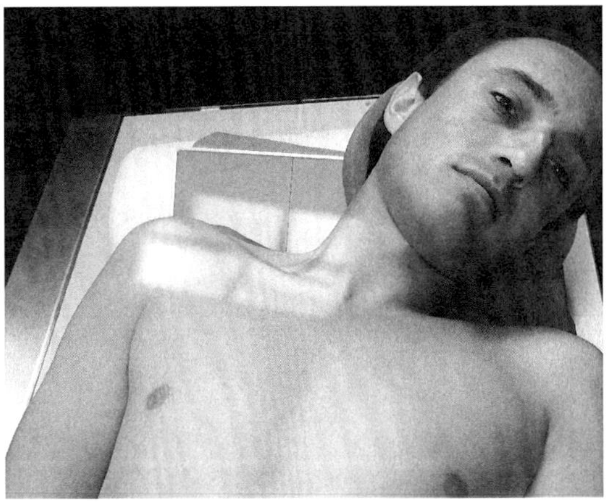

Abb. 32.**3**

Abb. 32.2 und 32.3
Einstellung für Schlüsselbeinaufnahme im Liegen mit hoch gelagerter kranker Schulter, so dass sich auch hier die Schulterkontur auf die Mitte der Kassette projiziert.

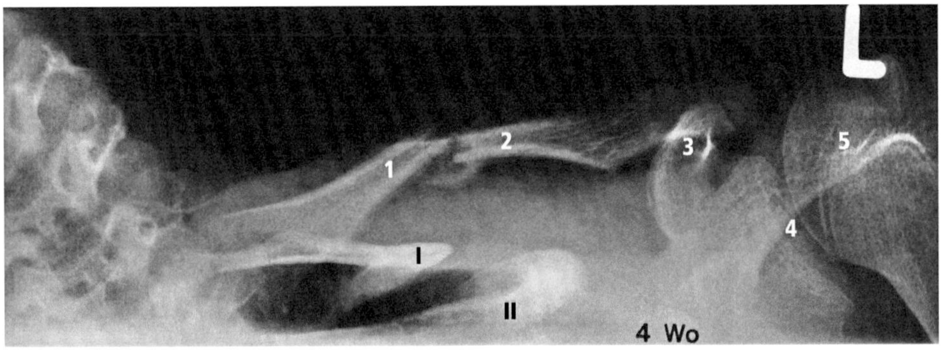

Abb. 32.**4**
Schrägaufnahme des Schlüsselbeines 4 Wochen nach Unfall (siehe auch Abb. 31.3).

1 mediales Klavikulafragment
2 laterales Klavikulafragment
3 Processus coracoideus
4 Facies glenoidalis
5 Oberarmkopf
I, II Rippen 1 und 2

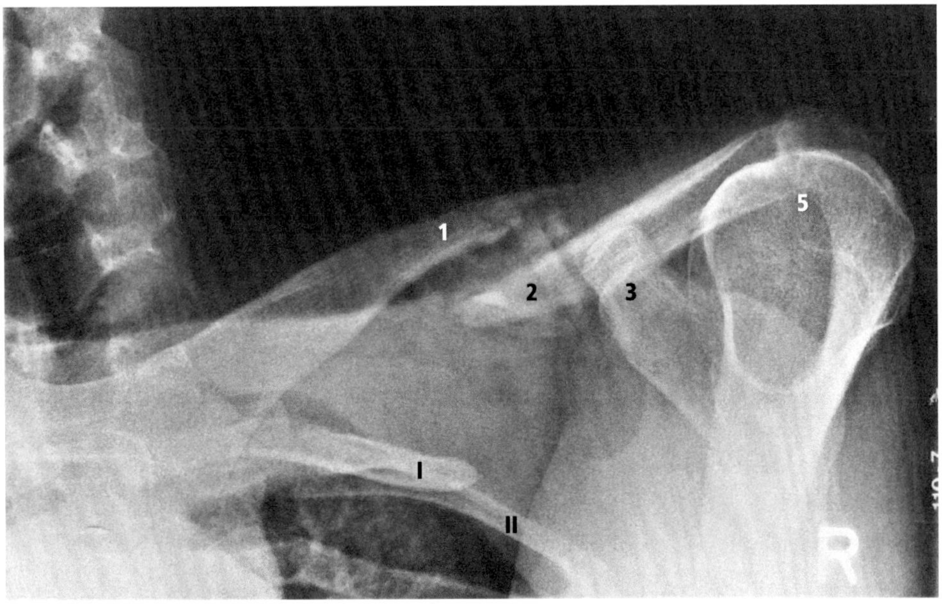

Abb. 32.**5**
Schrägaufnahme des Schlüsselbeines: beginnende Kallusbrücke bei stark verschobener Klavikulafraktur.

Die vorliegende Übersicht gibt Hinweise, für welche Fragestellungen die Röntgenaufnahme eine mehr oder weniger zuverlässige Aussage liefern kann. Neben akuten Schmerzzuständen, mehrheitlich nach Trauma, können auch andere Fragestellungen, z. B. nach Tumor oder Nekrosen bei Zusammenführung von Anamnese, klinischer Untersuchung und Röntgendiagnostik eindeutig geklärt werden.

Von hervorragender Bedeutung ist die Schnittbilddiagnostik in Form von CT, MRT und Sonographie. Sie sollte im Regelfall gezielt eingesetzt werden, wenn bei einer Fragestellung mit der konventionellen Röntgendiagnostik keine genügende Klarheit erreicht wird.

Beispielhafte Fragestellung	Empfohlene Röntgendiagnostik	Einstellung Nr.	Anmerkungen
Schulterfraktur/-luxation a) bei stehfähigen Patienten	Schulter a.p. in Nullrotation im Stehen = glenoidal-tangential, sog. „echte" Schulter a.p.	38	Die CT-Diagnostik ist bei akuten Fragestellungen indiziert, wenn komplexe Knochenverletzungen des Schultergelenkes vorliegen und präoperativ eine bessere Übersicht in mindestens 3 Ebenen erforderlich ist. Mittels CT können kleine Absprengungen am Glenoidrand, speziell nach Luxation des Humeruskopfes leichter entdeckt werden. Die MRT kann – im Rahmen der Weichteildiagnostik – im Einzelfall nicht dislozierte Tuberculum-majus-Frakturen nachweisen. Die Sonographie kann überlagerungsfrei über den gesamten, einsehbaren Umfang des Humeruskopfes Periostabhebungen, Kortikalisunterbrechungen und -verschiebungen zeigen.
	Schulter a.p. im maximaler Innenrotation (IRO)	38	
	Schulter transskapulär = Y-Aufnahme	42	
	Schultergelenk axial	41	
b) bei nicht stehfähigen Patienten	Schulter a.p. im Liegen mit flach aufliegendem Rücken	39	Das Glenoid überlagert partiell den Humeruskopf
Luxationsrichtung bei Schulterluxation	Y-Aufnahme	42	
	Velpeau-Aufnahme	45	
Hill-Sachs Impressionsfraktur	Stryker-Aufnahme	49	
	Schulter a.p. in Innenrotation	38	
Bankart (antero-kaudale Pfannenrandfraktur)	Garth-Aufnahme (in Armschlinge möglich)	47	Zu beachten ist, dass nur die CT Pfannenrandfrakturen in allen Abschnitten des Glenoids nachweisen kann, sofern axial und sagittal rekonstruiert wird.
	Bernageau-Aufnahme (nur bei freier Schulterbeweglichkeit möglich)	48	
Subkapitale Humerusfraktur	Schulter a.p. und	38/39	
	transthorakale Aufnahme	50	
AC-Gelenkinstabilität vertikal	Stressaufnahme AC-Gelenk a.p.	33	
horizontal	Stressaufnahme nach Alexander	35	
AC-Gelenk degenerativ etc.	Schulter a.p. 15° kaudo-kranial (Zanca)	34a	
	Schulter p.a. 15° kranio-kaudal (Zanca)	34b	
	Schulter a.p. in 90° Abduktion und Außenrotation	40	
Knöchernes Impigement (kaudale Sporne?)	Schulter a.p. 30° nach Rockwood	44	
	Outlet Aufnahme	43	
Schulterblatt	Schulterblatt a.p.	36	Für geringe dislozierte Frakturen des Schulterblattes ist die CT-Diagnostik die überlegene Methode
	Schulterblatt im Profil	37	

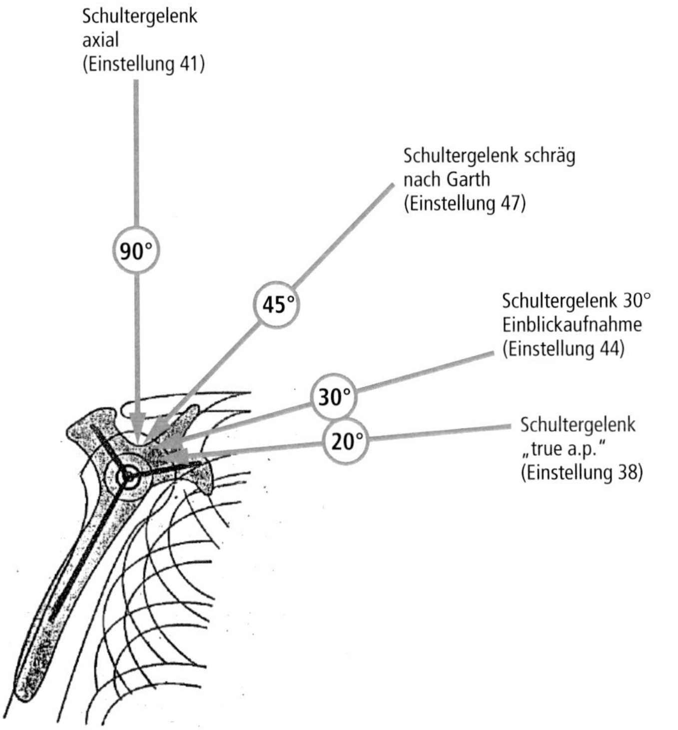

Abb. 32.**6**
Die Abbildung zeigt den von der Horizontalen abweichenden Winkel des Strahlenganges bei den Einstellungen mit gewünschter tangentialer Abbildung der Schultergelenkpfanne (Facies glenoidalis scapulae)

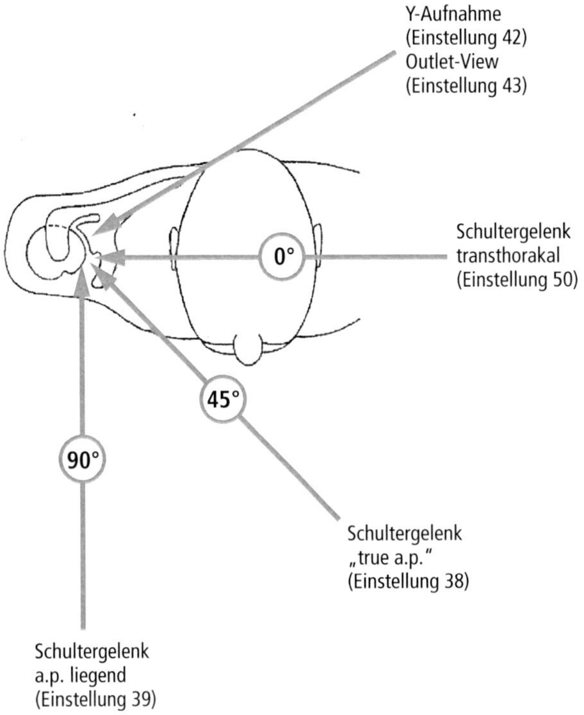

Abb. 32.**7**
Das Diagramm zeigt die Strahlengangsrichtung in Bezug auf die Frontalebene.

Indikation

Am Akromioklavikulargelenk (AC-Gelenk) wird eine *horizontale* Stabilität, vor allem gesichert durch das Ligamentum acromioclaviculare, von einer *vertikalen* Stabilität unterschieden, für die die korako-klavikulären Bänder verantwortlich sind.
Wichtig für Prognose und therapeutisches Vorgehen ist die Differenzierung zwischen *Zerrung* (Typ I), *Subluxation* (Typ II) – bei mäßiger Krafteinwirkung mit Zerreißung der akromioklavikulären Bänder - und *Luxation* (Typ III) – am häufigsten durch Ruptur der akromioklavikulären und der korakoklavikulären Bänder, zugleich mit vollständigem Abriss von Deltoideus- und Trapeziusansatz am Schlüsselbein.
Dabei kommt es zu einer Vergrößerung des korakoklavikulären Abstandes um bis zu 100% im Vergleich zur Gegenseite (Haas und Blauth).
Grundsätzlich ist die seitenvergleichende Aufnahme unter Belastung erforderlich.

Format

13/18 (Einzeldarstellung der AC-Gelenke)
quer

Schriftmarkierung

R oder L
stehend
Stressaufnahme.

Vorbereitung

Oberkörper freimachen
Bleischürze

Lagerung

Der Patient steht mit flach anliegendem Rücken und zurückgezogenen Schultern gerade am Stativ.
Ein 3–5 kg schweres Gewicht befindet sich an jedem Handgelenk (= Stressaufnahmen).
Zur Vermeidung unwillkürlicher Aktivierung der Schultermuskulatur synchron zum kraftvollen Faustschluss wie bei Verwendung von Sandsäcken mit Handgriff sollen passiv fixierte Gewichte an beiden Handgelenken bevorzugt werden (Abb. 33.1).
Für die exakte Differenzierung zwischen Subluxation und Luxation ist es entscheidend, dass bei der Aufnahme die Schultern maximal nach dorsal gezogen werden (**B** – Abb. 33.4). Bei nach vorn hängenden Schultern (**A** – Abb. 33.3) kann eine anatomisch richtige Gelenkstellung auch bei bestehender Luxation vorgetäuscht werden (Jäger und Wirth).
Im Hinblick auf die Fragestellung nach Verletzung wird die a.p.-Projektion als Standardvorgehen angegeben, weil die korrekte, seitensymmetrische Aufnahmeposition dabei leichter zu kontrollieren ist als im umgekehrten Strahlengang.

Aufnahmetechnik

400er Folie
Röntgenkassette im Raster.
Aluminiumkeilfilter zum Kontrastausgleich.

	kV/mAs	Punkte	eigene Belichtung
schlanke Erwachsene	57/6,3	–2	....
normale Erwachsene	60/8	0	....
kräftige Erwachsene	63/10	+2	....

Kriterium

Überlagerungsarme und gut seitenvergleichbare Abbildung der AC-Gelenke (Abb. 33.5 und 33.6, links: Tossy-III-Verletzung).
Für den Vergleich der Gelenkspaltweiten ist die technisch seitengleiche Projektion der AC-Gelenke entscheidend. Auf eine Freiprojektion der Gelenkspalten (wie in den AC-Aufnahmen p.a. und nach Zanca) wird daher zugunsten der besseren Reproduzierbarkeit bewusst verzichtet.

Haas, N., M. Blauth: Verletzungen des Acromio- und Sternoclaviculargelenkes – operative oder konservative Behandlung? Orthopäde 18 (1989) 234–246
Jäger, M., C.J. Wirth: Kapselbandläsionen, Thieme, Stuttgart 1978
Tossy, J.D. et al.: Acromioclavicular separations. A useful and practical classification for treatment. Clin. orthop. 28 (1963) 111.

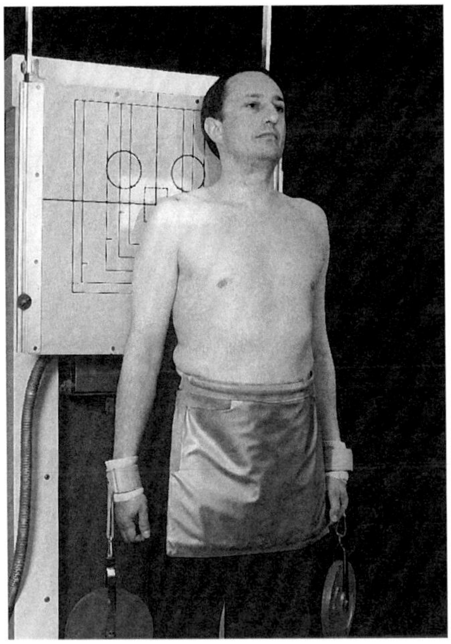

Abb. 33.**1**

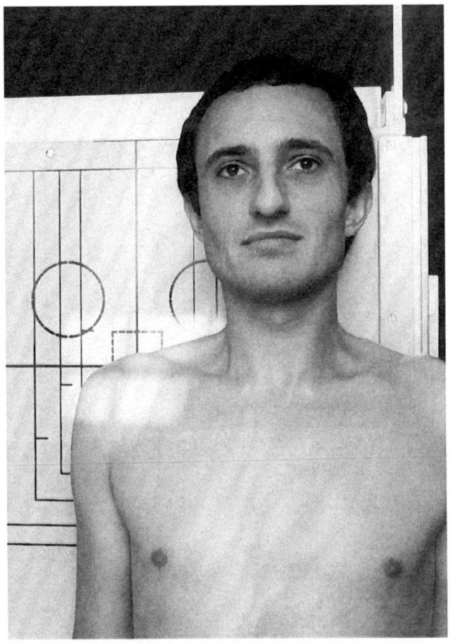

Abb. 33.**2**

> ! Gewichte *passiv* fixieren. *Keine* Kippung des Zentralstrahles. AC-Gelenke *einzeln* abbilden.

Abb. 33.1 und 33.2
Einstellung des AC-Gelenks a.p. bei Fragestellung Instabilität.

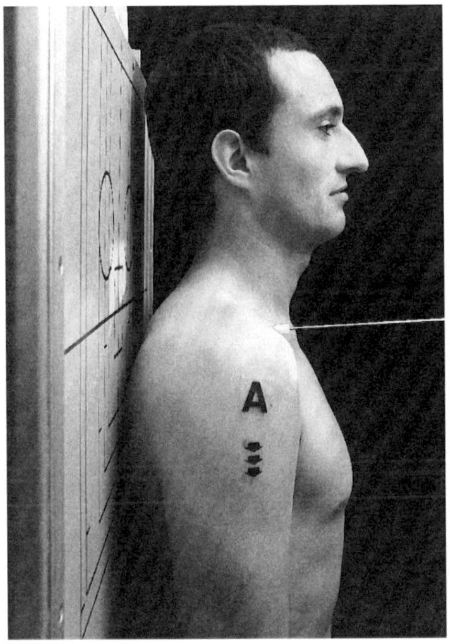

Abb. 33.**3**

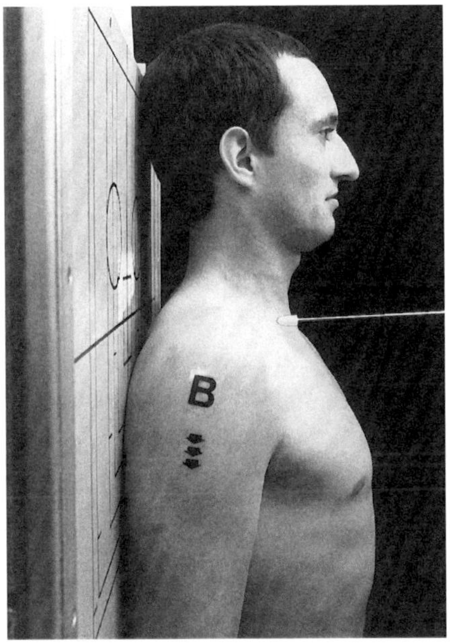

Abb. 33.**4**

Abb. 33.3 und 33.4
Wichtig: Schultern nicht nach vorne hängen lassen (A) sondern nach dorsal ziehen (B).

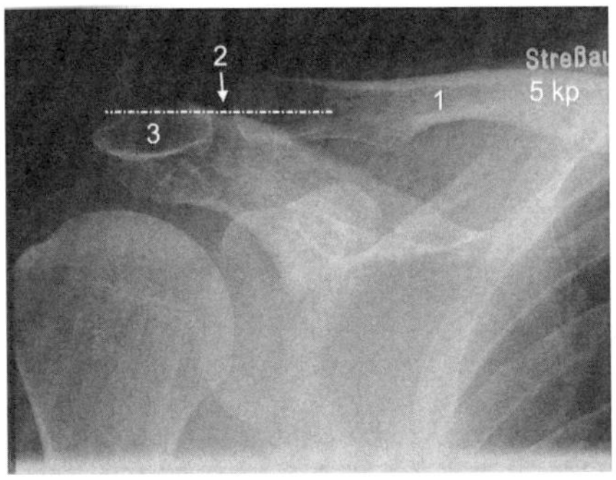

Abb. 33.**5**

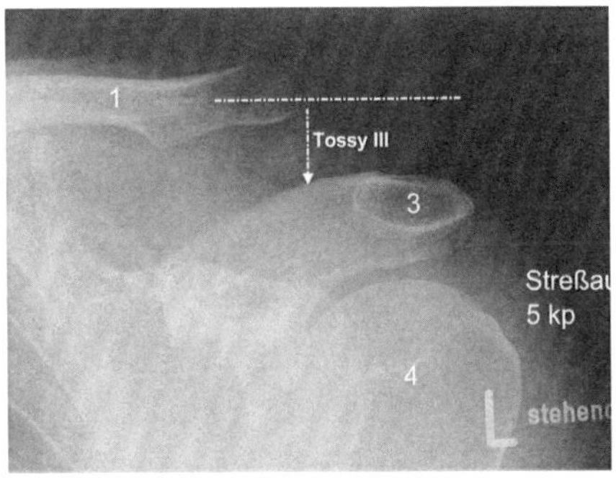

Abb. 33.**6**

1 Clavicula
2 AC-Gelenk
3 Acromion
4 Humeruskopf

Abb. 33.5 und 33.6
Seitenvergleichende Stressaufnahme bei einem Normalbefund rechts (Abb. 33.5) und einer Tossy-III-Verletzung links (Abb. 33.6).

34a Akromioklavikulargelenk anterior-posterior nach Zanca

Indikation Bei chronischen Beschwerden (Arthrose, Destruktion, Erosion, Verkalkung) am AC-Gelenk ermöglicht die a.p.-Aufnahme nach Zanca einen überlagerungsfreien Einblick ins Schultergelenk.

Format 13/18, quer

Schriftmarkierung R oder L
Zanca

Vorbereitung Oberkörper freimachen, Bleischürze

Lagerung Schulterblatt flach am Stativ, d.h. Rücken im Winkel von etwa 40° zum Stativ stehend oder sitzend

Aufnahmetechnik 400er Folie
Röntgenkassette im Raster.
Zentralstrahl 15° kaudo-kranial auf AC-Gelenk und Kassettenmitte (Abb. 34.1)
Aluminiumkeilfilter zum Kontrastausgleich.

	kV/mAs	Punkte	eigene Belichtung
schlanke Erwachsene	57/6,3	−1	....
normale Erwachsene	60/8	0	....
kräftige Erwachsene	63/10	+2	....

Kriterium Überlagerungsfreie a.p.-Darstellung des AC-Gelenks (Abb. 34.2)

Zanca P.: Shoulder pain: involvement of the acromioclavicular joint: analysis of 1000 cases. Amer. J. Roentgenol. 112 (1971) 493–506.

34b Akromioklavikulargenk posterior-anterior

Indikation Bei chronischen Beschwerden am AC-Gelenk. Alternative zur Aufnahme nach Zanca mit dem Vorteil einer filmnahen Projektion des AC-Gelenks.

Format 13/18, quer

Schriftmarkierung R oder L
p.a.

Vorbereitung Oberkörper freimachen, Bleischürze

Lagerung ventrale Schulter flach am Stativ
stehend oder sitzend

Aufnahmetechnik 400er Folie
Röntgenkassette im Raster.
Zentralstrahl 15° kranio-kaudal auf AC-Gelenk und Kassettenmitte (Abb. 34.3)
Aluminiumkeilfilter zum Kontrastausgleich.

	kV/mAs	Punkte	eigene Belichtung
schlanke Erwachsene	57/6,3	−1	....
normale Erwachsene	60/8	0	....
kräftige Erwachsene	63/10	+2	....

Kriterium Überlagerungsfreie p.a.-Darstellung des AC-Gelenks (Abb. 34.4).

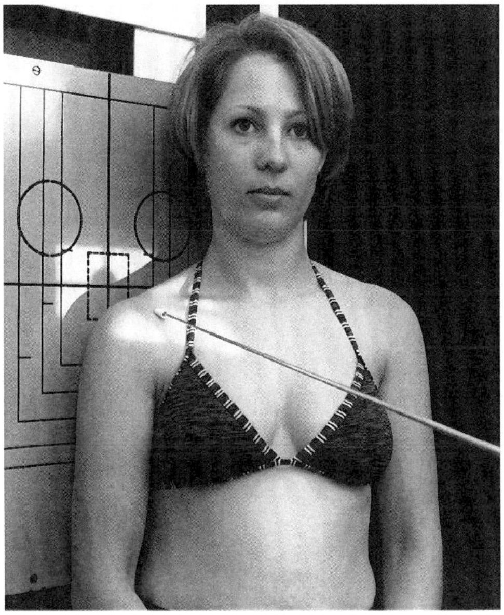

Abb. 34.**1**

Aufnahme nach Zanca mit 15° kaudo-kranialem Strahlengang.

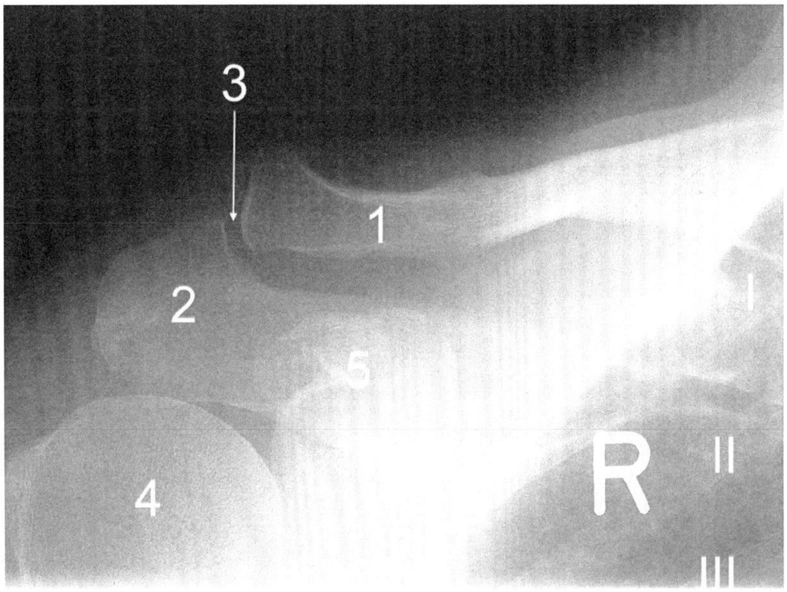

Abb. 34.**2**

Normalbefund der a.p.-Aufnahme nach Zanca.

1 Clavicula
2 Acromion
3 Akromioklavikulargelenk (AC-Gelenk)
4 Oberarmkopf
5 Rabenschnabelfortsatz
6 Oberer Schulterblattwinkel (Angulus superior)
I, II, III Rippen

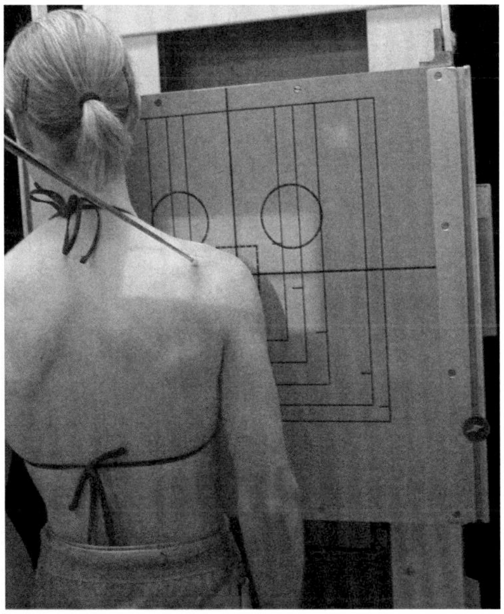

Abb. 34.**3**

P.a.-Aufnahme des AC-Gelenkes mit 15° kranio-kaudalem Zentralstrahl.

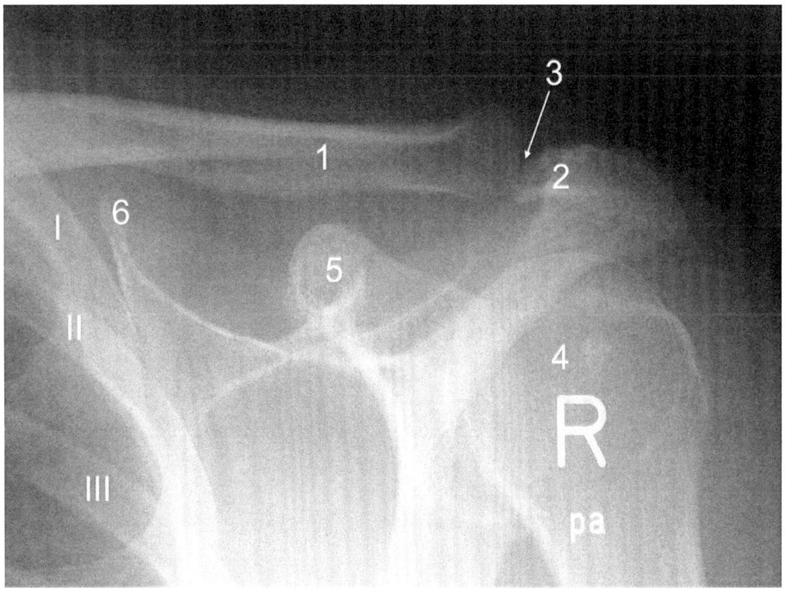

Abb. 34.**4**

Normalbefund der p.a.-Aufnahme des AC-Gelenks.

Indikation

Am Akromioklavikulargelenk (AC-Gelenk) wird eine horizontale Stabilität, vor allem gesichert durch das Ligamentum acromioclaviculare, von einer vertikalen Stabilität unterschieden, für die die korako-klavikulären Bänder verantwortlich sind.
Die horizontale Stabilität sichern neben dem Lig. acromioclaviculare die Gelenkkapsel und die Ansätze der Mm. deltoideus und trapezius. Durchtrennt man diese Strukturen im Experiment, so ist bei intaktem Lig. coracoclaviculare eine Verschiebung des distalen Klavikulaendes in der Transversalebene möglich (Haas und Blauth)
Grundsätzlich ist die seitenvergleichende Aufnahme unter Zug erforderlich (Abb. 35.2).

Format

24/30 hoch

Schriftmarkierung

R oder L
sitzend

Vorbereitung

Oberkörper freimachen
Halskette ablegen
Bleischürze dorsal

Lagerung

Die Aufnahme entspricht bis auf die Haltung der Arme der Darstellung des Schultergelenks transskapulär **(Einstellung 42):**
Patient sitzt mit betroffener Schulter eng am Stativ.
Die Röntgenassistentin markiert auf der Haut den ertasteten Oberrand der Schulterblattgräte.
Auf dem Drehhocker wird der Patient so vor dem Stativ platziert, dass das stativnahe Schulterblatt bzw. die Markierungslinie auf der Haut knapp senkrecht zum Film eingestellt ist. Das entspricht einem Winkel von etwa 40° zwischen Frontalebene und Stativ.
Abweichend von der Y-Aufnahme muss nun die betroffene Schulter so weit wie möglich nach vorne gezogen werden (Abb. 35.1 und 35.2), damit das aus seiner Muskel- und Bandführung gelöste laterale Klavikulaende über das Acromion hochtreten kann.
Danach muss die Position des Schulterblattes zum Stativ nochmals überprüft und ggf. korrigiert werden.

Aufnahmetechnik

400er Folie
Röntgenkassette im Raster.
Oberer Kassettenrand überragt gerade den oberen Schulterblattwinkel.
Zentralstrahl parallel zur Innenfläche des Schulterblattes, senkrecht auf Kassettenmitte
Atemstillstand nach Exspiration.
Aluminiumkeilfilter zum Kontrastausgleich.

	kV/mAs	Punkte	eigene Belichtung
Kinder 10 Jahre	70/12	−4	....
schlanke Erwachsene	73/16	−2	....
normale Erwachsene	77/20	0	....
kräftige Erwachsene	81/25	+2	....
Automatik	73	□■□	

Kriterium

Acromion und laterale Clavicula stehen auf einer Höhe (Abb. 35.5).

Alexander, O.M.: Dislocation of the acromio-clavicular joint. Radiography 15 (1949) 260.
Haas, N., M. Blauth: Verletzungen des Acromio- und Sternoclaviculargelenkes – operative oder konservative Behandlung? Orthopäde 18 (1989) 234–246

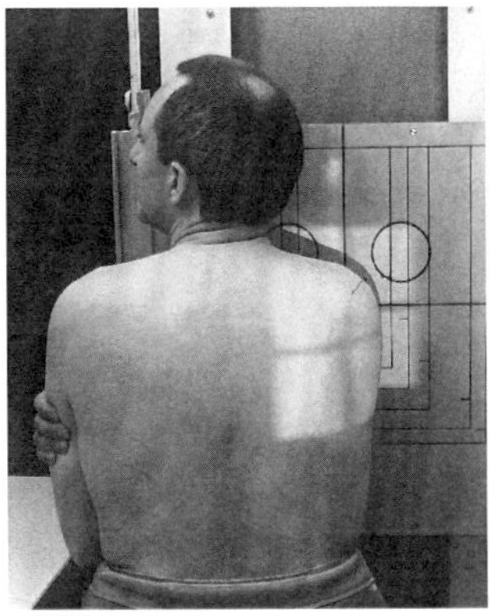

Abb. 35.**1**

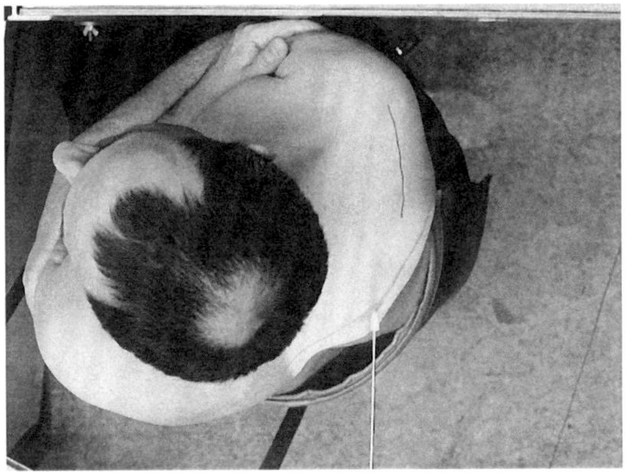

Abb. 35.**2**

Abb. 35.1 und 35.2
Einstellung der Aufnahme nach Alexander. Darstellung der Positionierung der Schulter zum Stativ sowie der korrekten Armhaltung.

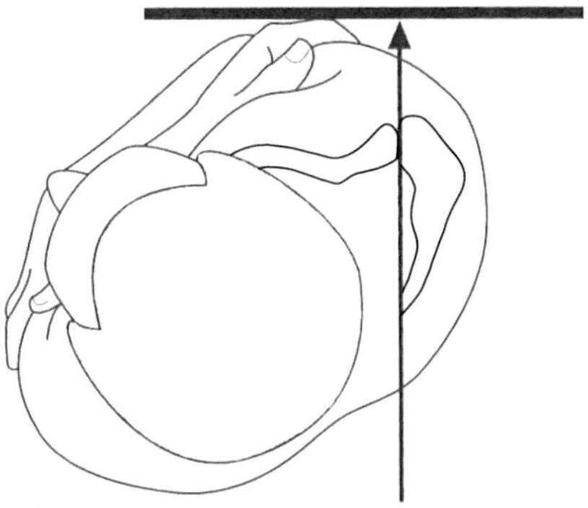

Abb. 35.**3**

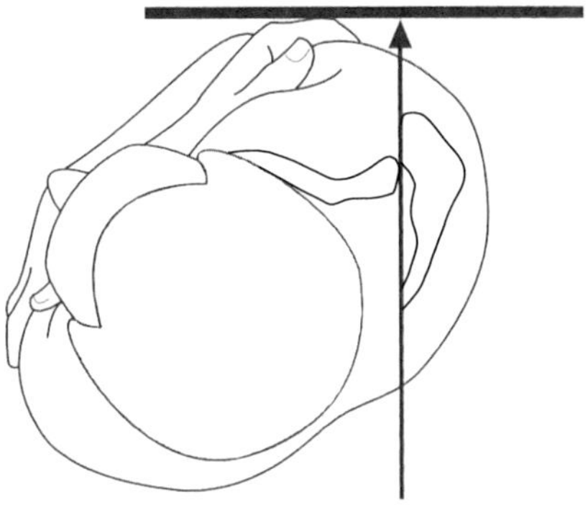

Abb. 35.**4**

Abb. 35.3 und 35.4
Normale Klavikulastellung (Abb. 35.3) und pathologische Verschiebung (Abb. 35.4) bei Ruptur des Lig. acromioclaviculare.

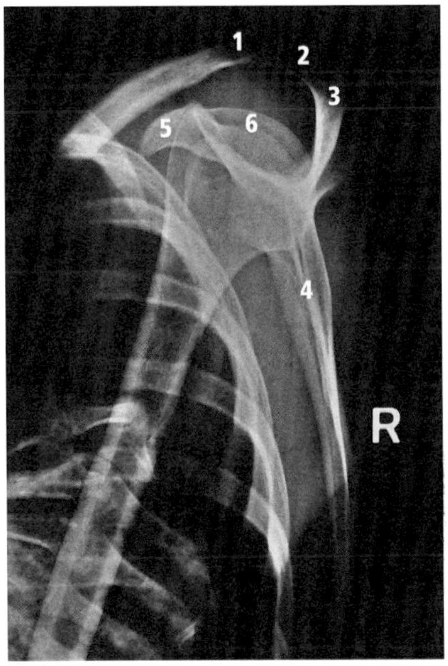

Abb. 35.**5**
Intakte akromio-klavikulare Verbindung ohne Bandverletzung.

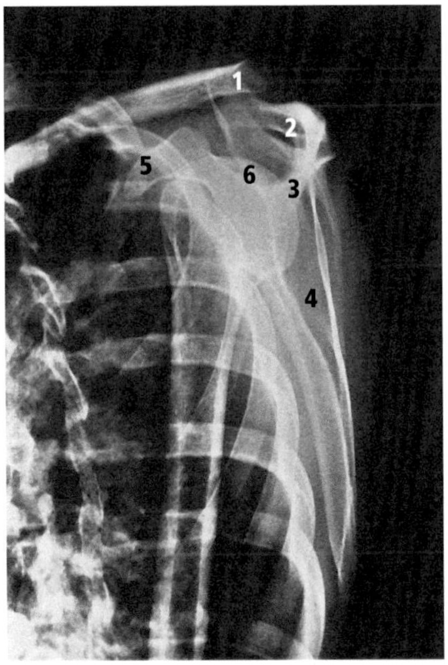

Abb. 35.**6**
Das instabile laterale Klavikulaende tritt über das Acromion hoch.

> ! Beide Schultern müssen möglichst weit nach vorne gezogen werden.
> Der verletzte Arm greift zur gesunden Seite.

1 Clavicula
2 Acromion
3 Spina scapulae
4 Scapula
5 Proc. coracoideus
6 Oberarmkopf

Format
34/30
hoch

Schriftmarkierung
R oder L
stehend, sitzend oder liegend

Vorbereitung
Oberkörper freimachen
lange Ohrringe und Halskette ablegen
Bleischürze

Lagerung
Der Patient steht mit dem ganzen Rücken flach am Stativ, stemmt den Handrücken auf der Seite der aufzunehmenden Schulter in seine Flanke und dreht den Ellenbogen möglichst weit nach vorn. Dadurch wird auch das Schulterblatt vom Rippengitter weg zur Seite gezogen.
Die Röntgenassistentin soll – in dieser gehaltenen Armposition des Patienten – das Schulterblatt abtasten und – nach entsprechender Markierung der vermuteten Mitte auf der Vorderseite des Brustkorbs Röhre und Raster entsprechend zentrieren. Als Hilfestellung zur Auffindung der Schulterblattmitte gilt, dass diese sich etwa vier Querfinger (ca. 8 cm) unterhalb der Clavicula befindet. Zuverlässiger ist es allerdings, den ventralen Projektionspunkt der Schulterblattmitte nach Ertastung des Schulterblattes ventral zu markieren.

Aufnahmetechnik
400er Folie
Röntgenkassette *im Raster.*
Oberer Kassettenrand in Höhe Schulterhautgrenze.
Zentralstrahl senkrecht auf Kassetten- und Schulterblattmitte (Abb. 36.1).
Atemstillstand nach Exspiration.

	kV/mAs	Punkte	eigene Belichtung
schlanke Erwachsene	60/16	−2	....
normale Erwachsene	63/20	0	....
kräftige Erwachsene	66/32	+2	....
Automatik	63	□■□	

Kriterium
Orthograde, möglichst von den Rippen freiprojizierte, gut beurteilbare Abbildung mindestens der lateralen Anteile des Schulterblattes (Abb. 36.2).

! Schulterblattmitte ventral markieren. Rücken flach am Stativ.

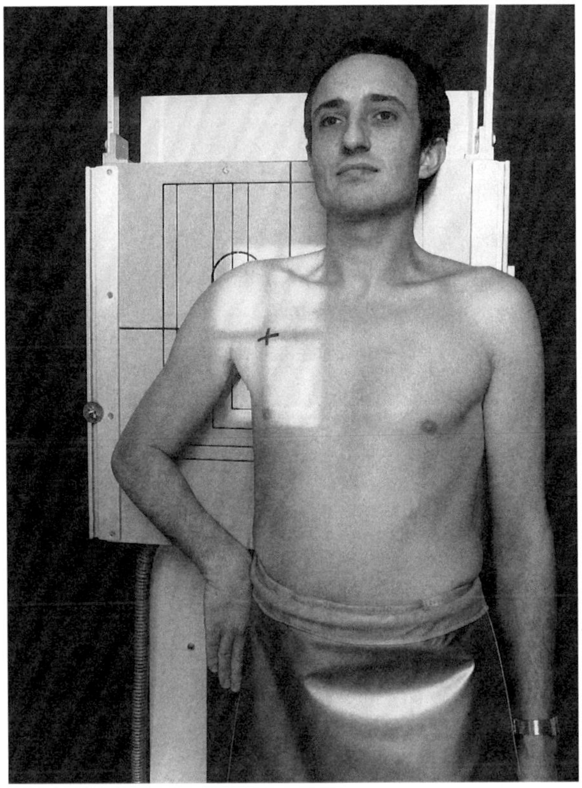

Abb. 36.**1**
Patientenposition mit dem Rücken *flach* am Stativ bei der Skapulaaufnahme a.p.

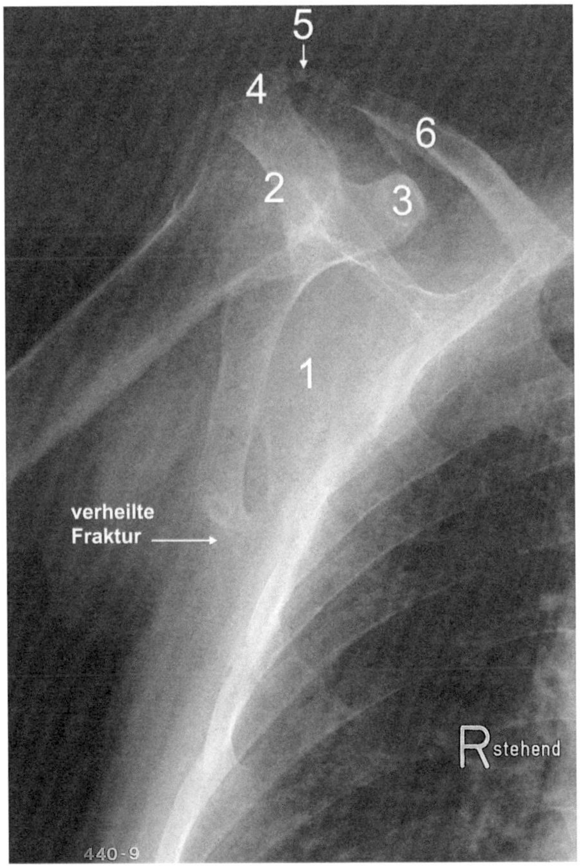

1 Schulterblatt (Scapula)
2 Oberarmkopf
3 Rabenschnabelfortsatz (Proc. coracoideus)
4 Acromion
5 AC-Gelenk
6 Clavicula

Abb. 36.**2**
Scapula anterior-posterior: verheilte Fraktur; dasselbe Schulterblatt, wie in Abb. 37.3.

Indikation

Frakturverdacht

Format

24/30
hoch

Schriftmarkierung

R oder L
stehend oder sitzend

Vorbereitung

Oberkörper freimachen
lange Ohrringe und Halskette ablegen
Bleischürze seitlich

Lagerung

Variante A:
Wie Outlet-View **(Einstellung 43)**, aber mit tieferer Zentrierung auf die Mitte des Schulterblattes (Abb. 37.1 und 37.2).

Variante B:
Patient steht seitlich mit betroffener Schulter eng am Stativ. Die gleichseitige Hand wird in die Hüfte gestemmt (Abb. 37.4 und 37.5) Der Patient wird so vor dem Stativ gedreht, dass die Scapula exakt senkrecht zum Film (= Stativ) eingestellt ist.
Dies gelingt am besten, wenn die Einstellung unter sorgfältigem Abtasten des lateralen und des medialen Schulterblattrandes erfolgt.

Aufnahmetechnik

400er Folie
Röntgenkassette *im Raster.*
Unterer Kassettenrand überragt den unteren Schulterblattwinkel um 5 cm.
Zentralstrahl auf Schulterblattmitte und (im Unterschied zum Outlet-View) *senkrecht* auf Kassettenmitte.
Atemstillstand nach Exspiration.

	kV/mAs	Punkte	eigene Belichtung
schlanke Erwachsene	63/25	−2	....
normale Erwachsene	66/32	0	....
kräftige Erwachsene	70/40	+2	....

Kriterium

Überlagerungsfreie, streng seitliche und vollständige Abbildung des Schulterblattes, d.h. „freier Durchblick" zwischen Schulterblatt und Rippengitter (Abb. 37.3 und 37.6) sowie möglichst wenig Überlagerung der Scapula durch den Humerusschaft.

Mazuijian, M.: Lateral profile view of the scapula. Xray Techn. 25, 24–25 (1953).

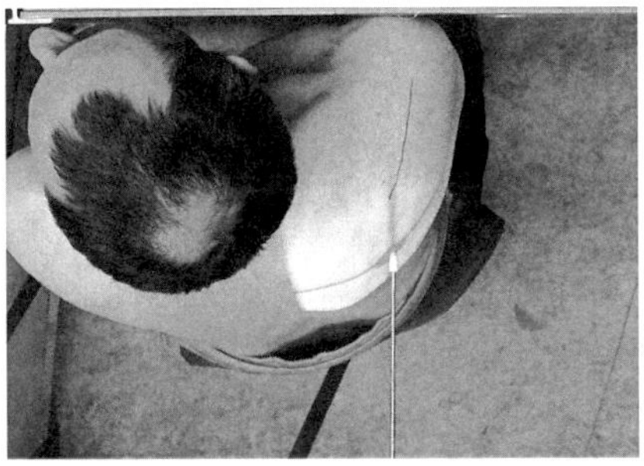
Abb. 37.1

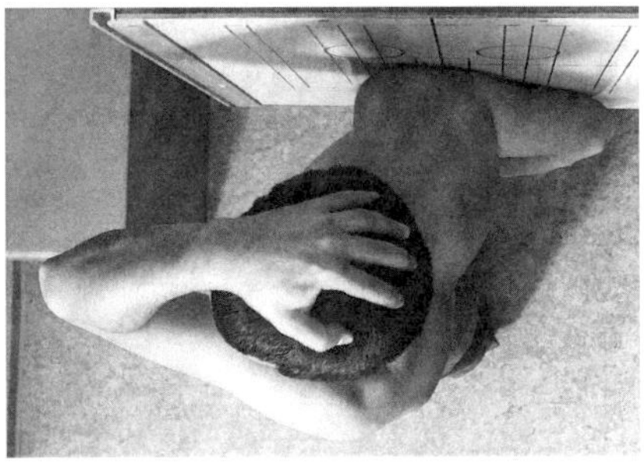
Abb. 37.4

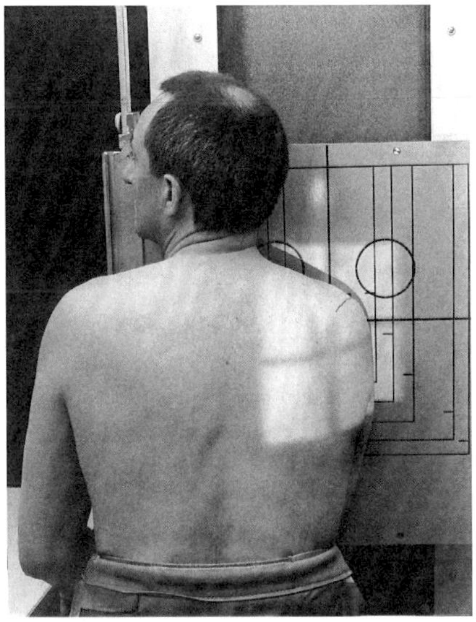
Abb. 37.2

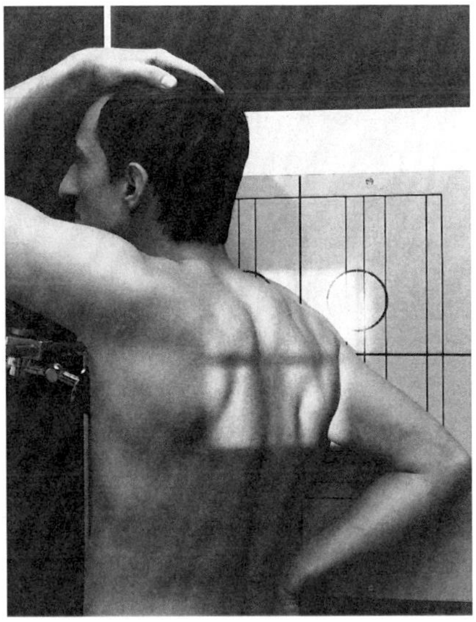
Abb. 37.5

Das Schulterblatt soll senkrecht zur Filmebene eingestellt sein.

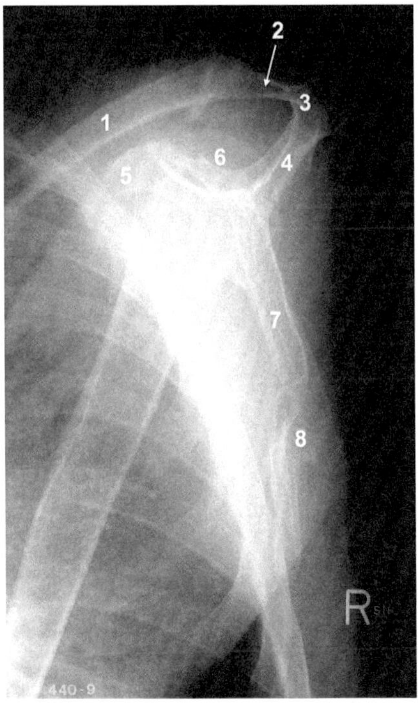

Abb. 37.3

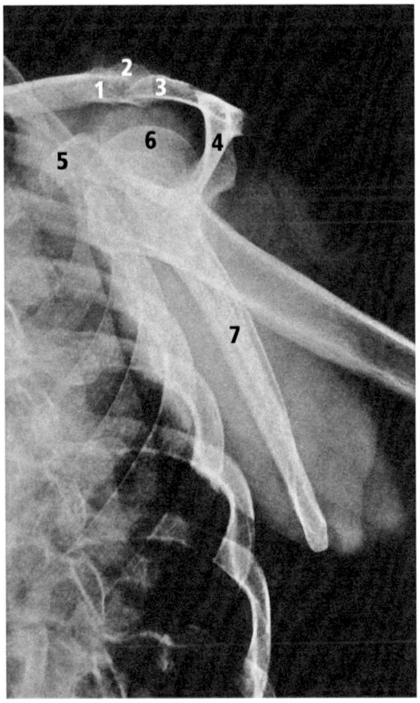

Abb. 37.6

1 Clavicula
2 AC-Gelenk
3 Acromion
4 Spina scapulae
5 Rabenschnabelfortsatz
6 Oberarmkopf
7 Scapula
8 verheilte Scapulafraktur

Abb. 37.1 bis 37.3
Variante A: Arm nach vorne. Verheilte Schulterblattfraktur, dieselbe wie in Abb. 36.2.

Abb. 37.4 bis 37.6
Variante B: Arm in der Hüfte abgestützt.

Indikation
Standardeinstellung bei stehfähigen Patienten.

Format
18/24 (13/18), quer

Schriftmarkierung
R oder L, stehend
Innenrotation, Nullrotation oder Außenrotation

Vorbereitung
Oberkörper freimachen, Halskette ablegen, Bleischürze.

Lagerung
Damit die Gelenkpfanne des Schulterblattes möglichst tangential = strichförmig getroffen wird, muss die Gegenschulter 45° vom Stativ weggedreht werden (Abb. 38.2 und 38.3). Ellenbogengelenk 90° gebeugt, damit die Oberarmposition in Neutralstellung (Nullrotation) kontrolliert werden kann: Dabei besteht zwischen Unterarm und Frontalebene ein Winkel von 90° (Abb. 38.6). Alternativ können Aufnahmen in Innen- (Abb. 38.4) oder Außenrotation (Abb. 38.8) angefertigt werden.
Für den erwünschten Einblick unter das nach dorsal abfallende Schulterdach bzw. in den Subakromialraum ist die Kippung des Zentralstrahles kranio-kaudal um ca. 20° notwendig (Abb. 38.1)
Um eine gleichmäßige Schwärzung des ganzen Oberarmkopfes zu erreichen, ist zum Ausgleich der nach lateral-kranial dünner werdenden Schulter die gegensinnige Anlage eines Aluminiumkeilfilters unerläßlich (Abb. 38.10 – 38.12).

Aufnahmetechnik
400er Folie
Röntgenkassette *im Raster.*
Oberer Kassettenrand in Höhe Schulterhautgrenze.
Zentralstrahl im Winkel von 20° von kranial nach kaudal auf Humeroglenoidalgelenk und Kassettenmitte.
Aluminiumkeilfilter zum Kontrastausgleich.

	kV/mAs	Punkte	eigene Belichtung
schlanke Erwachsene	60/16	−2	....
normale Erwachsene	63/20	0	....
kräftige Erwachsene	66/32	+2	....
Automatik	66	□■□	

Kriterium
Überlagerungsfreie Abbildung des Oberarmkopfes mit freiem Durchblick durch das Schultergelenk. Die Schulterblattpfanne ist strichförmig abgebildet. Der Subakromialraum ist frei durchsichtig.
Seitlich randbildend ist in Nullrotation die obere Facette, in Innenrotation die untere Facette des Tuberculum majus und in Außenrotation das Tuberculum minus sowie die obere Facette des Tuberculum majus. Hier Zustand nach Refixierung von Supraspinatussehne und Labrum (Abb. 38.5, 38.7, 38.9).

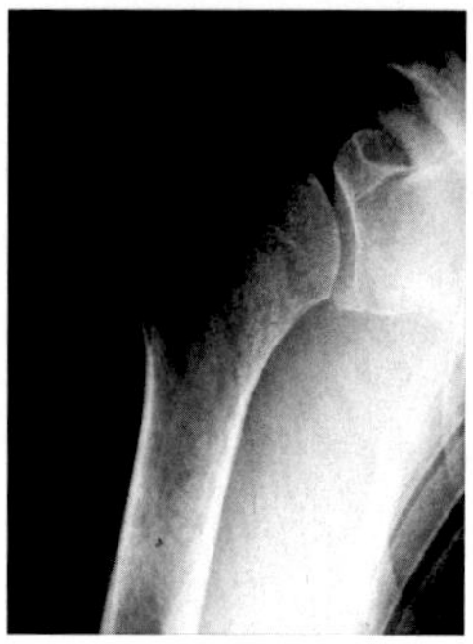

Abb. 38.**10**
Aufnahme ohne Aluminiumkeilfilter.

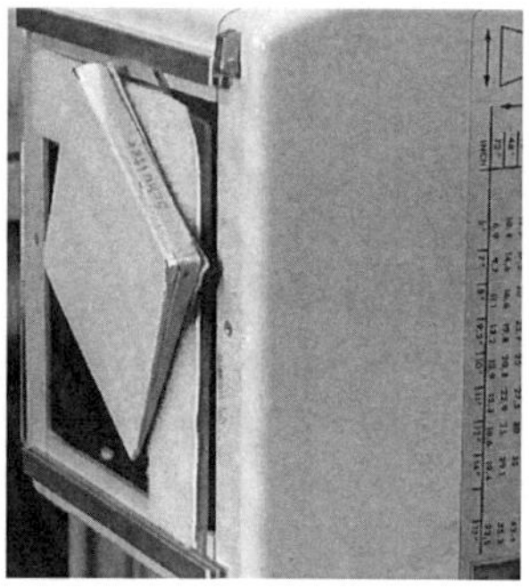

Abb. 38.**11**
Aluminiumkeilfilter.

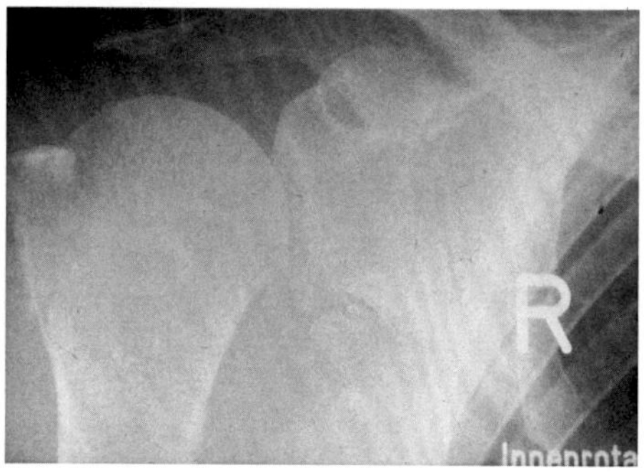

Abb. 38.**12**
Dieselbe Schulter wie Abbildung 38.10 mit Aluminiumkeilfilter.

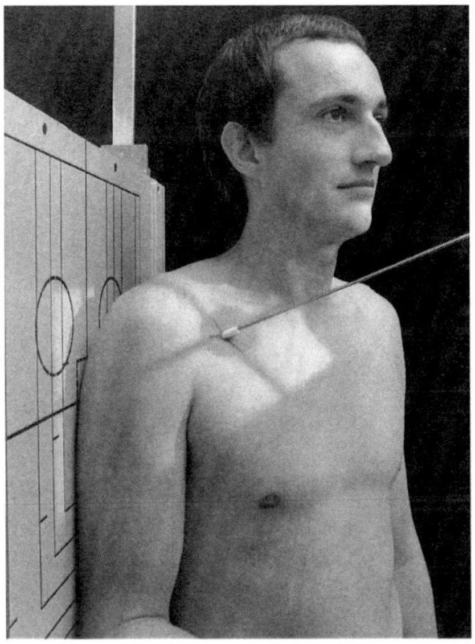

Abb. 38.1

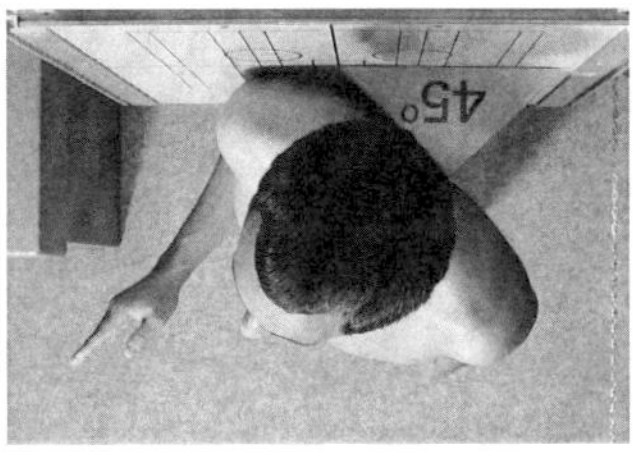

Abb. 38.2

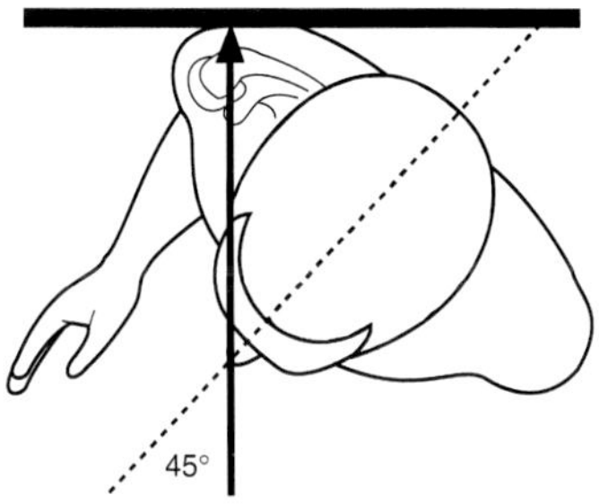

Abb. 38.3

> ! Körper 45° zum Stativ und kranio-kaudaler Strahlengang von 20° zur Freiprojektion der Gelenkräume. Die Rotation ist entscheidend für die Aussage am Oberarmkopf. Aluminiumkeilfilter nicht vergessen.

Abb. 38.1 bis 38.3
Patientenposition und Strahlengang bei der glenoidal-tangentialen Schultergelenksaufnahme.

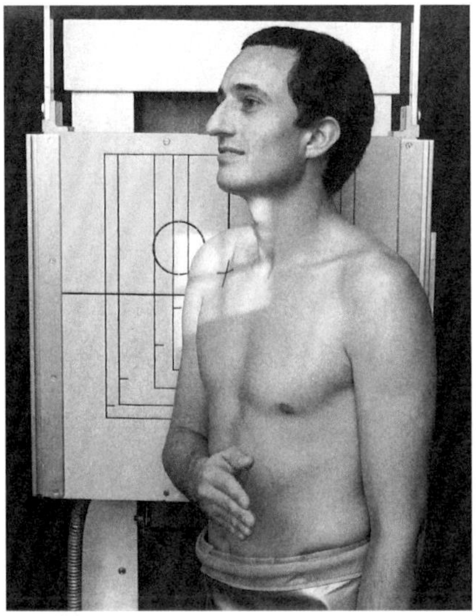

Abb. 38.4

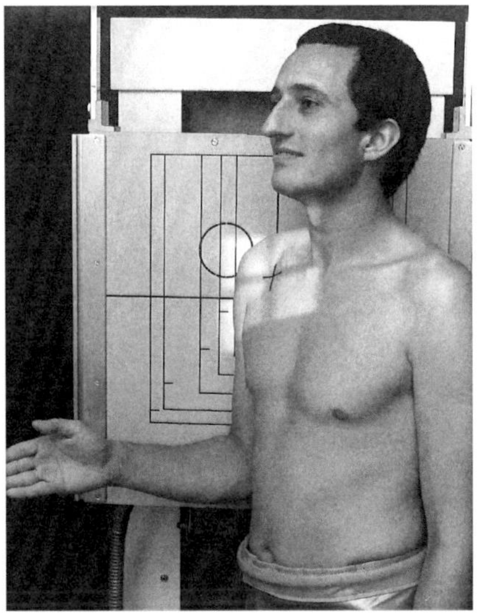

Abb. 38.6

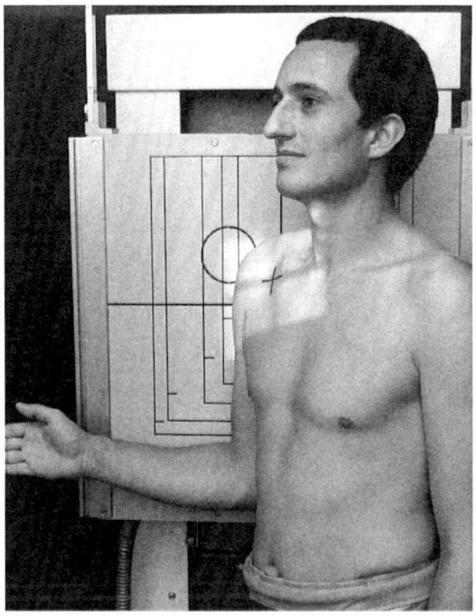

Abb. 38.8

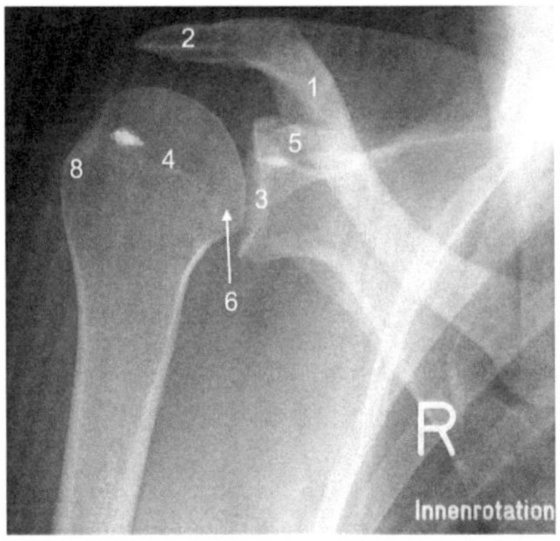

Abb. 38.5

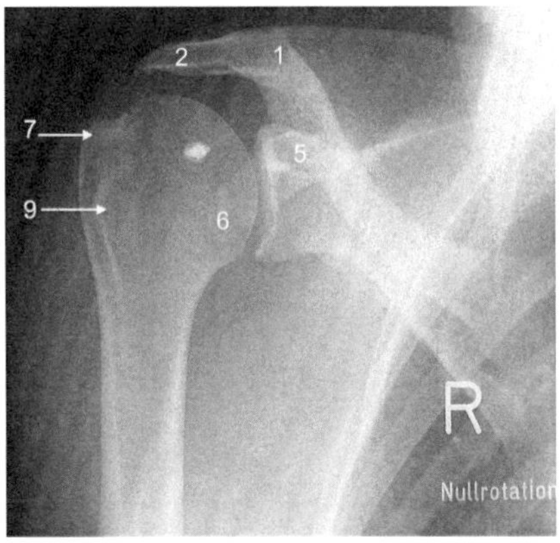

Abb. 38.7

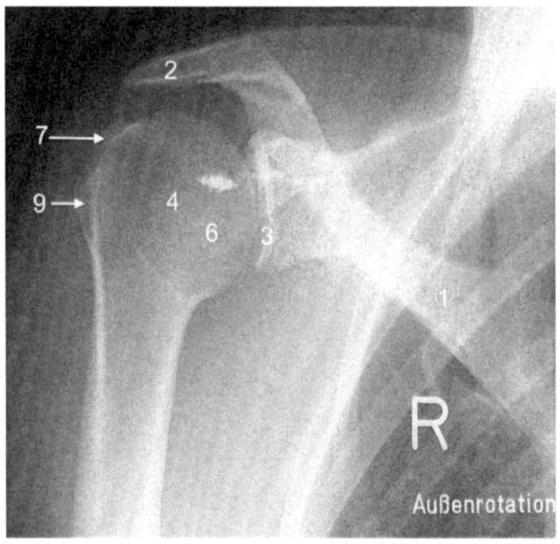

Abb. 38.9

Abb. 38.4 und 38.5
Aufnahme in max. Innenrotation, randbildend ist die untere Facette des Tuberculum majus.

Abb. 38.6 und 38.7
Aufnahme in Nullrotation, randbildend ist die obere Facette des Tuberculum majus.

Abb. 38.8 und 38.9
Aufnahme in maximaler Außenrotation, randbildend sind das Tuberculum minus und die obere Facette des Tuberculum majus.

1 Clavicula
2 Acromion
3 Facies glenoidalis
4 Oberarmkopf
5 Rabenschnabelfortsatz, Basis
6 Rabenschnabelfortsatz, Spitze
7 Tuberculum majus, obere Facette
8 Tuberculum majus, untere Facette
9 Tuberculum minus

Indikation

Standardeinstellung bei nicht stehfähigen Patienten mit der Frage nach traumatischen oder degenerativen Veränderungen.

Format

18/24
quer

Schriftmarkierung

R oder L
liegend

Vorbereitung

Oberkörper freimachen
Halskette ablegen
Bleischürze

Lagerung

Aus praktischen Gründen, insbesondere wegen der besseren Reproduzierbarkeit, wird diese Aufnahme mit flach aufliegendem Rücken durchgeführt. Die Arme liegen flach am Körper mit der Handinnenfläche zum Oberschenkel, d.h. der Daumen zeigt nach oben (Abb. 39.1 und 39.2)

Aufnahmetechnik

400er Folie
Röntgenkassette im Raster.
Oberer Kassettenrand in Höhe Schulterhautgrenze.
Zentralstrahl senkrecht auf Humeroglenoidalgelenk und Kassettenmitte.
Aluminiumkeilfilter zum Kontrastausgleich.

	kV/mAs	Punkte	eigene Belichtung
schlanke Erwachsene	60/16	−2	....
normale Erwachsene	63/20	0	....
kräftige Erwachsene	66/32	+2	....
Automatik	66	□■□	

Kriterium

Die Schulterblattpfanne ist ovalär abgebildet, d.h. das Humeroglenoidalgelenk wird nicht freiprojiziert.

Habermeyer, P. (Hrsg.): Schulterchirurgie. 3. Aufl., 2002. Urban und Fischer, München.
Hedtmann, A. et al.: Bildgebende Verfahren an der Schulter. Arthroskopie 14 (2001) 74–93.
Hill, H.A., M.D. Sachs: The grooved defect of the humeral head. A frequently unrecognized complication of dislocation of the shoulder joint. Radiology 35 (1940) 690–700.
Pring, D.J. et al.: Radiology of the humeral head in recurrent anterior shoulder dislocations: brief report. J. Jt. Bone Surg, 71 B, (1989) 141–142.
Rockwood, C.A. jr., F.A. Matzen III (eds): The Shoulder, Saunders, Philadelphia 1990.

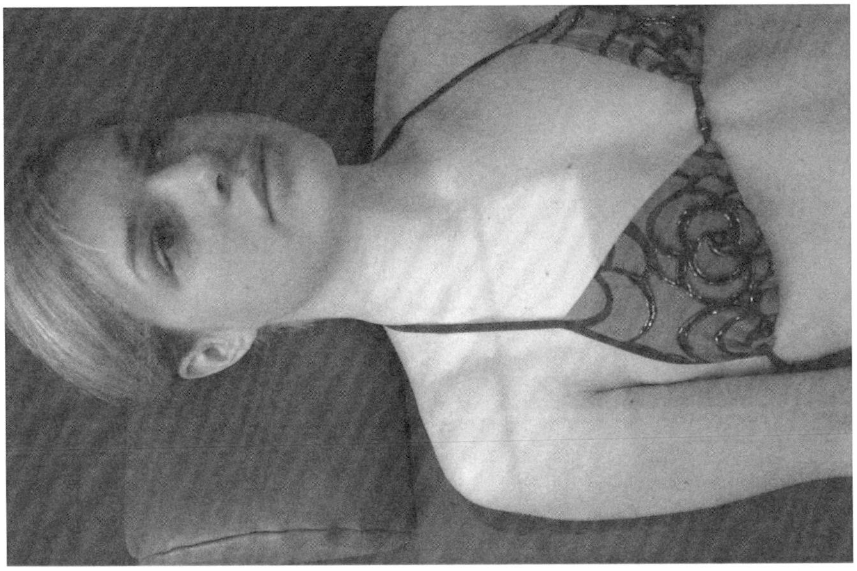

Abb. 39.**1**
Schulteraufnahme im Liegen a.p., auch *mit* Aluminiumkeilfilter.

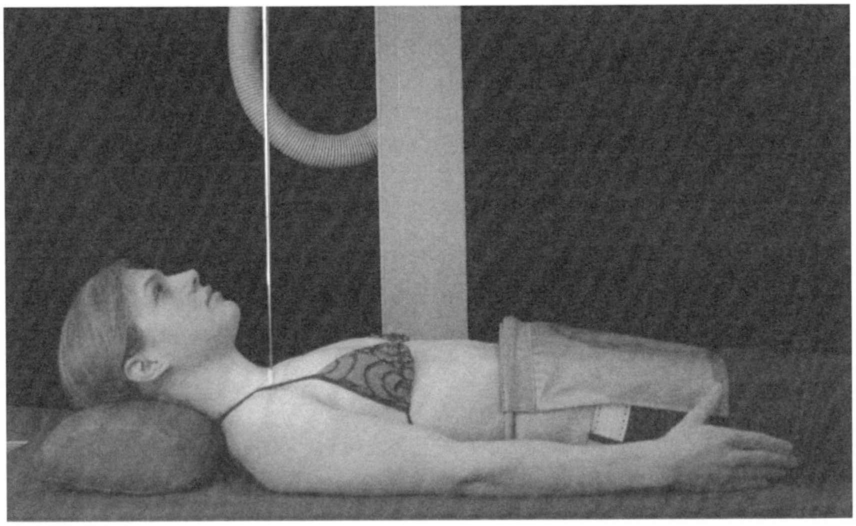

Abb. 39.**2**
Oberarm in Nullrotation, das heißt die Daumen zeigen nach oben. Strahlengang *senkrecht* auf das Schultergelenk.

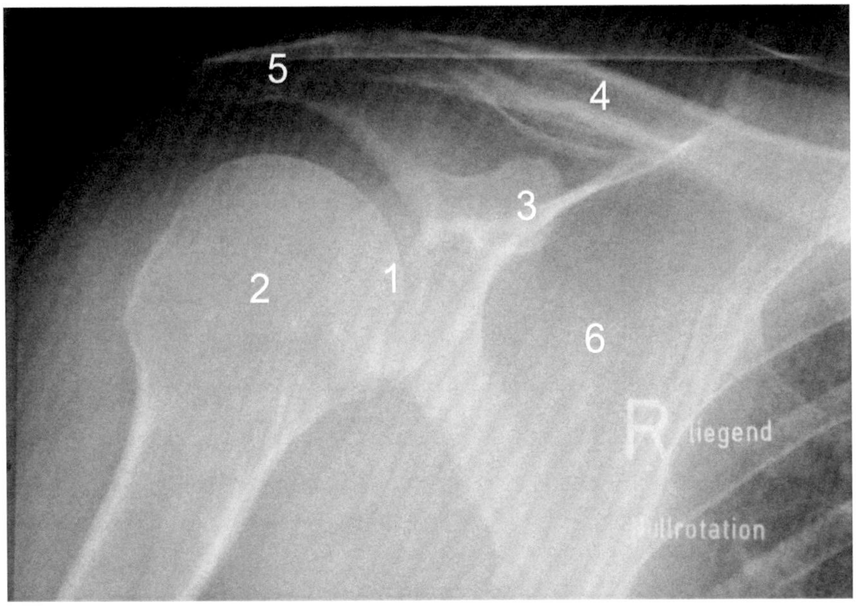

1 Schulterpfanne (Facies glenoidalis)
2 Oberarmkopf (Caput humeri)
3 Rabenschnabelfortsatz, Basis
4 Clavicula
5 Acromion
6 Scapula

Abb. 39.**3**
Normalbefund. Rundlich-ovaläre Abbildung des Glenoids in der a.p.-Projektion (im Gegensatz zur strichförmigen bei der „true-a.p."-Aufnahme).

Format

18/24
quer

Schriftmarkierung

R oder L
stehend

Vorbereitung

Oberkörper freimachen
Halskette ablegen
Bleischürze

Lagerung

Patient steht mit flach anliegendem Schulterblatt am Stativ, Oberarm um 90° eleviert, maximal außenotiert und im Ellenbogengelenk um 90° gebeugt.
Die Stellung kann vom Patienten leichter eingehalten werden, wenn die Hand einen Halt findet, z. B. an einem Infusionsständer (Abb. 40.1).

Aufnahmetechnik

400er Folie
Röntgenkassette im Raster.
Oberer Kassettenrand 2 cm oberhalb Schulterhautgrenze.
Zentralstrahl senkrecht auf Oberarmkopf und Kassettenmitte.

	kV/mAs	Punkte	eigene Belichtung
schlanke Erwachsene	60/16	−2	....
normale Erwachsene	63/20	0	....
kräftige Erwachsene	66/32	+2	....
Automatik	66	□■□	

Kriterium

Darstellung des Humeruskopfes und nahezu überlagerungsfreier Durchblick durch das Humeroglenoidalgelenk. Auch die Beurteilung des AC-Gelenks ist gut möglich (Abb. 40.2).

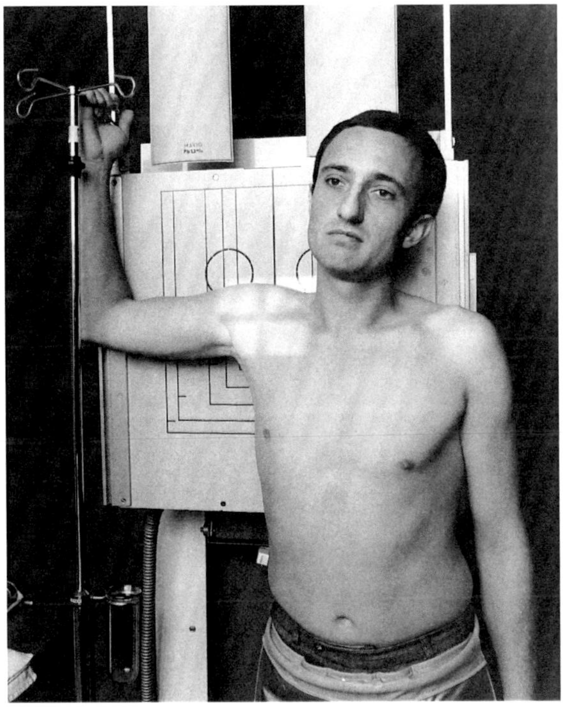

Abb. 40.**1**
Patientenposition bei der anterior-posterioren Schulteraufnahme in je 90° Abduktion und Außenrotation.

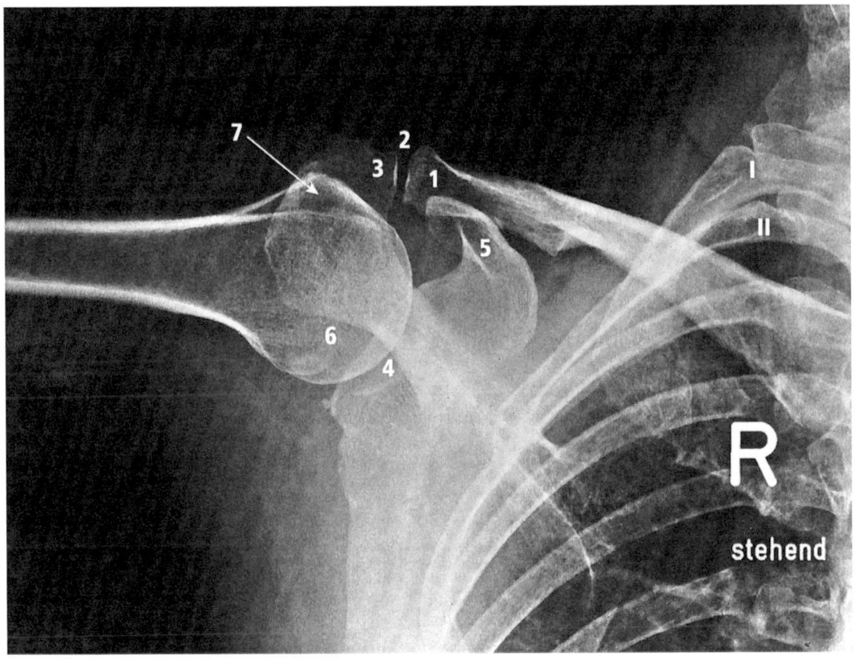

1 Clavicula
2 AC-Gelenk
3 Acromion
4 Facies glenoidalis
5 Rabenschnabelfortsatz
6 Oberarmkopf
7 Tuberculum minus
I, II 1. und 2. Rippe rechts

Abb. 40.**2**
Normalbefund mit Tuberculum minus kranial.

Indikation

Die axiale (=transaxiale) Aufnahme eignet sich vorzüglich als 2. Ebene zur a.p.-Projektion. Ist sie wegen schmerzhafter Abduktionseinschränkung nicht möglich, so bieten sich je nach Fragestellung die Y-Aufnahme **(Einstellung 42)** oder die transthorakal seitliche Oberarmaufnahme **(Einstellung 50)** an.

Format

18/24 quer, ggf. „Sattelkassette".

Schriftmarkierung

R oder L

Vorbereitung

Oberkörper freimachen
lange Ohrringe und Halskette ablegen
Bleischürze.

Lagerung

sitzend:
Patient sitzt seitlich am Rastertisch, Oberarm abduziert, Ellenbogen rechtwinklig gebeugt, Unterarm tischparallel aufliegend.
Das Schultergelenk soll über der Kassettenmitte gelagert sein, dabei ist der Kopf zur gesunden Seite geneigt. Eine gebogene Kassette erleichtert das Vorgehen (Abb. 41.1 und 41.2)

liegend:
Patient liegt mit dem Rücken flach auf dem Rastertisch. Damit das Schultergelenk vollständig abgebildet wird, muss der gleichseitige Arm etwas mehr als 90° abduziert und das Schultergelenk mit einem Bocollo genügend unterpolstert werden. Die Hand des ausgestreckten Armes findet Gegenhalt an einem Infusionsständer.
Frauen ziehen nötigenfalls mit der anderen Hand die Brust der aufzunehmenden Seite aus dem Strahlengang, um eine Überlagerung zu vermeiden.

Aufnahmetechnik

400er Folie

sitzend:
Röntgenkassette liegt *auf dem Tisch* mit Bocollos unterlagert (Abb. 41.1).
Zentralstrahl senkrecht von oben nach unten auf Schulter- und Kassettenmitte.

liegend:
Röntgenkassette wird oben an die Schulter angestellt und seitlich bis an den Hals herangeschoben.
Zentralstrahl horizontal (aus Platzgründen für die Röhre leicht schräg) kaudo-kranial auf Schulter (= Axilla-) und Kassettenmitte.

	kV/mAs	Punkte	eigene Belichtung
schlanke Erwachsene	50/8	−2	....
normale Erwachsene	52/10	0	....
kräftige Erwachsene	55/12	+2	....

Kriterium

Freier Durchblick durch das Humeroglenoidalgelenk, unverzerrte Darstellung von Rabenschnabelfortsatz und AC-Gelenk, das sich in den Oberarmkopf projiziert (Abb. 41.3).

Lewis, R.W.: Non-routine views in roentgen examination of the extremities. Surg. Gynec. Obstet. 67 (1938) 38–45

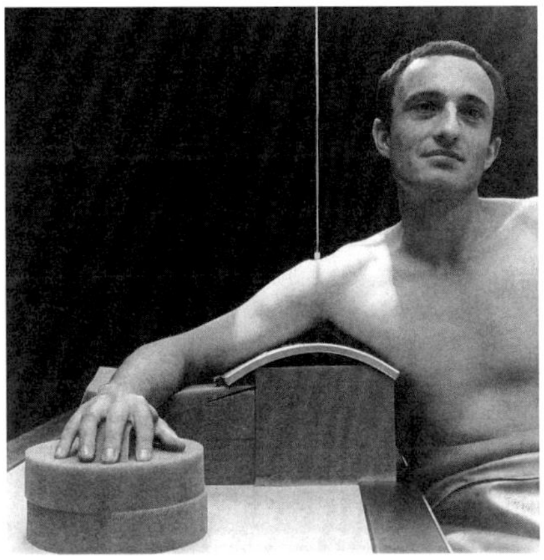

Abb. 41.**1**

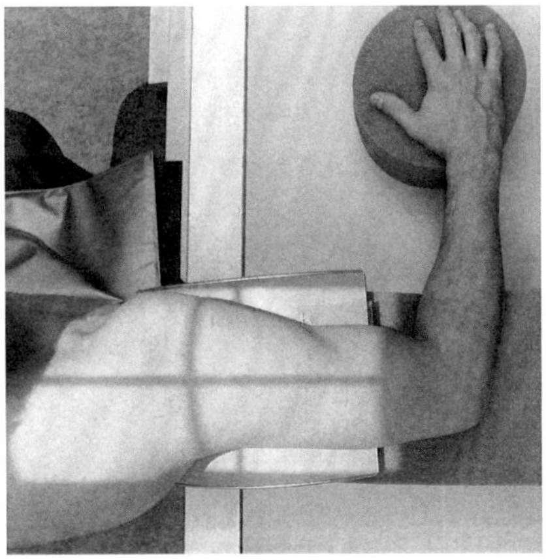

Abb. 41.**2**

Abb. 41.1 und 41.2
Lagerung für axiale Schulteraufnahme mit gebogener oder gerader Kassette, Oberarm nach lateral, nicht dorsal!

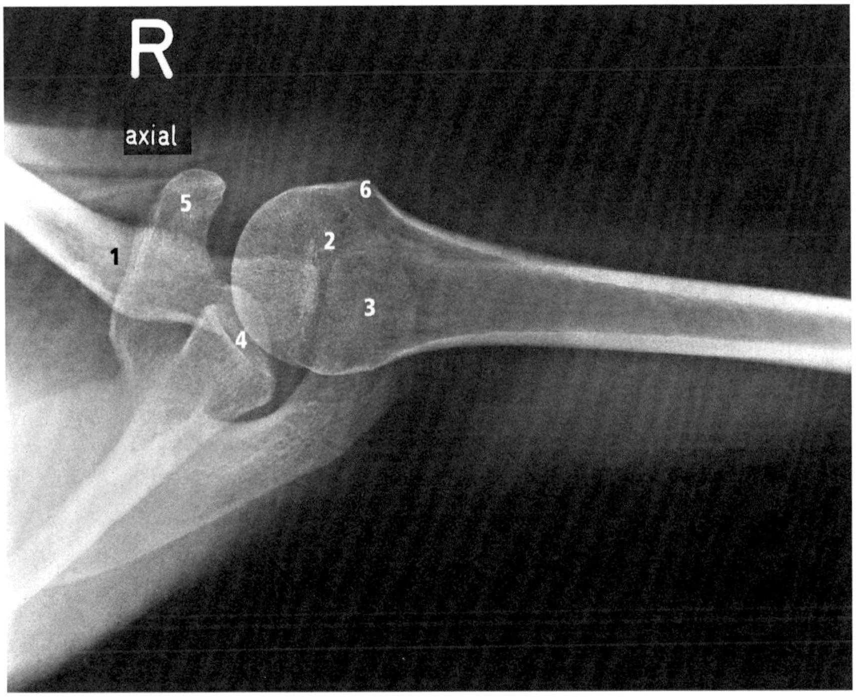

1 Clavicula
2 AC-Gelenk
3 Acromion
4 Facies glenoidalis
5 Rabenschnabelfortsatz
6 Tuberculum minus

Abb. 41.**3**
Normalbefund mit Rabenschnabelfortsatz (Korakoid) ventral und AC-Gelenk in den Oberarmkopf projiziert.

! Sitz genügend hoch, damit Schulter genügend weit nach lateral gelangt.
Entspannte Lagerung des Armes.
Kopf zur Gegenseite geneigt.

Indikation

Diese Aufnahme entspricht der Profilaufnahme des Schulterblattes **(Einstellung 38)**. Sie erlaubt die Diagnostik von Schulterblattfrakturen, aber vor allem auch die Erkennung der Richtung von Schultergelenksluxationen (Abb. 42.4).

Format

24/30 hoch

Schriftmarkierung

R oder L, stehend, sitzend oder liegend

Vorbereitung

Oberkörper freimachen
lange Ohrringe und Halskette ablegen
Bleischürze.

Lagerung

stehend/sitzend:
Patient steht (oder sitzt) mit der betroffenen Schulter eng am Stativ (d.h. Schulter filmnah, posterior-anteriorer Strahlengang).
Mit einem Filzstift wird der Verlauf der Spina scapulae auf der Haut markiert. Auf dem Drehhocker wird der Patient so vor dem Stativ platziert, dass das stativnahe Schulterblatt bzw. die Markierungslinie auf der Haut knapp senkrecht zum Film eingestellt ist. Das entspricht einem Winkel von etwa 40° zwischen Frontalebene und Stativ (Abb. 42.1 und 42.2).

nicht stehfähiger Patient:
Patient in Rückenlage auf dem Aufnahmetisch. Der Patient wird um ca. 40° auf die *nichtaufzunehmende* Seite gedreht (d.h. betroffene Schulter filmfern).

Aufnahmetechnik

400er Folie
Röntgenkassette *im Raster.*
Oberer Kassettenrand überragt gerade den oberen Schulterblattwinkel.
Zentralstrahl parallel zur Innenfläche des Schulterblattes, senkrecht auf Kassettenmitte (Hilfe im Liegen: Zentralstrahl auf Humeruslängsachse 3 QF unterhalb Humeruskopf).
Atemstillstand nach Exspiration
Aluminiumkeilfilter zum Kontrastausgleich.

	kV/mAs	Punkte	eigene Belichtung
Kinder 10 Jahre	70/12	−4	....
schlanke Erwachsene	73/16	−2	....
normale Erwachsene	77/20	0	....
kräftige Erwachsene	81/25	+2	....
Automatik	73	□■□	

Kriterium

Überlagerungsfreie, streng seitliche Abbildung des Schulterblattes als „Y“: Der Humeruskopf steht mittig im Schnittpunkt der drei Schenkel (Abb. 42.3). Eine richtige Einstellung ist daran zu erkennen, dass das Schulterblatt exakt strichförmig abgebildet und ein freier Durchblick zwischen Schulterblatt und Rippenkäfig gegeben ist.

Cisternino, S., et al.: The through-line: a radiographic sign of posterior shoulder dislocation. Amer J. Roentgenol. 130 (1978) 951–954.

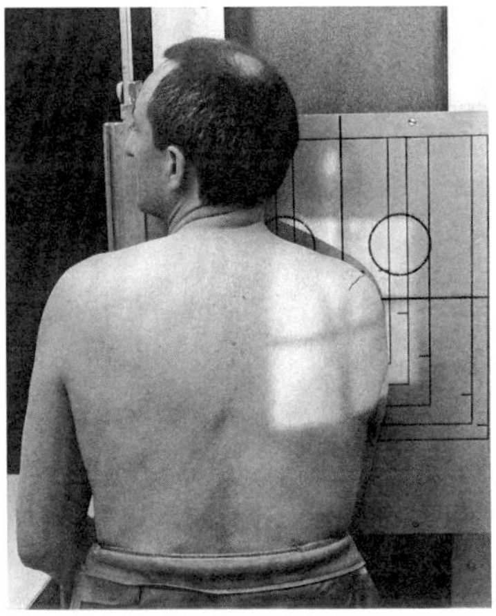

Abb. 42.**1**

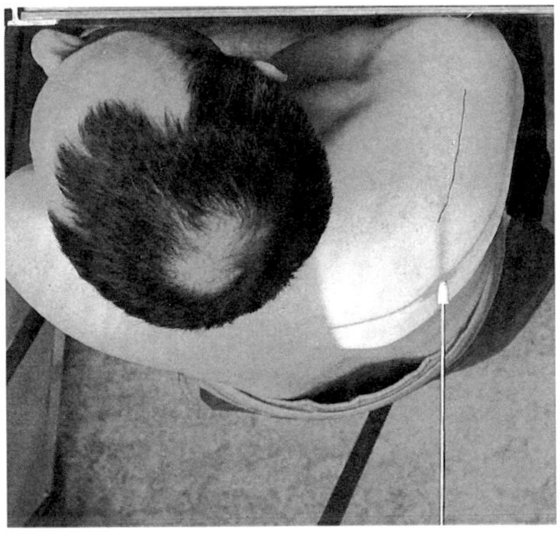

Abb. 42.**2**

Abb. 42.1 und 42.2
Patientenposition bei der transskapulären Schultergelenksaufnahme.

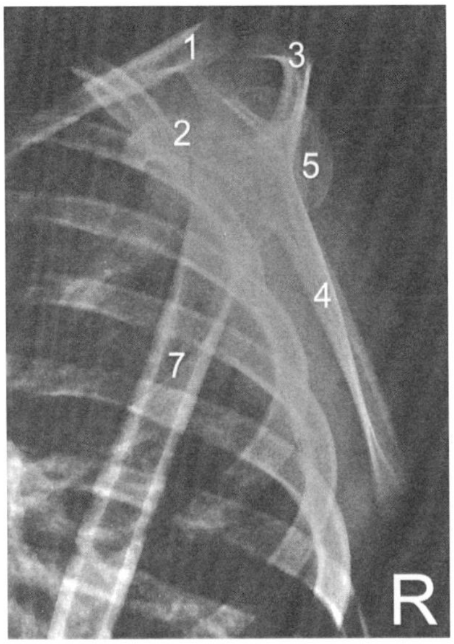

Abb. 42.**3**

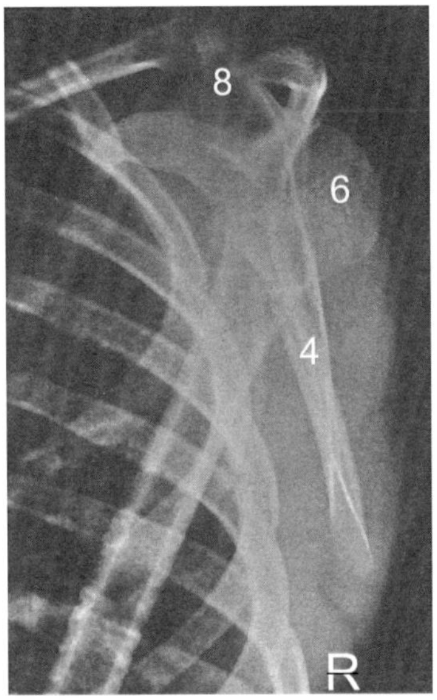

Abb. 42.**4**

Abb. 42.3
Normalbefund.

Abb. 42.4
Dorsale Subluxation des Oberarmkopfes.

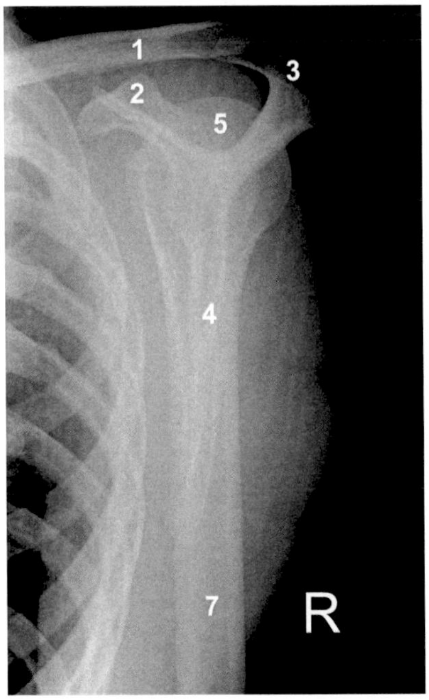

1 Clavicula
2 Rabenschnabelfortsatz
3 Spina scapulae mit Acromion
4 Scapula
5 Oberarmkopf
6 Oberarmkopf, dorsal subluxiert
7 Humerus
8 Angulus superior scapulae (oberer Schulterblattwinkel)

! Das Schulterblatt muss exakt strichförmig abgebildet sein.

Abb. 42.**5**
Normaleinstellung, hier mit in Skapulalängsachse gelagertem Oberarm. Die Skapula bildet sich in diesem Falle zwischen vorderer und hinterer Humeruskompakta ab (zusätzliches Qualitätskriterium).

Indikation

Impingement-Syndrom der Rotatorenmaschette sowie Verdacht auf degenerative Exostosen. Insbesondere gegen die Rotatorenmaschette gerichtete Knochensporne, ausgehend vom vorderen Acromion oder vom korakoakromialen Bogen, können mit dieser Einstellung dokumentiert werden.
Weil mit dieser Aufnahme der Supraspinatus*ausgangs*bogen zwischen Humeruskopf und knöchernem korakoakromialem Bogen abgebildet wird, heißt sie in der englischen Literatur auch „Outlet View".

Format

24/30 hoch

Schriftmarkierung

R oder L
Outlet

Vorbereitung

Oberkörper freimachen
lange Ohrringe und Halskette ablegen
Bleischürze

Lagerung

Analog zur Y-Aufnahme **(Einstellung 42)** steht (oder sitzt) der Patient mit der betroffenen Schulter eng am Stativ (d.h. betroffene Schulter filmnah, posterior-anteriorer Strahlengang).
Mit einem Filzstift wird der Verlauf der Spina scapulae auf der Haut markiert. Diese Markierungslinie wird durch Oberkörperdrehung des Patienten senkrecht zum Film eingestellt, wozu eine Oberkörperdrehung von ca. 40° vom Stativ weg notwendig ist (Abb. 43.1 und 43.2)

Aufnahmetechnik

400er Folie
Röntgenkassette *im Raster.*
Oberer Kassettenrand überragt gerade die Schulter.
Zentralstrahl parallel zur Innenfläche des Schulterblattes, 15° kranio-kaudal auf Kassettenmitte (Hilfe im Liegen: Zentralstrahl auf Humeruslängsachse 3 QF unterhalb Humeruskopf).
Aluminiumkeilfilter zum Kontrastausgleich.
Atemstillstand nach Exspiration.

	kV/mAs	Punkte	eigene Belichtung
Kinder	70/12	−4	....
schlanke Erwachsene	73/16	−2	....
normale Erwachsene	77/20	0	....
kräftige Erwachsene	81/25	+2	....
Automatik	73	□■□	

Kriterium

Freier Einblick in den Subakromialraum zwischen korakoakromialem Bogen und Oberarmkopf (Abb. 43.4).

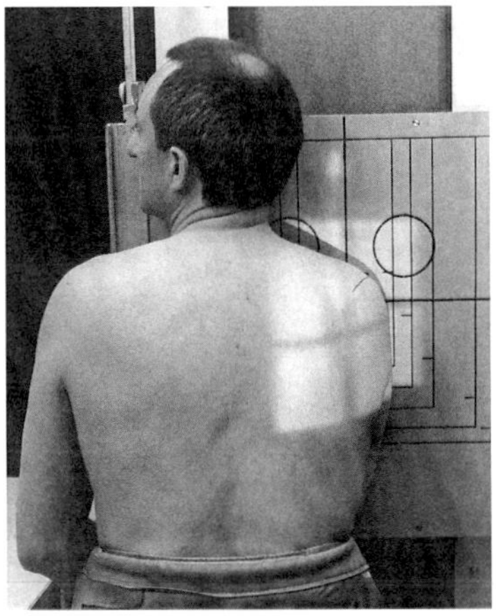

Abb. 43.**1**

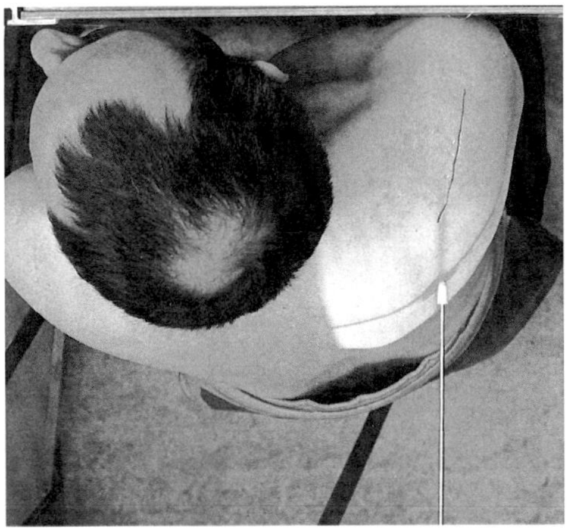

Abb. 43.**2**

Abb. 43.1 und 43.2
Patientenposition beim „Outlet-View" wie bei der Y-Aufnahme außer …

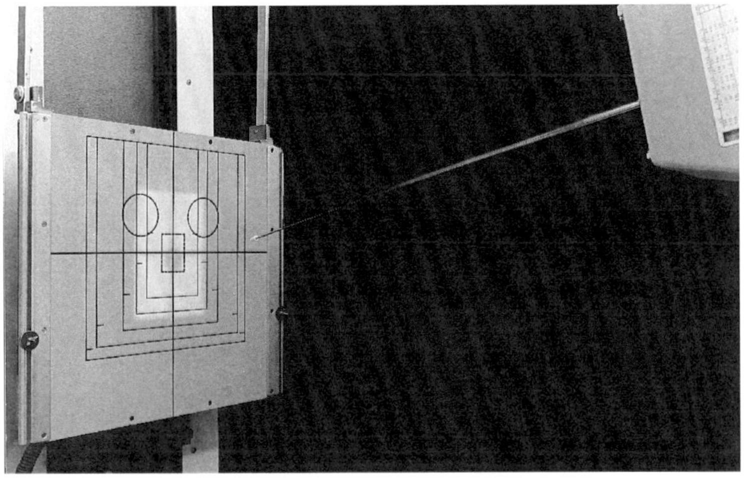

Abb. 43.**3**
… dem hier 15° kranio-kaudalen Strahlengang.

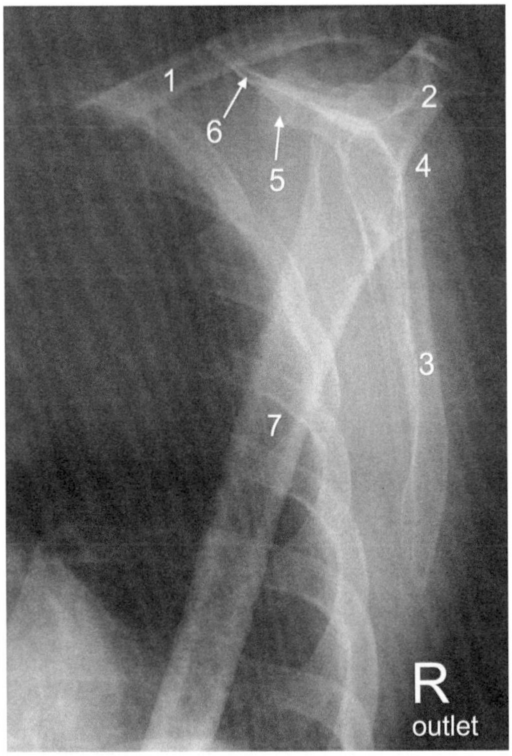

1 Clavicula
2 Acromion mit Spina scapulae
3 Scapula
4 Oberarmkopf
5 Rabenschnabelfortsatz
6 Oberer Schulterblattwinkel (Angulus superior scapulae)
7 Humerus

Abb. 43.**4**
Der kranio-kaudale Strahlengang gibt den Blick frei in den Schulterausgang (outlet) unter das nach vorn abfallende Schulterdach zwischen diesem (Acromion) und dem Oberarmkopf.

Indikation

C.A. Rockwood Jr. verwendet diese Aufnahme seit 1979 zum Nachweis von kaudalen Spornen am vorderen Acromion und von Verkalkungen am Lig. coracoacromiale. Mit dieser Einstellung sollen besonders kaudale Knochensporne leichter nachzuweisen sein, als mit dem Outlet-view **(Einstellung 43)**. Solche Sporne werden häufiger bei Patienten mit Impingement-Syndrom gefunden.

Format

18/24 oder 13/18
quer

Schriftmarkierung

R oder L
30°

Vorbereitung

Oberkörper freimachen
Halskette ablegen
Bleischürze

Lagerung

Patient steht mit dem Rücken im Winkel von 45° zum Stativ, Ellenbogen 90° gebeugt, Oberarm in Neutralstellung hängend (Abb. 44.1 und 44.2)

Aufnahmetechnik

400er Folie
Röntgenkassette *im Raster.*
Oberer Kassettenrand Höhe Schulterhautgrenze.
Zentralstrahl schräg mit Einfallswinkel 30° kranio-kaudal auf Oberarmkopf (Subakromialraum) und Kassettenmitte (Abb. 44.1).
Aluminiumkeilfilter zum Kontrastausgleich.

	kV/mAs	Punkte	eigene Belichtung
schlanke Erwachsene	60/16	−2	....
normale Erwachsene	63/20	0	....
kräftige Erwachsene	66/32	+2	....
Automatik	66	□■□	

Kriterium

Überlagerungsfreie Darstellung des Humeruskopfes mit freiem Durchblick durch das Gelenk und im Besonderen durch den Subakromialraum. Vom Schulterdach ausgehende Knochensporne, die in der a.p.-Aufnahme (Abb. 44.3) nicht sichtbar sind, kommen in der 30°-Einblickaufnahme (Abb. 44.4) oft zur Darstellung.

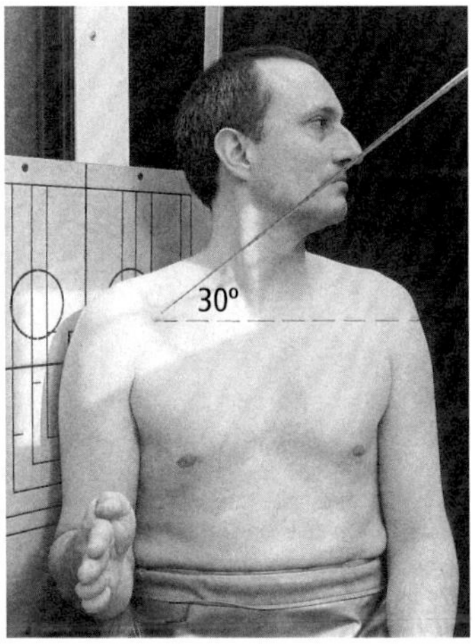

Abb. 44.**1**

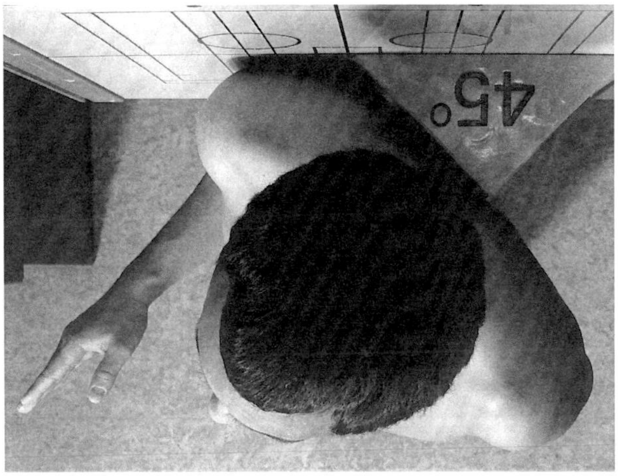

Abb. 44.**2**

Abb. 44.1 und 44.2
Patientenposition und Strahlengang bei der 30°-Einblickaufnahme.
Einziger Unterschied zur „true"-a.p.-Aufnahme: Zentralstrahl 30° kranio-kaudal statt 20°.

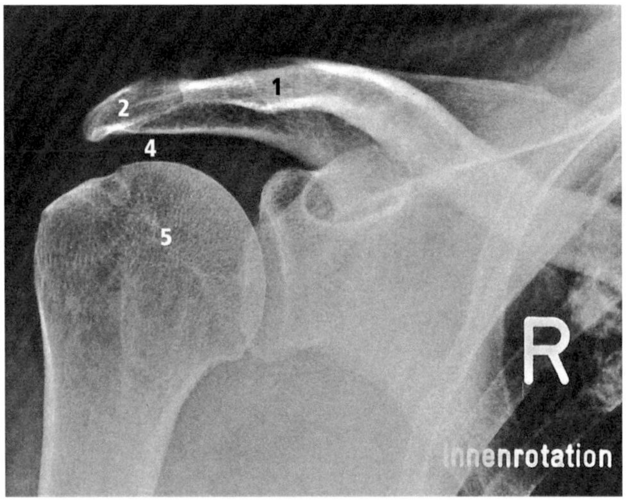

Abb. 44.**3**
Standardeinstellung Schultergelenk anterior-posterior **(Einstellung 38)** mit freiem Durchblick durch den Subakromialraum, d. h. in dieser Einstellung mit kranio-kaudalem Strahlengang 20° ist kein vom Schulterdach ausgehender kaudaler Knochensporn (= „knöchernes Impingement") erkennbar.

1 Clavicula
2 Acromion
3 Knochensporn am Vorderrand des Acromions
4 Subakromialraum
5 Collum anatomicum humeri

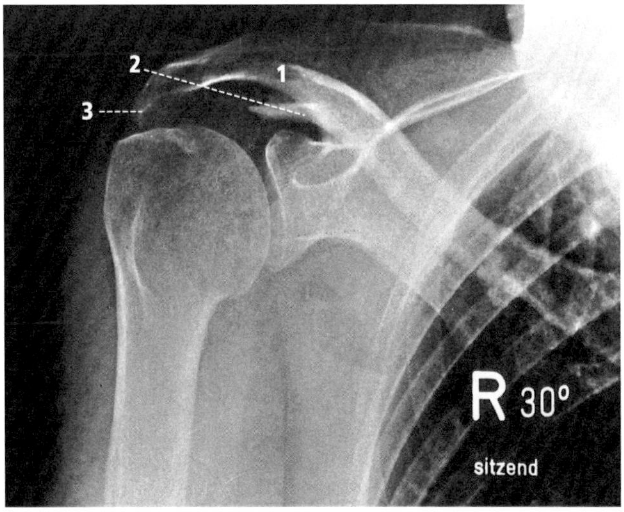

Abb. 44.**4**
Dieselbe Schulter wie in Einstellung 44.3 in derselben Einstellung außer kranio-kaudalem Strahlengang hier 30°. Dabei wird ein kaudaler vorderer Knochensporn (unterhalb der gestrichelten Hilfslinie) sichtbar.

Indikation

Alternative axiale Schulterdarstellung bei Verdacht auf Schulterluxation zur Klärung der Luxationsrichtung.
Es handelt sich um eine Orientierungsaufnahme unter Vermeidung einer Abduktion des Oberarms, der sich auch noch in einer Armschlinge befinden kann. Die Einstellung ist im Besonderen bei kräftigen Patienten nicht einfach, eine gute Kooperation des Patienten ist unerlässlich (Reklinationsfähigkeit im Sitzen).

Format

24/30 (oder 18/24)
hoch

Schriftmarkierung

R oder L
Velpeau

Vorbereitung

Für diese Orientierungsaufnahme nicht kontrastgebende Kleidungsstücke belassen
Gonadenschutz

Lagerung

Der Patient sitzt mit dem Rücken zum Untersuchungstisch. Die gesunde Schulter wird um ca. 30° vom Tisch weggedreht. Dann neigt der Patient seinen Oberkörper soweit nach hinten, bis der Zentralstrahl auf die Mitte der erkrankten Schulter über der auf dem Untersuchungstisch liegenden Kassette trifft (Abb. 45.1 und 45.2, vorher Abgleich von Lichtvisier und Kassette).

Aufnahmetechnik

400er Folie
Röntgenkassette *auf dem Tisch.*
Zentralstrahl auf Schultermitte und senkrecht auf Kassettenmitte.
Aluminiumkeilfilter zum Kontrastausgleich.

	kV/mAs	Punkte	eigene Belichtung
Kinder	57/25	−3	....
schlanke Erwachsene	60/32	−1	....
normale Erwachsene	63/32	0	....
kräftige Erwachsene	66/40	+2	....

Kriterium

Das Humeroglenoidalgelenk erscheint projektionsbedingt vergrößert und der Humerus verkürzt, aber die Aufnahme erlaubt die Beurteilung der Beziehung von Oberarmkopf zur Gelenkpfanne (Abb. 45.3), d.h. auch ggf. der Luxationsrichtung und die Erkennung von Kopfimpressionsfrakturen. Man orientiere sich stets an dem nach ventral gerichteten Rabenschnabelfortsatz.

Bloom, M.H., W.G. Obata: Diagnosis of posterior dislocation of the shoulder with use of the Velpeau axillary and angled up radiographic views. J Bone Jt. Surg. 49A (1967) 843–949.
Peters, A.: Die Diagnostik der hinteren verhakten Schulterluxation unter besonderer Berücksichtigung der axialen Röntgenaufnahme. Orthop. Prax.33 (1997) 697–701.

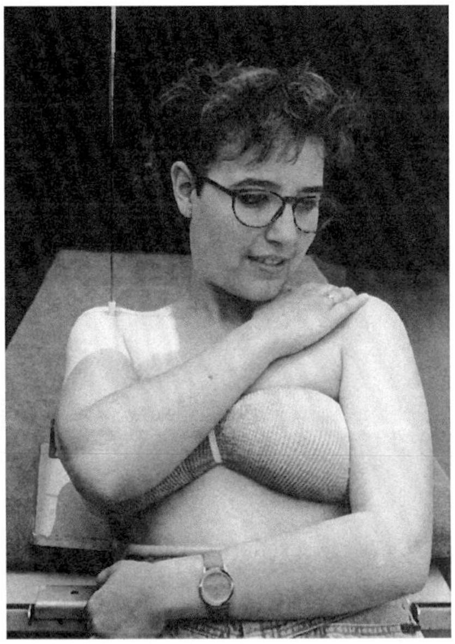

Abb. 45.**1**

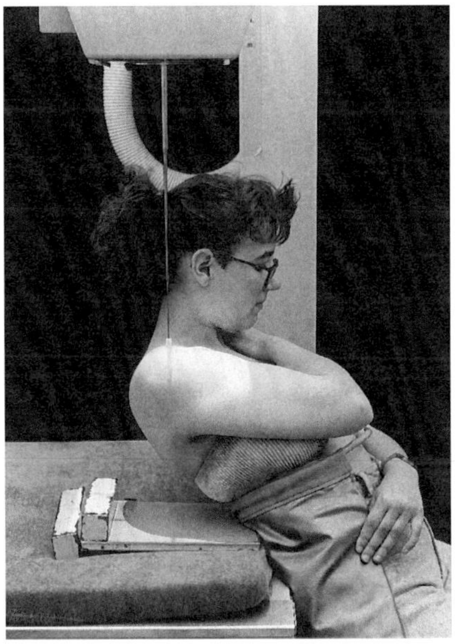

Abb. 45.**2**

Abb. 45.1 und 45.2
Patientenlagerung bei der Velpeau-Aufnahme: Oberkörper stark rekliniert, Strahlengang senkrecht.

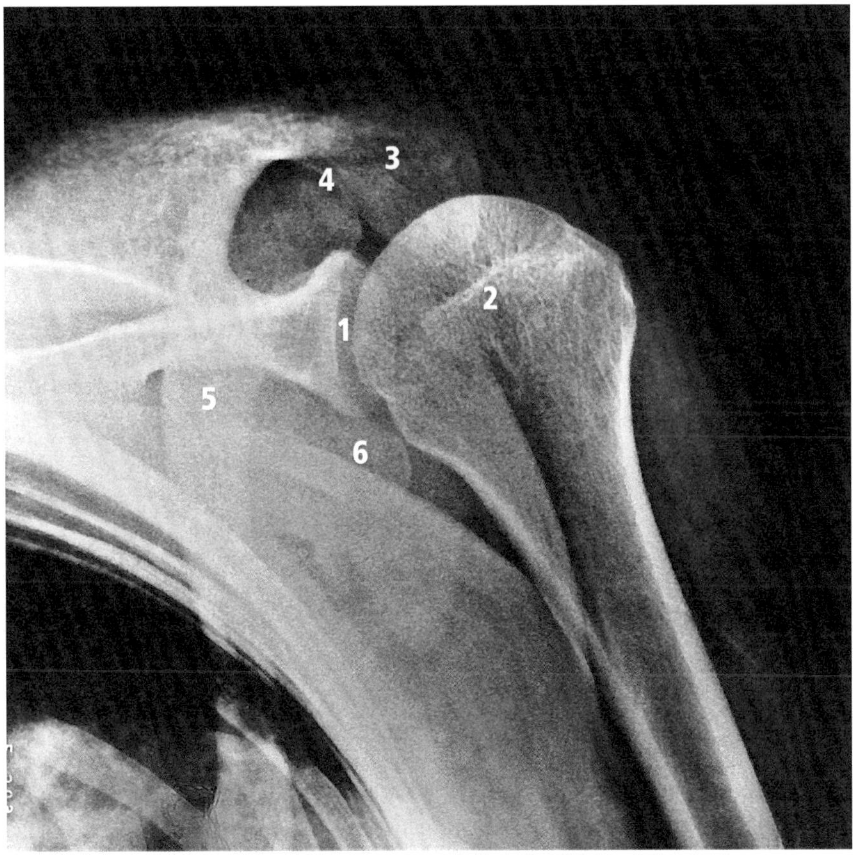

Abb. 45.**3**
Normalbefund einer Velpeau-Aufnahme ohne Luxation.

1 Facies glenoidalis
2 Epiphysenlinie
3 Acromion
4 AC-Gelenk
5 Clavicula
6 Rabenschnabelfortsatz

Indikation

Bei Verletzung des Sulcus intertubercularis zwischen Tuberculum majus und minus kann das freie Bewegungsspiel der langen Bizepssehne gestört sein. Kalkeinlagerungen und Frakturen im Besonderen des Tuberculum majus kommen gelegentlich in dieser Projektion am deutlichsten zur Darstellung.

Format

13/18
hoch

Schriftmarkierung

R oder L

Vorbereitung

Oberkörper freimachen
Lendenschürze

Lagerung

sitzend:
Patient sitzt seitlich am Untersuchungstisch, Unterarm aufliegend. Mit der gleichseitigen Hand hält er einen flachen Bocollo, dem die Kassette aufliegt. Der Ellenbogen wird so weit zurückgenommen, bis sich der Oberarmkopf tangential auf die Kassettenmitte projiziert. (Abb. 46.1 und 46.2).

liegend:
Patient in Rückenlage, kranke Schulter am Tischrand. Gleichseitiger Arm eng dem Körper anliegend in Außenrotaton, d.h. Handfläche nach oben (Abb. 46.3 und 46.4). Die Kassette wird senkrecht zur Tischfläche kranial an die Schulter angelehnt, welche ggf. etwas unterpolstert werden muss, um den intertuberkulären Sulcus in die Bildmitte zu heben.

Aufnahmetechnik

400er Folie
Zentralstrahl
sitzend: ventral-tangential auf Oberarmkopf und Kassettenmitte.
liegend: ventro-lateral und tangential auf Oberarmkopf und senkrecht auf Kassettenmitte.
Aluminiumkeilfilter zum Kontrastausgleich.

	kV/mAs	Punkte	eigene Belichtung
schlanke Erwachsene	55/12	−1	....
normale Erwachsene	55/16	0	....
kräftige Erwachsene	57/20	+2	....

Kriterium

Deutliche Abbildung des Sulcus intertubercularis mit Oberarmkopf (Abb. 46.5: Fraktur Tuberculum majus).

Fisk, C.: Adaption of the technique for radiography of the bicipital groove. Radiol. Techn. 37 (1965) 47-50

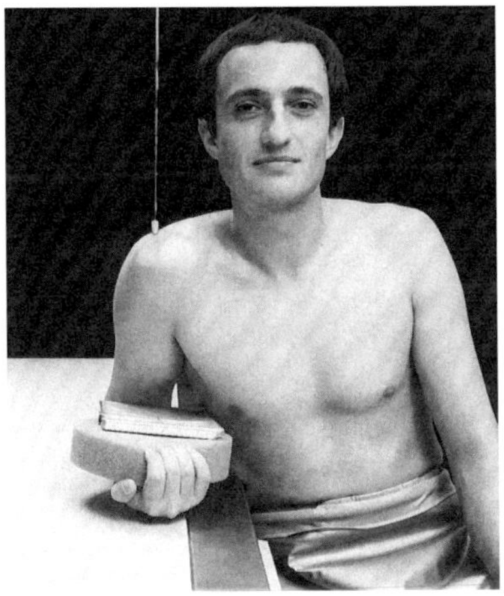

Abb. 46.**1**

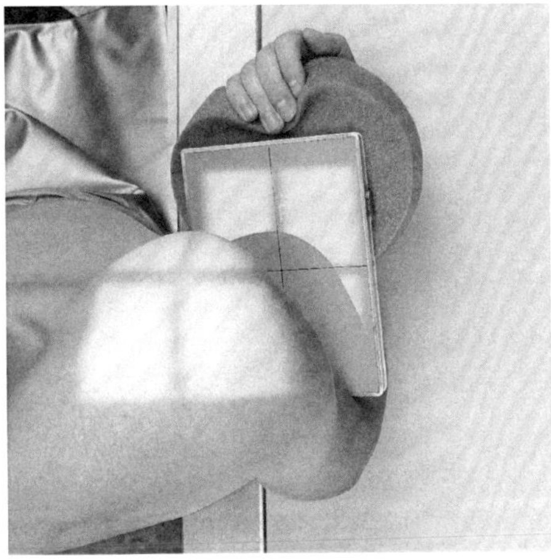

Abb. 46.**2**

Abb. 46.1 und 46.2
Patientenposition und Strahlengang bei der Sulcus-intertubercularis-Aufnahme im Sitzen.

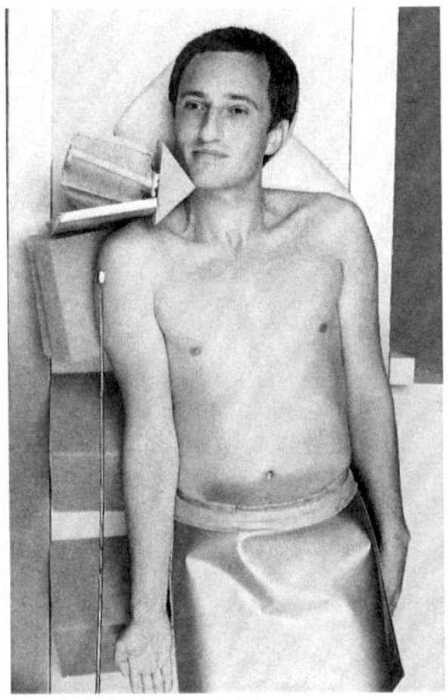

Abb. 46.**3**

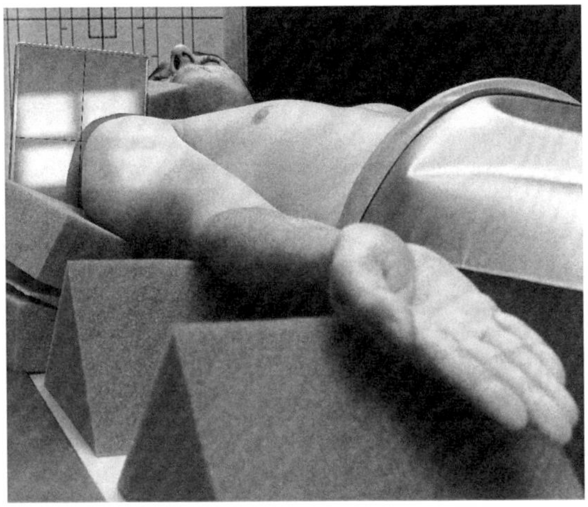

Abb. 46.**4**

Abb. 46.3 und 46.4
Patientenposition und Strahlengang bei der Sulcus-intertubercularis-Aufnahme im Liegen.

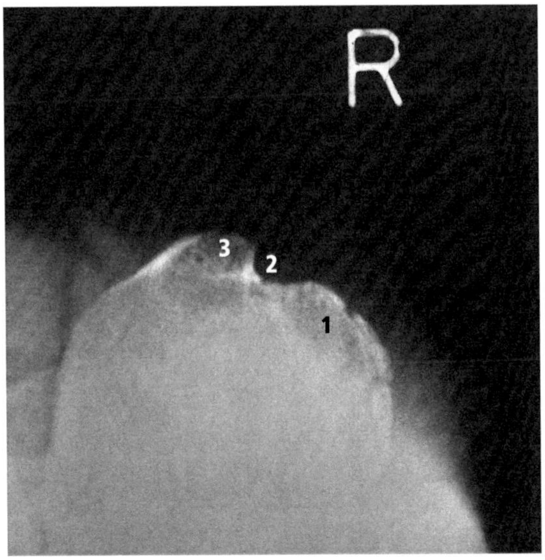

1 Tuberculum majus
2 Sulcus intertubercularis
3 Tuberculum minus

Abb. 46.**5**
Oberarmkopf tangential mit Sulcus intertubercularis, Fraktur des Tuberculum majus.

Indikation
Ergänzungsaufnahme zur besseren Darstellung des unteren ventralen Pfannenrandes. Die Aufnahme ist auch mit dem Arm in einer Schlinge möglich,

Format
18/24
hoch

Schriftmarkierung
R oder L
Garth

Vorbereitung
Oberkörper soweit wie (schmerzbedingt) möglich freimachen
Bleischürze

Lagerung
Patient sitzt mit dem Rücken im Winkel von 45° zum Rasterwandstativ, betroffene Schulter am Raster. Gleichseitiger Arm wird zur Gegenschulter hochgehalten (Abb. 47.1 und 47.2), sofern er sich nicht in einer Armschlinge befindet.

Aufnahmetechnik
400er Folie
Röntgenkassette *im Raster.*
Zentralstrahl 45° kranio-kaudal auf Schultergelenk und Kassettenmitte (Abb. 47.1). Aluminiumkeilfilter zum Kontrastausgleich.

	kV/mAs	Punkte	eigene Belichtung
schlanke Erwachsene	60/20	−1	....
normale Erwachsene	63/20	0	....
kräftige Erwachsene	66/32	+2	....
Automatik	66	□■□	

Kriterium
Überlagerungsfreie Darstellung des Humeroglenoidalgelenks und des vorderen unteren Pfannenrandes, hier rechts mit Z.n. Fraktur (Abb. 47.3), links normale Verhältnisse (Abb. 47.4).

Bankart, B.: The pathology and treatment of recurrent dislocation of the shoulder-joint. Brit. J. Surg. 26 (1938) 23–29.
Garth, ,W.P.jr., L.E. Slappey, C.W. Ochs: Roentgenographic demonstration of instability of the shoulder; the apical oblique projection – a technical note. J. Bone Jt. Surg. 66A (1984) 1450–1453.
Kornguth, P.J., A.M. Salazar: The apical oblique view of the shoulder: its usefulness in acute trauma. Amer. J. Radiol. 149 (1987) 113–116.

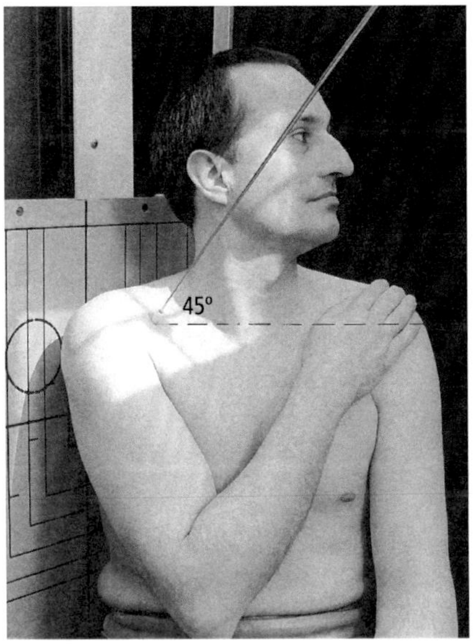

Abb. 47.**1**

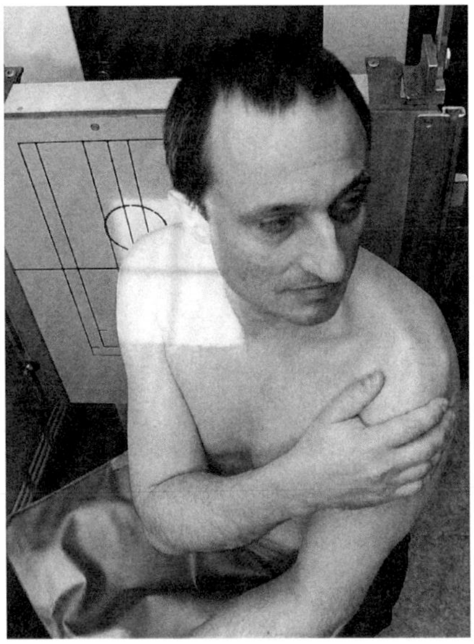

Abb. 47.**2**

Abb. 47.1 und 47.2
Patientenposition bei Garth-Aufnahme mit Strahlengang 45° kranio-kaudal.

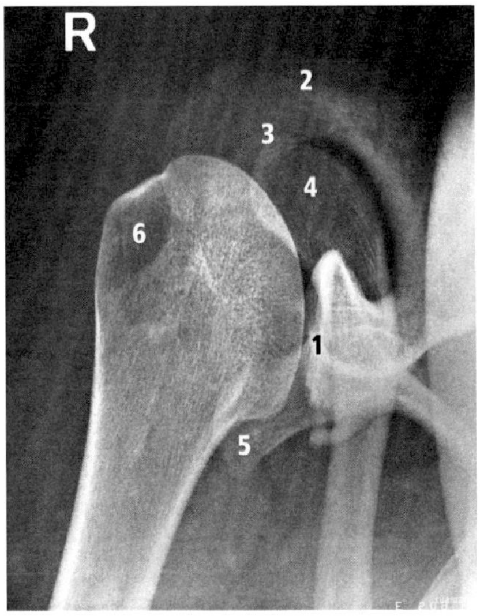

Abb. 47.**3**

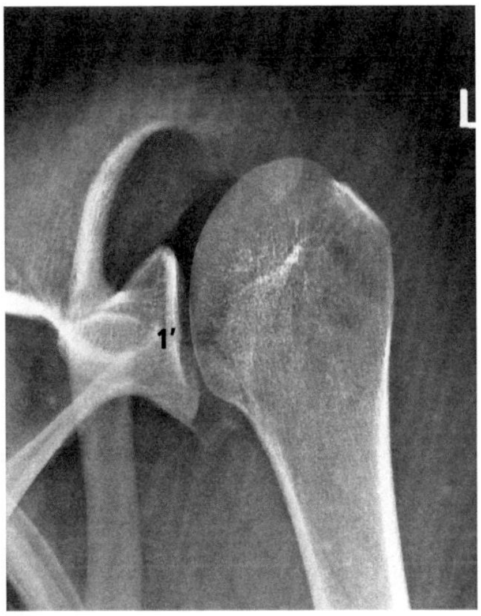

Abb. 47.**4**

Abb. 47.3 und 47.4
Knöcherne Bankart-Läsion rechts **(Abb. 47.3:1)**, Normalbefund links **(Abb. 47.4:1')**.

1 Facies glenoidalis
2 Spina scapulae
3 AC-Gelenk
4 Clavicula
5 Rabenschnabelfortsatz
6 Aufhellungszone

Indikation Nachweis ventraler knöcherner Pfannenrandläsionen bei freier Schulterbeweglichkeit.

Format 18/24
hoch

Schriftmarkierung R oder L
Bernageau

Vorbereitung Oberkörper freimachen
Bleischürze hinten

Lagerung Patient steht 45° schräg zum Stativ (ähnlich der Outlet-Aufnahme), Arm maximal nach oben gestreckt. Hand flach zum Rasterwandstativ (Abb. 48.1 und 48.2).

Aufnahmetechnik 400er Folie
Röntgenkassette *im Raster.*
Zentralstrahl 10° kranio-kaudal auf Gelenkmitte (Spina scapulae und Schultergelenksspalt).

	kV/mAs	Punkte	eigene Belichtung
schlanke Erwachsene	60/20	−1	....
normale Erwachsene	63/20	0	....
kräftige Erwachsene	66/32	+2	....
Automatik	66	□■□	

Kriterium Überlagerungsfreie Darstellung des vorderen und hinteren Pfannenrandes (Abb. 48.3).

Bernageau, J. D., D. Patte, J. Debeyre et al.: Interet du profil glénoidien dans les luxations récidivantes de l'épaule. Rev. Chir. Orthop. (suppl.2) 62 (1976) 142–147.

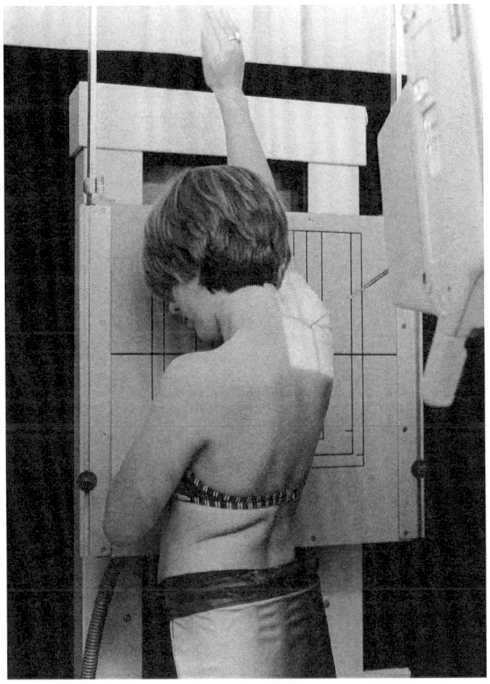

Abb. 48.**1**

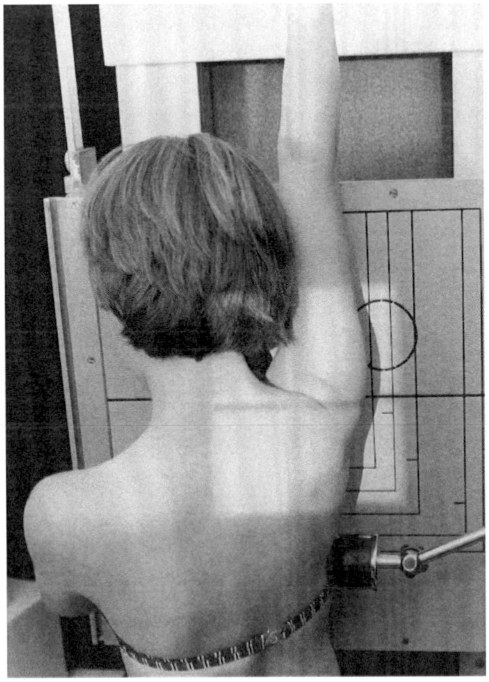

Abb. 48.**2**

Abb. 48.1 und 48.2
Patientenposition und Strahlengang bei der Schultergelenksaufnahme nach Bernageau.

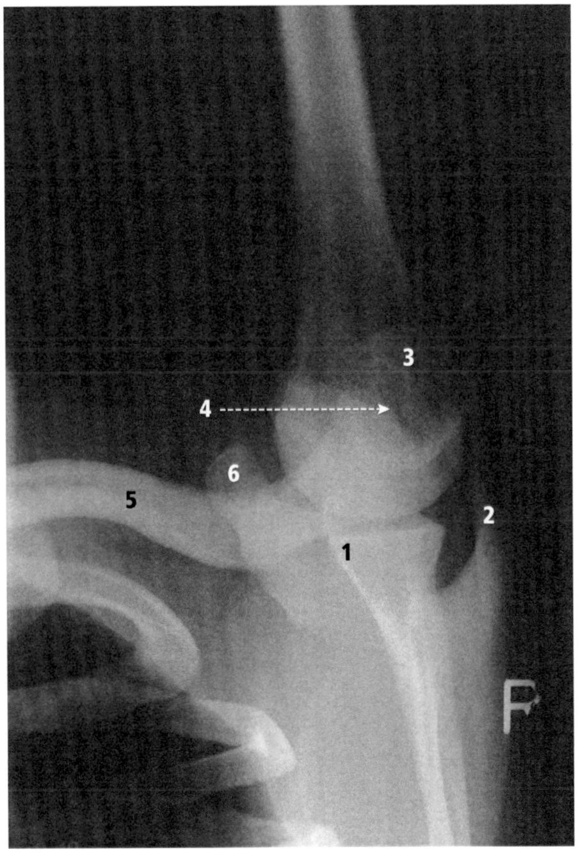

1 vorderer Pfannenrand
2 Spina scapulae
3 Acromion
4 AC-Gelenk
5 Clavicula
6 Rabenschnabelfortsatz

Abb. 48.**3**
Normalbefund der Bernageau-Aufnahme.

Indikation

Die Schultergelenksaufnahme nach Stryker dient dem Nachweis einer Impressionsfraktur des posterolateralen Humeruskopfes nach Schulterluxation (Hill-Sachs-Läsion). Alternativ kommen Impressionsfrakturen auch auf der Schulter-a.p.-Aufnahme bei voller Innenrotation (Einstellung 39), eventuell auch bei der axialen lateralen Schulterdarstellung nach Velpeau (Einstellung 45) zur Darstellung. Nach Pring und Rockwood gelingt der Nachweis solcher Inmpressionsfrakturen mit der Stryker-Technik jedoch am zuverlässigsten.

Format

18/24
hoch

Schriftmarkierung

R oder L
Stryker

Vorbereitung

Oberkörper freimachen
lange Ohrringe und lange Halskette ablegen
Bleischürze

Lagerung

Patient in Rückenlage mit ca. 120° nach oben gelagertem Oberarm (Abb. 49.1). Die Handfläche wird unter den Hinterkopf geschoben. Wesentlich ist die Mittelstellung des Oberarms (0°) zwischen Ab- und Adduktion (Abb. 49.2)

Aufnahmetechnik

400er Folie
Röntgenkassette *im Raster.*
Zentralstrahl 10° kaudo-kranial auf Mitte von Schultergelenk und Kassette.

	kV/mAs	Punkte	eigene Belichtung
schlanke Erwachsene	60/20	−1	....
normale Erwachsene	63/20	0	....
kräftige Erwachsene	66/32	+2	....
Automatik	66	□■□	

Kriterium

Überlagerunsfreie, randbildende Darstellung der dorsolateralen Humeruskopfanteile (Abb. 49.3 und 49.4).

Pring, D.J., et al.: Radiology of the humeral head in recurrent anterior shoulder dislocations: brief report. J. Bone Jt. Surg. 71B (1989) 141–142.

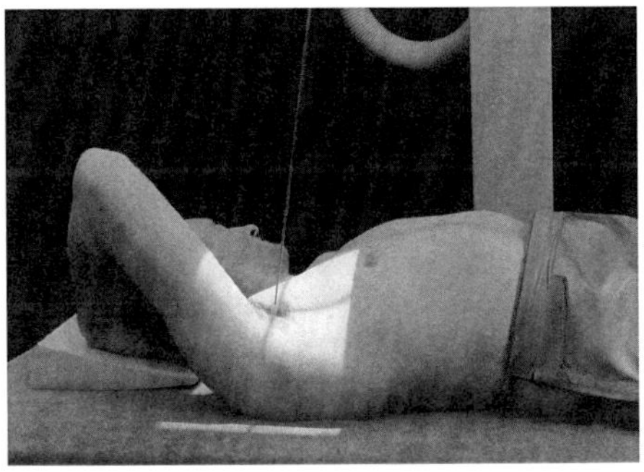

Abb. 49.**1**

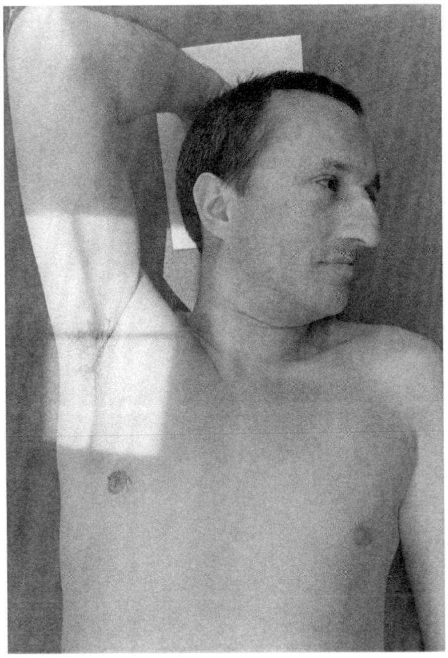

Abb. 49.**2**

Abb. 49.1 und 49.2
Patientenposition und Strahlengang bei der axillären Schultergelenksaufnahme nach Stryker.

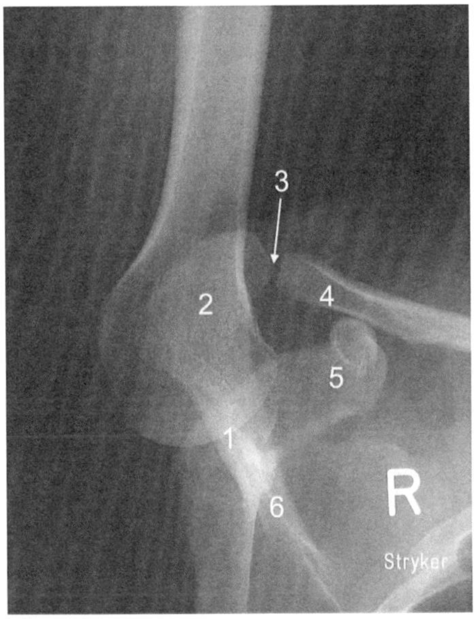

Abb. 49.**3**

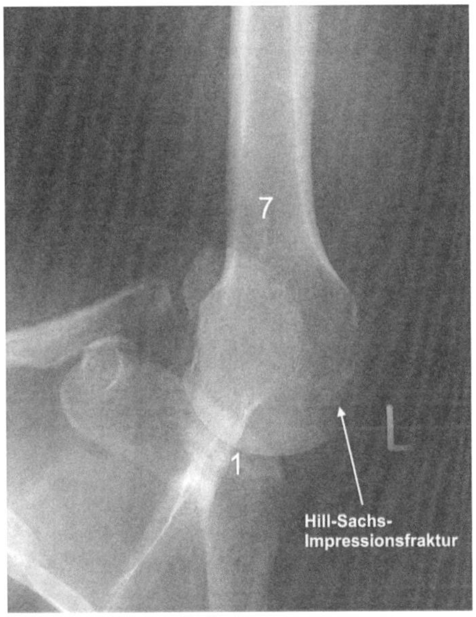

Abb. 49.**4**

1 Facies glenoidalis
2 Acromion
3 AC-Gelenk
4 Clavicula
5 Rabenschnabelfortsatz
6 Spina scapulae
7 Humerus

Abb. 49.3 und 49.4
Rechtsseitig: Normalbefund **(Abb. 49.3)**, linksseitig: Hill-Sachs-Läsion **(Abb. 49.4)**.

> ! Wesentlich für eine korrekte Projektion ist die Mittelstellung des Oberarms zwischen Ab- und Adduktion.

Indikation
Zur Primärdiagnose bei Frakturverdacht ist diese schmerzlos durchführbare Einstellung unverändert wertvoll, trotz erhöhter Strahlenbelastung.

Format
24/30
hoch

Schriftmarkierung
R oder L
stehend

Vorbereitung
Oberkörper freimachen
lange Ohrringe und Halskette ablegen
Bleischürze

Lagerung
Patient steht mit der erkrankten Schulter seitlich am Stativ. Um eine Überlagerung durch den gegenseitigen Arm zu vermeiden, wird dieser über den Kopf gelegt, zudem wird die gesunde Schulter ein wenig nach dorsal gedreht (Abb. 50.1 und 50.2).

Aufnahmetechnik
400er Folie
Röntgenkassette *im Raster.*
Zentralstrahl senkrecht auf filmnahen Oberarmkopf und Kassettenmitte
Atemstillstand nach Exspiration.

	kV/mAs	Punkte	eigene Belichtung
schlanke Erwachsene	73/40	−2	....
normale Erwachsene	77/50	0	....
kräftige Erwachsene	81/63	+2	....
Automatik	81	□■□	

Kriterium
Abbildung des Oberarmkopfes und -halses überlagerungsfrei zwischen Wirbelsäule und Sternum (Abb. 50.3).

Lawrence, W.S.: A method of obtaining an accurate lateral roentgenogram of the shoulder joint. Amer. J. Roentgenol. 5 (1918) 193–194.

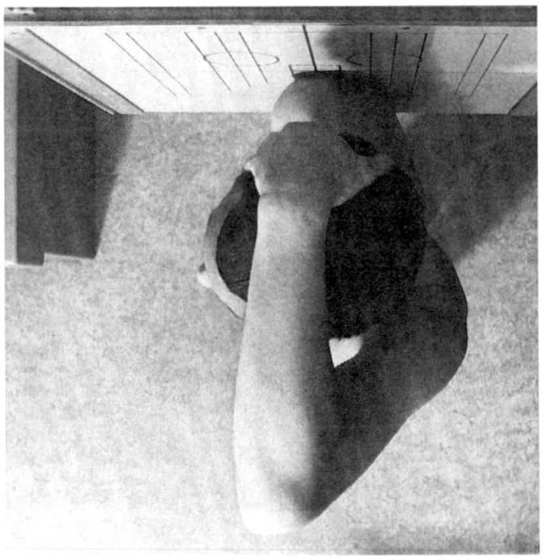

Abb. 50.**1**

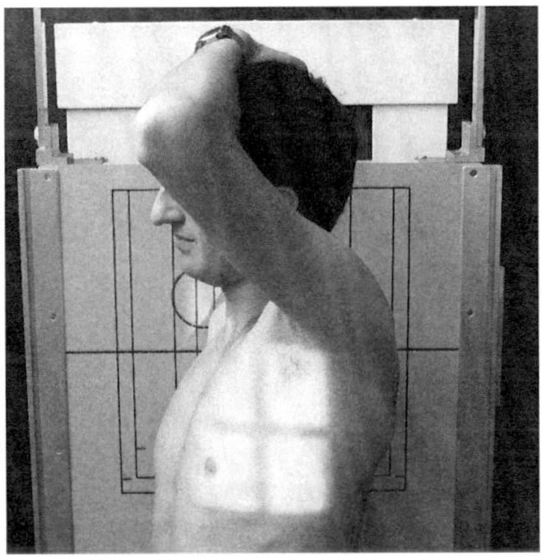

Abb. 50.**2**

Abb. 50.1 und 50.2
Patientenposition und Strahlengang bei der transthorakalen Schulteraufnahme.

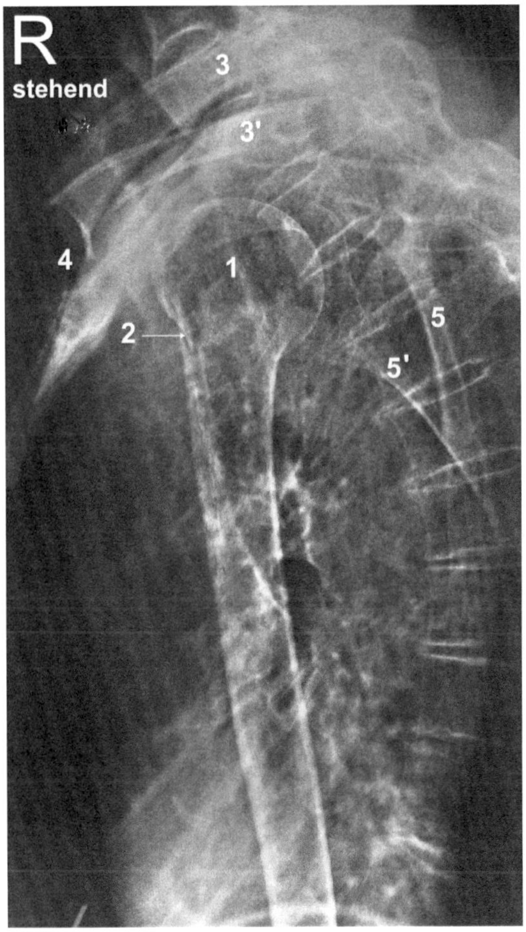

1 Humeruskopf
2 subkapitale Fraktur
3/3′ Claviculae
4 Sternum
5/5′ Scapulae

Abb. 50.**3**
Eingestauchte subkapitale Oberarmfraktur.

! Die gesunde Schulter soll leicht nach hinten gedreht werden, um eine Überlagerung durch den gegenseitigen Humeruskopf zu vermeiden.

51a Oberarm anterior-posterior

Indikation 20/40
hoch

Schriftmarkierung R oder L

Vorbereitung Oberkörper bis auf BH/Unterhemd freimachen
Bleischürze

Lagerung **stehend:**
Patient steht mit dem Rücken und flach anliegendem Oberarm am Stativ. Zur Kontrolle der richtigen Drehung des Oberarms ist der Ellenbogen leicht gebeugt und die Querachse des Ellenbogengelenks filmparallel eingestellt. Die Position mit hängendem Arm (**Variante A,** Abb. 51.1) ist im Besonderen von älteren Patienten leichter einzuhalten als die mit abduziertem Oberarm (**Variante B,** Abb. 51.2)

liegend:
Patient in Rückenlage, Arm neben dem Oberkörper leicht abduziert, Handfläche nach oben und Prüfung durch Ellenbogenbeugung, ob die Querachse des Ellenbogengelenks filmparallel eingestellt ist.

Aufnahmetechnik 400er Folie
Röntgenkassette im Raster.
Oberer Kassettenrand 2 cm oberhalb Schulterhautgrenze.
Zentralstrahl senkrecht auf Oberarm- und Kassettenmitte.

Oberarm *mit Ellenbogen/mit Schulter:*

	Ellenbogen kV/mAs	*Schulter* kV/mAs	Punkte	eigene Belichtung
schlanke Erwachsene	55/16	60/20	−2	....
normale Erwachsene	57/20	63/25	0	....
kräftige Erwachsene	60/25	66/32	+2	....

Kriterium Vollständige und beurteilungsfähige Abbildung des Humerus mit a.p.-Projektion der Trochlea humeri und/oder des Schultergelenks (Abb. 51.3).

51b Oberarm seitlich

wie „Oberarm anterior-posterior", außer

Lagerung **stehend:**
Patient steht mit Rücken und flach anliegendem Oberarm am Stativ, Oberarm 90° abduziert und außenrotiert, sodass der Unterarm dem Stativ bei gebeugtem Ellenbogen anliegt. Diese Stellung kann vom Patienten leichter eingehalten werden, wenn für seine Hand ein Griff (z.B. Infusionsständer) verfügbar ist (Abb. 51.4).

liegend:
Armhaltung analog wie auf der Stehaufnahme. Ist die Außendrehung im Schultergelenk für den Patienten unmöglich, kann die Kassette auch kranial am Oberarm angestellt werden mit Strahlengang kaudo-kranial.
Alle Varianten setzen voraus, dass der Oberarm um 90° abduziert werden kann. Ist dies unmöglich, kann die Aufnahme auch bei hängendem Oberarm in transthorakaler Technik durchgeführt werden **(Einstellung 50).**

Kriterium Vollständige und beurteilungsfähige Abbildung des Humerus mit seitlicher Projektion der Trochlea humeri und/oder des Schultergelenks (Abb. 51.5).

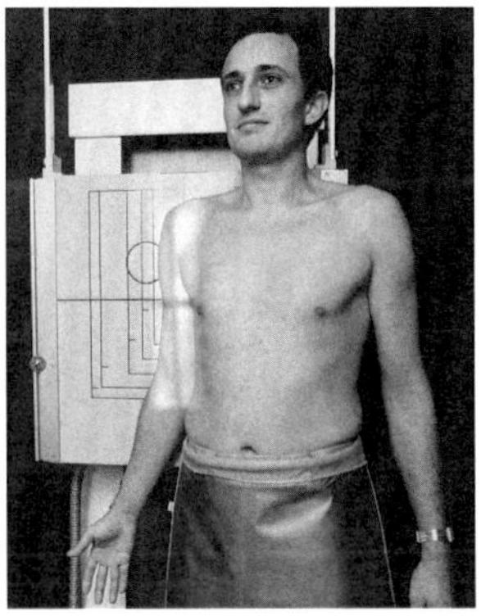

Abb. 51.**1**

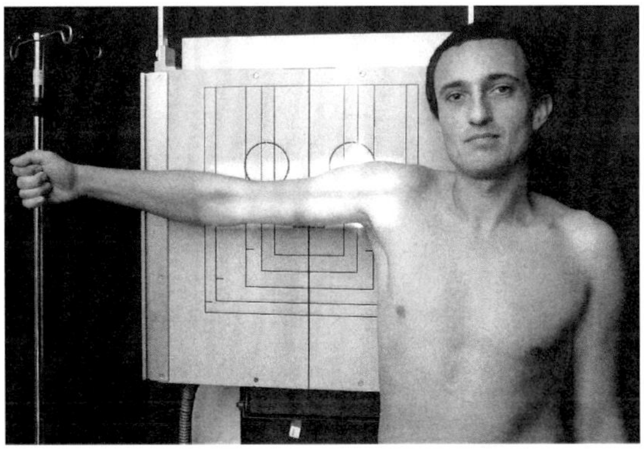

Abb. 51.**2**

Abb. 51.1 und 51.2
Patientenposition und Strahlengang bei der antero-posterioren Oberarmaufnahme im Stehen: Variante A (**Abb. 51.1**) und Variante B (**Abb. 51.2**).

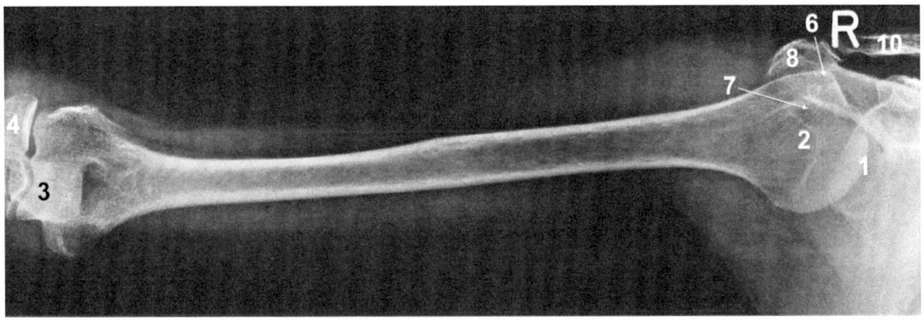

Abb. 51.**3**

Abb. 51.3
Normalbefund Oberarm a.p.

1 Schulterpfanne (Facies glenoidalis)
2 Oberarmkopf (Caput humeri)
3 Trochlea humeri
4 Speiche (Radius)
5 Elle (Ulna)
6 Tuberculum majus
7 Tuberculum minus
8 Acromion (Schulterhöhe)
9 AC-Gelenk
10 Clavicula

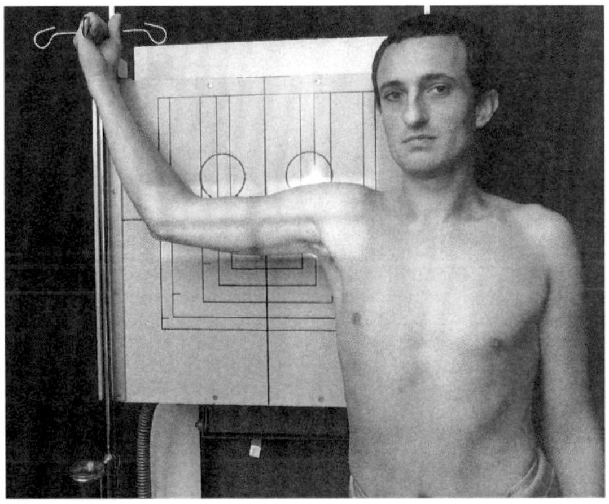

Abb. 51.**4**

Abb. 51.4
Patientenlagerung und Strahlengang bei der seitlichen Oberarmaufnahme im Stehen.

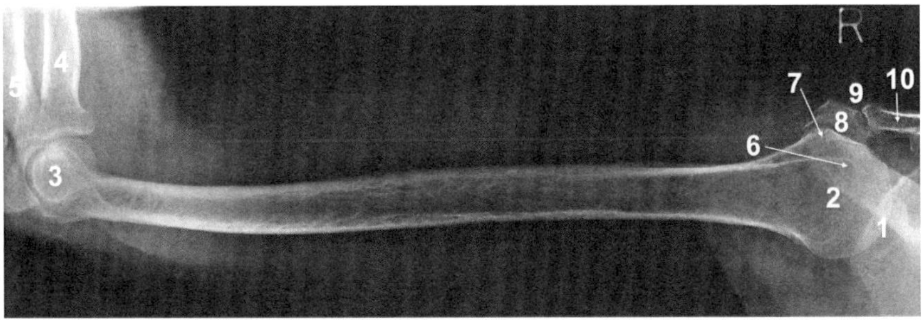

Abb. 51.**5**

Abb. 51.5
Normalbefund Oberarm seitlich.

Die vorliegende Übersicht gibt Hinweise, für welche Fragestellungen die Röntgenaufnahme eine mehr oder weniger zuverlässige Aussage liefern kann. Neben akuten Schmerzzuständen, mehrheitlich nach Trauma, können auch andere Fragestellungen, z. B. nach Tumor oder Nekrosen bei Zusammenführung von Anamnese, klinischer Untersuchung und Röntgendiagnostik eindeutig geklärt werden.

Wenn bei einer Fragestellung mit der konventionellen Röntgendiagnostik keine hinreichende Klarheit erreicht werden kann oder wenn eine weitere, präoperative Diagnostik notwendig ist, sollte gezielt die Schnittbilddiagnostik in Form von CT, MRT und Sonographie eingesetzt werden.

Beispielhafte Fragestellung	Empfohlene Röntgendiagnostik	Einstellung Nr.
Ellenbogengelenk	Ellenbogengelenk a.p.	52
	Ellenbogengelenk seitlich	53
Processus coronoideus und/oder Radiuskopf	Ellenbogengelenk in 45° Innenrotation und	54a
	Ellenbogengelenk in 45° Außenrotation	54b
N. ulnaris-Reizung	Sulcus nervi ulnaris	55
Hand/Mittelhand	Hand/Mittelhand – dorso-palmar und	57a/65b
	schräg	57b/65b
Handgelenk	Handgelenk – dorso-palmar und	58
	seitlich	59
	schräg	60
Erbsenbein	Handwurzel schräg	63
Metacarpale V	+ Mittelhand schräg	67
Fremdkörper	Mittelhand seitlich	66
Scaphoidfraktur	Kahnbeinquartett	61 + 62
„Skidaumen"	Daumen palmo-dorsal und	68a
	seitlich	68b
	Stressaufnahme palmo-dorsal beidseitig	69
Daumensattelgelenksluxation	Daumen palmo-dorsal und	68a
	seitlich	68b
	Stressaufnahme dorso-palmar	70
Finger	Finger dorso-palmar und	71a
	seitlich	71b
Karpaltunnel (Verletzungen, Erbsenbein, Hakenbein oder Arthrose am Daumensattelgelenk)	Karpaltunnelaufnahme	64
Bandverletzung Handwurzel (z. B. scapholunar)	„kleiner Handgelenkstatus": Handgelenk dorso-palmar und	58
	seitlich	59
	Handgelenk Stressaufnahme dorso-palmar mit maximaler Radial- und Ulnarduktion	58

Format

18/24
quer
zweigeteilt

Schriftmarkierung

R oder L

Vorbereitung

Arm freimachen
Bleischürze

Lagerung

Patient sitzt seitlich am Rastertisch.
Damit der Arm der Kassette parallel aufliegen kann, muss er ggf. höher gelagert oder der Patient tiefer gesetzt werden. Es sollen also Schulter-, Ellenbogen- und Handgelenk auf gleicher Höhe liegen.
Das Ellenbogengelenk liegt gestreckt dorsal auf der Kassette, die Hand ist supiniert, d.h. die Handfläche nach oben gerichtet (Abb. 52.1 und 52.2)
Alternativ muss bei nicht streckfähigem Ellenbogengelenk (= Beugekontraktur) zur exakten Gelenkbeurteilung je eine Aufnahme mit der Kassette aufliegendem Unter- und Oberarm angefertigt werden. Bei Verdacht auf freie Gelenkkörper ist die Computertomographie angezeigt.

Aufnahmetechnik

400er Folie
Röntgenkassette *auf dem Tisch.*
Zentralstrahl senkrecht auf Ellenbogengelenk und Kassettenmitte.

	kV/mAs	Punkte	eigene Belichtung
schlanke Erwachsene	48/3,2	−1	....
normale Erwachsene	50/3,2	0	....
kräftige Erwachsene	52/4	+2	....

Kriterium

Ellenbogengelenk vollständig a.p. orthograd abgebildet, Gelenkspalt in Filmmitte, überlagerungsfrei durchsichtig (Abb. 52.3).

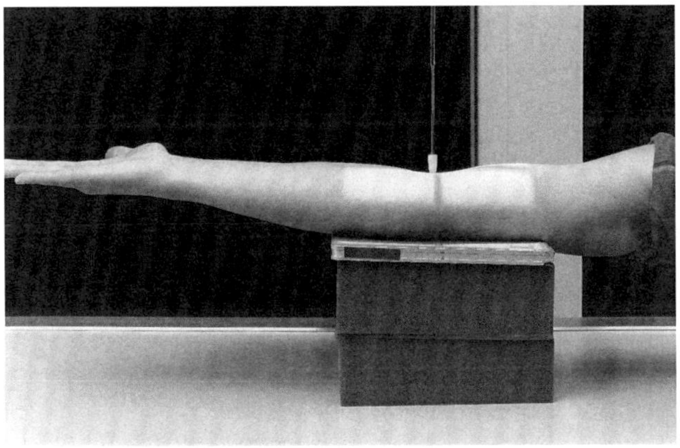

Abb. 52.**1**

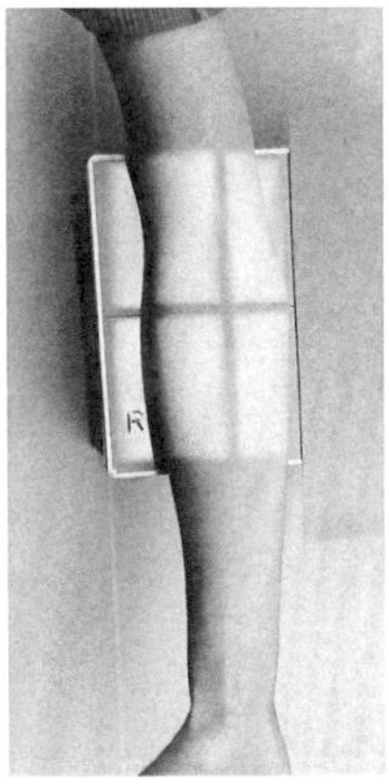

Abb. 52.**2**

> ! Damit freier Gelenkdurchblick: Schulter-, Ellenbogen- und Handgelenk auf gleicher Höhe.

Abb. 52.1 und 52.2
Patientenlagerung. Orthograde Abbildung nur bei korrekter Armhaltung und Zentrierung.

1 Epicondylus medialis
2 Epicondylus lateralis
3 Capitulum humeri
4 Trochlea humeri
5 Olecranon
6 Fossae coronoidea + olecrani
7 Fossa radialis
8 Caput radii
9 Collum radii
10 Tuberositas radii
11 Radius
12 Processus coronoideus
13 Ulna

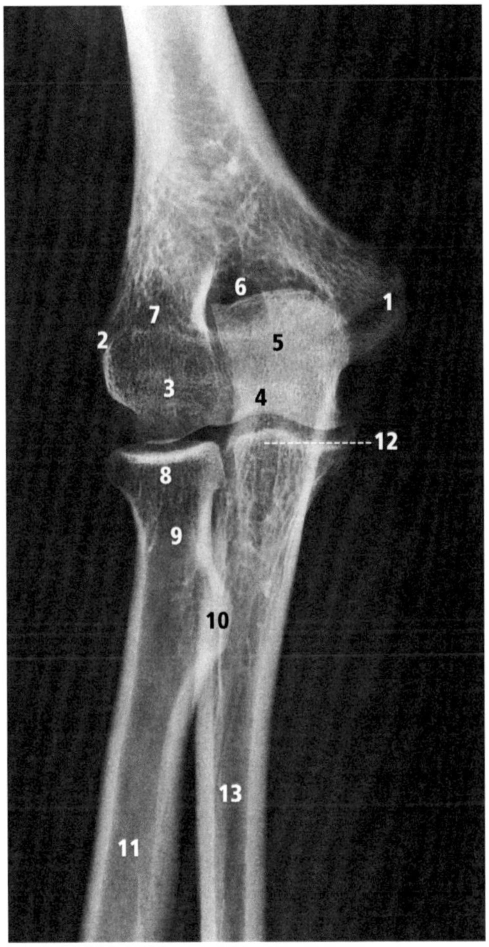

Abb. 52.**3**
Normalbefund. Orthograde Abbildung nur bei korrekter Armhaltung und Zentrierung

Format
18/24
quer
zweigeteilt

Schriftmarkierung
R oder L

Vorbereitung
Arm freimachen
Bleischürze

Lagerung
Patient sitzt seitlich am Rastertisch.
Wie bei der anterior-posterioren Aufnahme befinden sich Schulter-, Ellenbogen- und Handgelenk auf einer Höhe.
Das Ellenbogengelenk liegt 90° gebeugt mit der Innenseite auf Kassettenmitte, das Handgelenk wird rein seitlich gehalten, d.h. Daumen nach oben (Abb. 53.1 und 53.2).

Aufnahmetechnik
400er Folie
Röntgenkassette *auf dem Tisch.*
Zentralstrahl senkrecht auf Ellenbogengelenk und Kassettenmitte.

	kV/mAs	Punkte	eigene Belichtung
schlanke Erwachsene	48/3,2	−1	....
normale Erwachsene	50/3,2	0	....
kräftige Erwachsene	52/4	+2	....

Kriterium
Ellenbogengelenk vollständig seitlich orthograd abgebildet, Gelenkspalt in Filmmitte und frei einsehbar. Die Humeruskondylen müssen sich decken, das Radiusköpfchen soll gut beurteilbar sein (Abb. 53.3).

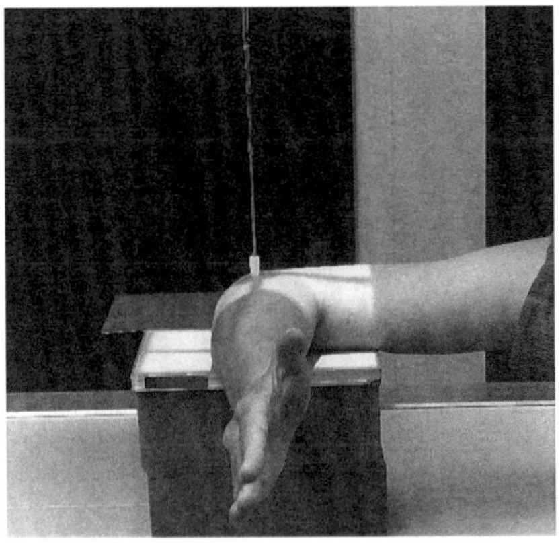

Abb. 53.1

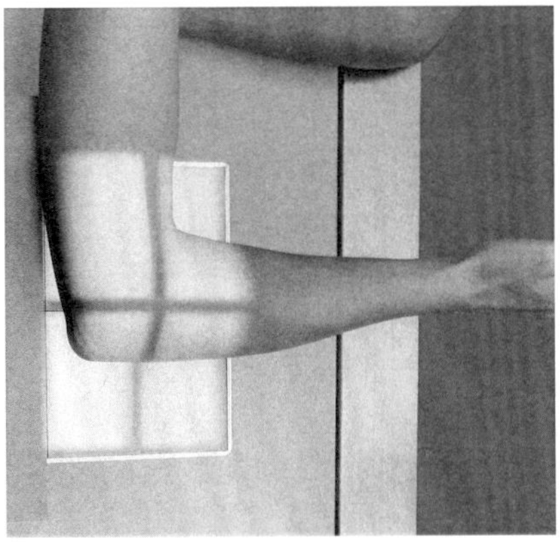

Abb. 53.2

Abb. 53.1 und 53.2
Patientenlagerung. Orthograde Abbildung nur bei korrekter Armhaltung und Zentrierung.

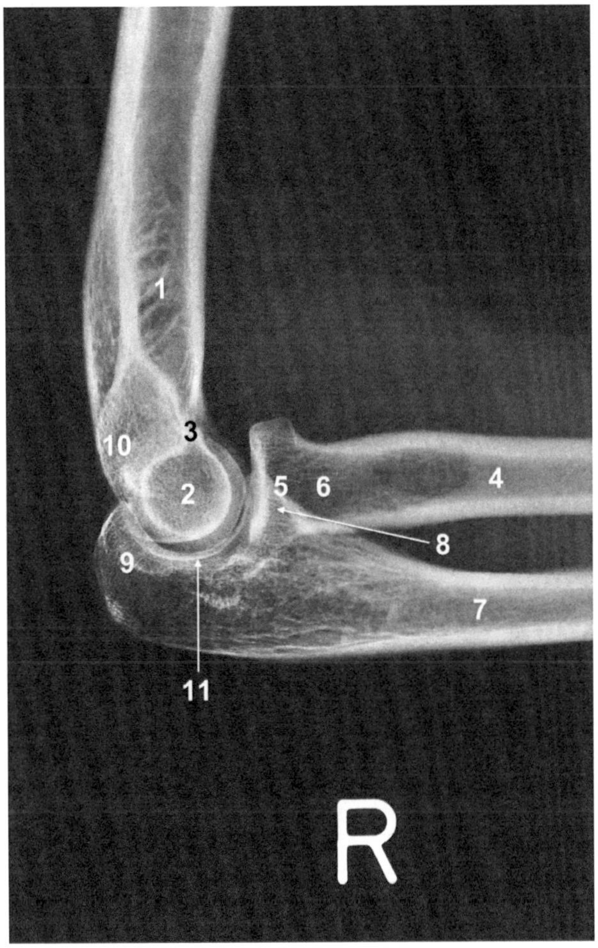

1 Humerus
2 Trochlea humeri
3 Fossa coronoidea
4 Corpus radii
5 Caput radii
6 Collum radii
7 Corpus ulnae
8 Processus coronoideus
9 Olecranon
10 Fossa olecrani
11 Incisura trochlearis

Abb. 53.3
Normalbefund.

54a Ellenbogengelenk – Processus coronoideus

Format 13/18, hoch

Schriftmarkierung R oder L, 45° Innenrotation

Vorbereitung Arm freimachen

Lagerung Patient kniet auf dem Boden oder sitzt auf einem Fußbänkchen seitlich am Rastertisch so, dass sich Schulter-, Ellenbogen- und Handgelenk auf gleicher Höhe befinden. Das gestreckte Ellenbogengelenk liegt dorsal auf der Kassette.

Variante A:
Der Arm wird *radial* soweit angehoben, dass die Querachse (hier durch Zeigestock verdeutlicht) des Ellenbogengelenks (vorbereitende Einstellung: Abb. 54.1) mit der Kassette einen Winkel von 45° bildet. Unter Beibehaltung der Unterarmdrehstellung wird der Arm nun in die Aufnahmeposition gestreckt (Daumen schräg nach *oben,* Abb. 54.2)

Variante B:
Der Ellenbogen liegt flach auf der Kassette, wie bei einer a.p.-Aufnahme und der Zentralstrahl wird 45° zur Seite „gekippt" (Strahlengang von oben-*lateral* nach unten-*medial*)

Aufnahmetechnik 400er Folie, Röntgenkassette auf dem Tisch.
Zentralstrahl senkrecht auf Kassetten- und Gelenkmitte (Variante A, Abb. 54.2) bzw. um 1 cm zur *Radial*seite versetzt (Variante B).

	kV/mAs	Punkte	eigene Belichtung
normale Erwachsene	50/3,2	0	....
kräftige Erwachsene	52/4	+2	....

Kriterium Orthograde, unverkürzte Abbildung des Processus coronoideus, Gelenkspalt in Filmmitte (Abb. 54.3).

54b Ellenbogengelenk – Radiuskopf

Format 13/18, hoch

Schriftmarkierung R oder L, 45° Außenrotation

Vorbereitung Arm freimachen

Lagerung Patient kniet auf dem Boden oder sitzt auf einem Fußbänkchen seitlich am Rastertisch so, dass sich Schulter-, Ellenbogen- und Handgelenk auf gleicher Höhe befinden. Das gestreckte Ellenbogengelenk liegt dorsal auf der Kassette.

Variante A:
Der Arm wird *ulnar* soweit angehoben, dass die Querachse (hier durch Zeigestock verdeutlicht) des Ellenbogengelenks (vorbereitende Einstellung: Abb. 54.4) mit der Kassette einen Winkel von 45° bildet. Unter Beibehaltung der Unterarmdrehstellung wird der Arm nun in die Aufnahmeposition gestreckt (Daumen schräg nach *unten,* Abb. 54.5)

Variante B:
Der Ellenbogen liegt flach auf der Kassette, wie bei einer a.p.-Aufnahme und der Zentralstrahl wird um 45° zur Seite „gekippt" (Strahlengang von oben-*medial* nach unten-*lateral*)

Aufnahmetechnik 400er Folie, Röntgenkassette auf dem Tisch.
Zentralstrahl senkrecht auf Kassetten- und Gelenkspaltmitte (Variante A, Abb. 54.5) bzw. um 1 cm zur *Ulnar*seite versetzt (Variante B).

Belichtung wie 54 a

Kriterium Orthograde, unverkürzte Abbildung des Radiuskopfes, Gelenkspalt in Filmmitte (Abb. 54.6).

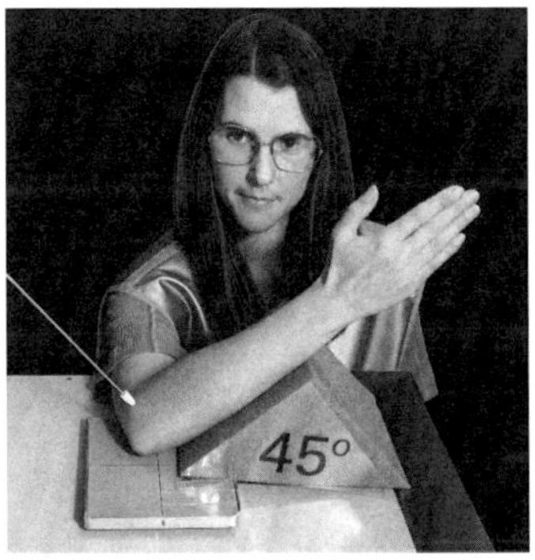

Abb. 54.**1**

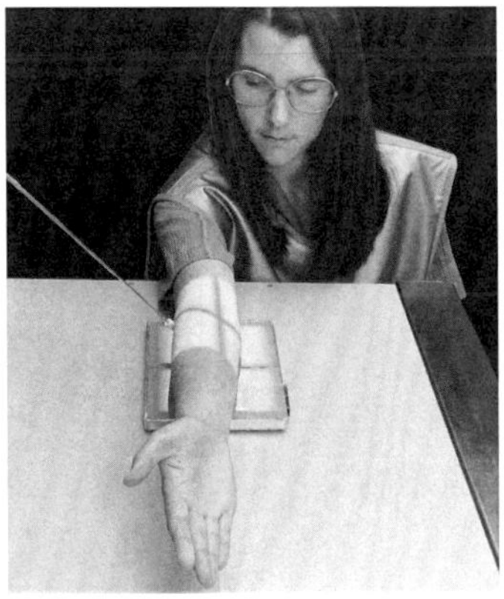

Abb. 54.**2**

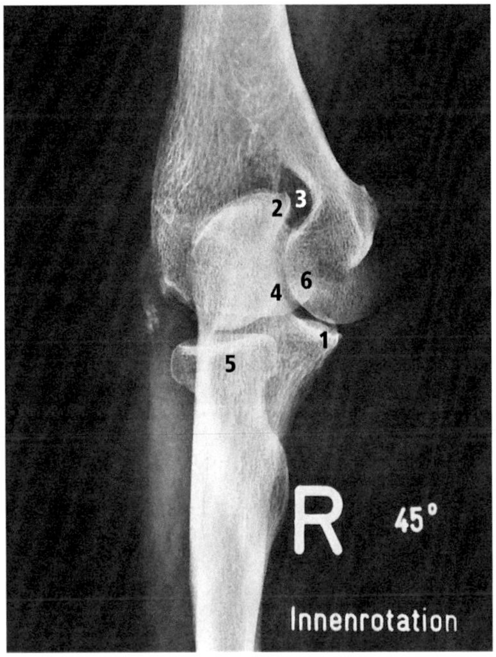

Abb. 54.1 und 54.2
Vorbereitende Einstellung (Stab zeigt Ellenbogengelenkachse) und Aufnahmeposition. Zentralstrahl *senkrecht* auf Kassettenmitte.

> **!** Alle drei großen Armgelenke müssen für filmparallele Abbildung auf gleicher Höhe liegen.

Abb. 54.**3**
Normalbefund mit überlagerungsfreier Abbildung des Processus coronoideus.

1 Proc. coronoideus
2 Olecranonspitze
3 Fossa olecrani/coronoidea
4 Incisura trochlearis
5 Caput radii
6 Trochlea humeri
7 Capitulum humeri

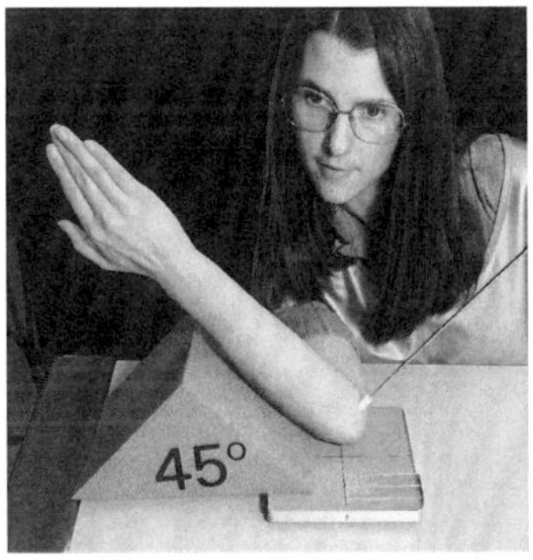

Abb. 54.**4**

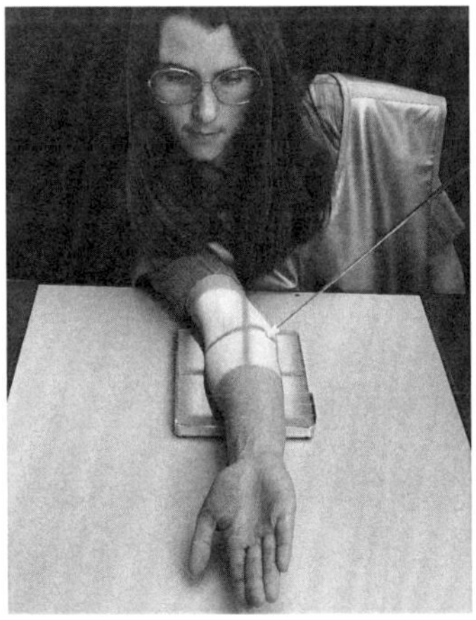

Abb. 54.**5**

Abb. 54.4 und 54.5
Vorbereitende Einstellung (Stab zeigt Ellenbogengelenkachse) und Aufnahmeposition. Zentralstrahl *senkrecht* auf Kassettenmitte.

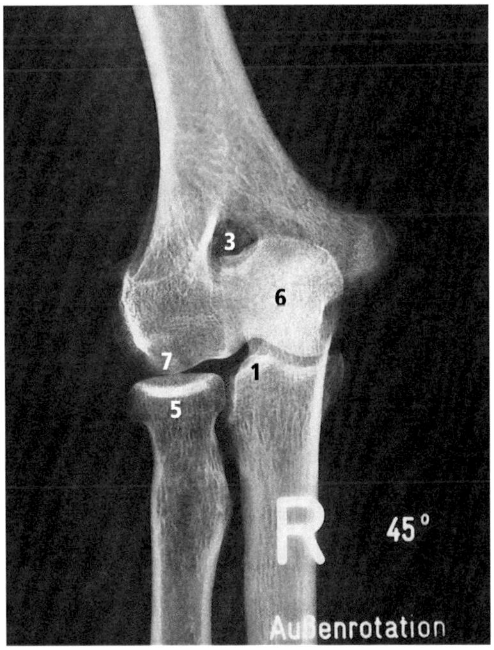

Abb. 54.**6**
Normalbefund mit überlagerungsfreier Abbildung des Radiuskopfes.

Indikation Vorwiegend posttraumatisch aufgetretenes Kompressionssyndrom des Nervus ulnaris oder Olekranonverletzung

Format 13/18
hoch

Schriftmarkierung R oder L

Vorbereitung Arm freimachen

Lagerung Patient sitzt seitlich am Rastertisch, die Rückfläche des Oberarms soll dem Tisch parallel aufliegen bei maximal gebeugtem Ellenbogengelenk, d.h. die Handfläche berührt möglichst das gleichseitige Schultergelenk (Abb. 55.1 und 55.2)

Aufnahmetechnik 400er Folie
Röntgenkassette *auf dem Tisch.*
Zentralstrahl senkrecht auf Olecranon (ca. daumenbreit proximal der Ellenbogenspitze) und Kassettenmitte.

	kV/mAs	Punkte	eigene Belichtung
Kinder 10 Jahre	44/2,5	−2	....
normale Erwachsene	46/3,2	0	....
kräftige Erwachsene	48/4	+2	....

Kriterium Tangentiale Abbildung von Olecranon und Sulcus nervi ulnaris (Abb. 55.3).

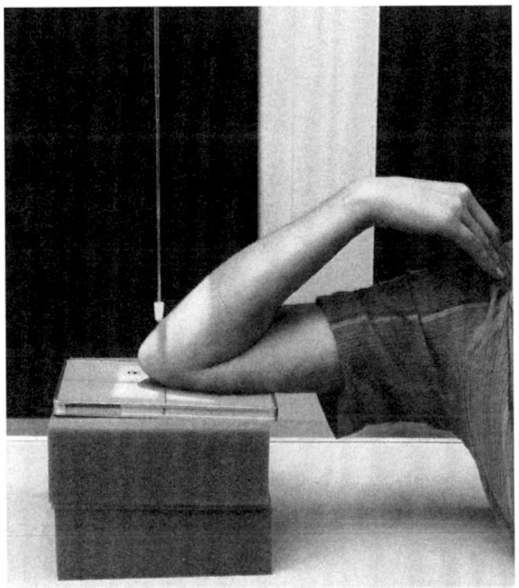

Abb. 55.**1**

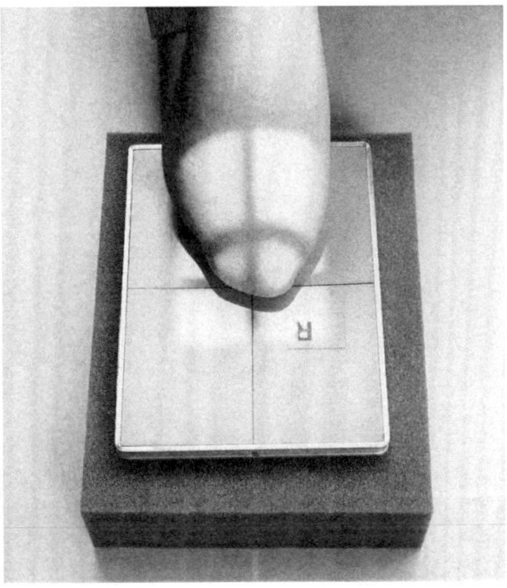

Abb. 55.**2**

Abb. 55.1 und 55.2
Patientenlagerung. Maximale Beugung des Ellenbogengelenks in Mittelstellung, so dass der Unterarm genau über dem Oberarm liegt.

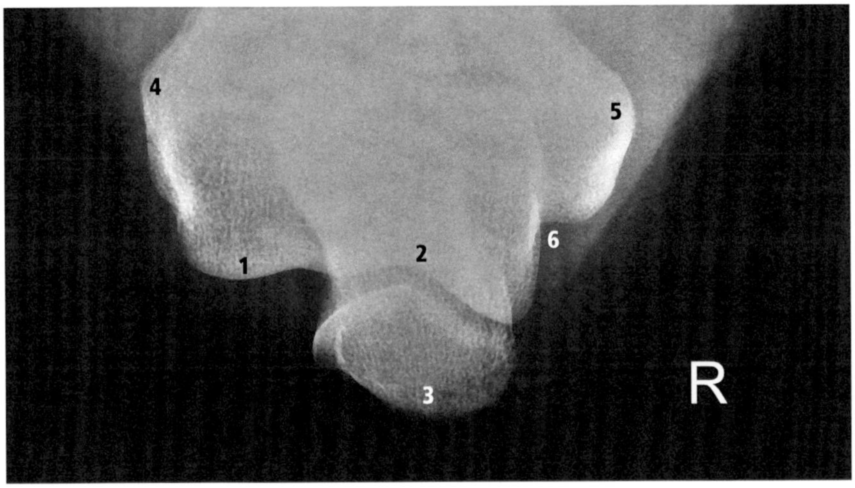

1 Capitulum humeri
2 Trochlea humeri
3 Olecranon
4 Epicondylus lateralis
5 Epicondylus medialis
6 Sulcus nervi ulnaris

Abb. 55.**3**
Normalbefund. Der Sulcus nervi ulnaris liegt unter dem Epicondylus medialis.

56a Unterarm anterior-posterior

Format
24/30 (Kinder)
15/40 (Erwachsene)

Schriftmarkierung
R oder L

Vorbereitung
Arm freimachen
Bleischürze

Lagerung
Patient sitzt möglichst seitlich (Strahlenschutz) am Rastertisch so, dass sich Schulter-, Ellenbogen- und Handgelenk auf gleicher Höhe befinden. Der Unterarm liegt der Kassette flach *dorsal* auf (Abb. 56.1 und 56.2). Bei Kindern kann die Einhaltung dieser Position leichter gelingen, wenn der Arm unter einer beidseitig beschwerten flexiblen Plexiglasplatte fixiert wird (Abb. 56.7).

Aufnahmetechnik
400er Folie
Röntgenkassette auf dem Tisch.
Zentralstrahl senkrecht auf Unterarm- und Kassettenmitte.
Belichtungswerte Unterarm mit Ellenbogengelenk/mit Handgelenk:

	Ellenbogengelenk kV/mAs	Punkte	eigene Belichtung	*Handgelenk* kV/mAs	Punkte	eigene Belichtung
Kinder	46/2,5	−3	....	46/2	−3	....
normale Erwachsene	50/3,2	0	....	50/2,5	0	....
kräftige Erwachsene	52/4	+2	....	52/3,2	+2	....

Kriterium
Speiche und Elle sollen a.p. überlagerungsfrei möglichst mit beiden Nachbargelenken abgebildet sein (Abb. 56.3).

56b Unterarm seitlich

Format
24/30 (Kinder)
15/40 (Erwachsene)

Schriftmarkierung
R oder L

Vorbereitung
Arm freimachen
Bleischürze

Lagerung
Patient sitzt möglichst seitlich (Strahlenschutz) am Rastertisch so, dass sich Schulter-, Ellenbogen- und Handgelenk auf gleicher Höhe befinden. Der Unterarm liegt der Kassette ulnarseitig auf (Daumen nach oben), dabei soll der Arm im Ellenbogengelenk um 90° gebeugt sein. (Abb. 56.4 und 56.5).

Aufnahmetechnik
400er Folie
Röntgenkassette *auf dem Tisch.*
Zentralstrahl senkrecht auf Unterarm- und Kassettenmitte.

	kV/mAs	Punkte	eigene Belichtung
Kinder	46/2,5	−3	....
normale Erwachsene	50/3,2	0	....
kräftige Erwachsene	52/4	+2	....

Kriterium
Die beiden Unteramknochen müssen sich handgelenksnahe weitgehend überlagern, dargestellte Nachbargelenke sollen rein seitlich abgebildet sein (Abb. 56.6).

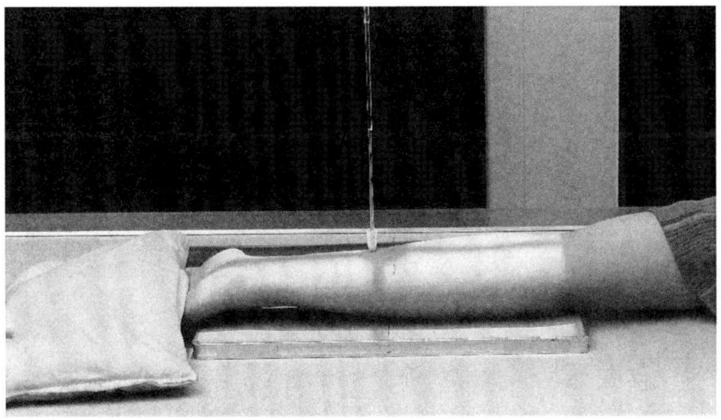

Abb. 56.**1**

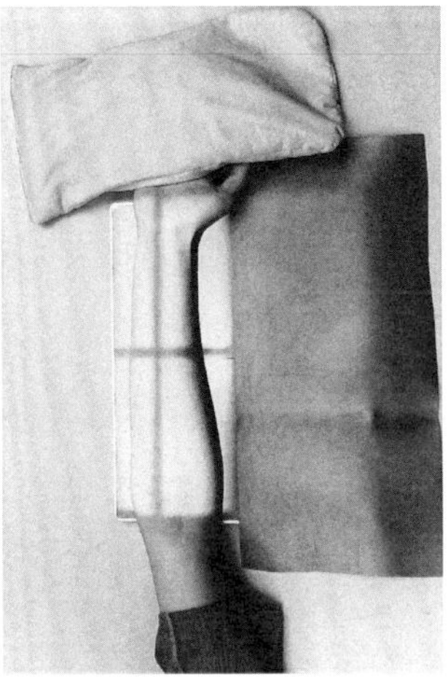

Abb. 56.**2**

! Aufnahme stets palmo-dorsal

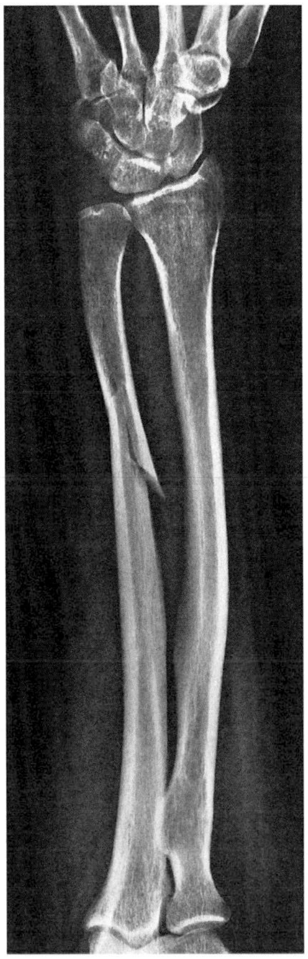

Abb. 56.1 und 56.2
Palmo-dorsale Aufnahme in maximaler Supinationsstellung des Unterarmes.

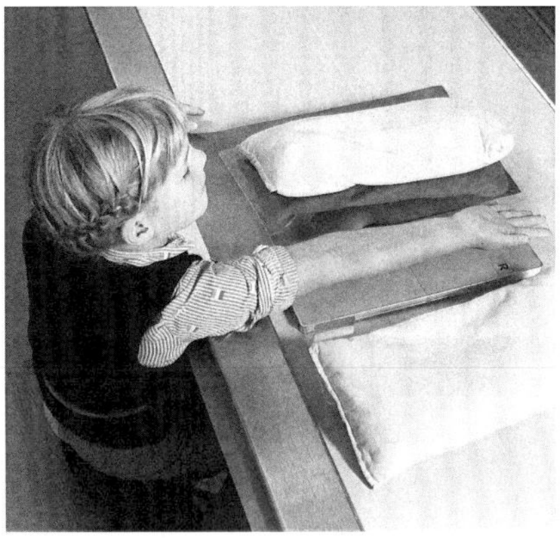

Abb. 56.**7**
Fixierung des Armes unter beidseitig beschwerter dünner Plexiglasplatte.

Abb. 53.**3**
Korrekte palmo-dorsale Einstellung des Unterarmes bei Ulnafraktur ohne wesentliche Dislokation. An sich erwünscht ist die vollständige Abbildung beider Nachbargelenke.

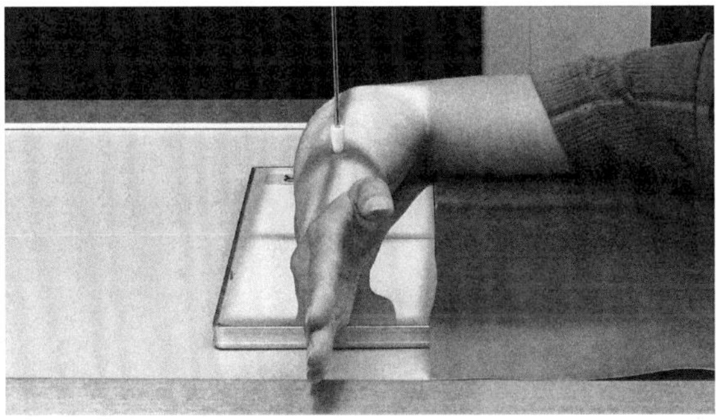

Abb. 56.**4**

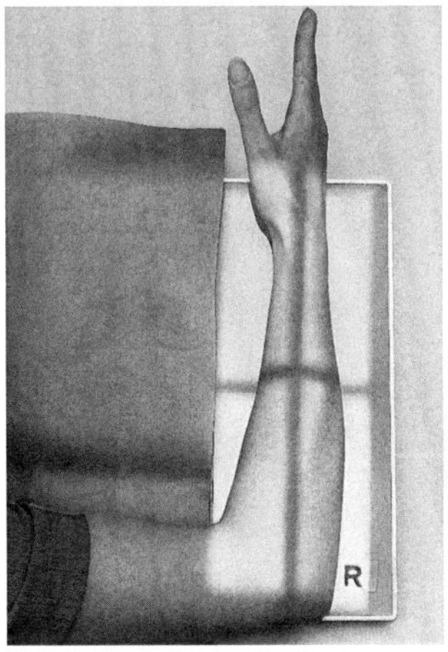

Abb. 56.**5**

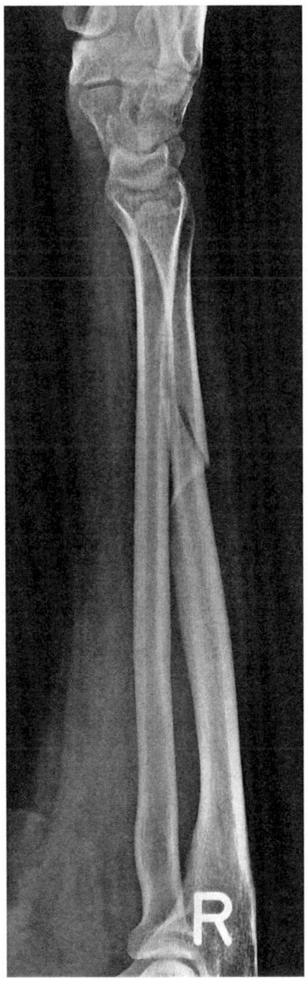

Abb. 56.4 und 56.5
Bei der Seitaufnahme müssen auch Schulter- und Ellenbogengelenk auf gleicher Höhe sein für eine orthograde Abbildung des Ellenbogengelenks.

Abb. 56.**6**
Korrekte Seiteinstellung des Unterarmes bei Ulnafraktur ohne wesentliche Dislokation.

57a Hand dorso-palmar

Format 24/30
quer
zweigeteilt

Schriftmarkierung R oder L

Vorbereitung Unterarm freimachen
Ringe, Uhr etc. ablegen

Lagerung Patient sitzt seitlich am Rastertisch, Unterarm aufliegend. Hand *palmar* flach auf der Kassette mit leicht gespreizten Fingern in natürlicher Haltung (Abb. 57.1 und 57.2). Der 3. Finger liegt in Verlängerung der Unterarmlängsachse. Vorhandene Fehlstellungen wie z.B. eine Ulnadeviation der Finger bei rheumatoider Arthritis sollen nicht korrigiert werden, sondern auch röntgenologisch zur Darstellung kommen.

Aufnahmetechnik 200er Folie (nur Rückfolie = analog mit einseitig beschichtetem Film zu verwenden nach E. Fischer, Zit. n. Dihlmann).
Röntgenkassette *auf dem Tisch.*
Zentralstrahl senkrecht auf 3. Mittelfingergrundgelenk und Kassettenmitte.

	kV/mAs	Punkte	eigene Belichtung
Kinder	44/5	−3	....
normale Erwachsene	48/6,3	0	....
kräftige Erwachsene	48/8	+1	....

Kriterium Vollständige orthograde Abbildung der ganzen Hand einschließlich aller Fingerendglieder und des Handgelenks (Abb. 57.3).

57b Hand schräg

Format 24/30
quer
zweigeteilt

Schriftmarkierung R oder L
schräg (nur sofern Einzelaufnahme)

Vorbereitung Unterarm freimachen
Ringe, Uhr etc. ablegen

Lagerung Patient sitzt seitlich am Rastertisch, Unterarm aufliegend. Hand radial leicht (ca. 30°) angehoben, Daumen und Zeigefinger auf Bocollo so gelagert, dass die Finger 2 bis 5 einschließlich ihrer Mittelhandknochen schräg abgebildet werden, aber sich dabei gerade nicht überlagern („Zitherspielerstellung“, Abb. 57.4 und 57.5)

Aufnahmetechnik 200er Folie (nur Rückfolie)
Röntgenkassette auf dem Tisch.
Zentralstrahl senkrecht zwischen 2. und 3. Fingergrundgelenk und auf Kassettenmitte.

Belichtung wie 57a

Kriterium Vollständige und überlagerungsfreie schräge Abbildung der gesamten Hand (Abb. 57.6).

Dihlmann, W.: Röntgenatlas rheumatischer Krankheiten, Thieme, Stuttgart, 1985.

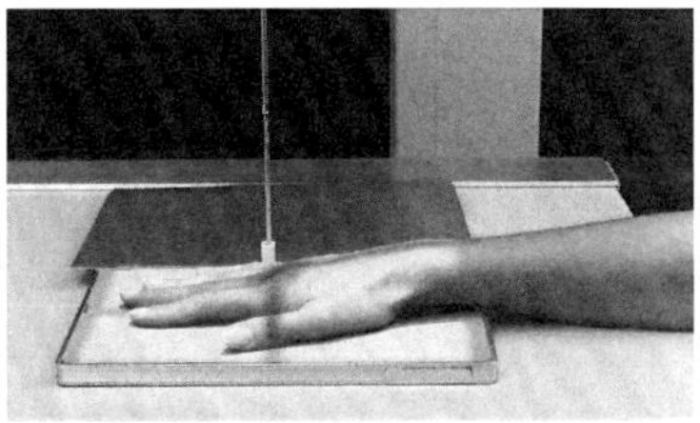

Abb. 57.**1**

Abb. 57.**2**

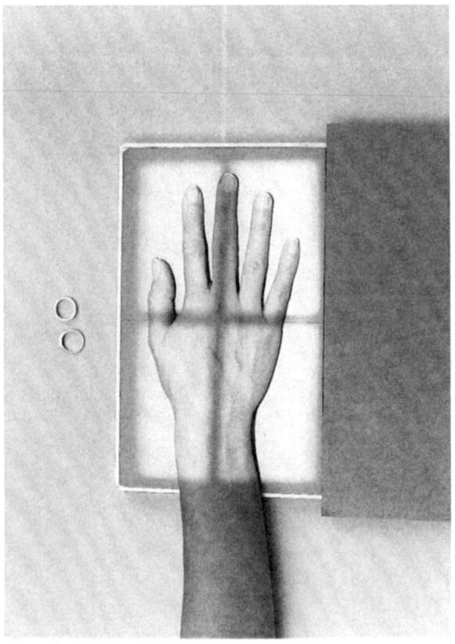

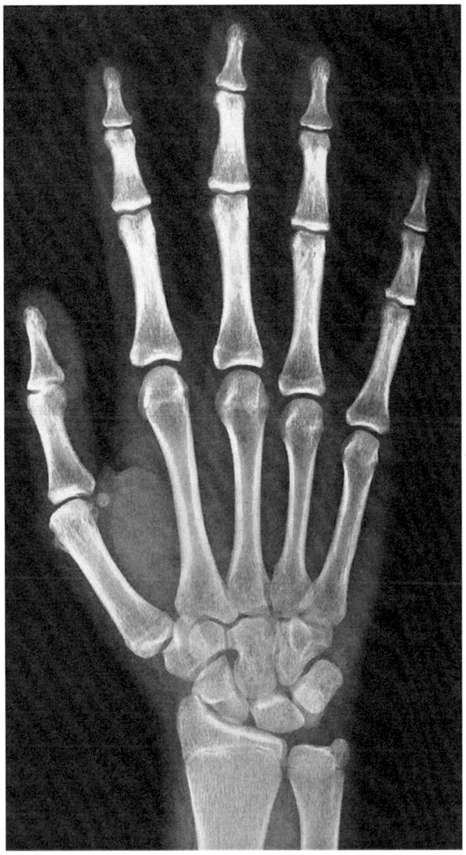

Abb. 57.1 und 57.2
Lagerung bei der dorso-palmaren Handaufnahme. Mittelfinger in Verlängerung des Unterarmes, Ellenbogen und Unterarm auf gleicher Höhe entspannt gelagert.

Abb. 57.**3**
Normalbefund. Röntgenanatomie siehe Abb. 58.7.

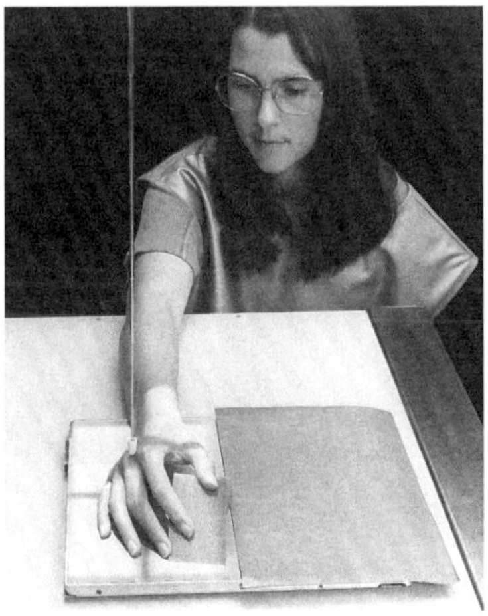

Abb. 57.**4**

Abb. 57.**5**

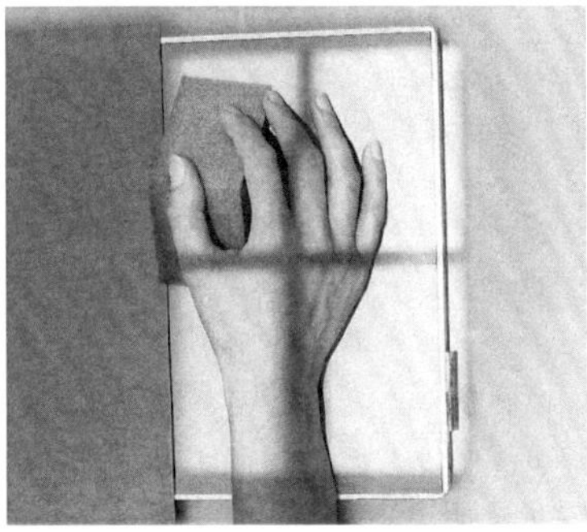

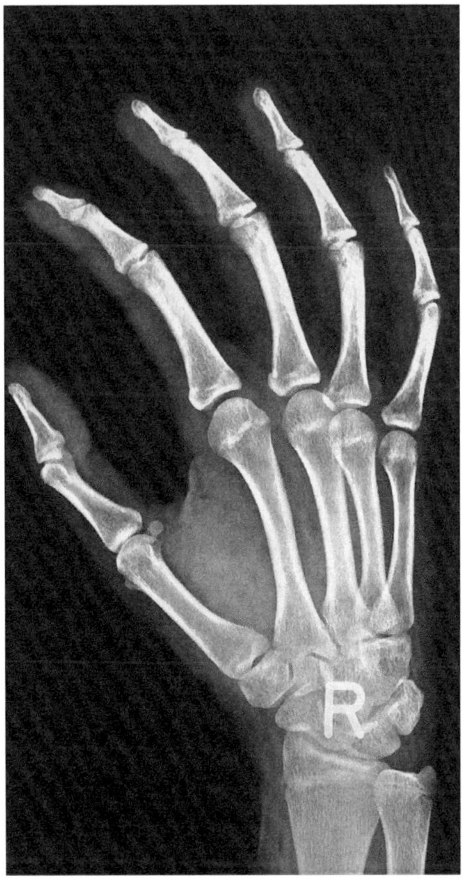

Abb. 57.4 und 57.5
Entspannte Lagerung auf Bocollo bei der Schrägaufnahme der Hand. Finger und Mittelhandknochen sollen sich nicht überlagern, Finger sollen im Grundgelenk auch nicht überstreckt sein.

Abb. 57.**6**
Normalbefund.

Indikation

Verdacht auf Knochen- und Bandverletzungen am Handgelenk. Eine Störung des normalen Gefüges der Handwurzelknochen infolge einer Bandverletzung ist auf Standardröntgenaufnahmen nur erkennbar, wenn sich die Hand in den 3 Raumebenen in streng neutraler Stellung befindet. Bei unklarem Befund, zum Beispiel bei Verdacht auf skapho-lunare Bandruptur oder Skaphoidfraktur können Aufnahmen des Handgelenks in maximaler Ulnar- und Radialduktion unter Belastung zur richtigen Diagnose führen. Handchirurgen bevorzugen bei solchen Fragestellungen die vier in Einstellung 58 und 59 genannten Aufnahmen („kleiner Handgelenksstatus").

Format

18/24
quer
zweigeteilt

Schriftmarkierung

R oder L

Vorbereitung

Unterarm freimachen
Uhr, Schmuck etc. ablegen
Bleischürze

Lagerung

Variante A

Patient sitzt seitlich am Rastertisch. Die Hand wird so auf Kassette und Bocollo gelagert, dass sich Schulter-, Ellenbogen- und Handgelenk auf einer Höhe befinden (Abb. 58.1 und 58.2). Das Handgelenk befindet sich in Neutralstellung zwischen Pro- und Supination. In der Neutralaufnahme muss das 3. Metacarpale exakt in Verlängerung der Radiusachse liegen und vollständig mit abgebildet sein (Abb. 58.4 und 58.7).

Variante B

Dagegen wird in den Varianten mit Radial- und Ulnarduktion die Hand vom Patienten aktiv in maximaler Radialduktion (Abb. 58.3) und danach auf der anderen Kassettenhälfte in maximaler Ulnarduktion (Abb. 58.5) gehalten. Die erwünschte Stress-Belastung bringt karpale Instabilitäten bei kraftvollem Faustschluss um einen weichen Ball oft deutlicher zur Darstellung. Die Radialduktion belastet die luno-triquetrale, die Ulnarduktion die skapholunare Bandverbindung.

Aufnahmetechnik

400er Folie
Röntgenkassette *auf dem Tisch.*
Zentralstrahl senkrecht auf Handgelenks- und Kassettenmitte.

	kV/mAs	Punkte	eigene Belichtung
Kinder	48/2,5	−2	....
schlanke Erwachsene	48/3,2	−1	....
normale Erwachsene	50/3,2	0	....
kräftige Erwachsene	52/3,2	+1	....

Kriterium

Vollständige orthograde Abbildung des Handgelenks mit Mittelhandknochen (Abb. 58.7, ggf. mit 58.6 und 58.8).

Zur Nomenklatur: „Os naviculare" bezieht sich auf das Kahnbein am Fuß, „Os scaphoideum" auf das Kahnbein an der Handwurzel.

! Bei Verdacht auf skapho-lunare Bandruptur: „kleiner Handgelenksstatus" (Einstellungen 58 und 59)

Linscheid, R.L., J.H. Dobyns: Karpale Instabilitäten. Orthopäde 22 (1993) 72–78.
Sennwald G. et al.:Die Arthrose des Handgelenkes als Folge der karpalen Instabilität.Orthopäde 22 (1993) 65–71.

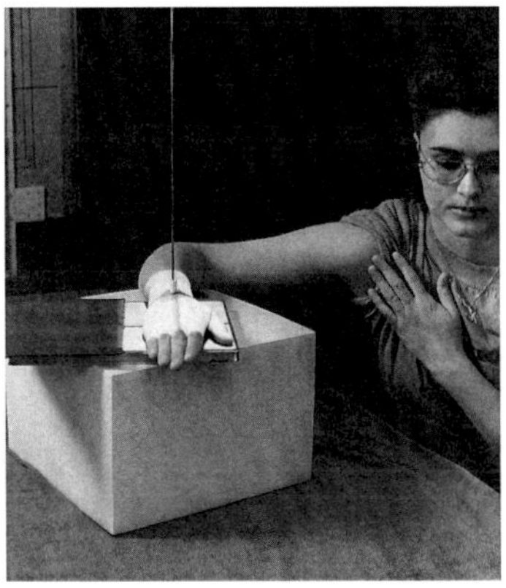

Abb. 58.**1**

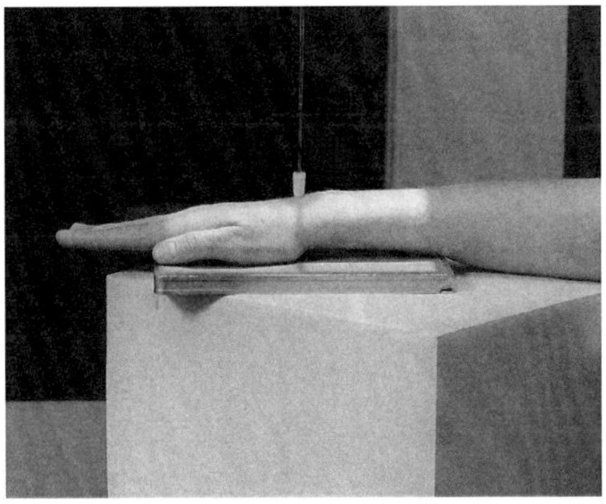

Abb. 58.**2**

Abb. 58.1 und 58.2
Patientenlagerung bei der dorso-palmaren Handgelenksaufnahme: Handgelenk auf einer Höhe mit Ellenbogen- und Schultergelenk.

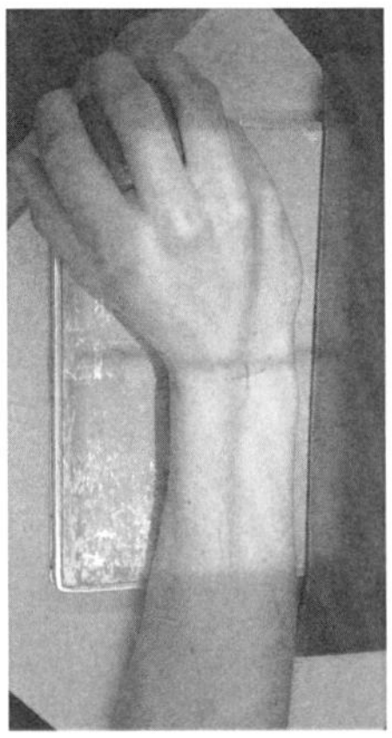

Abb. 58.**3**

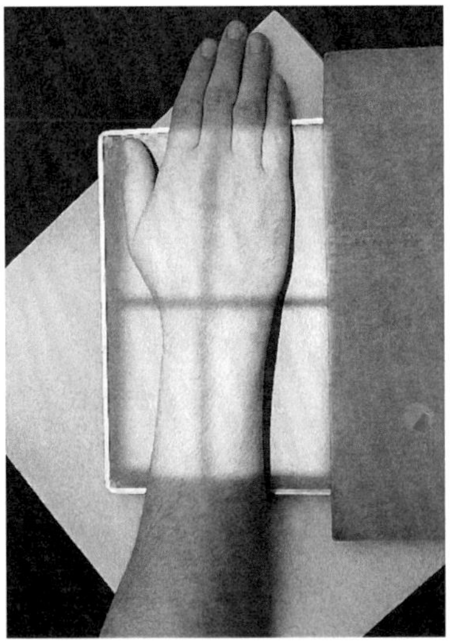

Abb. 58.**4**

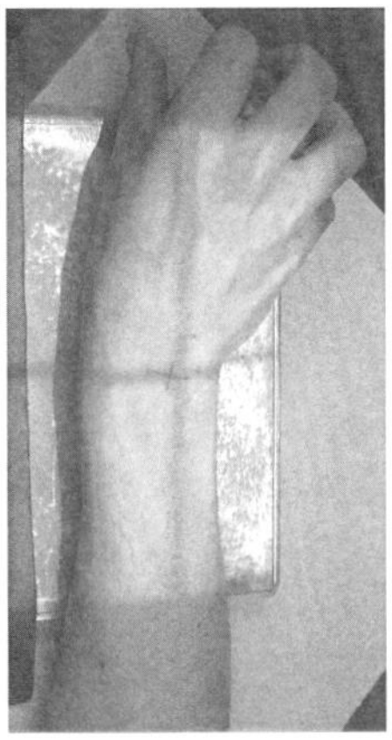

Abb. 58.**5**

Abb. 58.3 bis 58.5
Bei der Handgelenksaufnahme muss der 3. Mittelhandknochen exakt in Verlängerung der Radiusachse liegen **(Abb. 58.4)**. Die Stressaufnahmen mit maximaler Radialduktion **(Abb. 58.3)** zur Prüfung der lunotriquetralen und maximaler Ulnarduktion **(Abb. 58.5)** zur Prüfung der skapho-lunaren Bandverbindung zeigen Defekte oft deutlicher bei der Belastung durch gleichzeitigen Faustschluss um einen weichen Ball.

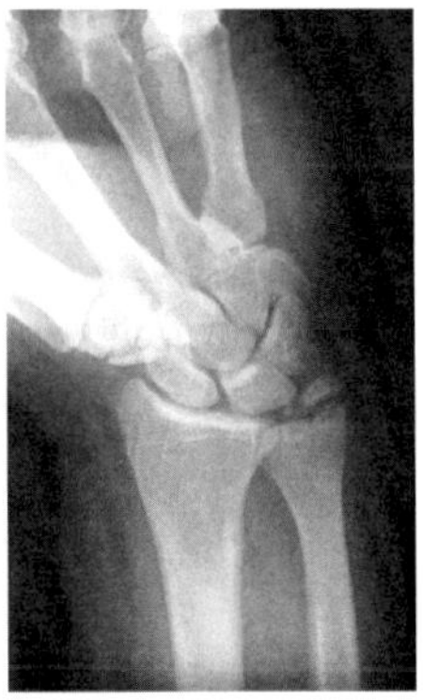

Abb. 58.**6**

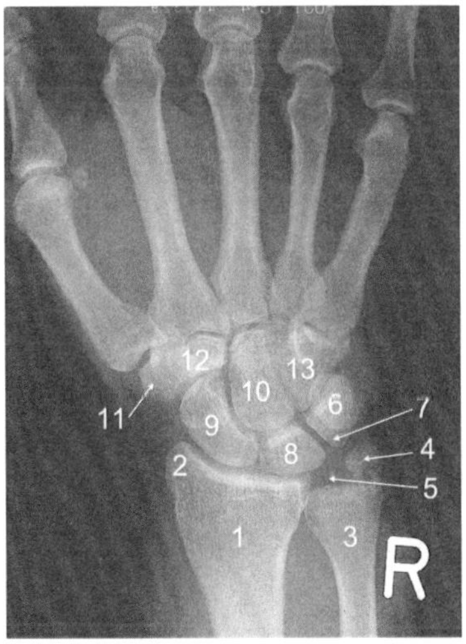

Abb. 58.**7**

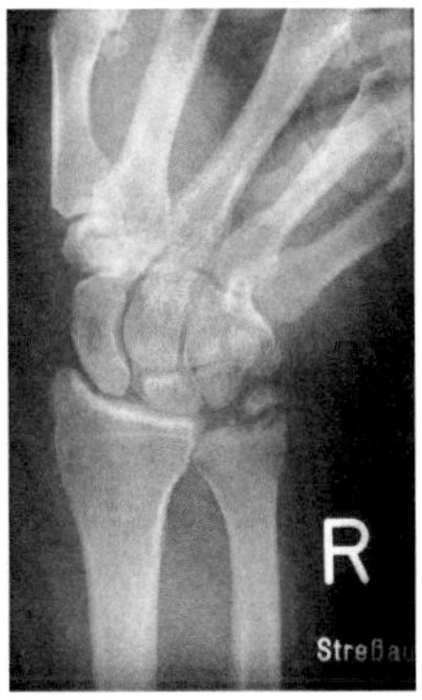

Abb. 58.**8**

Abb. 58.6 bis 58.8
Skapho-lunare Bandverletzung, die in der Stressaufnahme mit Ulnarduktion (Abb. 58.8) erkennbar ist. Zugleich Zustand nach Abriss des Griffelfortsatzes der Elle.

1 Radius
2 Proc. styloideus radii
3 Caput ulnae
4 Proc. styloideus ulnae (-Abriss)
5 Raum für Discus articularis
6 Os pisiforme
7 Os triquetrum
8 Os lunatum
9 Os scaphoideum
10 Os capitatum
11 Os trapezium
12 Os trapezoideum
13 Os hamatum

Indikation

Verdacht auf Knochen- und Bandverletzungen am Handgelenk. Eine Störung des normalen Gefüges der Handwurzelknochen infolge einer Bandverletzung ist auf Standardröntgenaufnahmen nur erkennbar, wenn sich die Hand in den 3 Raumebenen in streng neutraler Stellung befindet. Bei unklarem Befund, zum Beispiel bei Verdacht auf skapho-lunare Bandruptur oder Skaphoidfraktur können Aufnahmen des Handgelenks in maximaler Ulnar- und Radialdukton unter Belastung zur richtigen Diagnose führen. Handchirurgen bevorzugen die vier in Einstellung 58 und 59 genannten Aufnahmen bei solchen Fragestellungen („kleiner Handgelenksstatus").

Format

18/24
quer
zweigeteilt

Schriftmarkierung

R oder L

Vorbereitung

Unterarm freimachen,
Uhr etc. ablegen; Bleischürze.

Lagerung

Variante A:
Patient sitzt seitlich am Rastertisch, die Hand wird streng seitlich, also in Mittelstellung zwischen Pro- und Supination – mit Hilfe eines dorsal angestellten Brettchens – und vollständig gestreckt auf der Kassette positioniert (Abb. 59.1 bis 59.3). Bei korrekter Einstellung liegen Daumen- und Kleinfingerballen in einer Ebene senkrecht zu Film.

Variante B:
Wenn z. B. ältere, verletzte Patienten die vorbeschriebene Streckposition der Hand nicht einhalten können wird eine kleine Rolle zum Festhalten gegeben (Abb. 59.5). Auch dabei sollte angestebt werden, dass die Mittelhand in Verlängerung des Unterarms gehalten wird – denn nur dann können z.B. instabile Radiusfrakturen korrekt beurteilt und adäquat therapiert werden.

Aufnahmetechnik

400er Folie
Zentralstrahl senkrecht auf Handgelenks- und Kassettenmitte (ca. fingerbreit proximal des Daumensattelgelenks).

	kV/mAs	Punkte	eigene Belichtung
Kinder	48/4	−2	....
schlanke Erwachsene	48/5	−1	....
normale Erwachsene	50/5	0	....
kräftige Erwachsene	52/5	+1	....

Kriterium

Vollständige orthograde Abbildung des Handgelenkes (Abb. 59.4). Die Diagnostik dorsaler (DISI = dorsal-intercalated segment instability) und palmarer karpaler Instabilitäten (PISI = palmar-intercalated segment instability) erfolgt nach der Klassifikation von Dobyns und Lindscheid und nach den aktuellen Richtlinien von Sennwald durch Ausmessung der Winkel zwischen Radius und Lunatum (DISI, wenn > +10°, PISI, wenn > −20°) und zwischen Scaphoid und Lunatum (normal zwischen 30° und 70°).
Exakt seitliche Abbildung des Handgelenks, wobei sich Elle und Speiche handgelenksnah vollständig überlagern (Abb. 59.6). Os lunatum, capitatum und metacarpale III liegen in der verlängerten Radiuslängsachse. Die proximalen Phalangenanteile (welche sich zwangsweise überlagern) sollten noch mitabgebildet sein.

! *Wesentlich* zur Erkennung von Ulnasubluxationen und PISI- und DISI-Fehlstellungen ist die *exakte* Seiteinstellung des Handgelenkes.

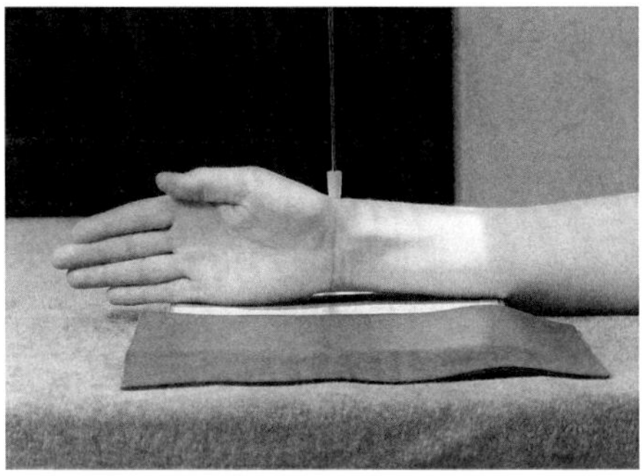

Abb. 59.1

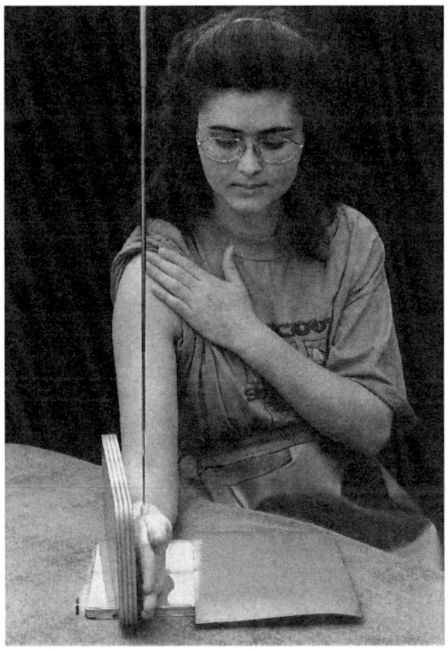

Abb. 59.2

Abb. 59.1 bis 59.3
Streng seitliche Abbildung (Brettchen) unerlässlich für Diagnose von Bandverletzungen und für die Beurteilung von instabilen Radiusfrakturen.

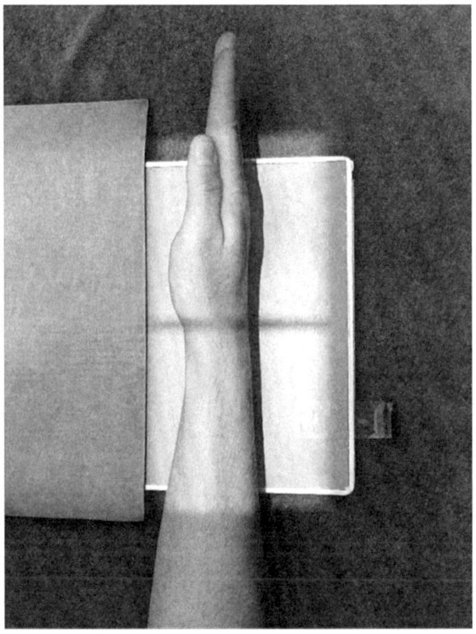

Abb. 59.3

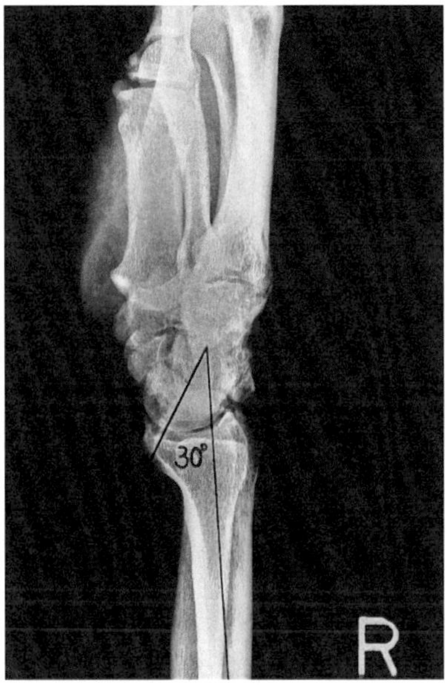

Abb. 59.4

Abb. 59.4
Subluxation des Lunatums nach dorsal (DISI). Der radio-lunare Winkel ist mit 30° pathologisch. Ursache ist eine Scaphoid-Pseudarthrose. Die DISI-Fehlstellung des Lunatums entsteht durch Kippung der beiden Skaphoidfragmente gegeneinander: Das distale kippt nach palmar, das proximale (zusammen mit dem Lunatum) nach dorsal.

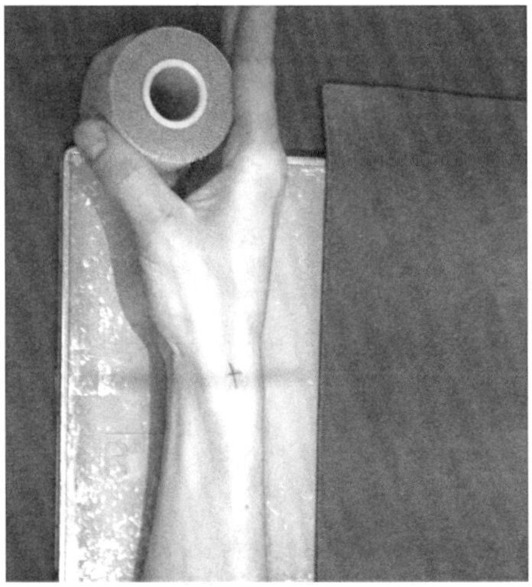

Abb. 59.5

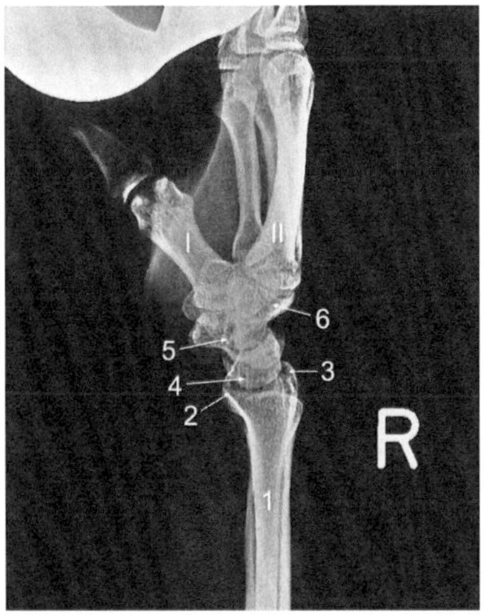

Abb. 59.6

Abb. 59.5
Wenn verletzte ältere Patienten die Streckstellung (Abb. 59.3) nicht einhalten können, wird eine kleine Rolle in die Hand gegeben.

1 Radius + Ulna
2 Processus styloideus radii
3 Processus styloideus ulnae
4 Os lunatum
5 Os scaphoideum
6 Os hamatum
I, II Metacarpale 1 und 2

Indikation
Diese Aufnahme kann in Ergänzung der Standardprojektionen bei Frakturverdacht weiterhelfen.

Format
13/18
hoch

Schriftmarkierung
R oder L
45° schräg

Vorbereitung
Unterarm freimachen,
Uhr etc. ablegen; Bleischürze.

Lagerung
Patient sitzt seitlich am Rastertisch. Das Handgelenk liegt gestreckt palmo-ulnar auf Kassettenmitte, die Radialseite wird um 45° angehoben, d.h. der Daumen zeigt schräg nach oben (Abb. 60.1 und 60.2).

Aufnahmetechnik
400er Folie
Röntgenkassette *auf dem Tisch.*
Zentralstrahl senkrecht auf Handgelenks- und Kassettenmitte.

	kV/mAs	Punkte	eigene Belichtung
Kinder	48/3,2	−2	....
normale Erwachsene	50/4	0	....
kräftige Erwachsene	52/4	+1	....

Kriterium
Handgelenk schräg in Filmmitte abgebildet (Abb. 60.3).

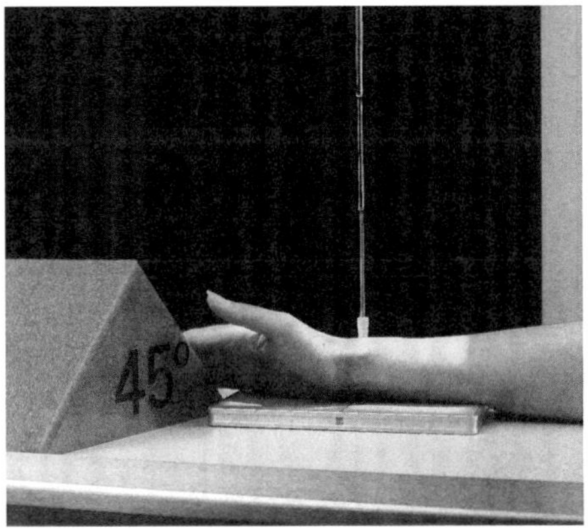

Abb. 60.**1**

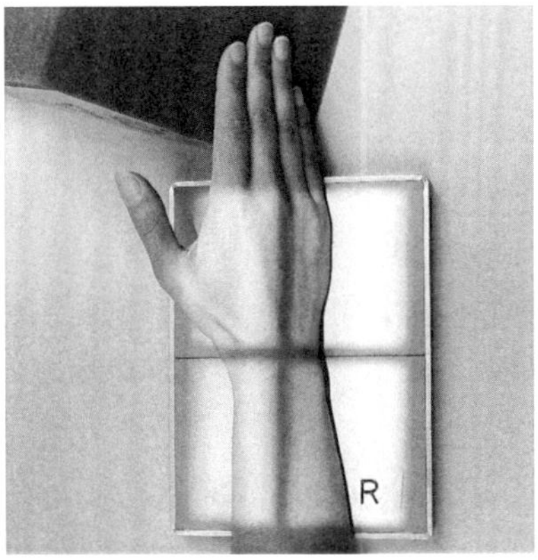

Abb. 60.**2**

Abb. 60.1 und 60.2
Patientenlagerung bei der schrägen Handgelenksaufnahme.

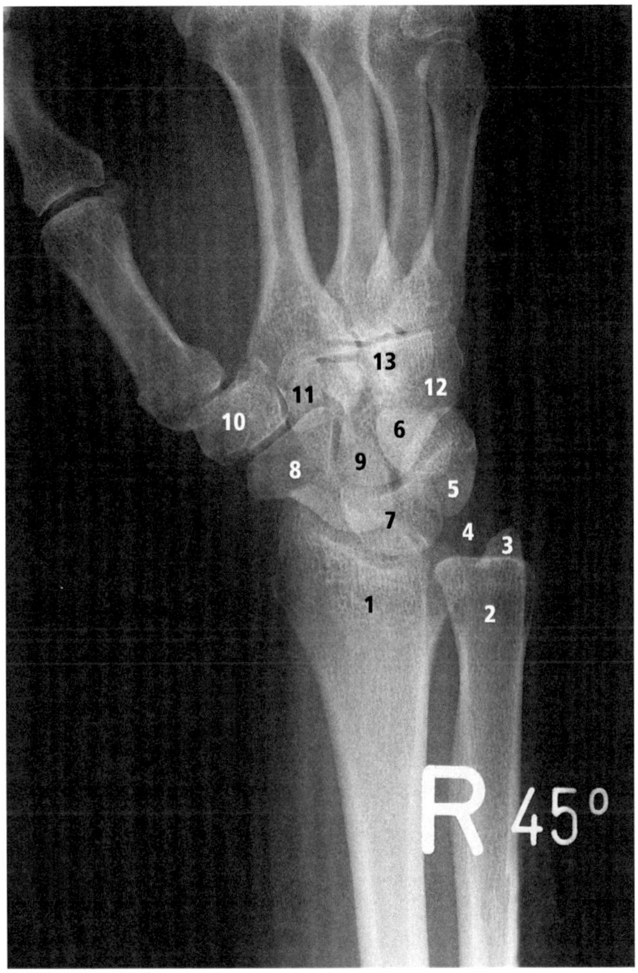

1 Radius
2 Caput ulnae
3 Proc. styloideus ulnae
4 Raum für Discus articularis
5 Os triquetrum
6 Os pisiforme
7 Os lunatum
8 Os scaphoideum
9 Os capitatum
10 Os trapezium
11 Os trapezoideum
12 Os hamatum
13 Hamulus ossis hamati

Abb. 60.**3**
Beginnende Rhizarthrose, im übrigen Normalbefund.

61a Handwurzel dorso-palmar in Ulnarduktion (Kahnbeinquartett 1)

Indikation Die vier Kahnbeinquartett-Einstellungen gehören zur Standarddiagnostik bei Verdacht auf Skaphoidfraktur.

Format 13/18, quer, zweigeteilt

Schriftmarkierung R oder L, 1

Vorbereitung Unterarm freimachen, Uhr etc. ablegen; Bleischürze.

Lagerung Patient sitzt so niedrig (z. B. auf einem Fußbänkchen) seitlich am Rastertisch, dass auch der Unterarm bequem aufliegt (Abb. 61.1). Die Handwurzel (das Handgelenk) liegt palmar auf der Kassettenmitte.

Die Hand wird nach ulnar so weit abduziert, dass Daumen und Metacarpale I in Verlängerung der Radiusachse liegen. Finger in den Grundgelenken gestreckt, in den Mittel- und Endgelenken gebeugt (Abb. 61.1 und 61.2). Die gebeugten Finger sollen auf dem Film möglichst noch sichtbar sein. Daran kann bei späteren Wiederholungsaufnahmen auch abgelesen werden, ob die Handgelenksposition identisch ist.

Aufnahmetechnik 400er Folie
Röntgenkassette *auf dem Tisch.*
Zentralstrahl senkrecht auf Skaphoid (Tabatière) und Kassettenmitte.

	kV/mAs	Punkte	eigene Belichtung
normale Erwachsene	50/2,5	0	....
kräftige Erwachsene	50/3,2	+1	....

Kriterium Das Skaphoid darf nicht verkürzt, sondern soll orthograd überlagerungsfrei scharf abgebildet sein (Abb. 61.3).

61b Handwurzel seitlich (Kahnbeinquartett 2)

Format 13/18, quer, zweigeteilt

Schriftmarkierung R oder L, 2

Vorbereitung Unterarm freimachen, Uhr etc. ablegen, Bleischürze.

Lagerung Patient sitzt so niedrig (z. B. auf einem Fußbänkchen) seitlich am Rastertisch, dass auch der Unterarm bequem aufliegt. Die Handwurzel (das Handgelenk) liegt ulnar exakt seitlich auf der Kassettenmitte.

Die Hand wird (im Unterschied zur seitlichen Handwurzelaufnahme) nach dorsal überstreckt und locker zur Faust geschlossen (Abb. 61.4 und 61.5).

Aufnahmetechnik 400er Folie
Röntgenkassette *auf dem Tisch.*
Zentralstrahl senkrecht auf Skaphoid (Tabatière) und Kassettenmitte.

	kV/mAs	Punkte	eigene Belichtung
normale Erwachsene	50/5	0	....
kräftige Erwachsene	50/6,3	+1	....

Kriterium Die beiden Unterarmknochen müssen sich exakt überlagern, ebenso Skaphoid und Lunatum, wobei der distale Teil des Skaphoids nach palmar hervorragt (Abb. 61.6).

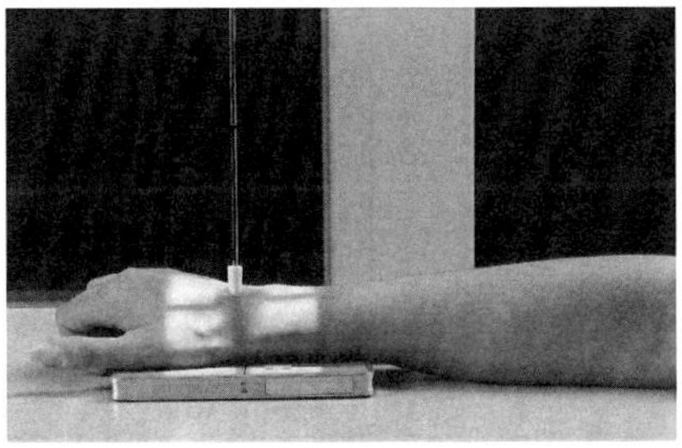

Abb. 61.**1**

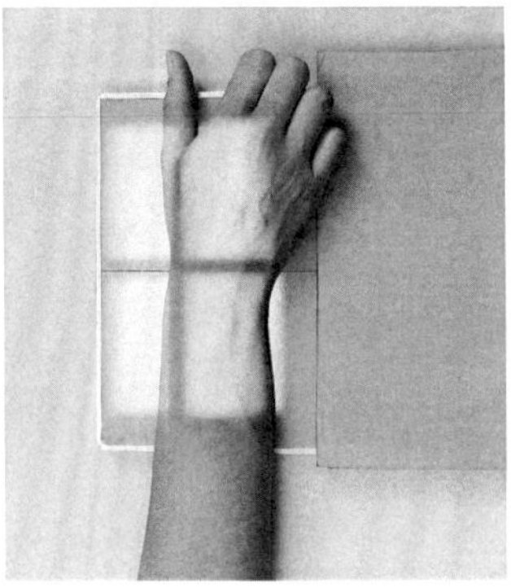

Abb. 61.**2**

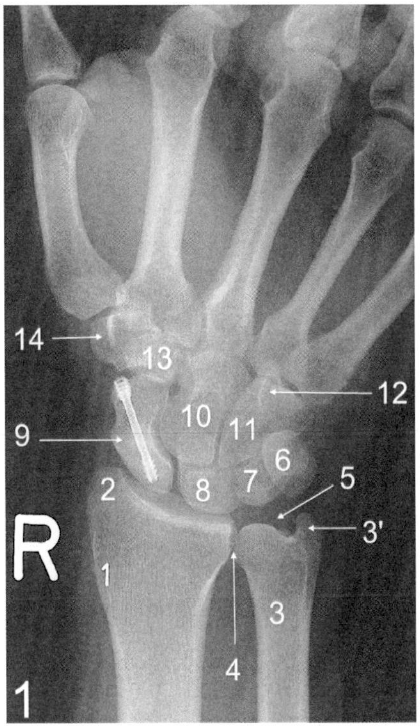

Abb. 61.**3**

Abb. 61.1 und 61.2
1. Einstellung des Kahnbeins: Patientenlagerung bei der dorso-palmaren Handwurzelaufnahme des „Kahnbeinquartetts". Daumen gestreckt halten in Verlängerung der Speiche, d.h. Ulnarabduktion und lockere Fingerbeugung. Die Nummerierung der jeweiligen Handposition (hier 1) wird den Filmen aufbelichtet.

Abb. 61.3 und 61.6
Mit Herbert-Schraube versorgte, knöchern verheilte Scaphoidfraktur.

1 Radius
2 Proc. styloideus radii
3 Ulna
3' Proc. styloideus ulnae
4 Distales Radioulnargelenk
5 Raum für Discus articularis
6 Os pisiforme
7 Os triquetrum
8 Os lunatum
9 Os scaphoideum
10 Os capitatum
11 Os hamatum
12 Hamulus ossis hamati
13 Os trapezoideum
14 Os trapezium

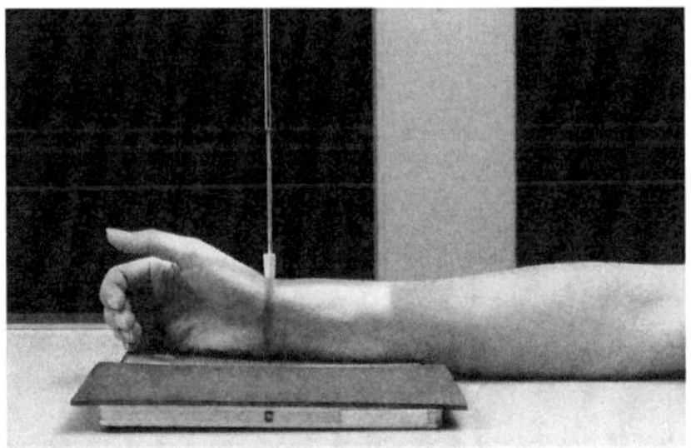

Abb. 61.**4**

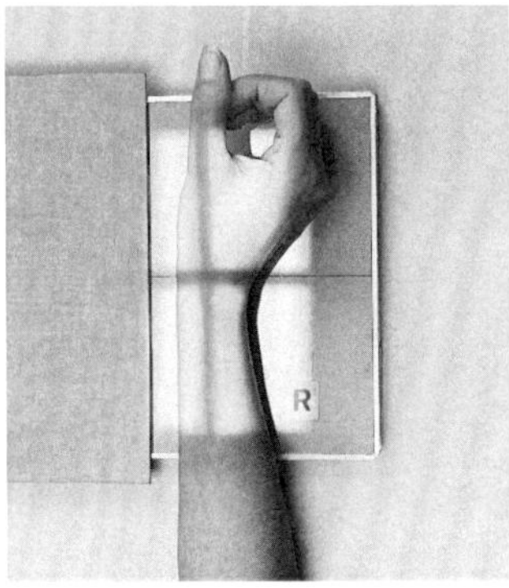

Abb. 61.**5**

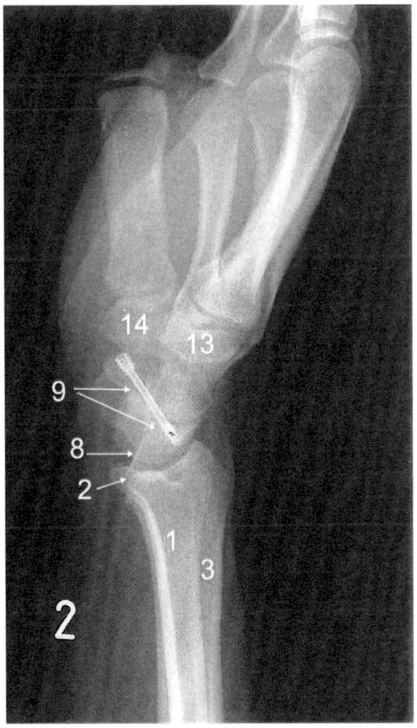

Abb. 61.4 und 61.5
2. Einstellung des Kahnbeins: Seitliche Handwurzelaufnahme des „Kahnbeinquartetts": Lockere Fauststellung, dorsal überstreckt, Daumen gestreckt in Verlängerung der Speiche.

Abb. 61.**6**

62a Handwurzel schräg radial (Kahnbeinquartett 3)

Format 13/18, quer, zweigeteilt

Schriftmarkierung R oder L, 3

Vorbereitung Unterarm freimachen, Uhr etc. ablegen; Bleischürze.

Lagerung Patient sitzt niedrig (z.B. auf einem Fußbänkchen) seitlich am Rastertisch, Unteram aufliegend. Die Handwurzel liegt ulno-palmar schräg auf Kassettenmitte.
Lockerer Faustschluss, Hand supiniert, also radialseitig um 45° angehoben (Daumen schräg nach oben) und gleichzeitig leicht ulnarwärts abduziert (Abb. 62.1 und 62.2). Die gebeugten Finger sollen auf dem Film möglichst noch sichtbar sein. Daran kann bei späteren Wiederholungsaufnahmen auch abgelesen werden, ob es sich um eine identische Gelenksposition handelt.

Aufnahmetechnik 400er Folie
Röntgenkassette *auf dem Tisch.*
Zentralstrahl senkrecht auf Skaphoid (Tabatière) und Kassettenmitte.

	kV/mAs	Punkte	eigene Belichtung
normale Erwachsene	50/4	0	....
kräftige Erwachsene	52/4	+1	....

Kriterium Besonders übersichtliche, unverkürzte Darstellung des Skaphoids (Abb. 62.3). Schwer erkennbare Kahnbeinbrüche sind oft nur in dieser Projektion diagnostizierbar (Böhler).

62b Handwurzel schräg ulnar (Kahnbeinquartett 4)

Format 13/18, quer
zweigeteilt

Schriftmarkierung R oder L, 4

Vorbereitung Unterarm freimachen, Uhr etc. ablegen; Bleischürze.

Lagerung Patient kniet auf dem Boden, damit der Unterarm dem Rastertisch aufgelegt werden kann. Die Handwurzel liegt locker zur Faust geschlossen radio-palmar schräg auf Kassettenmitte. Hand proniert, also ulnarseitig 45° angehoben (Daumen schräg nach unten) und gleichzeitig leicht ulnarwärts abduziert (Abb. 62.4 und 62.5)
Diese Position kannn von vielen Patienten nur mit Mühe und nur kurz eingehalten werden.

Aufnahmetechnik 400er Folie
Röntgenkassette auf dem Tisch.
Zentralstrahl senkrecht auf Skaphoid (Tabatière) und Kassettenmitte.

	kV/mAs	Punkte	eigene Belichtung
normale Erwachsene	50/4	0	....
kräftige Erwachsene	52/4	+1	....

Kriterium Verkürzte, aber filmnahe Abbildung des Kahnbeins, ulnar teilüberlagert vom Mondbein (Abb. 62.6).

Böhler, L.: Die Technik der Knochenbruchbehandlung, 14. Auflage, Maudrich, Wien (Reprint 1996)
Stober, R.: Die Skaphoidpseudarthrose. Orthopäde 22 (1993) 57–64

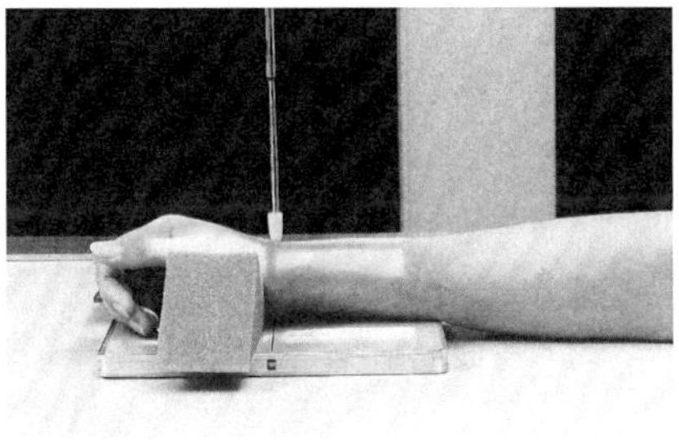

Abb. 62.**1**

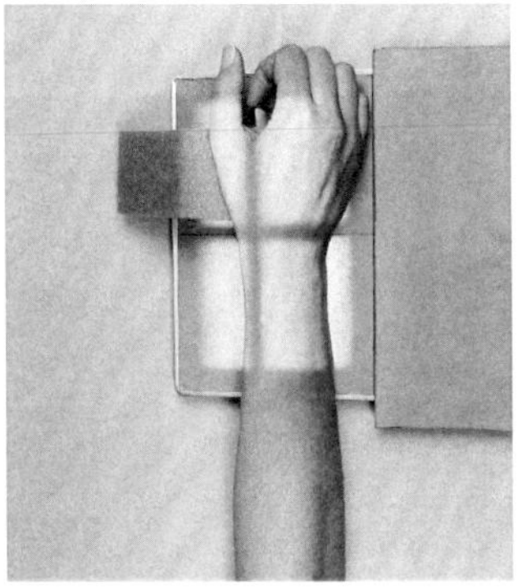

Abb. 62.**2**

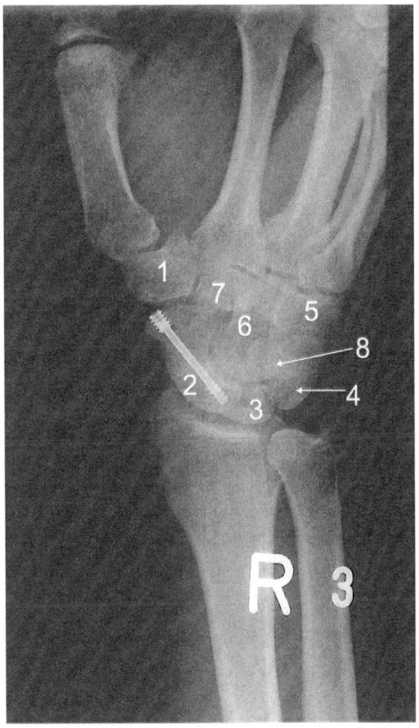

Abb. 62.**3**

Abb. 62.1 und 62.2
3. Einstellung des Kahnbeins: Zentrierung auf die Tabatière. Bocollo unverzichtbar. Lockerer Faustschluss, Daumen gestreckt in Verlängerung der Speiche, Handgelenk radial 45° angehoben.

Abb. 62.3 und 62.6
Mit Herbert-Schraube versorgte, verheilte Scaphoidfraktur.

1 Os trapezium
2 Os scaphoideum
3 Os lunatum
4 Os triquetrum
5 Os hamatum
6 Os capitatum
7 Os trapezoideum
8 Os pisiforme

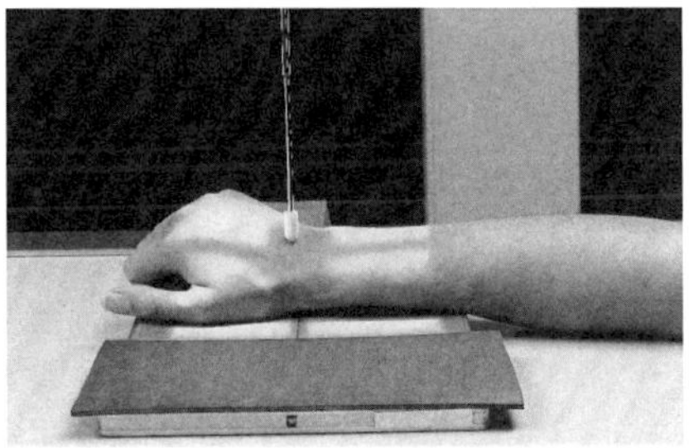

Abb. 62.**4**

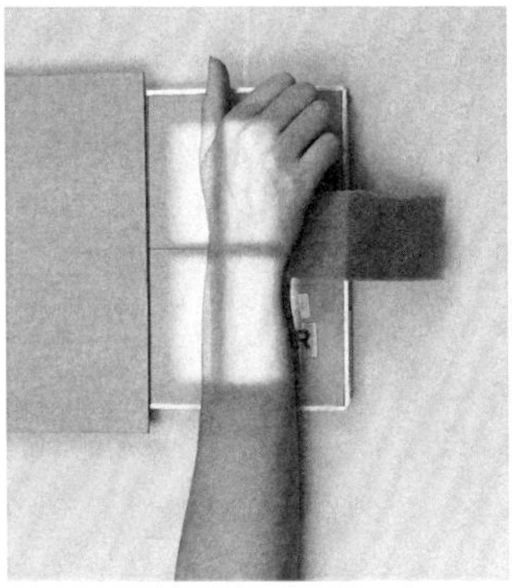

Abb. 62.**5**

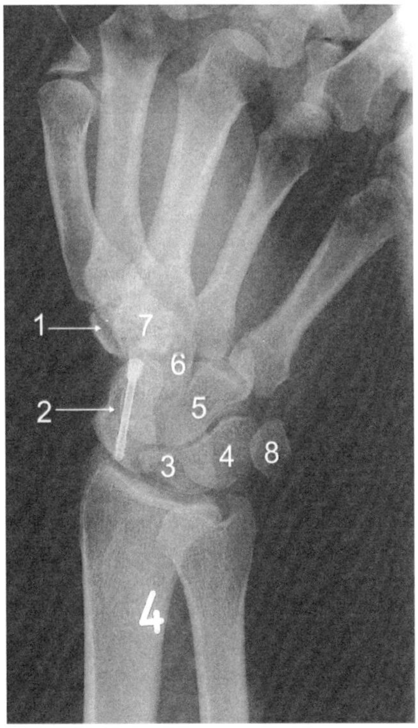

Abb. 62.4 und 62.5
4. Einstellung des Kahnbeins:
Diese Handgelenksstellung ist nur möglich, wenn der Patient vor dem Aufnahmetisch kniet oder auf einer Fußbank sitzt. Handstellung wie bei Einstellung 62a, abweichend davon aber ulnarseitig über 45° angehoben.

Abb. 62.**6**

Format	13/18 (9/12) hoch
Schriftmarkierung	R oder L
Vorbereitung	Unterarm freimachen, Uhr etc. ablegen; Bleischürze.
Lagerung	Patient sitzt seitlich am Rastertisch. Handgelenk dorso-ulnar aufliegend. Tastbares Os pisiforme ulnar überlagerungsfrei auf Kassettenmitte, d.h. Handrücken gegen Kassette etwa 70° geneigt (Daumen nach oben, Abb. 63.1 und 63.2)
Aufnahmetechnik	400er Folie Röntgenkassette *auf dem Tisch.* *Zentralstrahl* senkrecht auf das Erbsenbein und Kassettenmitte.

	kV/mAs	Punkte	eigene Belichtung
normale Erwachsene	41/2,5	0	....
kräftige Erwachsene	41/3,2	0	....

Kriterium Überlagerungsfreie Darstellung des Os pisiforme (Abb. 63.3).

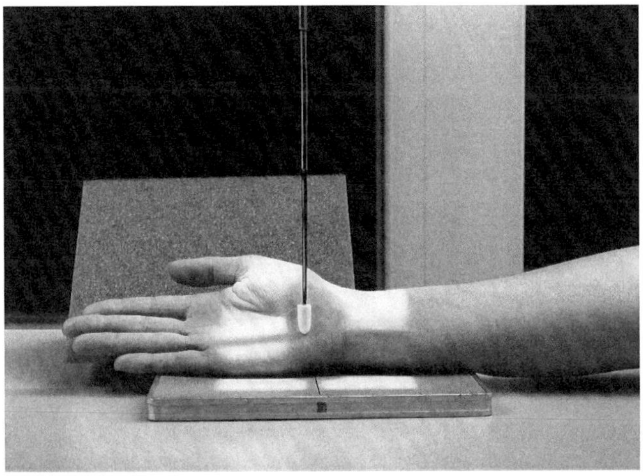

Abb. 63.**1**

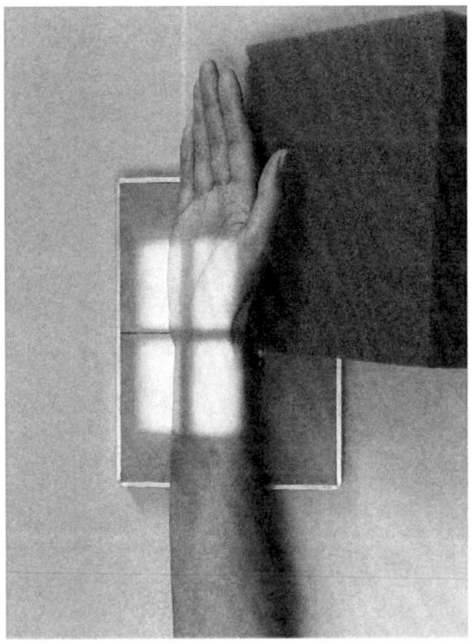

Abb. 63.**2**

Abb. 63.1 und 63.2
Einstellung der 70°-Schrägaufnahme der Handwurzel mit Zentrierung auf das Erbsenbein.

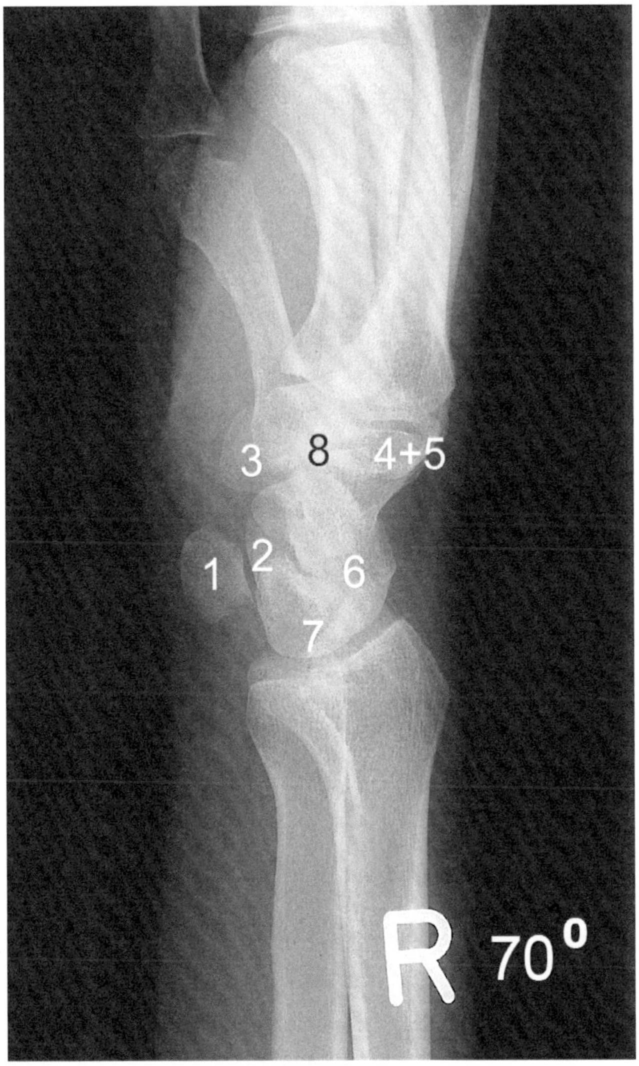

1 Os pisiforme
2 Os triquetrum
3 Os hamatum
4 Os trapezium
5 Os trapezoideum
6 Os scaphoideum
7 Os lunatum
8 Os capitatum

Abb. 63.**3**
Normalbefund mit Freiprojektion des Erbsenbeines.

Indikation

Mit dieser Einstellung können knöcherne Mitverursachungen eines Karpaltunnelsyndroms sowie fragliche Verletzungen von Erbsen- und Hakenbein und eine Rhizarthrose in der zweiten Ebene dargestellt werden.

Format

13/18
hoch

Schriftmarkierung

R oder L

Vorbereitung

Unterarm freimachen,
Uhr etc. ablegen;
Bleischürze.

Lagerung

Variante A:
Patient steht seitlich neben dem Rastertisch, Handwurzel liegt flach auf Kassettenmitte, Handgelenk dorsal überstreckt bis maximal etwa 80° zur Tischfläche, d.h. Unterarm abgehoben (Abb. 64.1 und 64.2).

Variante B:
Patient sitzt, Unterarm liegt mit seiner Beugeseite flach der Kassette auf, die Hand wird maximal dorsalextendiert. (Abb. 64.4).

Aufnahmetechnik

400er Folie
Röntgenkassette auf dem Tisch.
Zentralstrahl tangential in den Karpaltunnel und – in Abhängigkeit von der Überstreckbarkeit des Handgelenks – schräg dorso-palmar auf Kassettenmitte.

	kV/mAs	Punkte	eigene Belichtung
normale Erwachsene	50/2,5	0	....
kräftige Erwachsene	50/3,2	+1	....

Kriterium

Beurteilung der Karpaltunnelkonturen und – bei geeigneter Exposition – auch der palmarseitigen Weichteilstrukturen. Gleichzeitig überlagerungsfreie axiale Abbildung des Os pisiforme und des Hamulus ossis hamati sowie auch Einblick in das Daumensattelgelenk (Abb. 64.3).

Hart, V.L., V. Gaynor: Roentgenographic study of the carpal canal. J. Bone Jt. Surg. 23A (1941) 382–384

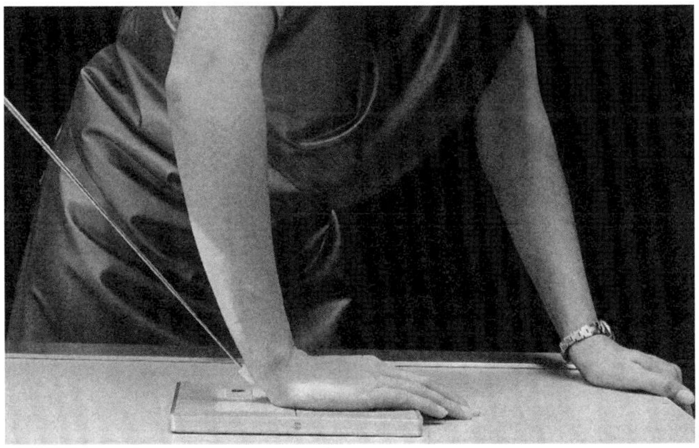

Abb. 64.**1**

Abb. 64.1 und 64.2
Für die Abbildung des Karpaltunnels mehrheitlich leichter einzuhaltende Aufnahme im Stehen (Variante A).

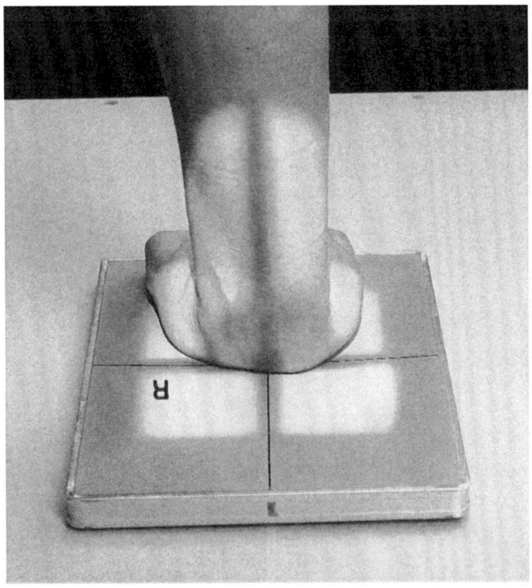

Abb. 64.**2**

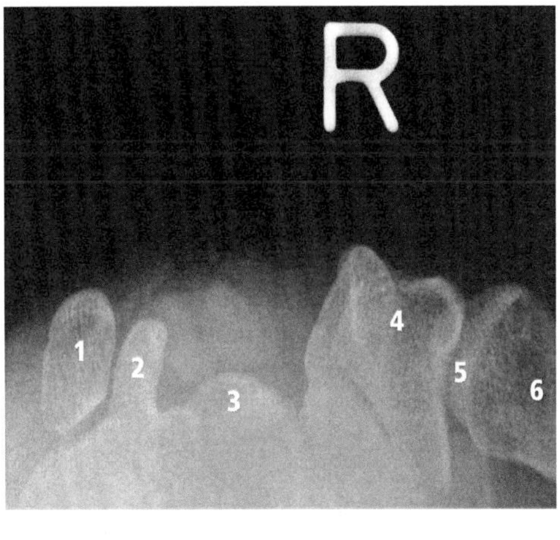

1 Os pisiforme
2 Hamulus ossis hamati
3 Os capitatum
4 Os trapezium
5 Daumensattelgelenk
6 Metacarpale I

Abb. 64.**3**
Normalbefund.

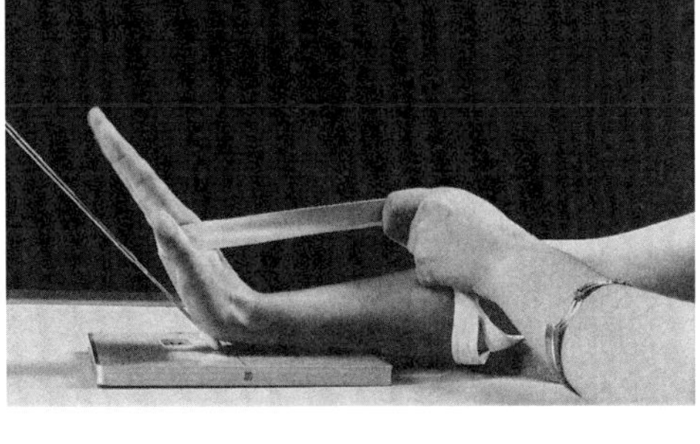

Abb. 64.**4**
Einstellung im Sitzen (Variante B), wenn die Hand gestreckt ruhig gehalten werden kann. Zeigestock zeigt Richtung des Zentralstrahls.

65a Mittelhand dorso-palmar

Format

18/24
quer
zweigeteilt

Schriftmarkierung

R oder L

Vorbereitung

Handgleenk freimachen,
Ringe, Uhr etc. ablegen;
Bleischürze.

Lagerung

Variante A:
Patient sitzt seitlich am Rastertisch. Die Hand liegt flach palmar auf der Kassette, nötigenfalls Sandsack über Unterarm (Abb. 65.1 und 65.2).

Variante B:
Ein freier Gelenkdurchblick gelingt bei kräftigen Händen mit palmo-dorsalem Strahlengang.

Aufnahmetechnik

200er Folie (nur Rückfolie)
Röntgenkassette *auf dem Tisch.*
Zentralstrahl senkrecht auf Mitte von Metacarpale III und Kassettenmitte.

	kV/mAs	Punkte	eigene Belichtung
normale Erwachsene	48/6,3	0	....
kräftige Erwachsene	48/8	+1	....

Kriterium

Überlagerungsfreie Abbildung der Mittelhandknochen einschließlich Karpometakarpal- und Metakarpophalangealgelenken (Abb. 65.3).

65b Mittelhand schräg

Format

18/24
quer
zweigeteilt

Schriftmarkierung

R oder L
schräg (nur sofern Einzelaufnahme)

Vorbereitung

Handgelenk freimachen
Ringe, Uhr etc. ablegen
Bleischürze

Lagerung

Patient sitzt seitlich am Rastertisch. Die Hand wird radial so weit angehoben, dass es gerade noch nicht zur Überlagerung der Mittelhandknochen kommt. Daumen und Zeigefinger auf Bocollo gelagert (Abb. 65.4 und 65.5).

Aufnahmetechnik

200er Folie (nur Rückfolie)
Röntgenkassette *auf dem Tisch.*
Zentralstrahl senkrecht auf Mitte zwischen Metacarpale II und III und Kassettenmitte.

	kV/mAs	Punkte	eigene Belichtung
normale Erwachsene	48/6,3	0	....
kräftige Erwachsene	48/8	+1	....

Kriterium

Überlagerungsfreie Abbildung der Mittelhandknochen einschließlich Karpometakarpal- und Metakarpophalangealgelenken (Abb. 65.6).

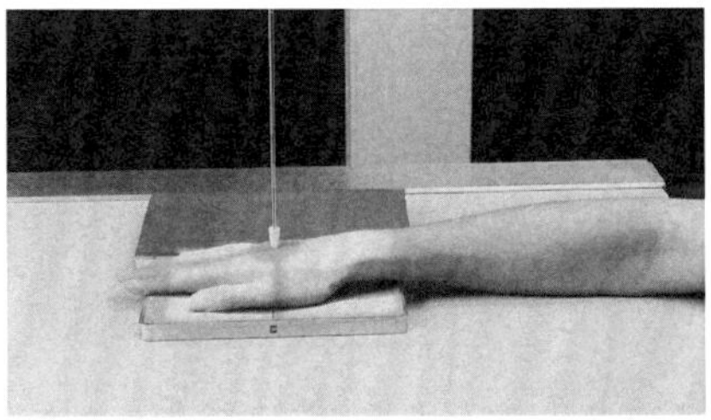

Abb. 65.**1**

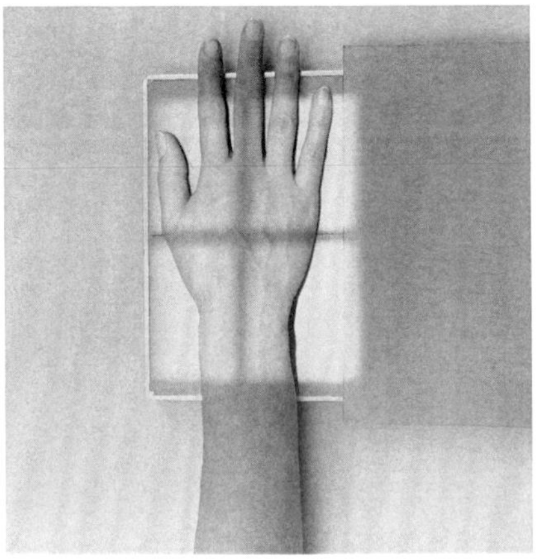

Abb. 65.**2**

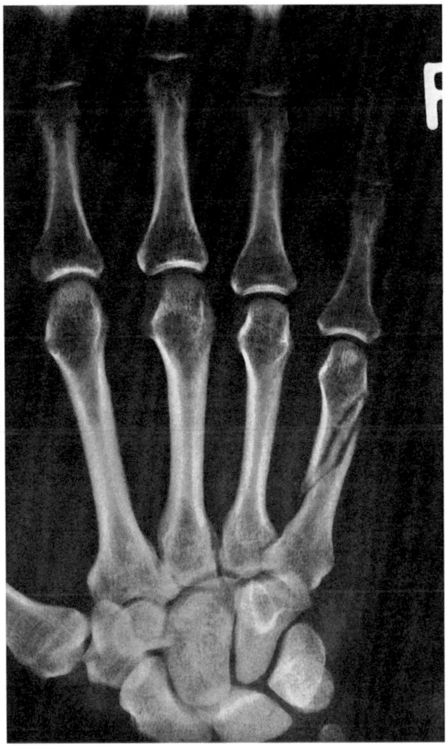

Abb. 65.1 und 65.2
Für dorso-palmare Mittelhandaufnahme Mittelfinger in Verlängerung der Unterarmachse.

Abb. 65.**3**
Schrägfraktur Metacarpale V. Zum vollständigen Mittelhandskelett gehört bei entsprechender Fragestellung natürlich auch Metacarpale I.

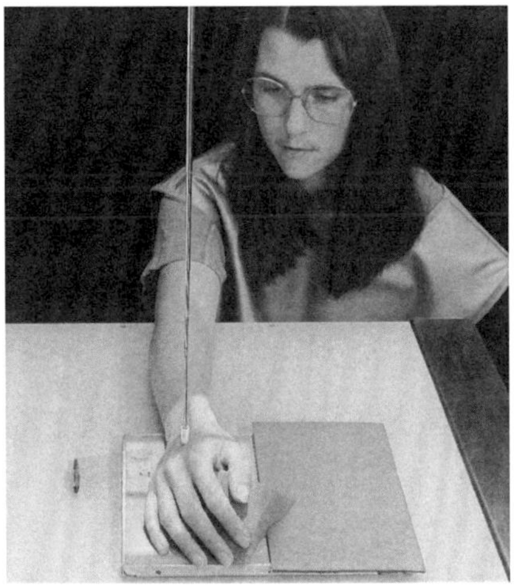

Abb. 65.**4**

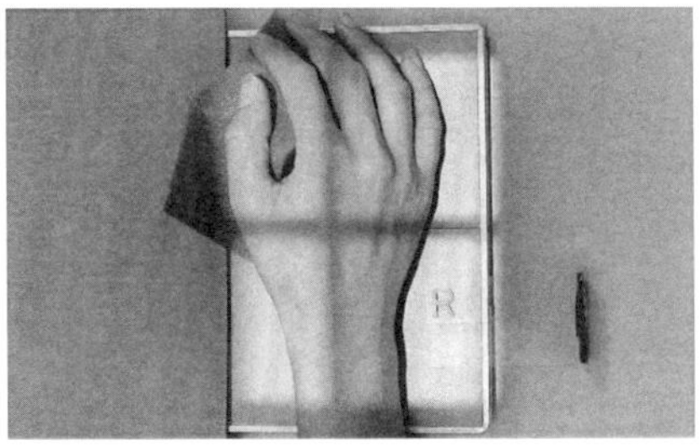

Abb. 65.**5**

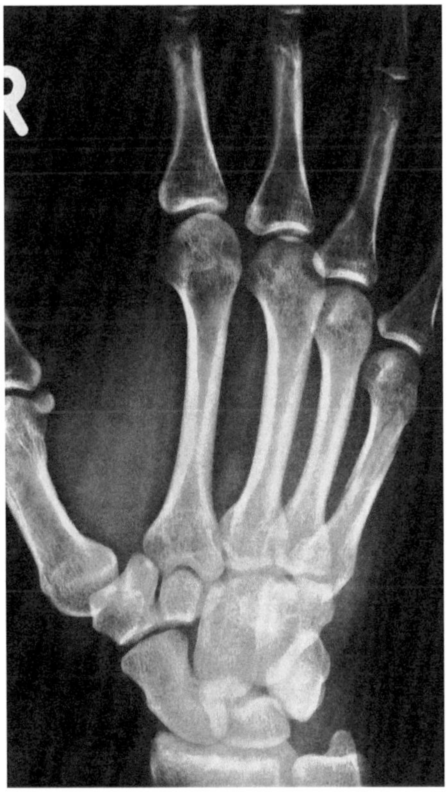

Abb. 65.4 und 65.5
Schrägaufnahme der Mittelhand in Zitherspielerstellung: Die Mittelhandknochen sollen sich eben gerade noch nicht überlagern.

Abb. 65.**6**
Schrägfraktur Metacarpale V.
Dieselbe Hand wie Abb. 65.3.

Indikation
Fremdkörpersuche und Kontrolle der Fragmentstellung nach Mittelhandfraktur

Format
13/18
hoch

Schriftmarkierung
R oder L

Vorbereitung
Handgelenk freimachen,
Ringe, Uhr etc. ablegen;
Bleischürze.

Lagerung
Patient sitzt seitlich am Rastertisch. Die Hand liegt rein seitlich auf der Kassette, der Daumen zeigt nach oben und befindet sich in Oppositionsstellung, damit die Hohlhand nicht überlagert wird (Abb. 66.1 und 66.2).
Nötigenfalls Sandsack über Unterarm.

Aufnahmetechnik
400er Folie
Röntgenkassette *auf dem Tisch.*
Zentralstrahl senkrecht auf Mitte von Metacarpale II und Kassettenmitte.

	kV/mAs	Punkte	eigene Belichtung
normale Erwachsene	46/5	0	....
kräftige Erwachsene	46/6,3	+1	....

Kriterium
Beurteilungsfähige, rein seitliche Abbildung der Mittelhandknochen und überlagerungsfreie Darstellung der Hohlhandweichteile (Abb. 66.3).

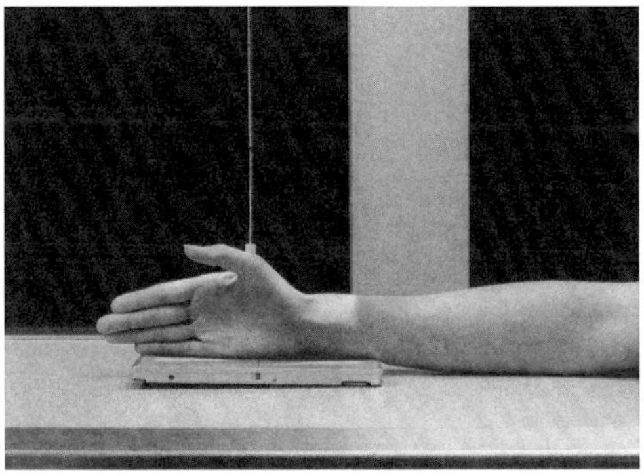
Abb. 66.**1**

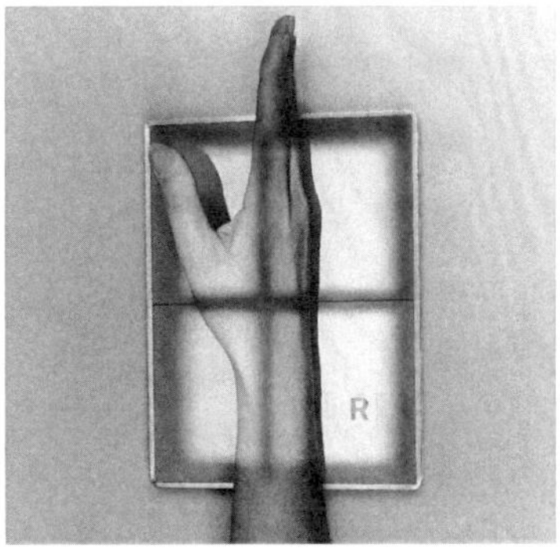

Abb. 66.**2**

Abb. 66.1 und 66.2
Einstellung der seitlichen Mittelhand. Der Daumen soll die Mittelhand nicht überlagern.

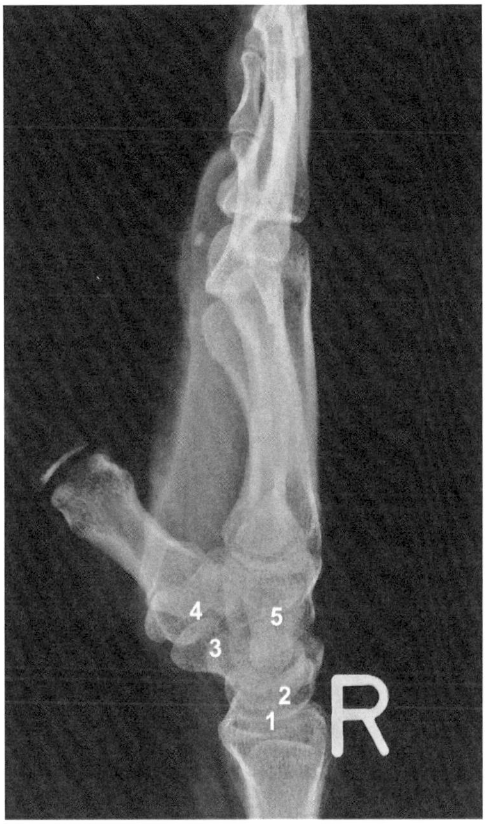

1 Radiokarpalgelenk
2 Os lunatum
3 Os scaphoideum
4 Os trapezium
5 Os capitatum

Abb. 66.**3**
Normalbefund ohne Nachweis eines kontrastgebenden Fremdkörpers in der Hohlhand.

Format

13/18
hoch

Schriftmarkierung

R oder L

Vorbereitung

Handgelenk freimachen,
Ringe, Uhr, etc. ablegen;
Bleischürze.

Lagerung

Patient sitzt seitlich am Rastertisch, Hand dorso-ulnar aufliegend, tastbarer 5. Mittelhandknochen in Kassettenmitte, d. h. Handrücken gegen Kassette etwa 45° geneigt (Abb. 67.1 und 67.2)

Aufnahmetechnik

400er Folie
Röntgenkassette *auf dem Tisch.*
Zentralstrahl senkrecht auf Metacarpale V und Kassettenmitte.

	kV/mAs	Punkte	eigene Belichtung
normale Erwachsene	40/2,5	0	....
kräftige Erwachsene	40/3,2	+1	....

Kriterium

Vollständige und überlagerungsfreie schräge Abbildung des Metacarpale V. Schrägfraktur, die auch in Abb. 65.3 abgebildet ist.

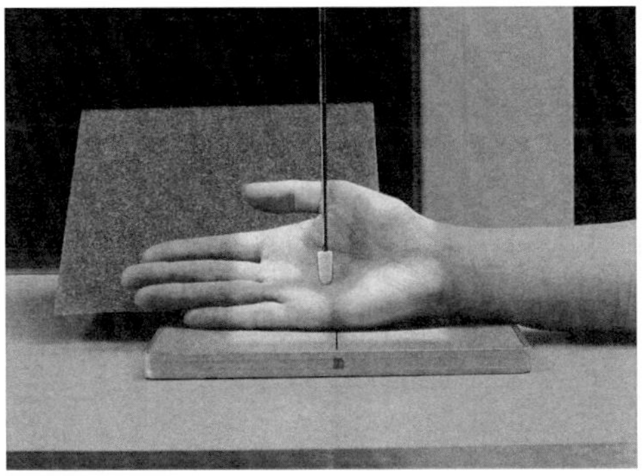

Abb. 67.1

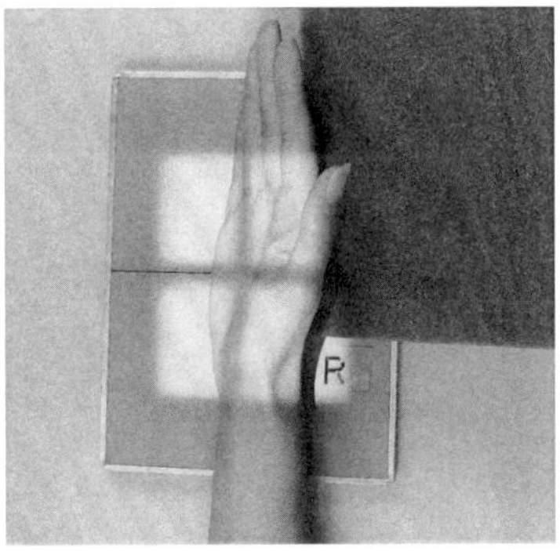

Abb. 67.2

Abb. 67.1 und 67.2
Einstellung der 45° Schrägaufnahme mit Zentrierung auf Os metacarpale V.

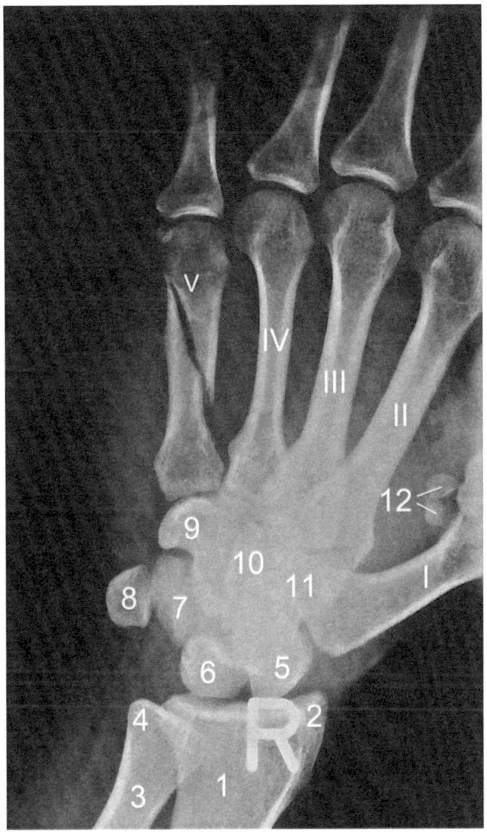

1 Radius
2 Proc. styloideus radii
3 Ulna
4 Proc. styloideus ulnae
5 Os scaphoideum
6 Os lunatum
7 Os triquetrum
8 Os pisiforme
9 Os hamatum
10 Os capitatum
11 Os trapezium und trapezoideum
12 Ossa sesamoidea
I–V Metacarpalia 1–5

Abb. 67.**3**
Schrägfraktur Os metacarpale V. Generell unerwünscht ist die Überlagerung von Schriftzeichen über bildwichtigen Inhalten (Knochen).

68a Daumen palmo-dorsal

Format 13/18, hoch, zweigeteilt

Schriftmarkierung R oder L

Vorbereitung Handgelenk freimachen, Ringe, Uhr etc. ablegen; Bleischürze.

Lagerung

Variante A:
Patient sitzt niedrig z.B. auf einem Fußbänkchen oder kniet mit dem Rücken zum Rastertisch. Arm auf dem Rastertisch liegend nach hinten gehalten, Unterarm innenrotiert, so dass Daumenrücken *einschließlich Metacarpale I* flach der Kassettenmitte aufliegen, nötigenfalls Sandsack über Unterarm (Abb. 68.1 und 68.2).

Variante B:
Kann o.g. Position vom Patienten am Rastertisch wegen der notwendigen Drehung des Unterarms nicht eingenommen werden, so ist die entsprechende Einstellung mit dem Rücken am Rasterwandstativ sitzend und hoch erhobenem Arm etwas leichter durchführbar (Abb. 68.3).
Eine korrekte Aufnahme gelingt sicherer, wenn der Daumen mit einem Pflaster auf der Kassette oder am Stativ fixiert wird.

Aufnahmetechnik 200er Folie
Röntgenkassette *auf dem Tisch.*
Zenralstrahl senkrecht auf Daumengrundgelenk und Kassettenmitte.

	kV/mAs	Punkte	eigene Belichtung
normale Erwachsene	44/4	0	....
kräftige Erwachsene	44/5	0	....

Kriterium Der Daumen soll vom Sattelgelenk (Metakarpophalangealgelenk 1) bis zur Daumenkuppe exakt palmo-dorsal abgebildet sein (Abb. 68.4).

68b Daumen seitlich

Format 13/18, hoch, zweigeteilt

Schriftmarkierung R oder L

Vorbereitung Handgelenk freimachen, Ringe, Uhr etc. ablegen; Bleischürze.

Lagerung Patient sitzt niedrig z.B. auf einem Fußbänkchen seitlich am Rastertisch. Unterarm palmar aufliegend. Die exakt seitliche Einstellung des Daumens gelingt leichter, wenn die Finger auf einem kleinen Bocollo hochgelagert werden. (Abb. 68.5 und 68.6).

Aufnahmetechnik 200er Folie
Röntgenkassette auf dem Tisch.
Zentralstrahl senkrecht auf Daumengrundgelenk und Kassettenmitte.

	kV/mAs	Punkte	eigene Belichtung
normale Erwachsene	44/4	0	....
kräftige Erwachsene	44/5	0	....

Kriterium Der Daumen soll vom Sattelgelenk (Metakarpophalangealgelenk 1) bis zur Daumenkuppe rein seitlich abgebildet sein (Abb. 68.7).

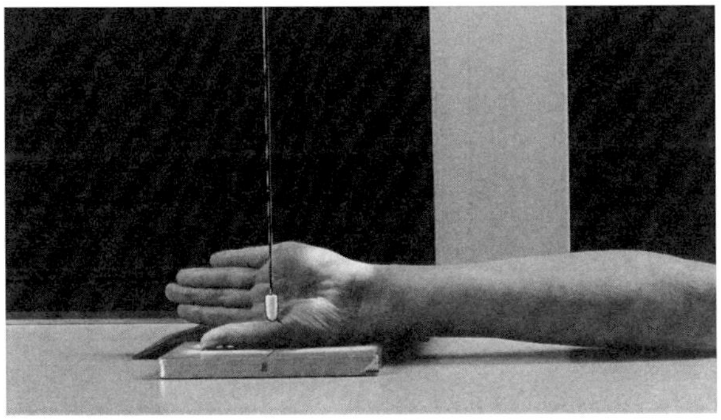

Abb. 68.**1**

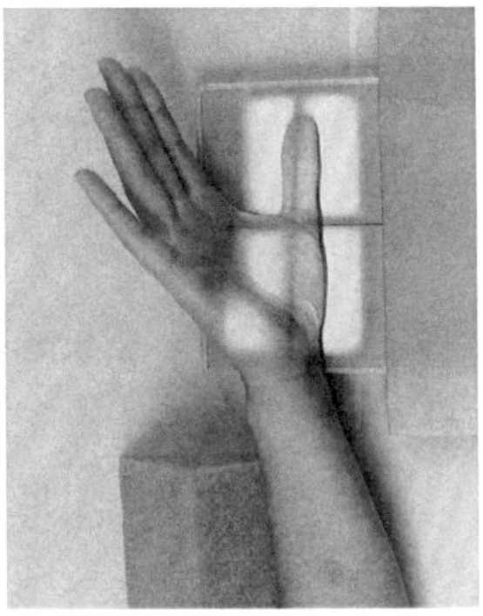

Abb. 68.**2**

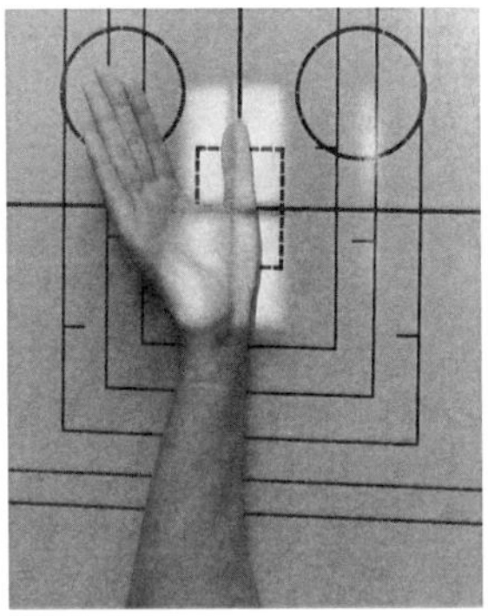

Abb. 68.**3**

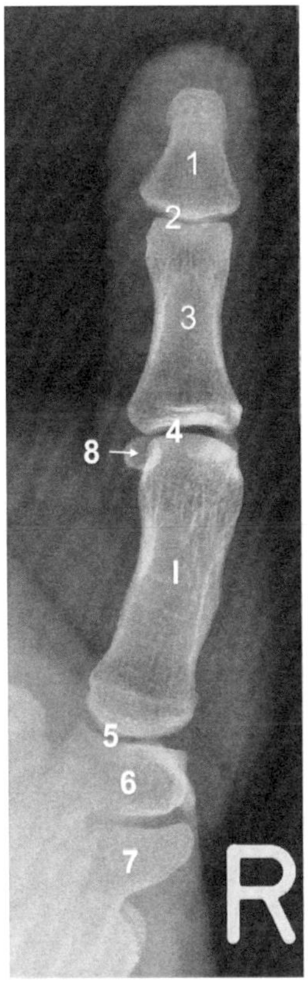

Abb. 68.**4**

Abb. 68.1 und 68.2
Der Patient kniet vor dem Rastertisch (Variante A). Dennoch schwer vom Patienten einzuhaltende Aufnahmeposition.

Abb. 68.3
Alternativ und meist etwas einfacher:
Der Patient sitzt mit dem Rücken zum Rasterwandstativ (Variante B).

Abb. 68.4
Normalbefund mit palmo-dorsaler Abbildung des Daumens einschließlich des Daumensattelgelenks.

1 Daumenendglied (Endphalanx)
2 Daumenendgelenk
3 Daumengrundglied
4 Daumengrundgelenk
5 Daumensattelgelenk
6 Os trapezium
7 Os scaphoideum
8 Sesambeine
I, II Mittelhandknochen 1 und 2

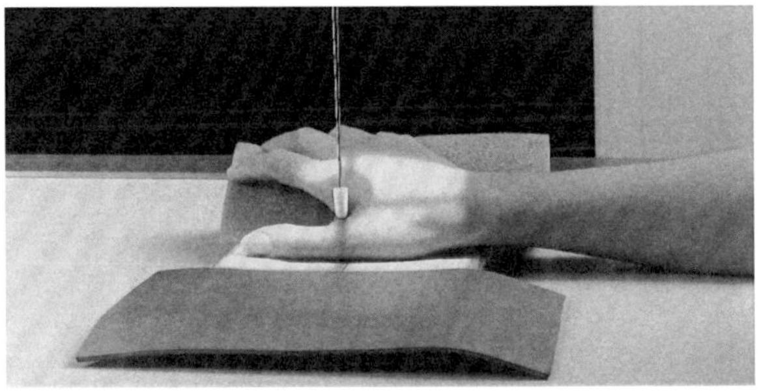

Abb. 68.**5**

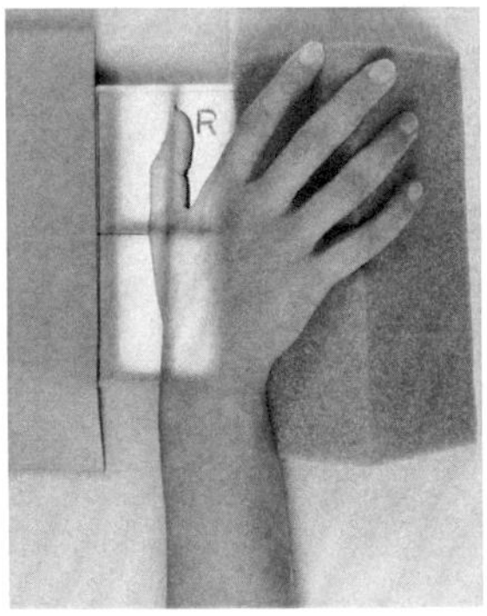

Abb. 68.**6**

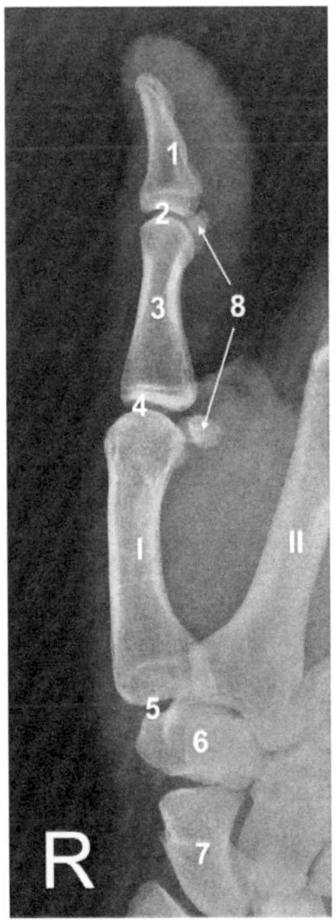

Abb. 68.**7**

Abb. 68.5 und 68.6
Exakt seitliche Einstellung des Daumens mit Hochlagerung der Finger 2 bis 5 auf einem Bocollo.

Abb. 68.7
Normalbefund mit exakt seitlicher Abbildung des Daumens einschließlich des Daumensattelgelenks.

Indikation

Nachweis von Instabilitäten vorwiegend des ulnaren Seitenbandes des Daumengrundgelenks, obligat seitenvergleichend durchzuführen.
Besonders bei frischer Bandverletzung (z. B. „Skidaumen") muss eine Unterscheidung zwischen Teilruptur und kompletter Bandruptur wegen der therapeutischen Konsequenzen erreicht werden.
Bei kundiger Durchführung gelingt die Aufnahme im Regelfall ohne Lokalanästhesie.

Format

13/18
quer

Schriftmarkierung

R oder L
Stressaufnahme

Vorbereitung

Handgelenk freimachen;
Bleischürze.

Lagerung

Patient sitzt auf einer Fußbank oder kniet seitlich am Rastertisch. Unterarm dorso-radial aufliegend. Der Daumen wird vom gegenübersitzenden Untersucher (Arzt) exakt palmo-dorsal mit dem Daumengrundgelenk über Kassettenmitte gehalten. Der Untersucher belastet das Gelenk nach dem Drei-Punkte-Prinzip, d.h., er übt einen radialwärts gerichteten Druck auf die Daumenkuppe aus bei gleichzeitiger Fixierung von Hand- und Daumengrundgelenk (Abb. 69.1). Bei der seltener angezeigten Stressaufnahme des radialen Seitenbandes wird sinngemäß umgekehrt vorgegangen.

Aufnahmetechnik

200er Folie
Röntgenkassette auf dem Tisch.
Zentralstrahl senkrecht auf Daumengrundgelenk.

	kV/mAs	Punkte	eigene Belichtung
normale Erwachsene	44/4	0	....
kräftige Erwachsene	44/5	+1	....

Kriterium

Beide Daumengrundgelenke müssen unter streng seitenvergleichenden Bedingungen (Bandlaxizität?) exakt palmo-dorsal abgebildet sein (Abb. 69.2).

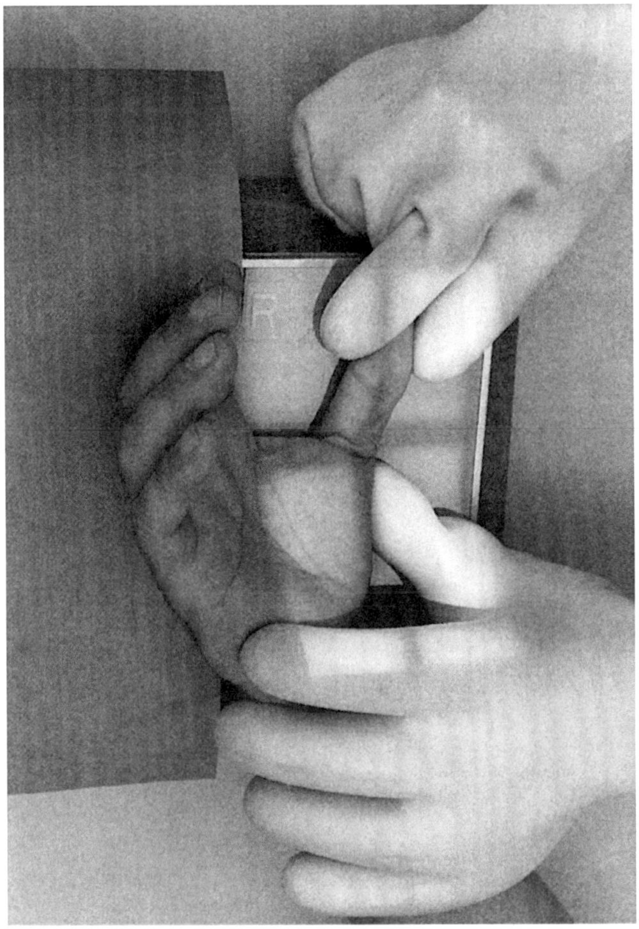

Abb. 69.**1**
Stressbelastung nach dem Drei-Punkte-Prinzip bei Verdacht auf Bandverletzung. Wie hier dargestellt bezieht sich die Fragestellung meist auf das ulnare Seitenband des Daumengrundgelenks.

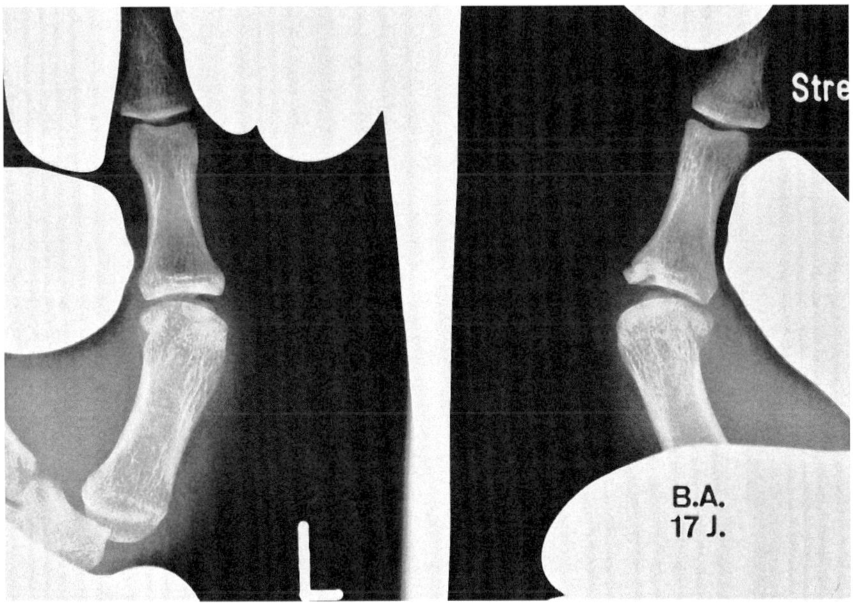

Abb. 69.**2**
Ruptur des ulnaren Seitenbandes rechts, danach operativ versorgt.
Links Normalbefund.

Format

18/24 (13/18)
quer

Schriftmarkierung

R oder L
Stressaufnahme

Vorbereitung

Handgelenke freimachen;
Bleischürze.

Lagerung

Patient sitzt seitlich am Rastertisch, beide Hände und die Daumen liegen palmar auf der Kassettenmitte, die Daumen werden seitlich gegeneinandergepresst (Abb. 70.1).

Aufnahmetechnik

200er Folie
Röntgenkassette auf dem Tisch.
Zentralstrahl senkrecht auf die Mitte zwischen den beiden Daumensattelgelenken.

	kV/mAs	Punkte	eigene Belichtung
normale Erwachsene	44/4	0	....
kräftige Erwachsene	44/5	+1	....

Kriterium

Seitenvergleichbare, orthograde Abbildung der Daumensattelgelenke, bei Instabilität Dokumentation einer Subluxation (Abb. 70.2).

Eaton, R.G., Littler J.W.: A study of the basal joint of the thumb. J. Bone Jt. Surg. 51A (1969) 661–668

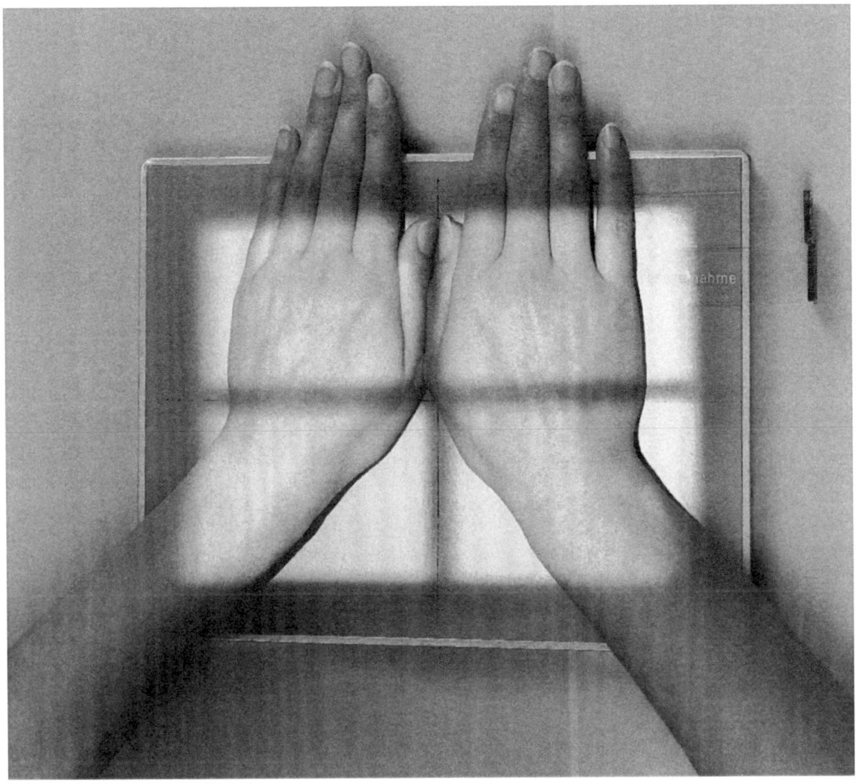

Abb. 70.**1**
Indirekte Stressaufnahme der Daumensattelgelenke durch Pressen der Daumen gegeneinander.

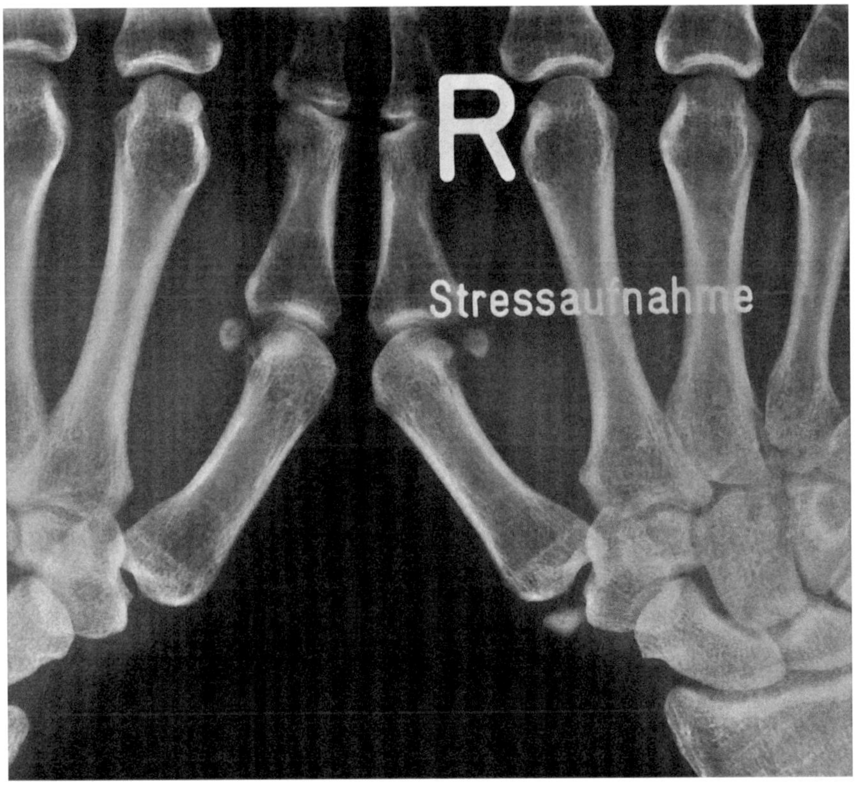

Abb. 70.**2**
Kapselbandverletzung des rechten Sattelgelenkes mit Fragmentausriss aus der Basis des Metacarpale I.

71a Finger 2 bis 5 dorso-palmar

Format 13/18 (oder 9/12), hoch, zweigeteilt

Schriftmarkierung R oder L
Zahl, die dem aufzunehmenden Finger entspricht

Vorbereitung Fingerringe ablegen; Bleischürze.

Lagerung Patient sitzt seitlich am Rastertisch, Finger jeweils einzeln, flach und gestreckt, palmar auf Kassettenmitte. Die anderen Finger werden abgespreizt, nötigenfalls Sandsack über Handgelenk (Abb. 71.1 und 71.2).
Bei Beugekontraktur wird der Finger mit der Dorsalseite zur Kassette gelagert, möglichst Mittelglied auflagernd.

Aufnahmetechnik 200er Folie
Röntgenkassette auf dem Tisch.
Zentralstrahl senkrecht auf Fingermittelgelenk (PIP) und Kassettenmitte.

	kV/mAs	Punkte	eigene Belichtung
normale Erwachsene	44/3,2	0	....
kräftige Erwachsene	44/4	+1	....

Kriterium Vollständige Abbildung des Fingers vom Grundgelenk bis zur Fingerkuppe mit überlagerungsfreiem Einblick in die Fingergelenke (Abb. 71.3).

71b Finger 2 bis 5 seitlich

Format 13/18 (oder 9/12), hoch, zweigeteilt

Schriftmarkierung R oder L
Zahl, die dem aufzunehmenden Finger entspricht

Vorbereitung Fingerringe ablegen; Bleischürze.

Lagerung Patient sitzt seitlich am Rastertisch, die Hand liegt streng seitlich auf der Kassette. Um eine filmnahe Abbildung zu erreichen wird zur Darstellung der Finger 2 und 3 die radiale, zur Darstellung der Finger 4 und 5 die ulnare Handkante aufgelegt. Der aufzunehmende Finger wird gestreckt, alle anderen Finger hingegen werden gebeugt (Abb. 71.4). Da diese Stellung vor allem bei den Fingern 3 und 4 willkürlich nicht gehalten werden kann, sind entsprechende Hilfsmittel notwendig (Abb. 71.5 und 71.6).

Aufnahmetechnik 200er Folie
Röntgenkassette auf dem Tisch.
Zentralstrahl senkrecht auf Fingermittelgelenk (PIP) und Kassettenmitte.

	kV/mAs	Punkte	eigene Belichtung
normale Erwachsene	44/3,2	0	....
kräftige Erwachsene	44/4	+1	....

Kriterium Vollständige Abbildung des Fingers vom Grundgelenk bis zur Fingerkuppe mit überlagerungsfreiem Einblick in die Fingergelenke. Die ulnaren und radialen Kondylen sollen zur Deckung kommen (Abb. 71.7). Einblick in die Fingergrundgelenke 4 und 5 gelingt aus anatomischen Gründen meist nicht.

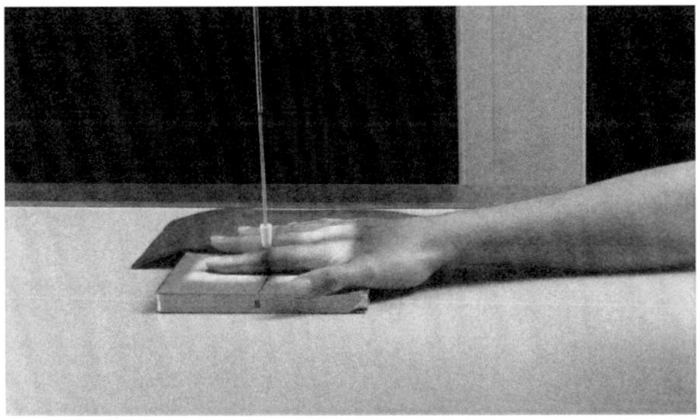

Abb. 71.**1**

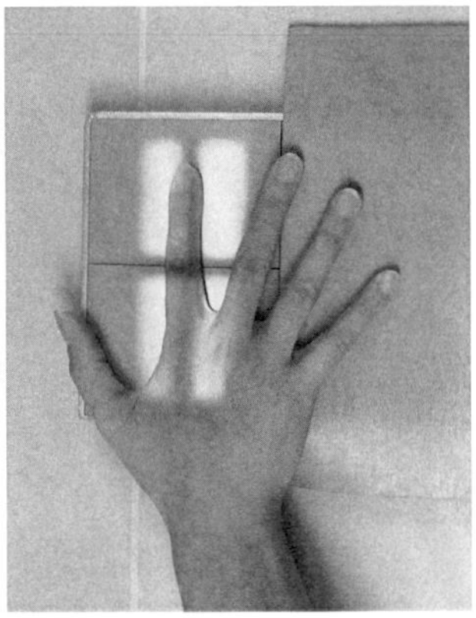

Abb. 71.**2**

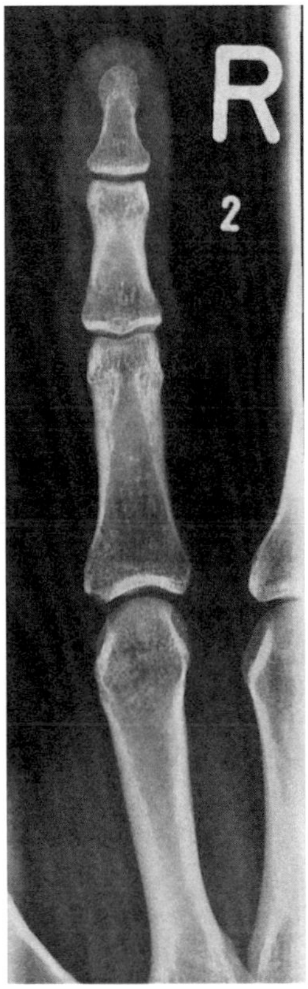

Abb. 71.**3**

Abb. 71.1 und 71.2
Einstellung für die Aufnahme einzelner Langfinger dorso-palmar.

> **!** Grundsätzlich neben der Seitenbezeichnung auch die Fingerzahl aufbelichten!

Abb. 71.3
Normalbefund.

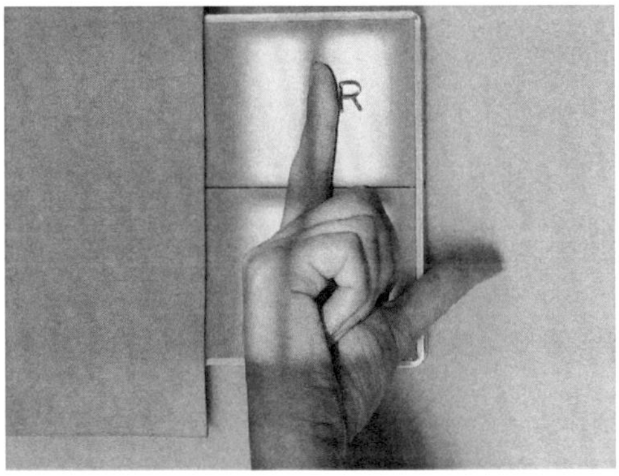

Abb. 71.**4**

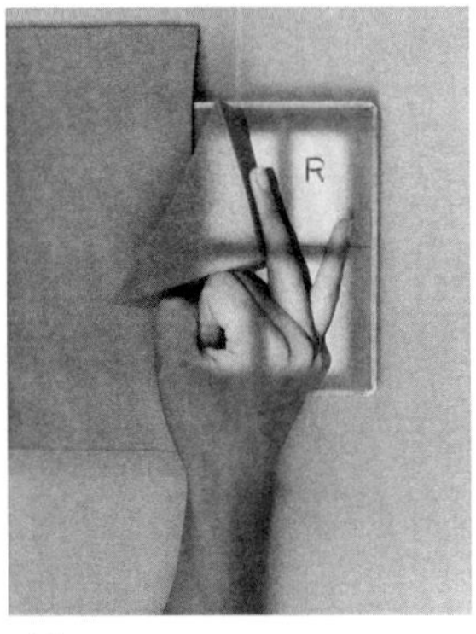

Abb. 71.**5**

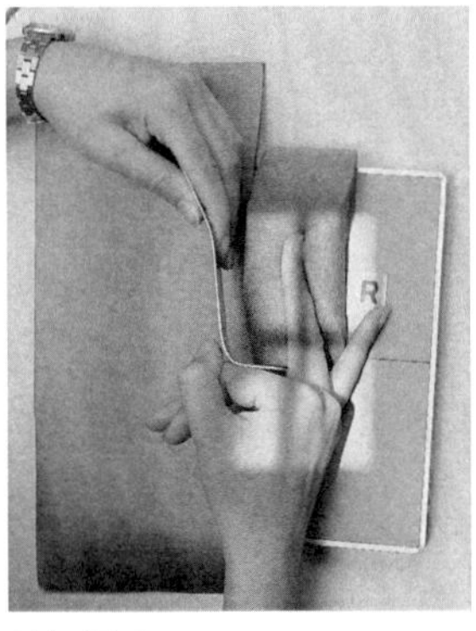

Abb. 71.**6**

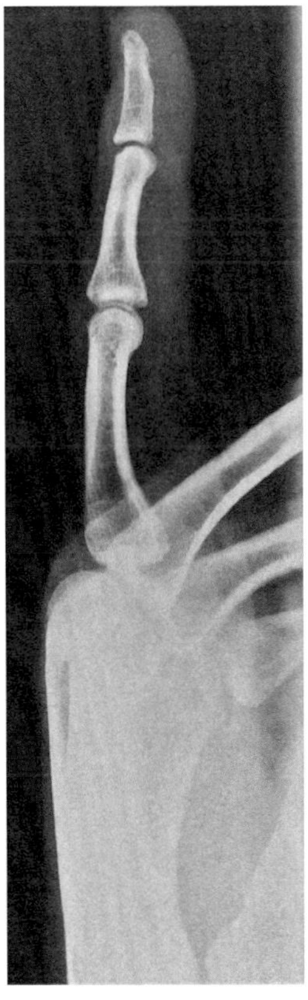

Abb. 71.4 bis 71.6
Für die Seitaufnahme der Finger 2 und 3 radialseitig (Abb. 71.4), für die Finger 4 und 5 ulnarseitig (Abb. 71.5 und 71.6) aufliegende Handkante. Vollständige Streckung der aufzunehmenden und möglichst starke Beugung der Nachbarfinger.

Abb. 71.**7**
Normalbefund mit exakt seitlicher Abbildung des 2. Fingers.

Format

Kinder: 24/30, quer
Erwachsene: 35/43 oder 30/40, quer

Schriftmarkierung

R oder L
stehend

Vorbereitung

Unterkörper entkleiden bis auf Unterhose! Gonadenschutz: Hodenkapsel bzw. Bleidreieck.

Lagerung

Patient steht mit dem Rücken zum Stativ, Kniegelenke gestreckt. Kniescheiben frontalisiert. Im Regelfall sind die Füße dann so weit einwärts gedreht, dass sich die Großzehen berühren (Abb. 72.1). Eine evtl. vorhandene Fehlstellung im Hüftgelenk soll nicht zwanghaft vermieden werden, sondern während der Röntgenaufnahme beibehalten werden, damit der pathologische klinische Befund auch röntgenologisch dokumentiert wird. *Kompressorium* bei adipösen Patienten.

Variante A
Bei erheblicher *Beinlängendifferenz*, im Besonderen, wenn beide Beine nicht gleichzeitig gestreckt und die Füße nicht plantigrad aufgestellt werden können, soll die Verkürzung durch Brettchenunterlage unter das kürzere Bein ausgeglichen werden (Abb. 72.2). Die vorgenommene Unterlage soll dem Film aufbelichtet oder aufgeschrieben werden, zum Beispiel „Unterlage rechts 6 cm".

Variante B
Als Planungsgrundlage für Hüfttotalendoprothesen müssen *tiefzentrierte* Beckenaufnahmen angefertigt werden, damit ein genügend langer Anteil des Femurschaftes mit abgebildet wird (Abb. 72.3).

Aufnahmetechnik

400er Folie
Oberer Kassettenrand in Höhe Beckenkamm, bei Variante B: gut handbreit unterhalb Beckenkamm.
Zentralstrahl auf Kassettenmitte.
FFA = 115 cm;
bei Format 30/40 für Erwachsene:
FFA = 130 cm, damit auch die Trochanteren vollständig mit abgebildet werden.

	kV/mAs	Punkte	eigene Belichtung
Kinder 4 Jahre	52/25	−9	....
Kinder 10 Jahre	63/32	−4	....
schlanke Erwachsene	70/32	−2	....
normale Erwachsene	77/32	0	....
kräftige Erwachsene	81/40	+2	....
Automatik	77	■□■	

Kriterium

Vollständige und symmetrische Abbildung des Beckens mit Hüftgelenken, Trochanteren, Beckenschaufeln und Kreuzdarmbeingelenken.

1 Os sacrum
2 Sakroiliakalgelenk
3 Darmbeinkamm (Crista iliaca)
4 Darmbein (Os ilium)
5 Spina iliaca anterior superior
6 Spina iliaca anterior inferior
7 Hüftgelenkspfanne (Pfannendach)
8 Schambein (Os pubis)
9 Oberer Schambeinast
10 Unterer Schambeinast
11 Sitzbein (Os ischii)
12 Foramen obturatum
13 Symphyse
14 Linea terminalis
15 Femurkopf
16 Femurhals
17 Trochanter major
18 Trochanter minor
19 Crista intertochanterica
20 Femur

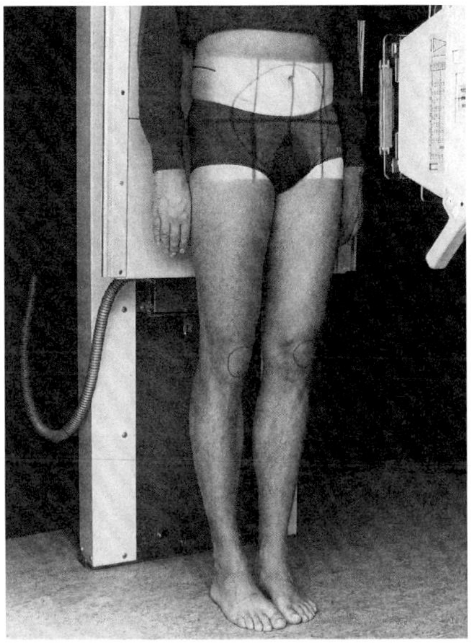

Abb. 72.**1**
Standardeinstellung für Beckenübersichtaufnahme mit frontalisierten Kniescheiben. Dabei berühren sich die Großzehen.

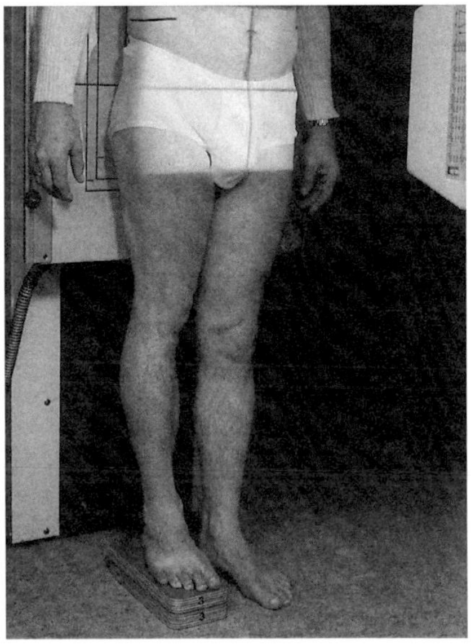

Abb. 72.**2**
Beckenübersichtaufnahme bei Beinverkürzung rechts 6 cm mit entsprechender Brettchenunterlage unter dem rechten Fuß.

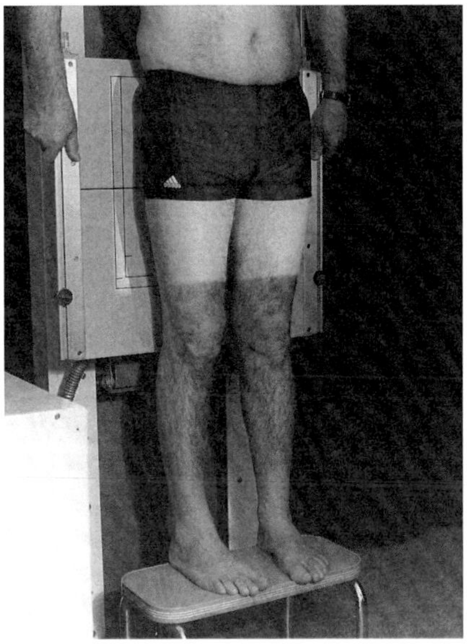

Abb. 72.**3**
Tiefzentrierte Beckenübersichtaufnahme bei präoperativer Diagnostik vor Einsetzen einer Hüfttotalendoprothese.

! Stehaufnahme des Beckens stets mit frontalisierten Kniescheiben und Beckengeradstand.

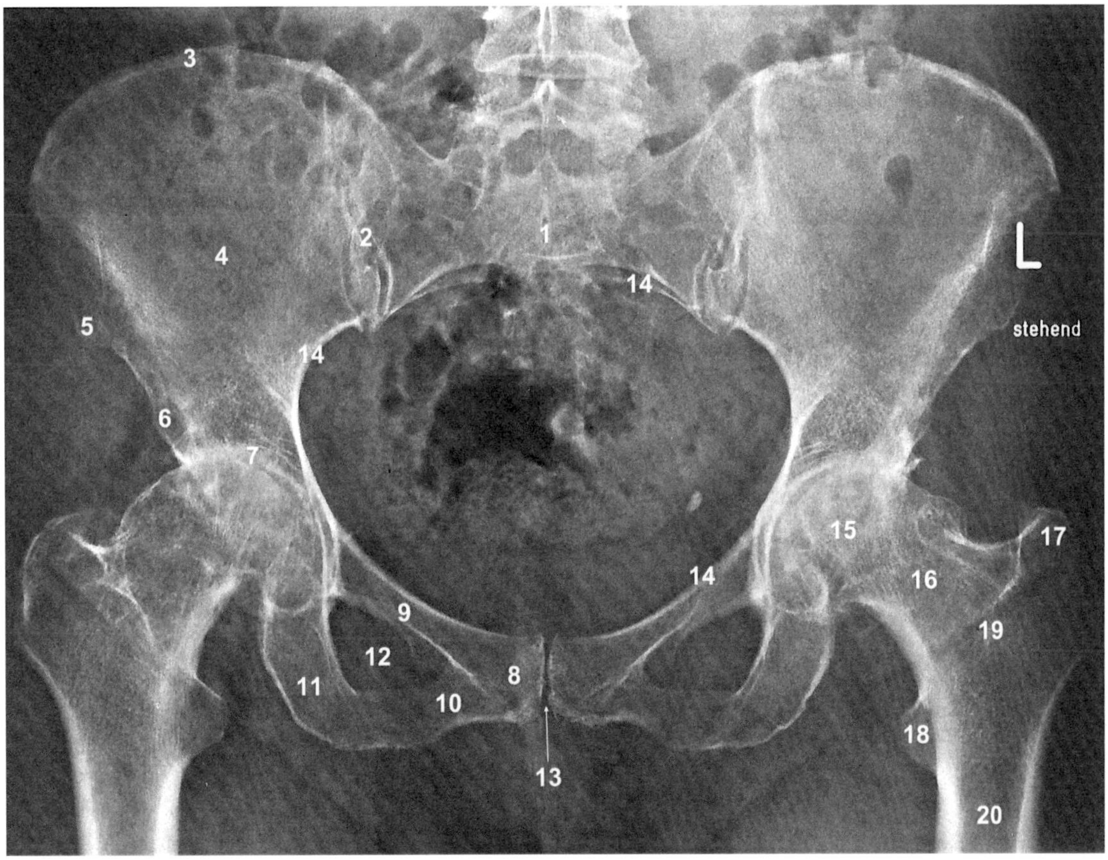

Abb. 72.**4**
Vollständige und symmetrische Abbildung des Beckens mit aufbelichteter Seitenbezeichnung und Position „stehend" bei beidseitig fortgeschrittener Coxarthrose.

Indikation

Liegeaufnahmen des Beckens sind nur bei nicht stehfähigen Patienten und bei nachfolgend genannten, speziellen Fragestellungen angezeigt. Denn die Aufnahmen im Stehen sind meist diagnostisch aussagekräftiger. Sie geben nicht nur Auskunft über die Statik und eine eventuell vorhandene Beinlängendifferenz, sondern durch die Weite des Gelenkspaltes indirekt auch über den Erhaltungszustand des Gelenkknorpels.

Format

Kinder: 24/30, quer
Erwachsene: 35/43 oder 30/40, quer

Schriftmarkierung

R oder L
liegend

Vorbereitung

Unterkörper entkleiden bis auf Unterhose
Gonadenschutz: Hodenkapsel bzw. Bleidreieck

Lagerung

Patient liegt mit gestreckten Beinen und frontalisierten Kniescheiben auf dem Rastertisch (Abb. 73.1). Im Regelfall sind die Füße dann leicht einwärts gedreht, sodass sich die Großzehen gegenseitig berühren (Abb. 73.2 und Abb. 73.3').

Aufnahmetechnik

400er Folie
Oberer Kassettenrand in Höhe Beckenkamm.
Zentralstrahl auf Kassettenmitte.
FFA = 115 cm,
bei Format 30/40 für Erwachsene:
FFA = 130 cm, damit auch die Trochanteren vollständig mit abgebildet werden.

	kV/mAs	Punkte	eigene Belichtung
Kinder 4 Jahre	52/25	−9	....
Kinder 10 Jahre	63/32	−4	....
schlanke Erwachsene	70/32	−2	....
normale Erwachsene	77/32	0	....
kräftige Erwachsene	81/40	+2	....
Automatik	77	■□■	

Kriterium

Vollständige und symmetrische Abbildung des Beckens mit Hüftgelenken, Trochanteren, Beckenschaufeln und Kreuzdarmbeingelenken.

Niethard; F. U., H. Roesler: Die Genauigkeit von Längen- und Winkelmessungen in Röntgenbild und Sonogramm des kindlichen Hüftgelenkes. Z. Orthop. 125 (1987), 170–176
Jlchmann, T.: Radiographic assessment of cup migration and wear after hip replacement. Acta Orthop. Scand 68 (1997) Suppl. 276.

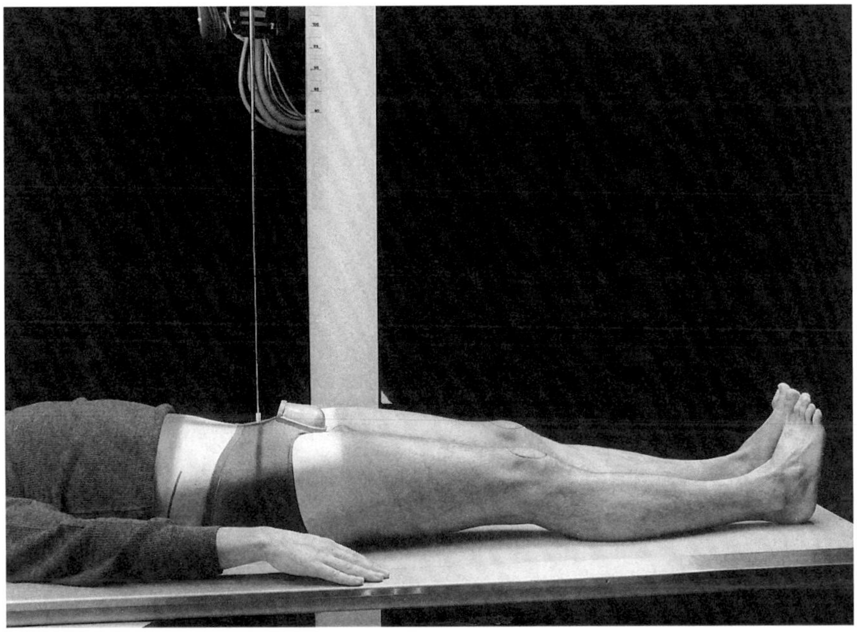

Abb. 73.**1**

Abb. 73.1 und 73.2
Beckenübersichtaufnahme im Liegen mit frontalisierten Kniescheiben, gegeneinander gestellten Großzehen und gestreckten Hüft- und Kniegelenken.

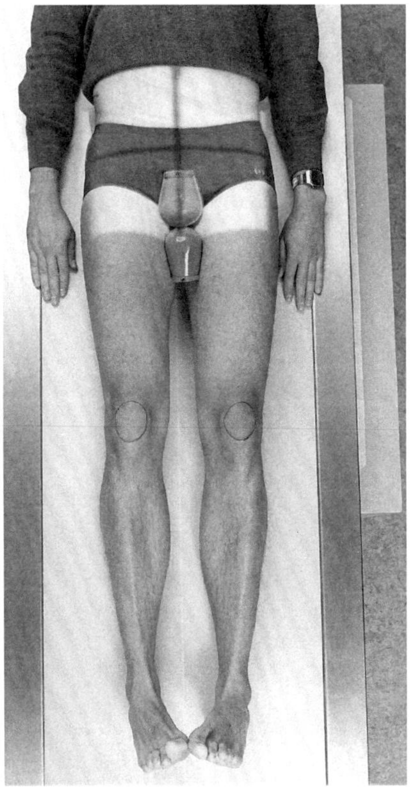

Abb. 73.**2**

Die Auswirkung der Beinrotation auf das Resultat einer Beckenübersichtaufnahme wird in der nachfolgenden Gegenüberstellung von Aufnahmen des rechten Hüftgelenkes und der jeweils zugehörigen, darunter platzierten, Fußstellung erläutert:

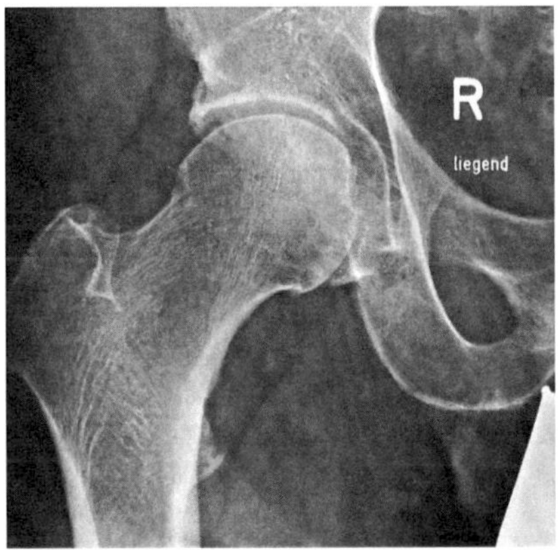

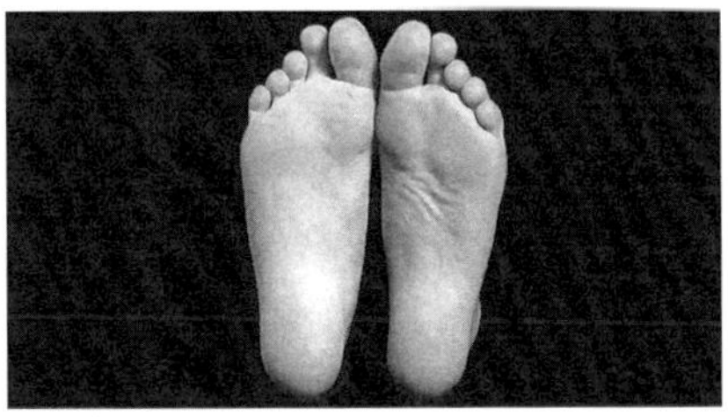

Abb. 73.**3** und 73.**3'**
Orthograde Abbildung eines Hüftgelenkes bei frontalisierter Kniescheibe, das heißt mit nur leicht einwärts gedrehtem Fuß.

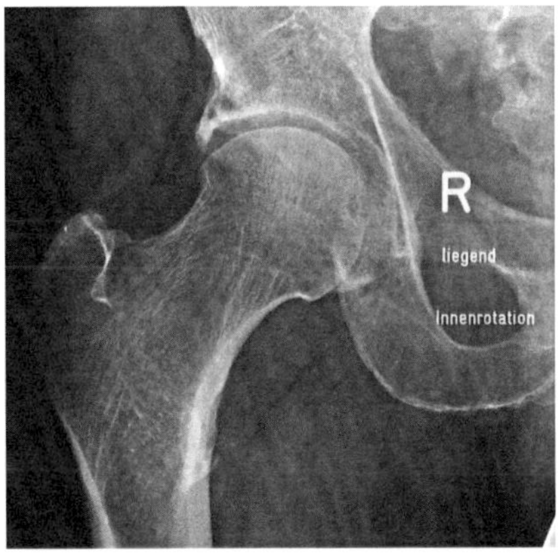

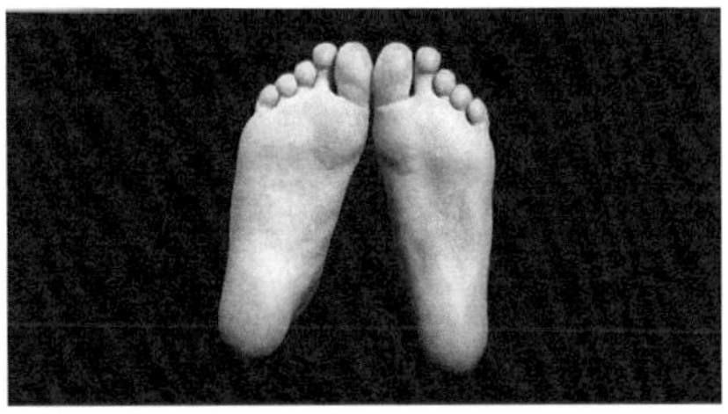

Abb. 73.**4** und 73.**4'**
Abbildung eines Hüftgelenkes bei stark einwärts gedrehten Beinen mit dorsal hinter dem Femur verschwundenem kleinen Rollhügel.

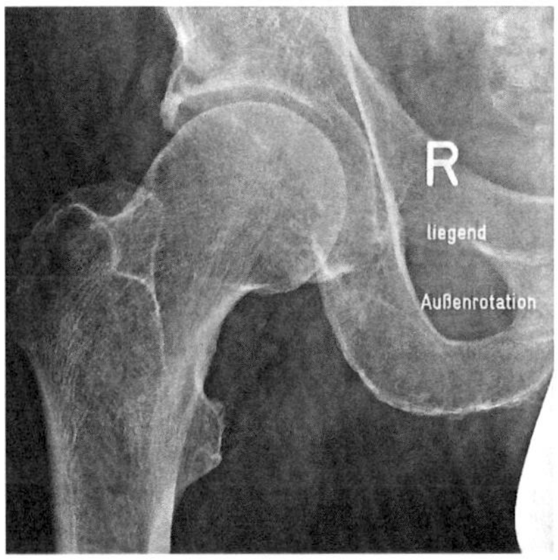

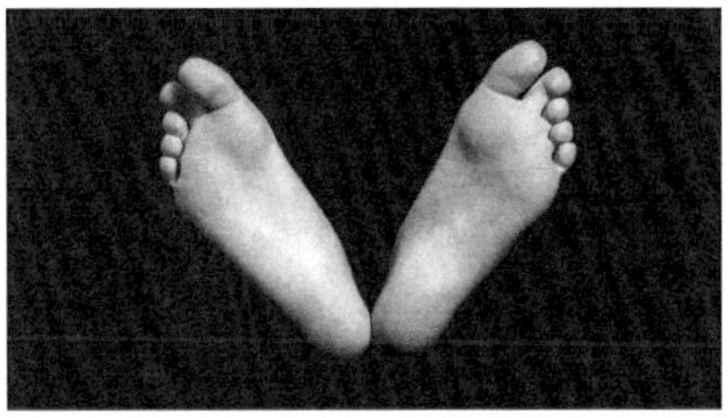

Abb. 73.**5** und 73.**5'**
Abbildung eines Hüftgelenkes bei stark auswärts gedrehten Beinen mit verkleinertem Schenkelhalsschaftwinkel und deutlich hervorgetretenem kleinen Rollhügel.

Indikation

Ist eine Winkelmessung des projizierten Schenkelhalsschaftwinkels, z. B. für Operationsplanung, notwendig, hat sich – besonders bei Kindern – die Aufnahme mit am Tischende hängenden Unterschenkeln bzw. auf einen Hocker aufgestellten Füßen bewährt (Abb. 74.1).

Format

Kinder: 24/30, quer
Erwachsene: 35/43 oder 30/40, quer

Schriftmarkierung

R oder L
liegend

Vorbereitung

Unterkörper entkleiden bis auf Unterhose
Gonadenschutz: Hodenkapsel bzw. Bleidreieck

Lagerung

Durch senkrecht positionierte Unterschenkel ist eine definierte Rotation des proximalen Femurendes gewährleistet. Dies ist von ausschlaggebender Bedeutung besonders im Hinblick auf (z. B. prä- und postoperative) Wiederholungsaufnahmen. Da sich der projizierte Schenkelhalsschaftwinkel auch in Abhängigkeit von der Hüftbeugung ändert, soll diese 0° betragen, das heißt das Hüftgelenk soll voll gestreckt sein. Die filmparallele Einstellung des Oberschenkels kann überprüft werden durch Markierung der Verbindungslinie zwischen großem Rollhügel (Trochanter major) und äußerem Kniegelenkspalt (Abb. 74.1).

Aufnahmetechnik

400er Folie
Oberer Kassettenrand in Höhe Beckenkamm.
Zentralstrahl auf Kassettenmitte.
FFA = 115 cm,
bei Format 30/40 für Erwachsene:
FFA = 130 cm, damit auch die Trochanteren vollständig mit abgebildet werden.

	kV/mAs	Punkte	eigene Belichtung
Kinder 4 Jahre	52/25	−9	....
Kinder 10 Jahre	63/32	−4	....
schlanke Erwachsene	70/32	−2	....
normale Erwachsene	77/32	0	....
kräftige Erwachsene	81/40	+2	....
Automatik	77	■□■	

Kriterium

Exakt symmetrische Abbildung des Beckens mit Hüftgelenken, Trochanteren und Beckenschaufeln (Abb. 74.2).

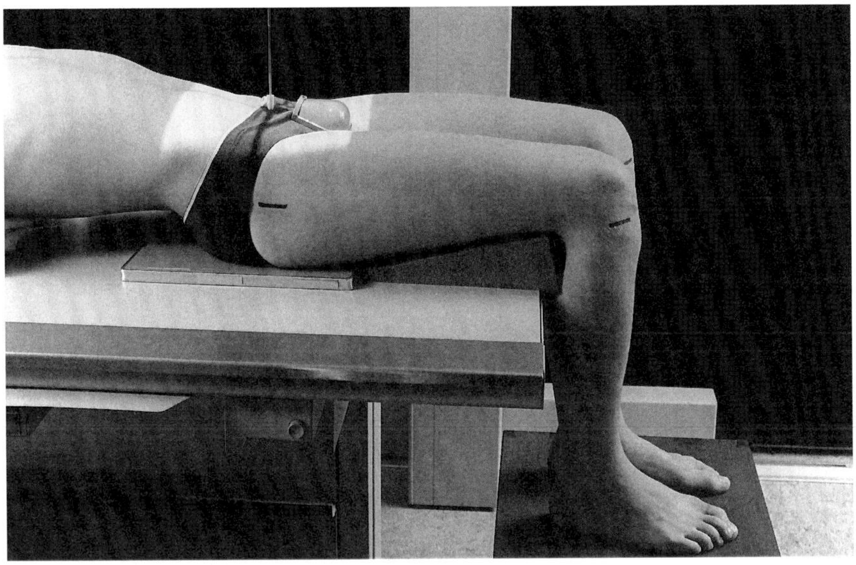

Abb. 74.**1**
Korrekt eingestellte Rippstein-1-Aufnahme zur orthograden Abbildung beider Hüftgelenke mit parallel zur Filmebene gelagertem Oberschenkel. Die Verbindungslinie zwischen dem markierten großen Rollhügel (Trochanter major) und dem markierten äußeren Kniegelenkspalt muss parallel zur Filmebene verlaufen.

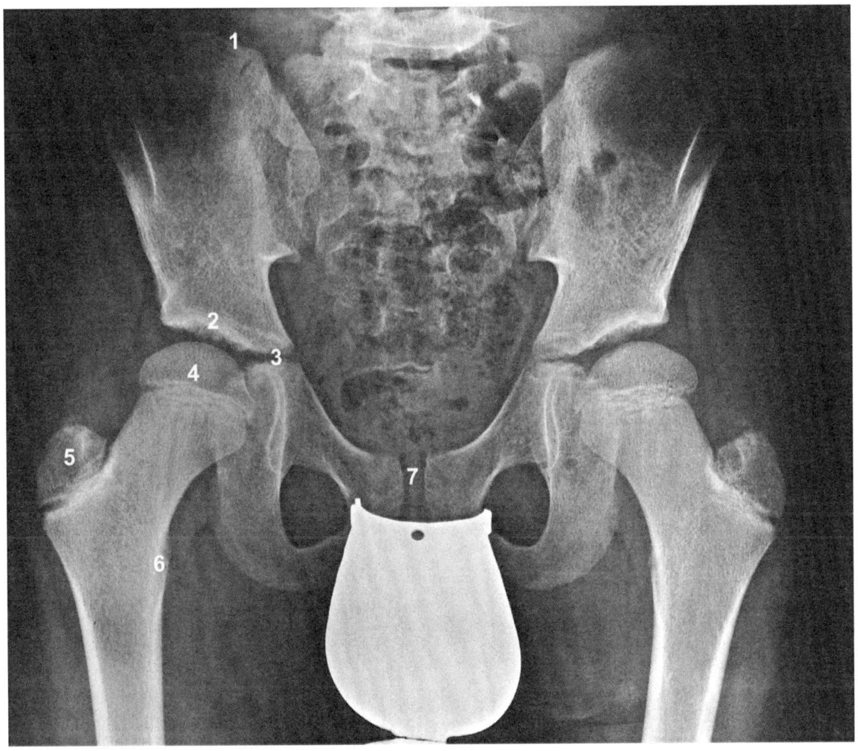

1 Darmbeinkamm
2 Pfannendach
3 Y-Fuge
4 Femurkopf
5 Trochanter major
6 Trochanter minor
7 Symphyse

Abb. 74.**2**
Streng symmetrisch gelagerte orthograde Beckenübersichtsaufnahme eines 14-jährigen Patienten.

75a Beckeneingang (Inlet View)

Indikation

Wenn für die Diagnostik komplexer Beckenverletzungen eine Computertomographie nicht verfügbar ist, kommt die Beckeneingangsaufnahme als 2. Ebene infrage. Die Beurteilung dieser frontalen Schrägposition ist erleichtert durch die – beim Gesunden – symmetrische Beckenanlage.

Format

Kinder: 24/30, quer
Erwachsene: 35/43 oder 30/40, quer

Schriftmarkierung

R oder L
liegend

Vorbereitung

Entkleiden bis auf Unterhose (und BH)
Gonadenschutz bei dieser Fragestellung nicht sinnvoll

Lagerung

Rückenlage mit gestreckten Beinen und frontalisierten Kniescheiben.

Aufnahmetechnik

400er Folie
Röntgenkassette *im Raster.*
Zentralstrahl 40° kranio-kaudal auf Kassettenmitte. Danach allein die *Tischplatte* mit mittig gelagertem Patienten so *verfahren*, dass der Zentralstrahl bei normal kräftigen Personen im Nabelbereich bzw. handbreit oberhalb des vorderen oberen Darmbeinstachels, bei sehr schlanken Patienten handbreit unterhalb des Nabels in der Medianebene auftrifft (Abb. 75.1).
FFA bei Filmformat 30/40 für Erwachsenenbecken minimal 130 cm notwendig.

	Inlet			Outlet		
	kV/mAs	Punkte	eigene Belichtung	kV/mAs	Punkte	eigene Belichtung
Kinder 10 Jahre	73/32	−3	....	73/32	−4	....
schlanke Erwachsene	77/40	−1	....	77/40	−2	....
normale Erwachsene	77/50	0	....	81/50	0	....
kräftige Erwachsene	81/63	+2	....	85/63	+2	....
Automatik	77	■□■		81	■□■	

Kriterium

Da bei dieser Einstellung der Strahlengang etwa senkrecht zur Beckeneingangsebene liegt, zeigt das Röntgenbild zuverlässig Form und Maße des Beckeneingangs – bei Berücksichtigung des Vergrößerungsfaktors (Abb. 75.2). Beckenringsprengungen mit Verschiebungen, knöcherne Ausrisse etc. können mit dieser Einstellung erkannt werden.

75b Beckenausgang (Outlet View)

wie Beckeneingang (Inlet View), *außer*

Aufnahmetechnik

Zentralstrahl 40° kaudo-kranial auf Kassettenmitte. Danach allein die *Tischplatte* mit mittig gelagertem Patienten so *verfahren,* dass der Zentralstrahl am Symphysenoberrand in der Medianlinie auftrifft (Abb. 75.3).

Kriterium

Auf dieser Einstellung sind Rotationen, vertikale Beckenverschiebungen der oberen Beckenteile und Veränderungen der Foramina sacralia besonders gut erkennbar.

Dunn, W., H.D. Morris: Fractures and dislocations of the pelvis. J. Bone Jt. Surg. 50-A (1968) 1639–16.48.
Krueger, P., K.J. Pfeifer, L. Schweiberer: Frakturen und Luxationen des Beckenringes. Langenbecks. Arch. Chir. 361 (1983) 173–177.
Pennal, G.F., M. Tile, J.P. Waddell, H. Garside: Pelvic disruption: assessment and classification. Clin. Orthop. 151 (1980) 12–21.
Young, J.W.R., et al.: Pelvic fractures: value of plain radiography in early assessment and management. Radiology 160 (1986) 445–451

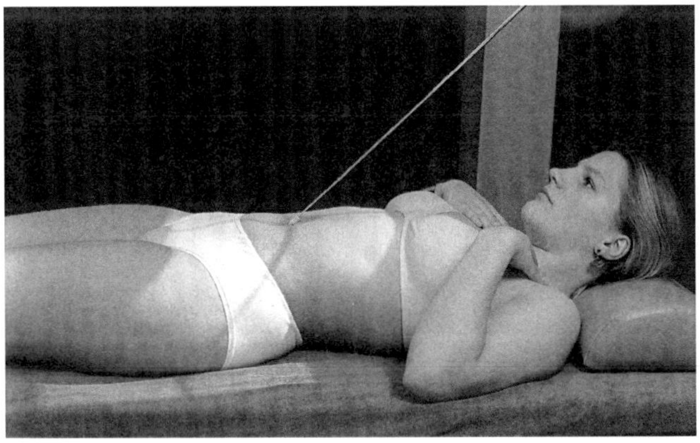

Abb. 75.**1**
Einstellung für Beckeneingangsaufnahme mit 40° kranio-kaudalem Zentralstrahl mit Zentrierung etwa im Nabelbereich.

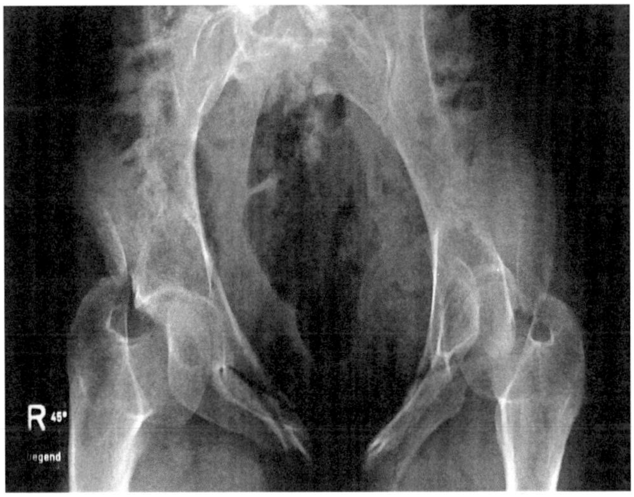

Abb. 75.**2**
Beckeneingangsaufnahme mit Asymmetrie ohne sicher erkennbare Unfallfolgeschäden.

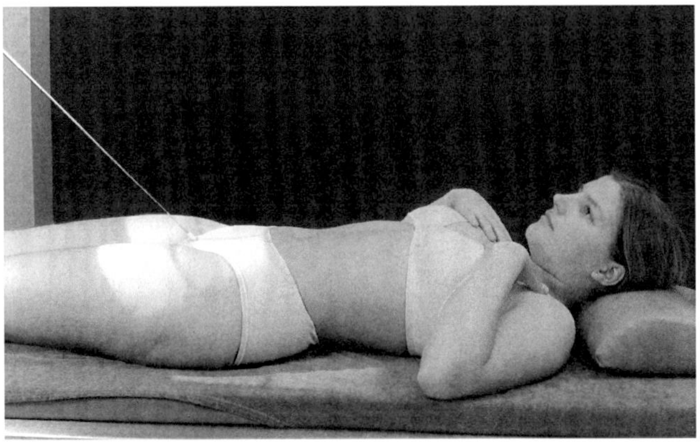

Abb. 75.**3**
Einstellung für Beckenausgangsaufnahme mit 40° kaudo-kranialem Zentralstrahl mit medianer Zentrierung am Symphysenoberrand.

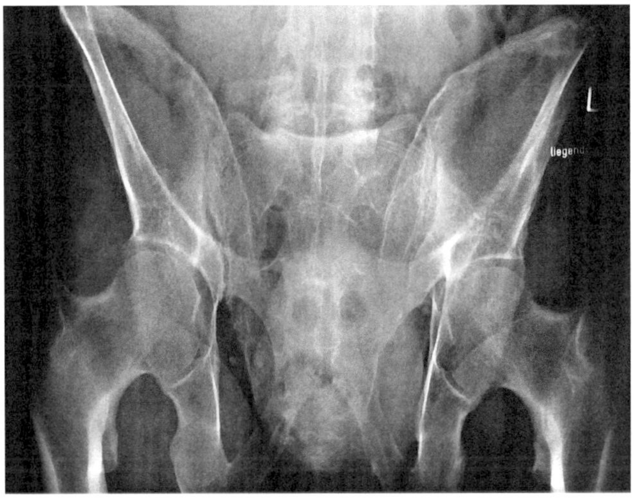

Abb. 75.**4**
Symmetrische Beckenausgangsaufnahme ohne erkennbare Verletzungsfolgen.

Indikation

Für die Untersuchung der Säuglingshüfte ist heute die Ultraschalluntersuchung (Graf) die Methode der 1. Wahl. Röntgenaufnahmen von Säuglingshüften sind nur noch indiziert als zusätzliche Dokumentationsmaßnahme bei besonderen pathologischen Befunden, wie bei Hüftluxation oder zum Abschluss einer Behandlung wegen Hüftdysplasie und bei Kindern ab dem 2. Lebensjahr mit anatomisch bedingter Unmöglichkeit einer aussagekräftigen Ultraschalldokumentation. Diese generelle Einschränkung gilt auch für die unter 77a und 77b formulierten Röntgenaufnahmen.

Format

24/30 oder 18/24, quer

Schriftmarkierung

L;
gehalten

Vorbereitung

Ausziehen bis aufs Hemdchen!
Hodenkapsel bzw. Bleidreieck für Säugling,
Bleischürze und -handschuhe für Hilfsperson.

Lagerung

Kind in Rückenlage am Ende des Röntgentisches. Gegenüber sitzt eine Hilfsperson, möglichst Mutter oder Vater und hält nach Anleitung durch die Röntgenassistentin beide Unterschenkel des Kindes streng seitensymmetrisch und parallel so, dass die Hüftgelenke entsprechend ihrer vorgegebenen physiologischen Beugekontraktur leicht gebeugt sind (Abb. 76.1). Es soll dadurch eine filmparallele Einstellung des Beckens erreicht und eine fehlerhafte Beckenkippung nach ventral mit Falschprojektion der Pfannendachwinkel vermieden werden.

Aufnahmetechnik

800er Folie
Röntgenkassette *auf dem Tisch* (wärmendes Papiertuch unter Gesäß).
Oberer Kassettenrand 2 cm oberhalb Beckenkamm.
Zentralstrahl auf Kassettenmitte = Mitte zwischen beiden Hüftgelenken 1 cm oberhalb Symphyse.

	kV/mAs	Punkte	eigene Belichtung
Säugling 3 Monate	42/3,2	0	....
Säugling 12 Monate	46/4	+3	....

Kriterium

Vollständige und streng symmetrische Darstellung des Beckens (Foramen obturatum, Beckenschaufeln, Trochanter minor; Abb. 76.2).

Zur Strahlenbelastung

Die weibliche Gonadendosis bei einer Säuglings-Beckenaufnahme entspricht einer natürlichen Strahlenbelastung von 8–10 Tagen, ohne Gonadenschutz etwa von 20–30 Tagen. Bei Jungen mit sicherem Gonadenschutz liegt die Gonadendosis in der Größenordnung von 2–3 Stunden, bezogen auf die natürliche Belastung. Die Flächendosis einer Beckenaufnahme entspricht in jedem Fall < 1 % der natürlichen Strahlenexposition pro Jahr (W. Schuster, persönliche Mitteilung).

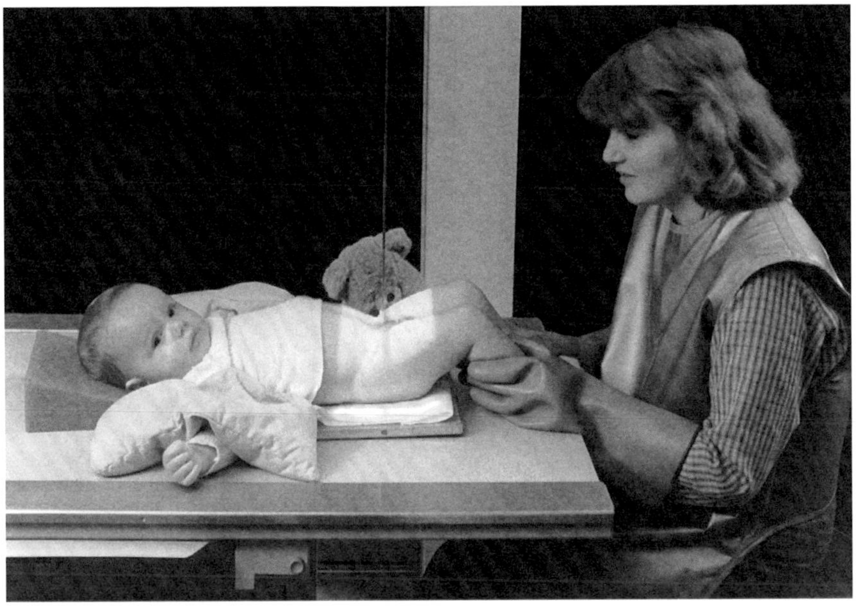

Abb. 76.**1**
Beckenübersichtsaufnahme beim Säugling: die Mutter hält die Beine ihres Kindes leicht gebeugt und streng seitensymmetrisch, die Arme sind mit Sandsäcken fixiert.

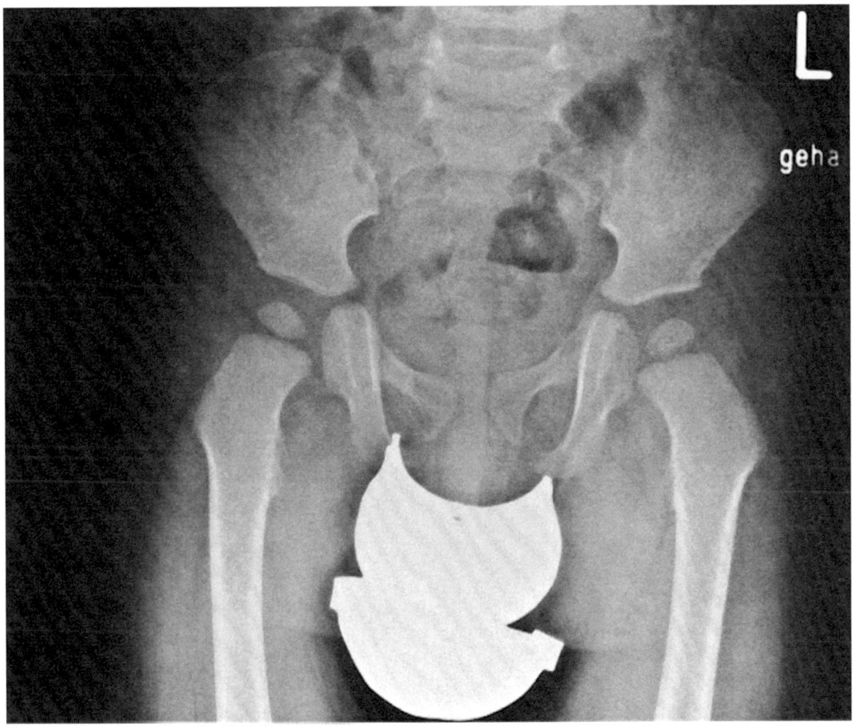

Abb. 76.**2**
Beckenübersichtsaufnahme mit seitensymmetrischer Abbildung beider Hüftgelenke, erkennbar an den Beckenschaufeln und den Foramina obturata.

77a Beckenübersicht beim Säugling gehalten in Innenrotation und Abduktion (v. Rosen)

Über die unter 76 formulierten Kriterien hinaus kann diese Aufnahme bei verbliebenen Zweifeln, ob eine Hüftluxation vorliegt, als Entscheidungshilfe dienen.

Format
24/30 oder 18/24
quer

Schriftmarkierung
L
gehalten

Vorbereitung
Ausziehen bis auf das Hemdchen.
Hodenkapsel bzw. Bleidreieck für Patient,
Bleischürze und -Handschuhe für Hilfsperson.

Lagerung
Kind in Rückenlage am Ende des Röntgentisches. Gegenüber sitzt eine Hilfsperson, nötigenfalls der Arzt, und hält die Beine an den gestreckten Kniegelenken maximal innenrotiert und abduziert bei filmparalleler Lage des Beckens (Abb. 77.1). Die Abspreizung soll mindestens 45° betragen.

Aufnahmetechnik
800er Folie
Röntgenkassette *auf dem Tisch* (wärmendes Papiertuch unter Gesäß).
Oberer Kassettenrand 2 cm oberhalb Beckenkamm.
Zentralstrahl auf Kassettenmitte = Mitte zwischen beiden Hüftgelenken 1 cm oberhalb Symphyse.

	kV/mAs	Punkte	eigene Belichtung
normale Erwachsene	44/3,2	0	....
kräftige Erwachsene	44/4	+1	....

Kriterium
Bei regelrechten Verhältnissen schneiden die verlängerten Femurachsen das Pfannendach medial des Pfannenerkers (Abb. 77.2), bei Hüft(sub)luxation trifft die verlängerte Femurachse das Becken lateral des Pfannenerkers.

77b Beckenübersicht beim Säugling gehalten in 90° Beugung und maximaler Abduktion (Lorenz)

wie 77a außer

Indikation
Über die unter 76 formulierten Kriterien hinaus ist diese Aufnahme nur noch im Zusammenhang mit dem Anlegen eines Gipsverbandes nach Fettweis im Gebrauch.

Lagerung
Kind in Rückenlage am Ende des Röntgentisches. Gegenüber sitzt eine Hilfsperson, nötigenfalls der Arzt, und hält die Beine an den gebeugten Kniegelenken in den Hüften 90° gebeugt und – *ohne Zwang* – maximal abgespreizt bei filmparalleler Lage des Beckens (Abb. 77.3).

Kriterium
Bei regelrechten Verhältnissen zentrale Einstellung der Hüftköpfe in die Pfannenmitte (Abb. 77.4).

Andrén, L., S.v. Rosen: The diagnosis of dislocation of the hip in newborns and the primary results of immediate ment. Acta radiol. 49 (1958), 89–95.
Bernau A. und K. Buckup: Röntgenuntersuchung und Arthrographie des Hüftgelenkes im Säuglings- und Kleinkindesalter in: Die Hüftreifungsstörung, Diagnose und Therapie, Hrsg.: Konermann W., G. Gruber, C. Tschauner. Steinkopff, Darmstadt, 1998.

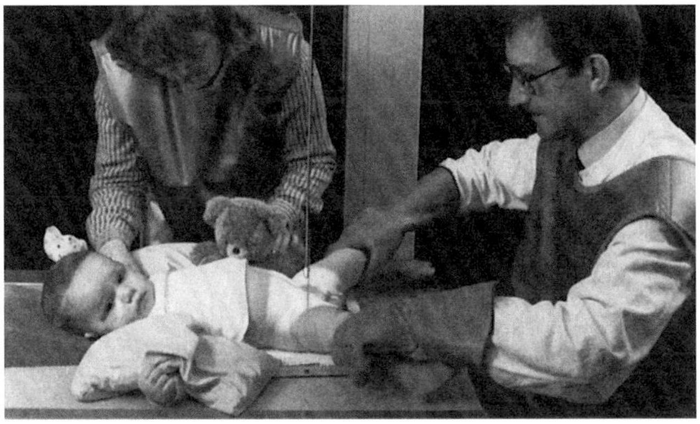

Abb. 77.**1**
Gehaltene van Rosen-Aufnahme mit 45° abgespreizten und maximal innenrotierten Beinen.

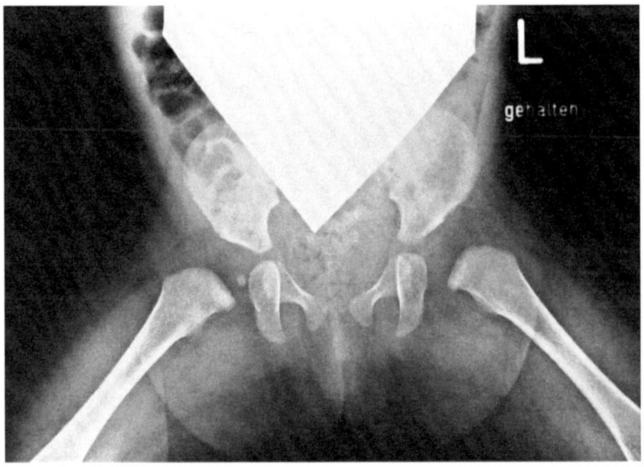

Abb. 77.**2**
Symmetrische Beckenlagerung. Die Längsachse des linken Oberschenkels trifft bei hier noch nicht vorhandenem Hüftkopfkern – deutlich seitendifferent gegenüber rechts – knapp lateral des kaum identifizierbaren Pfannenerkers auf. Gonadenschutz zu hoch.

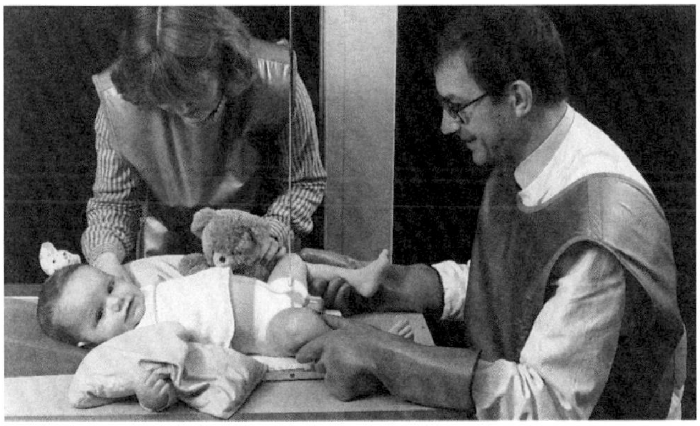

Abb. 77.**3**
Lorenz-Aufnahme, überwiegend nur noch im Zusammenhang mit Fettweisgips benötigt, mit jeweils rechtwinklig gebeugten Knie- und Hüftgelenken in seitengleicher Abspreizung.

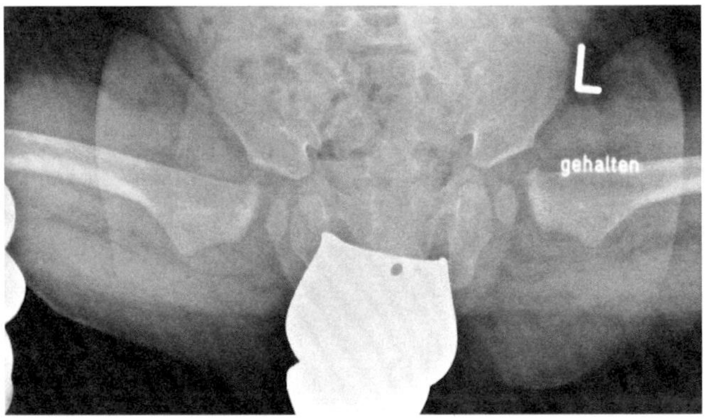

Abb. 77.**4**
Symmetrische Beckendarstellung bei 90° gebeugten und stark abgespreizten Hüftgelenken.

Indikation

Während bei der Erstuntersuchung im Regelfall vergleichende Hüftaufnahmen (Beckenübersicht) erwünscht sind, kann bei Kontrolluntersuchungen je nach Fragestellung die Aufnahme nur eines Hüftgelenkes ausreichend sein. Wegen der möglichen Aussage auch über den Zustand des Gelenkknorpels ist die Aufnahme unter Belastung, das heißt *im Stehen* grundsätzlich zu bevorzugen.
Vor und nach Einsetzen von Hüfttotalendoprothesen sind Aufnahmen des Hüftgelenkes mit Abbildung eines genügend langen Anteils des Femurschaftes im Format mindestens 20/40 notwendig. Bei Kontrollaufnahmen dieser Prothesen müssen künstliche Pfanne, Prothesenschaft, ggf. mit Spitze des Zementköchers, vollständig abgebildet sein. (Abb. 78.4).

Format

24/30 oder 20/40, hoch

Schriftmarkierung

R oder L
stehend (oder liegend)

Vorbereitung

Unterkörper entkleiden bis auf Unterhose! Hodenkapsel oder Bleidreieck.

Lagerung

Variante A
Stand vor dem Rasterwandstativ (Abb. 78.1) oder

Variante B
auf dem Rastertisch liegend (Abb. 78.2), gestreckte Beine, frontalisierte Kniescheiben.

Aufnahmetechnik

400er Folie
Röntgenkassette *im Raster.*
Zentralstrahl senkrecht auf Kassetten- und Schenkelhalsmitte = Leistenmitte.

	kV/mAs	Punkte	eigene Belichtung
Kinder 10 Jahre	70/20	−4	....
schlanke Erwachsene	73/25	−2	....
normale Erwachsene	77/32	0	....
kräftige Erwachsene	77/40	+1	....
Automatik	77	□■□	

Kriterium

Gelenkspalt in Filmmitte, vollständige und gut beurteilungsfähige Darstellung des Hüftgelenkes und der Trochanteren (Abb. 78.3: fortgeschrittene Coxarthrose bei 78-jährigem Patienten, Abb. 78.4: Hüftendoprothese rechts bei 65-jährigem Patienten mit Erstoperation vor zehn Jahren und Pfannenwechsel vor zwei Jahren; hierzu die Seitenaufnahme s. Abb. 94.9).

Legende zu Abb. 78.3
1 Os sacrum
2 Sakroiliakalgelenk
3 Darmbein (Os ilium)
4 Spina iliaca anterior superior
5 Pfannendach (Hüftgelenkspfanne)
6 Femurkopf
7 Femurhals
8 Trochanter major
9 Trochanter minor
10 Crista intertrochanterica
11 Femur
12 Schambein (Os pubis)
13 Sitzbein (Os ischii)
14 Foramen obturatum

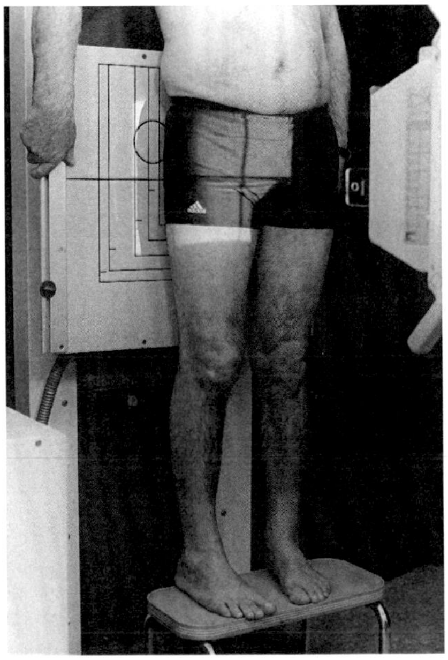

Abb. 78.**1**

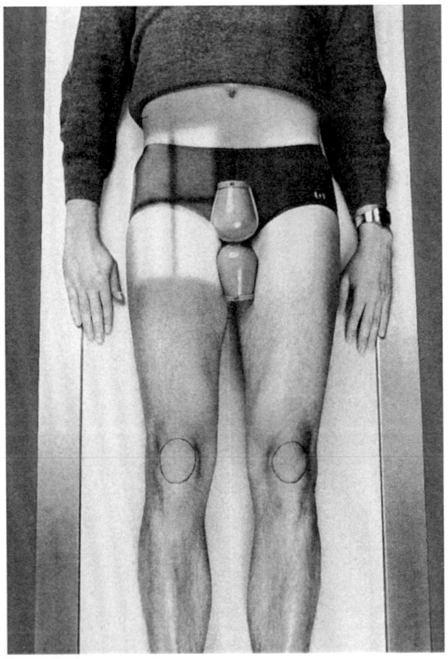

Abb. 78.**2**

Abb. 78.1
Beckenübersichtsaufnahme stehend:
Patient steht mit frontalisierten Kniescheiben, das heißt leicht einwärts gedrehten Füßen, vor dem Rasterwandstativ. Dabei hält er sich mit den Händen am Stativ fest.

Abb. 78.2
Beckenübersichtsaufnahme liegend:
Rückenlage, frontalisierte Kniescheiben, Zentrierung auf Leistenmitte.

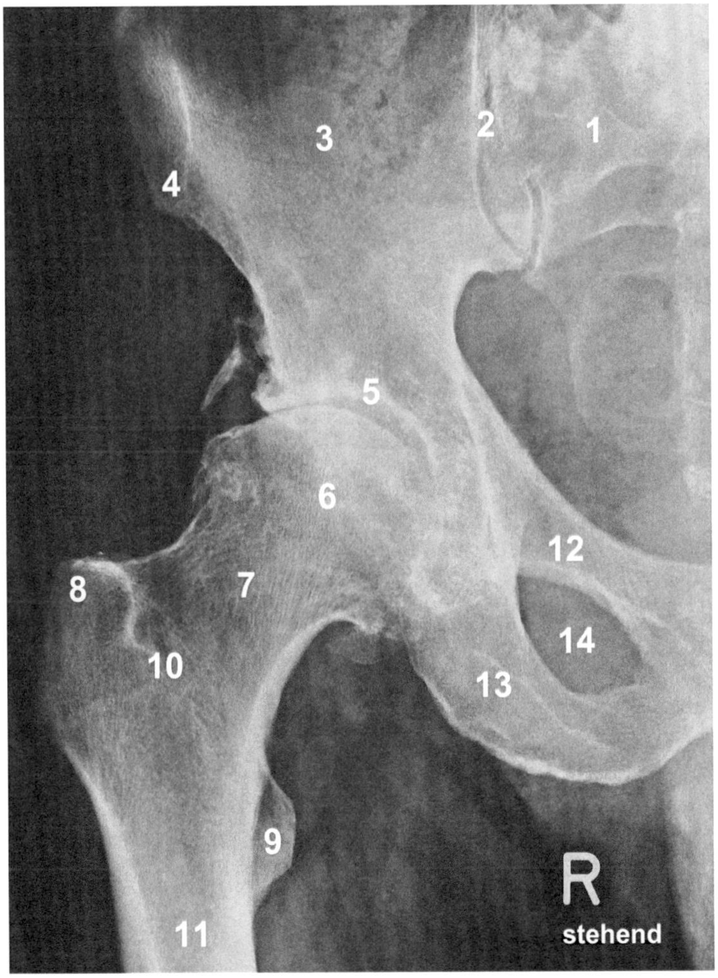

Abb. 78.**3**
Röntgenaufnahme rechtes Hüftgelenk mit fortgeschrittener Coxarthrose bei 78-jährigem Patienten.

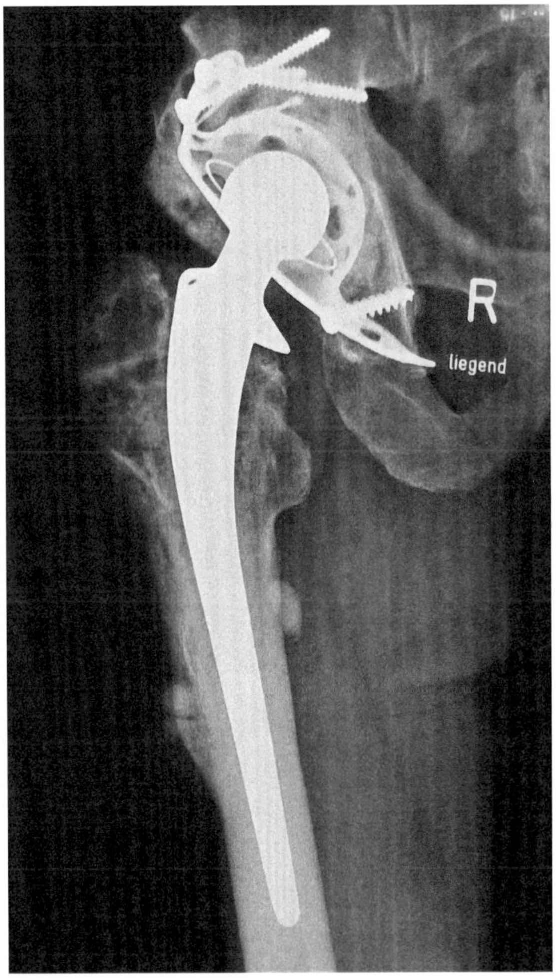

Abb. 78.**4**
Röntgenaufnahme rechtes Hüftgelenk mit Oberschenkel und einliegender Hüfttotalprothese nach Wechseloperation.

Indikation

Seit der Einführung der Faux-profil-Aufnahme (86) wird die Aufnahme nach Lauenstein als 2. Ebene des Hüftgelenkes nur noch selten benötigt. Sie findet Anwendung im Rahmen der Abklärung nicht traumatischer Erkrankungen des Hüftgelenkes (z. B. Morbus Perthes, Hüftkopfnekrose, Verdacht auf Impingement).

Format

24/30, quer

Schriftmarkierung

R oder L
Lauenstein

Vorbereitung

Unterkörper entkleiden bis auf Unterhose! Hodenkapsel oder Bleidreieck nur anwendbar, wenn – im Besonderen bei Schräglagerung – keine Überdeckung des Hüftkopfes zu erwarten ist.

Lagerung

Patient in Rückenlage soweit zur Seite auf dem Rastertisch, dass aufzunehmendes Hüftgelenk in 45° Beugung und 45° Abduktion *mittig* gelagert ist (Abb. 79.1, 79.3). Sofern die Abspreizung schmerzbedingt eingeschränkt ist, muss die gegenseitige Hüfte entsprechend hochgelagert werden (Abb. 79.2).

Hodenkapsel bzw. Bleidreieck nur anwendbar, sofern keine Überdeckung der Hüfte bei evtl. stärkerer Schräglagerung zu erwarten ist.

Aufnahmetechnik

400er Folie
Röntgenkassette *im Raster.*
Zentralstrahl senkrecht auf Kassetten- und Schenkelhalsmitte = Leistenmitte.

	kV/mAs	Punkte	eigene Belichtung
Kinder 10 Jahre	70/20	−4	....
schlanke Erwachsene	73/25	−2	....
normale Erwachsene	77/32	0	....
kräftige Erwachsene	77/40	+1	....
Automatik	77	□■□	

Kriterium

Entscheidend bei dieser Aufnahme ist die Beurteilbarkeit des Hüftkopfes, weniger die des Schenkelhalses, der vom Trochanter major teilüberlagert wird (Abb. 79.4).

! Lauensteinaufnahme in 45° Abduktion und 45° Flexion des Hüftgelenkes.

Lauenstein, C.: Nachweis der „Kocherschen Verbiegung" des Schenkelhalses bei der Coxa vara durch Röntgenstrahlen. Fortschr. Röntgenstr. 4 (1901) 61.

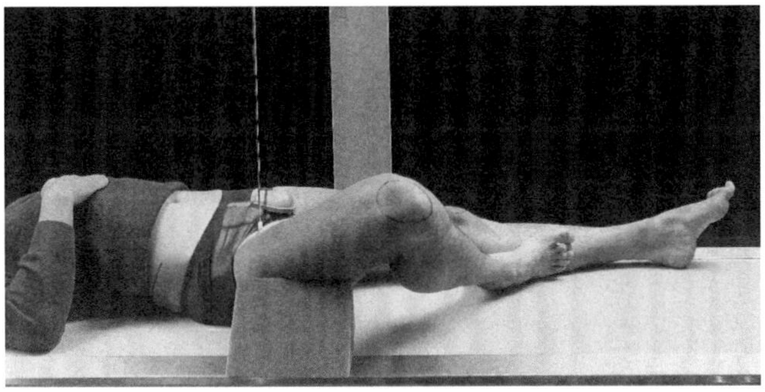

Abb. 79.**1**

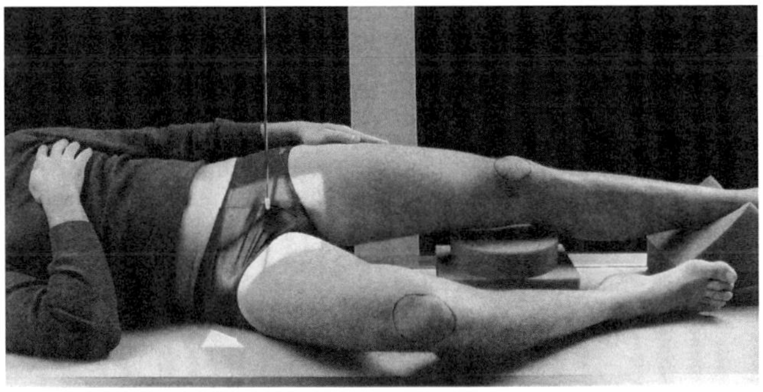

Abb. 79.**2**
Bei schmerzhaft eingeschränkter Abspreizung entsprechende Hochlagerung der gegenseitigen Hüfte für die Aufnahme nach Lauenstein.

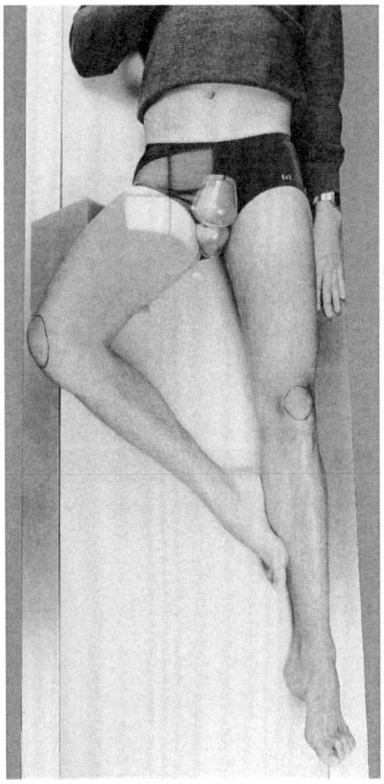

Abb. 79.**3**

Abb. 79.1 und 79.3
Mittig auf dem Rastertisch auf Bocollos bequem gelagertes Bein mit 45° Beugung und 45° Abspreizung.

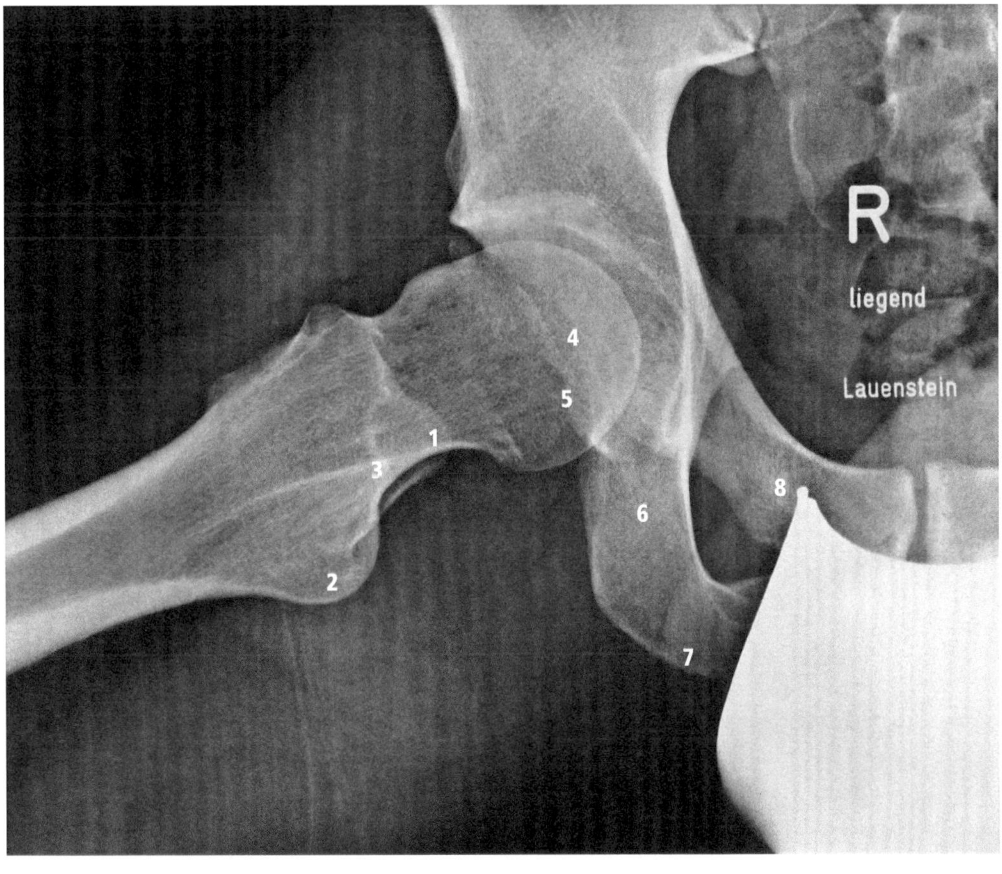

1 Spitze des Trochanter major
2 Trochanter minor
3 Crista intertrochanterica
4 vorderer Pfannenrand
5 hinterer Pfannenrand
6 Sitzbein (Os ischii)
7 Sitzbeinhöcker (Tuber ischiadicum)
8 oberer Schambeinast (Os pubis)

Abb. 79.**4**
Korrekte Einstellung des Hüftgelenkes eines Erwachsenen ohne Hinweis auf eine beginnende Hüftkopfnekrose, jedoch mit Verdacht auf femoroazetabuläres Impingement.

Indikation

Bei Epiphysenlösung soll der Grad des Kalottenabrutsches gegenüber dem Schenkelhals in zwei Ebenen beurteilt werden. Deshalb ist es notwendig, den Schenkelhals möglichst filmparallel einzustellen und anterior-posterior und seitlich „orthograd" abzubilden.

Format

20/40, quer

Schriftmarkierung

R oder L 45°
gehalten

Vorbereitung

Unterkörper entkleiden bis auf Unterhose! Hodenkapsel oder Bleidreieck nur anwendbar, wenn – im Besonderen bei Schräglagerung – keine Überdeckung wesentlicher Bildinhalte zu erwarten ist.

Lagerung

Variante A:
Patient in Rückenlage. Hüftgelenke 90° gebeugt und je 45° abgespreizt bei hochgelagerten Unterschenkeln. Die Hüftabspreizung von 45° ist notwendig, damit der Schenkelhals bei einem durchschnittlichen CCD-Winkel (Centrum-Collum-Diaphysen-Winkel) von 135° parallel zur Filmebene zu liegen kommt. Zuverlässig gelingt diese Lagerung auf dem Gestell nach Rippstein (Abb. 80.1 und 80.2).

Variante B:
Ist die Hüftabspreizung schmerzhaft behindert, muss die gegenseitige Beckenhälfte entsprechend hochgelagert (Abb. 80.3) und die Röntgenaufnahme für jedes Hüftgelenk einzeln durchgeführt werden.

Aufnahmetechnik

400er Folie
Röntgenkassette *im Raster.*
Zentralstrahl senkrecht auf Mitte zwischen beiden Hüftgelenken und auf Kassettenmitte (Variante A), senktrecht auf Leistenmitte der kranken Hüfte (Variante B).

	kV/mAs	Punkte	eigene Belichtung
Kinder 10 Jahre	77/63	−2	....
Kinder 14 Jahre	81/80	0	....

Kriterium

Gut beurteilbare Abbildung von Hüftkopf, Epiphyse und Schenkelhals bei seitensymmetrischer (Abb. 80.4) bzw. krankenseitiger (Abb. 80.5) Lagerung.

! Bei Verdacht auf Epiphysenlösung darf der junge Patient keinen Schritt mehr belasten, bis der Verdacht ausgeräumt oder die Behandlung wirksam eingeleitet ist.

Gekeler, J.: Die Epiphyseolysis capitis femoris juvenilis im Röntgenbild. Diagnostik und Bestimmung der Epiphysenwinkel. Oper. Orthop. Traumatol. 4 (2007) 329–344.

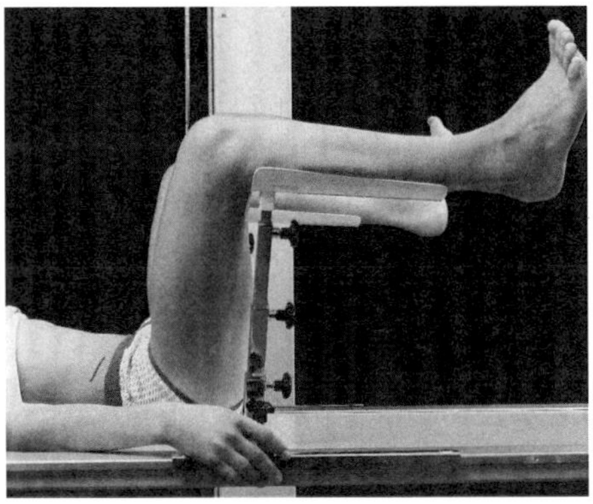

Abb. 80.**1**

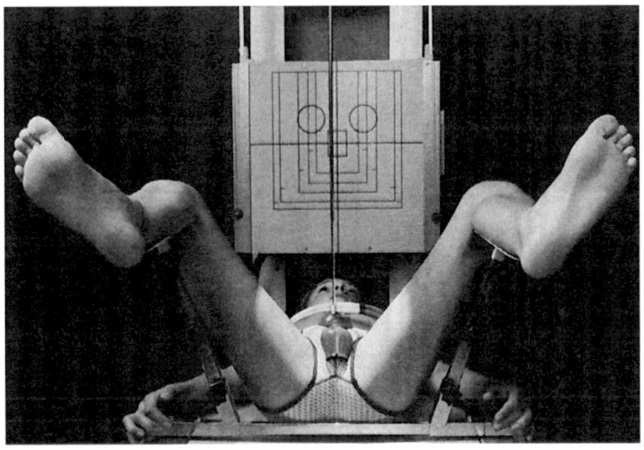

Abb. 80.**2**

Abb. 80.1 und 80.2:
Streng rechtwinkelige Hüft- und Kniegelenksbeugung bei jeweils 45° Abspreizung beider Hüftgelenke auf dem Rippstein-Gestell.

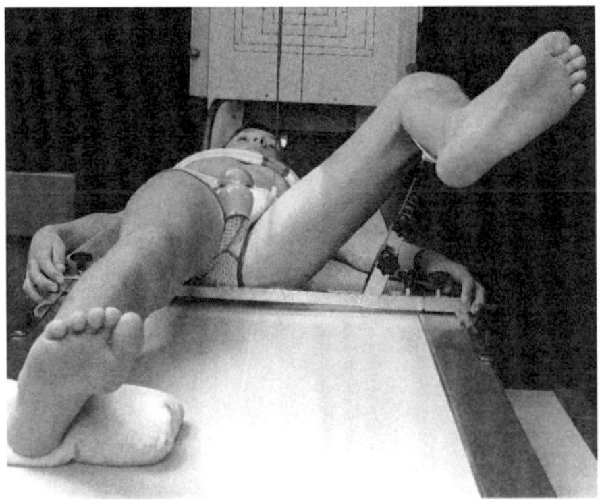

Abb. 80.**3**
Bei schmerzhaft behinderter Hüftabspreizung links wird die rechte Beckenhälfte entsprechend hoch gelagert, damit die kranke Hüfte links korrekt abgebildet werden kann.

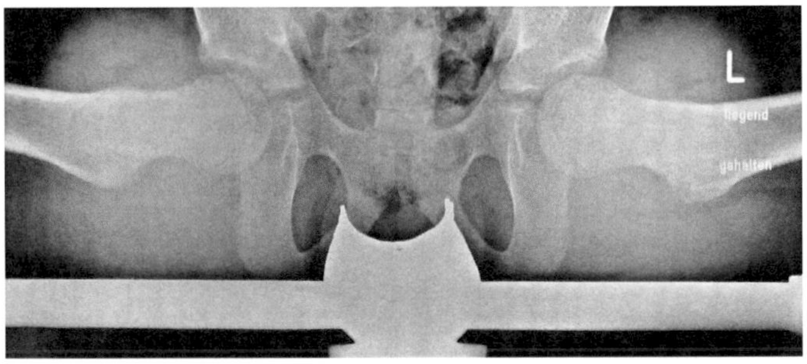

Abb. 80.**4**
Seitensymmetrische Lagerung beider Hüftgelenke ohne Hinweis auf eine stattgehabte Epiphysenlösung.

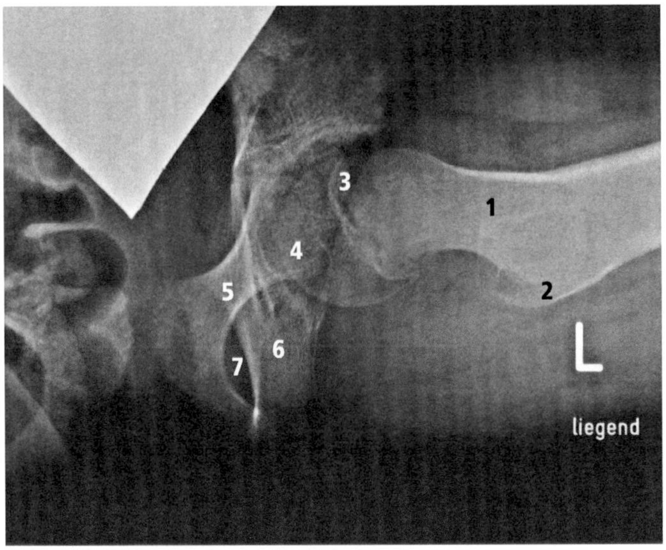

1 Trochanter major
2 Trochanter minor
3 gelockerte Epiphysenfuge
4 nach dorsal abgerutschte Epiphyse
5 oberer Schambeinast
6 Sitzbein
7 Foramen obturatum links

Abb. 80.**5**
Epiphysenlösung mit beginnendem Kopfabrutsch nach dorsal.

Indikation

Hauptanwendung findet diese Einstellung in der Traumatologie des Hüftgelenkes bei Verdacht auf Schenkelhalsfraktur. Der Begriff „axial" ist für diese Aufnahme eingeführt und wird zur Unterscheidung gegenüber den anderen seitlichen Aufnahmen des Hüftgelenkes hier auch beibehalten. Tatsächlich handelt es sich aber um eine Seitaufnahme. Diese Aufnahme erlaubt bei der Frage nach Vorliegen eines „offset" auch eine Beurteilung des ventralen Kopf-Halsüberganges (Clohisy et al.).

Format

18/24, quer, ggf. gebogene Kassette

Schriftmarkierung

R oder L

Vorbereitung

Unterkörper entkleiden bis auf Unterhose! Gonadenschutz nicht sinnvoll.

Lagerung

Variante A:
Patient schräg auf dem Rastertisch in Rückenlage, gegenseitiges Bein im Hüftgelenk abgespreizt und maximal gebeugt (Abb. 81.1). Aufzunehmende Hüfte gestreckt und auf Bocollos hochgelagert, damit sich der Schenkelhals in Filmmitte projiziert. Frontalisierte Kniescheibe (Abb. 81.2).

Variante B:
Die weiter verbreitete Technik mit medio-lateralem Strahlengang ist mit fest installiertem Röntgenstativ nicht durchführbar. Es wird dazu eine mobile Röhre benötigt: Die Röntgenkassette wird proximal von der aufzunehmenden Hüfte zwischen Beckenkamm und Thorax im Winkel von 45° zur Medianebene des Körpers eng angelagert und mit Sandsäcken abgestützt.

Aufnahmetechnik

400er Folie

Variante A

Röntgenkassette senkrecht *auf dem Tisch,* der verletzten Hüfte eng medial angelagert und mit Sandsack abgestützt.
Zentralstrahl horizontal und senkrecht auf die Mitte des Schenkelhalses, das heißt etwa 6 cm oberhalb der Trochanterspitze von kranio-lateral nach kaudo-medial senkrecht auf Kassettenmitte.

Variante B

Zentralstrahl horizontal auf die Mitte der Schenkelfurche unter dem hochgelagerten gegenseitigen Bein hindurch von kaudo-medial nach kranio-lateral und senkrecht auf Kassettenmitte.

	kV/mAs	Punkte	eigene Belichtung
schlanke Erwachsene	70/25	−2	....
normale Erwachsene	73/32	0	....
kräftige Erwachsene	77/40	+2	....

Kriterium

Vollständige, möglichst wenig verkürzte, gut beurteilungsfähige seitliche Abbildung von Schenkelhals und Hüftgelenk (Abb. 81.3).

Johansson, S.: Zur Technik der Osteosynthese der Fract. colli femoris. Zbl. Chir. 59 (1932) 2019–2022.
Lorenz: Die röntgenologische Darstellung des subskapularen Raumes und des Schenkelhalses im Querschnitt. Fortschr. Roentgenstr. 25 (1917) 342–343.
Clohisy J.C. et al.: The frog-leg lateral radiograph accurately visualized hip cam impingement abnormalities. Clin. Orthop. Relat. Res. 462 (2007) 115–121.

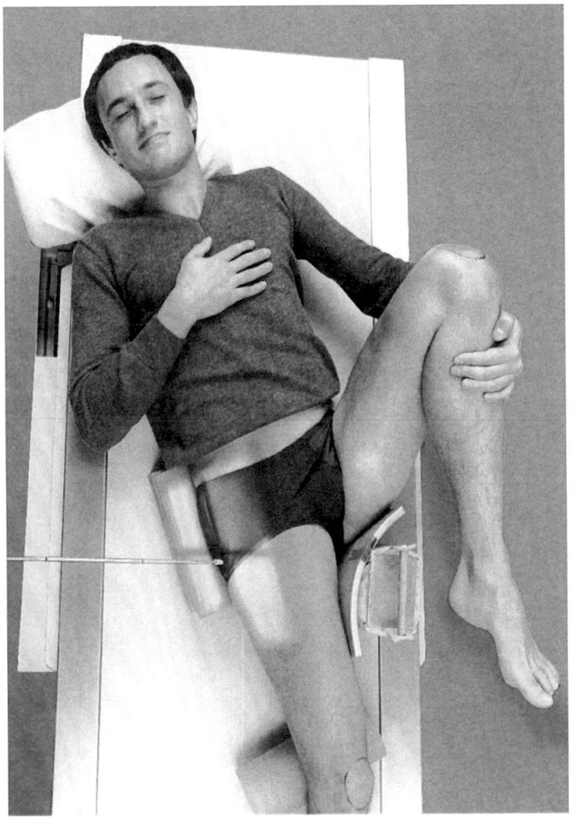

Abb. 81.**1**

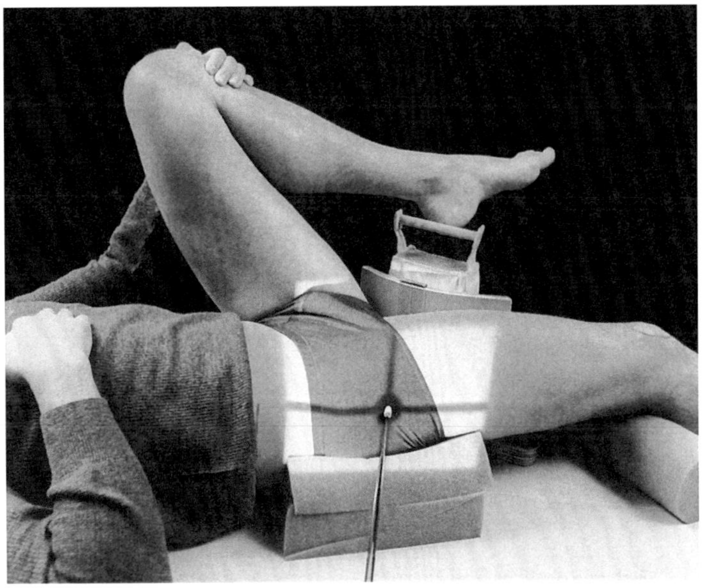

Abb. 81.**2**

Abb. 81.1 und 81.2
Rückenlage schräg auf dem Rastertisch mit hoch gelagerter verletzter Hüfte und ihr medial angelagerter Kassette. Zentralstrahl horizontal, lateromedial senkrecht auf Schenkelhals und Kassettenmitte.

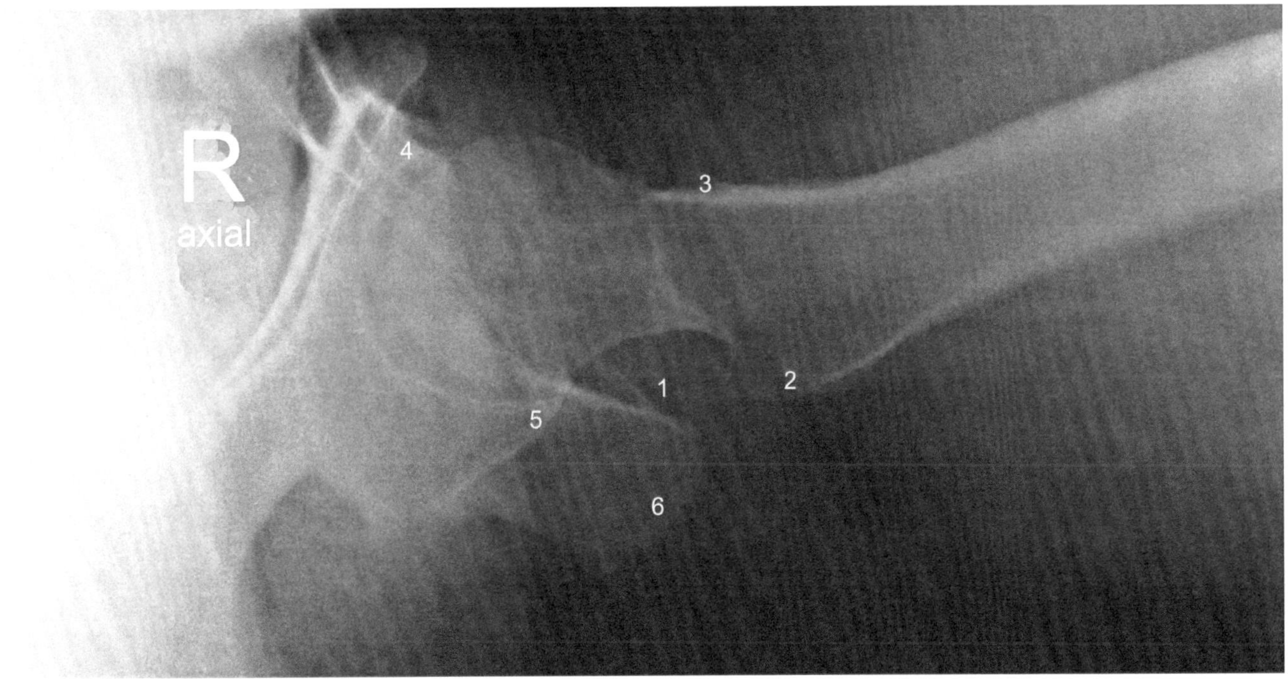

Abb. 81.**3**
Unverkürzte Abbildung von Schenkelhals und Hüftgelenk ohne Fraktur.

1 Trochanter major, Spitze
2 Trochanter major, Basis
3 Trochanter minor
4 ventraler Pfannenrand
5 dorsaler Pfannenrand
6 Sitzbeinhöcker (Tuber ischiadicum)

Indikation

Diese orthopädische Spezialaufnahme ist vorrangig im Hinblick auf den Antetorsionswinkel bei Kindern, daneben aber auch zur Objektivierung von Drehfehlern nach Oberschenkelfraktur von Bedeutung. Es wird dabei der *projizierte* Antetorsionswinkel (AT-Winkel) des Schenkelhalses bestimmt. Gemeinsam mit dem durch die Beckenübersichtaufnahme mit hängenden Unterschenkeln (Rippstein 1, Einstellung 74) ermittelten *projizierten* CCD-Winkel (Centrum-Collum-Diaphysen-Winkel) lassen sich anhand des von M.E. Müller veröffentlichten Diagramms die „echten" Winkelwerte ermitteln. Eingeführt ist heute für diese Fragestellung zunehmend die Kernspintomographie.

Format

20/40, quer

Schriftmarkierung

R oder L
Rippstein

Vorbereitung

Unterkörper entkleiden bis auf Unterhose! Hodenkapsel bzw. Bleidreieck.

Lagerung

Kinder in Rückenlage:
Lagerung auf dem Beinhaltegerät nach Rippstein mit rechtwinkeliger Beugung der Hüft- und Kniegelenke und beidseits Abspreizung der Oberschenkel von je 20°. Nur bei exakter Lagerung unter Einhaltung der oben genannten Winkel kann eine verwertbare Aufnahme erwartet werden (Abb. 82.1 und 82.2).

Aufnahmetechnik

Verlaufsfolie Plus-Minus-Plus (+−+) oder
400er Folie
Röntgenkassette *im Raster.*
Kinder:
Zentrierung so, dass der Querstab des Rippstein-Gestelles gerade eben mit abgebildet wird, im Übrigen senkrecht auf Symphyse und Kassettenmitte.

	kV/mAs	Punkte	eigene Belichtung
Kinder 4 Jahre	70/63	−5	....
Kinder 10 Jahre	77/80	−2	....

Kriterium

Bei korrekter Lagerung erhält man eine verkürzte Abbildung der Oberschenkel mit den Kondylen, deren Unterflächen sich auf gleicher Höhe projizieren sollen wie die Schenkelhalsbasis. Die Querstange des Rippstein-Gestelles muss als Bezugsgrundlinie für die Ermittlung des projizierten Antetorsionswinkels mit abgebildet sein (Abb. 82.3, 82.6).

Müller, M. E.: Die hüftnahen Femurosteotomien, 2. Aufl. Thieme, Stuttgart 1971.
Rippstein, J.: Zur Bestimmung der Antetorsion des Schenkelhalses mittels zweier Röntgenaufnahmen. Z. Orthop. 86 (1955) 345–360.

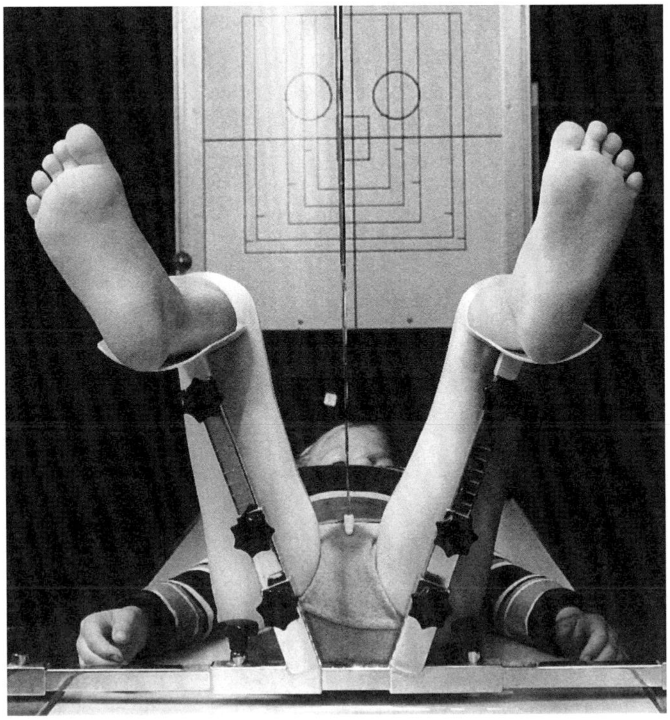

Abb. 82.1 und 82.2
Korrekte Lagerung auf dem Rippstein-Gestell mit jeweils 90° Beugung im Hüft- und Kniegelenk und je 20° Abduktion der Oberschenkel von der medianen Sagittalebene.

Abb. 82.**1**

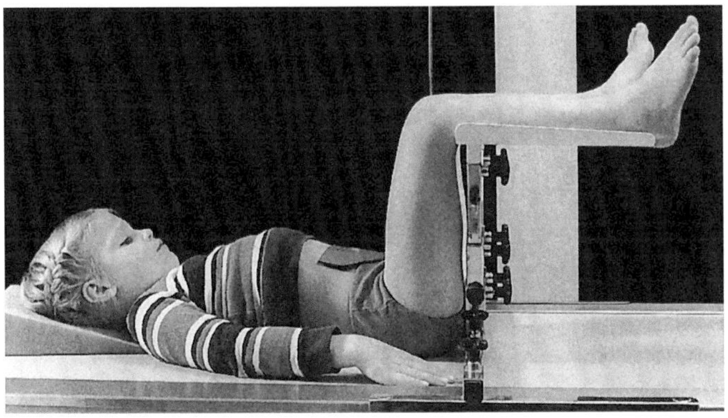

Abb. 82.**2**

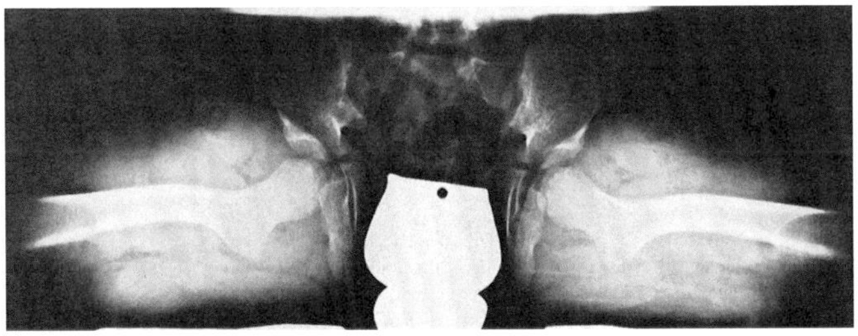

Abb. 82.**3**
Rippstein-Aufnahme, auf der der projizierte Antetorsionswinkel zwischen Schenkelhalsachse und Metallschiene gemessen werden kann.

Indikation

Vor intertrochantären Femurosteotomien mit Kopfumstellung sind in Ergänzung von Standardaufnahmen gehaltene Aufnahmen in der geplanten Korrekturposition unentbehrlich.

Format

24/30, hoch oder 35/43

Schriftmarkierung

R oder L
gehalten

Vorbereitung

Unterkörper entkleiden bis auf Unterhose! Hodenkapsel bzw. Bleidreieck.

Lagerung

Rückenlage. Das betreffende Hüftgelenk wird vom Untersucher in die gewünschte Korrekturstellung gebracht, hier beispielhaft vereinfacht das Bein nur maximal abgespreizt (Abb. 83.1) oder angespreizt (Abb. 83.2), nötigenfalls bei gleichzeitiger Fixierung des Beckens bzw. des anderen Beines.
Bezieht sich die Fragestellung auf beide Hüftgelenke, kann eine *beidseitige* Abspreizaufnahme auf *einem* Film durchgeführt werden (Abb. 83.4), bei Anspreizaufnahmen muss jedes Hüftgelenk einzeln aufgenommen werden.

Aufnahmetechnik

400er Folie
Röntgenkassette *im Raster*.
Zentralstrahl senkrecht auf Schenkelhalsmitte = Leistenmitte.

	kV/mAs	Punkte	eigene Belichtung
schlanke Erwachsene	73/25	−2	....
normale Erwachsene	77/32	0	....
kräftige Erwachsene	77/40	+1	....
Automatik	77	□■□	

Kriterium

Mit der Standardaufnahme im Stehen (Abb. 83.3) zu vergleichende Darstellung des Hüftgelenkes, gehalten in der gewünschten Korrekturstellung (Abb. 83.4: beidseitige Abspreizaufnahme).

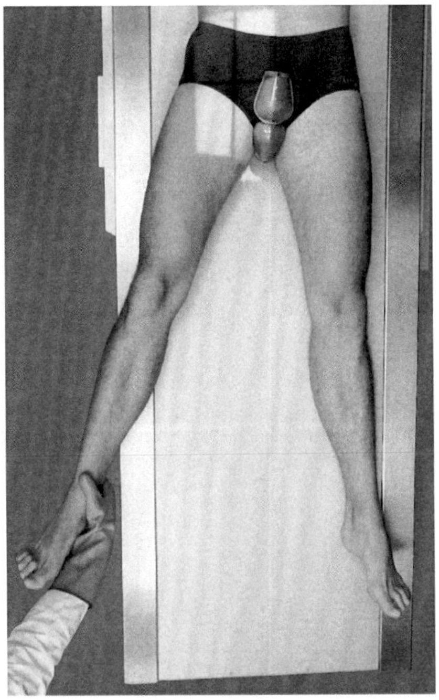

Abb. 83.**1**

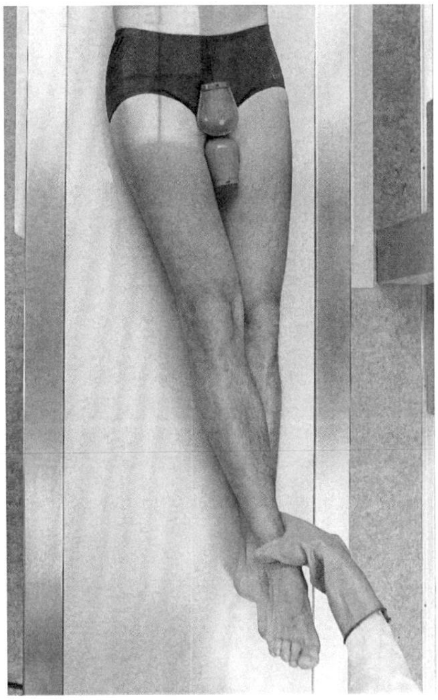

Abb. 83.**2**

Abb. 83.1 und 83.2
In maximal möglicher Abspreizung bzw. Anspreizung gehaltenes rechtes Bein zur Herstellung von entsprechenden Funktionsaufnahmen.

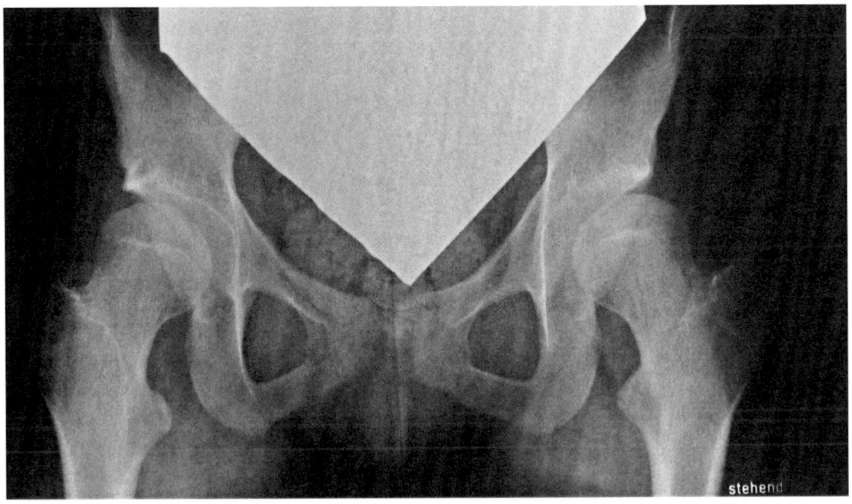

Abb. 83.**3**
Ausgangsbefund mit beidseitiger Hüftdysplasie.

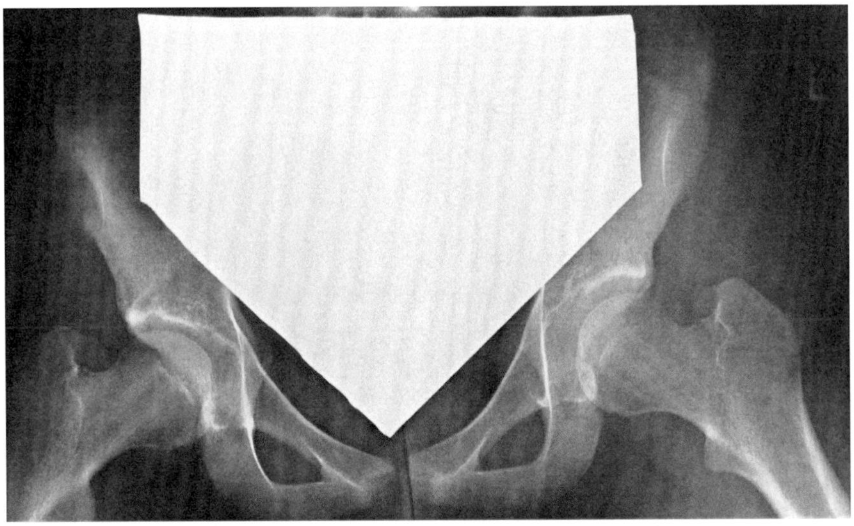

Abb. 83.**4**
Beidseitige Abspreizaufnahmen der Hüftgelenke mit einer verbesserten Hüftkopfüberdachung gegenüber dem Ausgangsbefund.

Indikation

Zur Primärbeurteilung von Hüftpfannenbrüchen sind die beiden hier beschriebenen Schrägeinstellungen (84 und 85) in Ergänzung zur Standardaufnahme anterior-posterior unverzichtbar. Bei Beckenfrakturen ist die Computertomografie großzügig einzusetzen, wenn die Röntgendiagnostik bei Bezugnahme auf die klinische Einschätzung keine eindeutigen Befunde liefert. Sie ist besonders wertvoll zur Klassifikation der Beckenfrakturen. Für die längerfristige Verlaufsbeobachtung sind Röntgenaufnahmen als einfache, kostengünstige und vergleichsweise „strahlensparende" Diagnostik dennoch von großem Wert.

Format

24/30, hoch

Schriftmarkierung

R 45° oder L 45°
Innenrotation (bezogen auf die Oberschenkellagerung)

Vorbereitung

Unterkörper entkleiden bis auf Unterhose! Hodenkapsel bzw. Bleidreieck.

Lagerung

Halbrückenlage mit gleichseitig gestrecktem und auf der Gegenseite zur besseren Stabilisierung gebeugtem Bein. Die aufzunehmende Hüfte wird um 45° angehoben und mit Bocollo unterlagert (Abb. 84.1, 84.2).

Aufnahmetechnik

400er Folie
Röntgenkassette *im Raster.*
Zentralstrahl senkrecht auf Schenkelhalsmitte = Leisten- und Kassettenmitte.

	kV/mAs	Punkte	eigene Belichtung
schlanke Erwachsene	73/32	−2	....
normale Erwachsene	77/40	0	....
kräftige Erwachsene	77/50	+1	....
Automatik	77	□■□	

Kriterium

Gelenkspalt in Filmmitte, Foramen obturatum quer-oval, Darmbeinschaufel verkürzt abgebildet. Auf dieser Aufnahme sind der dorsale Pfannenrand und das Pfannendach besonders gut beurteilbar (Abb. 84.3).

Anmerkung: Im Resultat entspricht diese Einstellung weitgehend der von Teufel angegebenen im umgekehrten Strahlengang (Patient in schräger Bauchlage, Zentralstrahl 12° kaudo-kranial auf Hüftpfanne und Kassettenmitte).

Teufel, S.: Eine gezielte Aufsichtsaufnahme der Hüftgelenkspfanne. Röntgenpraxis 10 (1938) 398–402.

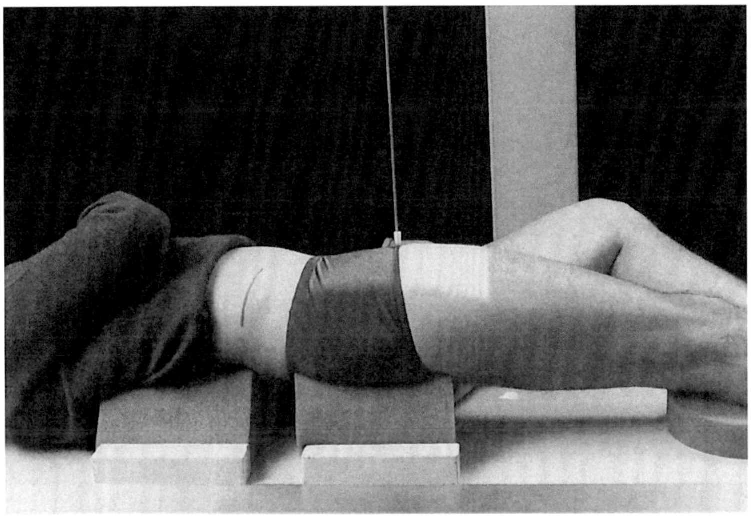

Abb. 84.1

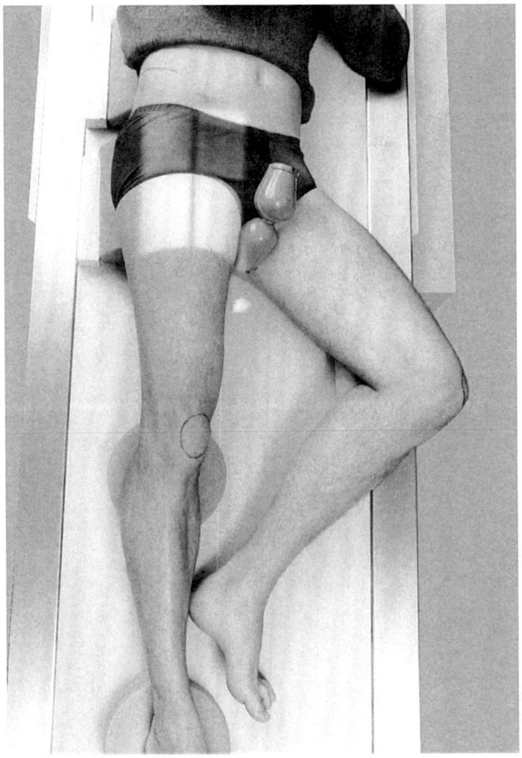

Abb. 84.2

Abb. 84.1 und 84.2
45°-Schräglagerung für die Obturatum-Aufnahme bei gestrecktem „kranken" und gegenseitig gebeugtem Bein.

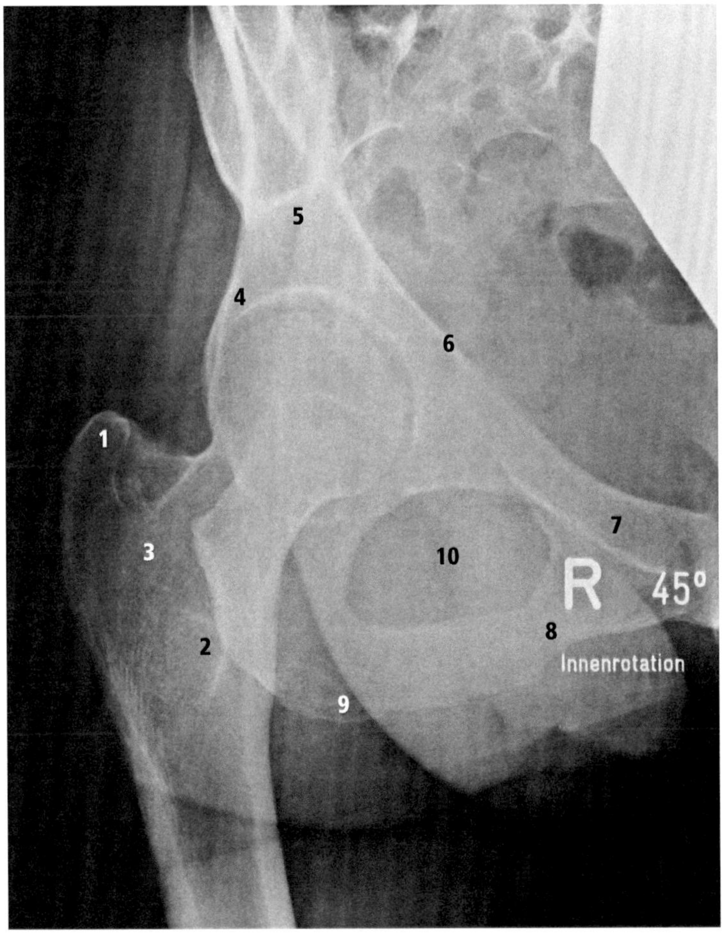

1 Trochanter major
2 Trochanter minor
3 Crista intertrochanterica
4 hinterer Pfannenrand
5 Darmbein
6 Schambein
7 oberer Schambeinast
8 unterer Schambeinast
9 Sitzbeinhöcker (Tuber ischiadicum)
10 Foramen obturatum

Abb. 84.3
Korrekt eingestellte Obturatum-Aufnahme mit guter Beurteilbarkeit des Pfannendaches und des dorsalen Pfannenerkers.

Indikation

Zur Primärbeurteilung von Hüftpfannenbrüchen sind die beiden hier beschriebenen Schrägeinstellungen (84 und 85) in Ergänzung zur Standardaufnahme anterior-posterior unverzichtbar. Bei Beckenfrakturen ist die Computertomografie großzügig einzusetzen, wenn die Röntgendiagnostik bei Bezugnahme auf die klinische Einschätzung keine eindeutigen Befunde liefert. Sie ist besonders wertvoll zur Klassifikation der Beckenfrakturen. Für die längerfristige Verlaufsbeobachtung sind Röntgenaufnahmen als einfache, kostengünstige und vergleichsweise „strahlensparende" Diagnostik dennoch von großem Wert.
Die Ala-Aufnahme ist auch indiziert bei Verdacht auf Verletzung/Erkrankung der Darmbeinschaufel.

Format

24/30
hoch

Schriftmarkierung

R 45° oder L 45°
Außenrotation (bezogen auf die Oberschenkellagerung)

Vorbereitung

Unterkörper entkleiden bis auf Unterhose!
Gonadenschutz wegen Überlagerung wesentlicher Bildinhalte nicht sinnvoll.

Lagerung

Halbrückenlage mit gleichseitig gestrecktem Bein. Die gegenseitige Hüfte wird überstreckt gehalten, um 45° angehoben und mit Bocollo unterlagert (Abb. 85.1 und 85.2).

Aufnahmetechnik

400er Folie
Röntgenkassette *im Raster.*
Oberer Kassettenrand 3 cm oberhalb Beckenkamm.
Zentralstrahl senkrecht auf Kassettenmitte.

	kV/mAs	Punkte	eigene Belichtung
schlanke Erwachsene	73/25	−2	....
normale Erwachsene	77/32	0	....
kräftige Erwachsene	77/40	+1	....
Automatik	77	□■□	

Kriterium

Gelenkspalt in Filmmitte, Darmbeinschaufel vollständig und breit abgebildet, Foramen obturatum wird vom Sitzbein überlagert. Auf dieser Aufnahme sind der ventral-laterale Pfannenrand, das Pfannendach und das Darmbein besonders gut beurteilbar (Abb. 85.3).

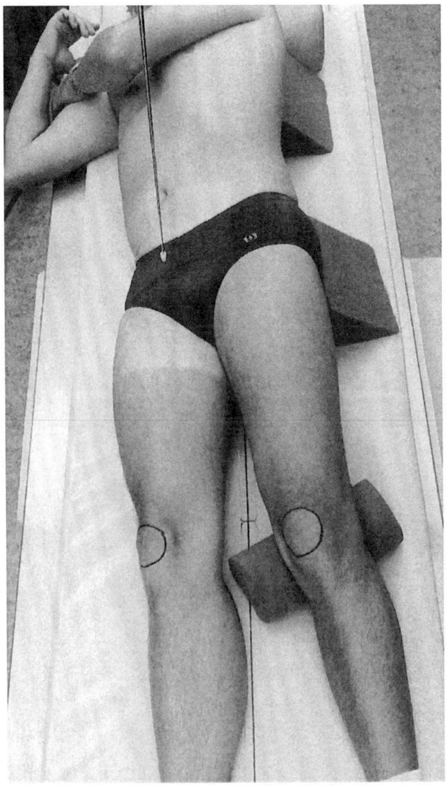

Abb. 85.2

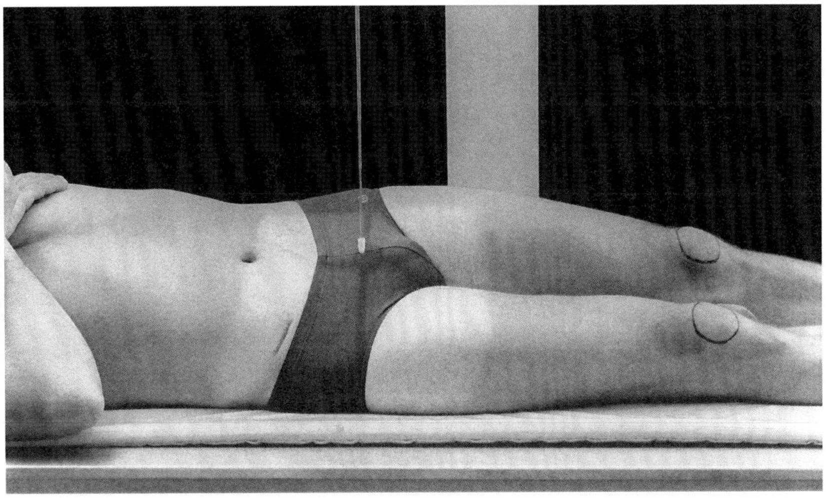

Abb. 85.1

Abb. 85.1 und 85.2
Aufzunehmende Hüfte filmnahe, gestreckt; gegenseitige Hüfte 45° angehoben und überstreckt.

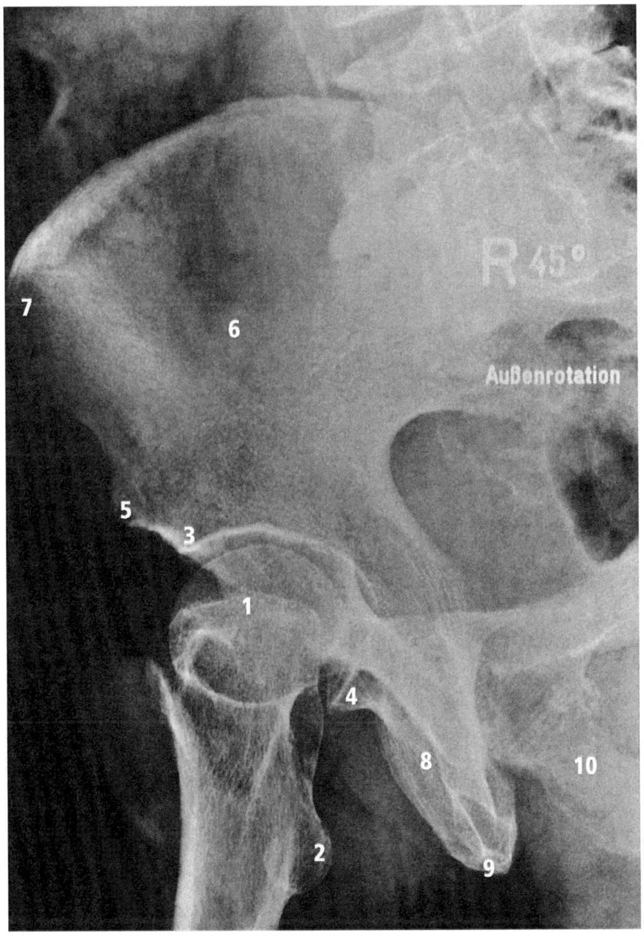

1 Trochanter major (dorsal)
2 Trochanter minor
3 ventro-lateraler Pfannenrand
4 dorso-medialer Pfannenrand
5 Spina iliaca anterior inferior
6 Darmbeinschaufel
7 Spina iliaca anterior superior
8 rechtes Sitzbein
9 Sitzbeinhöcker (Tuber ischiadicum)
10 linkes Sitzbein

Abb. 85.3
Ala-Aufnahme mit breiter Darstellung des Darmbeines, sowie freier Abbildung des ventro-lateralen Pfannenrandes und des Pfannendaches.

Indikation

Diese von Lequesne (1967) beschriebene „falsche Profilaufnahme" des Hüftgelenkes ermöglicht die Beurteilung des proximalen Femurendes in Ergänzung zur a.p.-Aufnahme in der 2. Ebene im Stehen. Die Hüftpfanne mit vorderem Pfannenrand wird hingegen mit einem Winkel von 65° gegenüber der Filmebene abgebildet.

Format

18/24 (24/30), hoch

Schriftmarkierung

R oder L
Faux profil

Vorbereitung

Unterkörper entkleiden bis auf Unterhose! Gonadenschutz wegen Überlagerung wesentlicher Bildinhalte nicht sinnvoll.

Lagerung

Patient steht mit dem Rücken schräg vor dem Stativ in einem Winkel von 65° zwischen Rücken und Stativebene. Der stativnahe Fuß bleibt filmparallel (Achse durch Metatarsale II, Abb. 86.1, 86.2), damit auch eine wirkliche Seitaufnahme des oberen Femurendes zustande kommt. Besteht eine so ausgeprägte Torsionsfehlstellung, dass der Fuß bei nach vorn zeigender Kniescheibe um mehr als 15° außengedreht ist, so wählt man die Kniescheibe als Bezugspunkt; das Knie muss parallel, also die Kniescheibe senkrecht zum Rasterwandstativ stehen.

Aufnahmetechnik

Röntgenkassette *im Raster.*
Zentralstrahl senkrecht auf Leistenbeuge der der Röhre zugewandten (= filmfernen) Körperseite. Der Zentralstrahl geht dann zwischen den beiden Femurköpfen hindurch bzw. „streift" dorsal das filmnahe Hüftgelenk.

	kV/mAs	Punkte	eigene Belichtung
schlanke Erwachsene	70/50	−2	....
normale Erwachsene	73/63	0	....
kräftige Erwachsene	77/80	+2	....
Automatik	77	□■□	

Kriterium

Symmetrischer Einblick in den vorderen und hinteren Teil des Pfannendaches und des Gelenkspaltes (Abb. 86.3).

Lequesne, M.: Die Erkrankungen des Hüftgelenkes bei Erwachsenen, 3. Teil. Folia rheumatologica Geigy 17a (1967) 61.

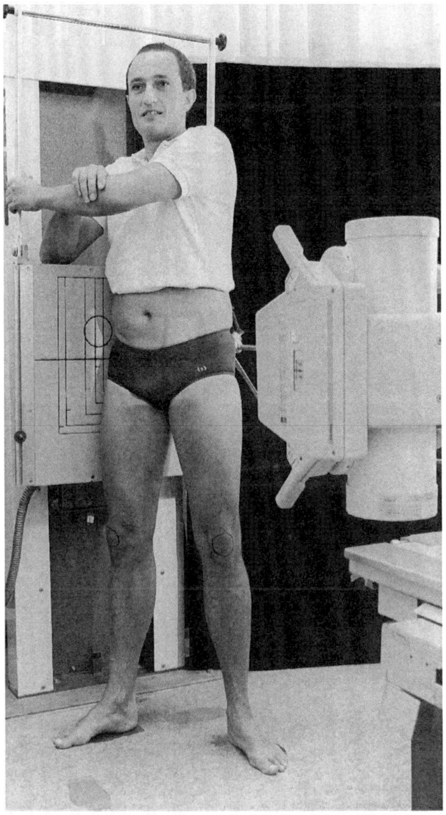

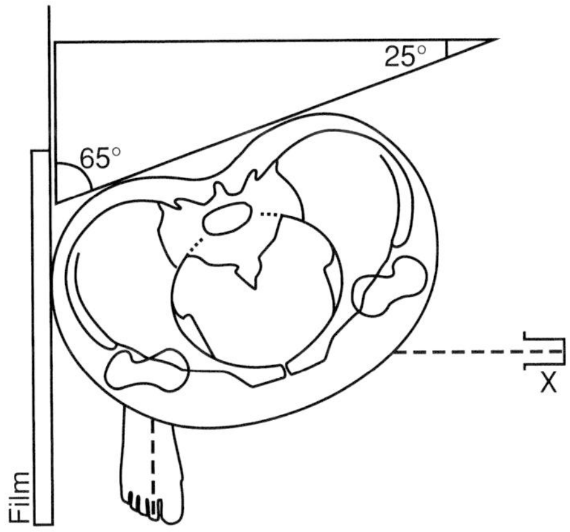

Abb. 86.**1**
Die Zeichnung zeigt die Position des Rückens im Winkel von 65° gegen das Rasterwandstativ und den Fuß exakt parallel zu diesem.

Abb. 86.**2**
Die Einstellung wird erleichtert, wenn für die Aufnahme der rechten und der linken Hüfte jeweils 2 unterschiedliche Farbmarkierungen, z.B. für rechts rot und für links grün, auf dem Boden für die jeweilige Position der Füße aufgezeichnet sind.

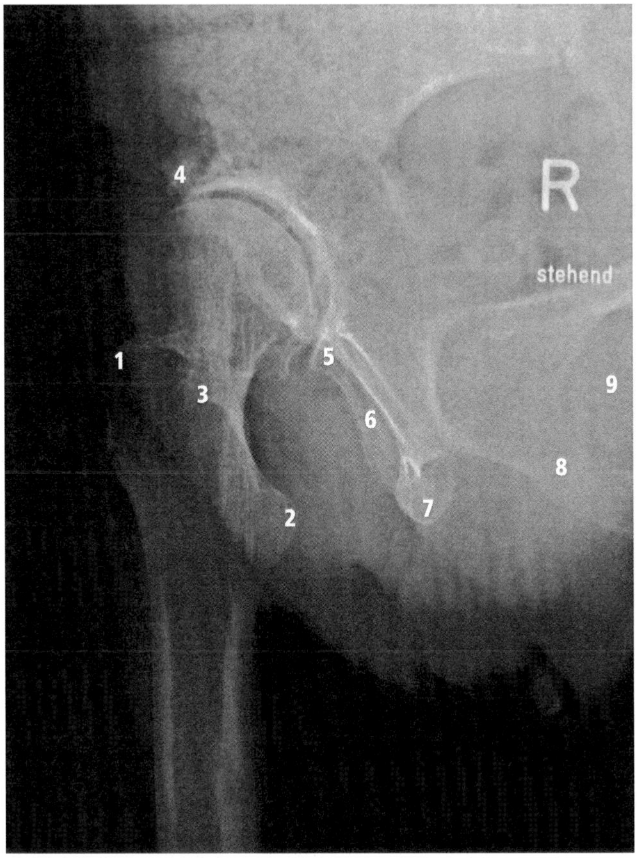

1 Trochanter major
2 Trochanter minor
3 Crista intertrochanterica
4 vorderer (ventro-lateraler) Pfannenrand
5 hinterer (dorso-medialer) Pfannenrand
6 rechtes Sitzbein
7 Tuber ischiadicum rechts
8 linkes Sitzbein
9 linkes Foramen obturatum

Abb. 86.**3**
Vollständiger Einblick in das Hüftgelenk mit guter Beurteilbarkeit des Pfannendaches und des Gelenksspaltes, hier Dysplasiecoxarthrose.

Indikation
Das noch zu erwartende Knochenwachstum lässt sich aus dem Verknöcherungsfortschritt der Darmbeinkammapophysen (Risser-Zeichen) näherungsweise abschätzen. Eine genauere Prognose ermöglicht die Bestimmung der knöchernen Reife des Handskeletts nach Greulich und Pyle. Auch aus Gründen des Strahlenschutzes erscheint es heute nicht mehr gerechtfertigt, Wirbelsäulenaufnahmen von Jugendlichen mit Skoliose routinemäßig so weit aufgeblendet anzufertigen, dass die Darmbeinkämme stets mit abgebildet werden.

Format
20/40, quer

Schriftmarkierung
L
liegend

Vorbereitung
Unterkörper entkleiden bis auf Unterhose! Hodenkapsel bzw. Bleidreieck.

Lagerung
Rückenlage, Arme am Körper entlang. Füße aufgestellt, d. h. Hüft- und Kniegelenksbeugung zum Ausgleich der Lendenlordose (Abb. 87.1, 87.2).

Aufnahmetechnik
400er Folie
Röntgenkassette *im Raster.*
Zentralstrahl senkrecht auf die Mitte zwischen den lateralen Beckenkämmen und auf Kassettenmitte.

	kV/mAs	Punkte	eigene Belichtung
Kinder 10 Jahre	57/25	0	....
Kinder 14 Jahre	60/32	+2	....

Kriterium
Beidseitig kontrastreich und vollständig abgebildete Beckenkämme (Abb. 87.3).

Exner, G. U. et al.: Beziehungen zwischen der Entwicklung der Beckenkammapophysen („Rissersches Zeichen") und der Handskelettentwicklung bei Mädchen mit Skoliose. Z. Orthop. 123 (1985) 910–912.
Risser, J. C.: The iliac apophysis: an invaluable sign in the management of scoliosis. Clin. Orthop. 11, (1958) 111–119.

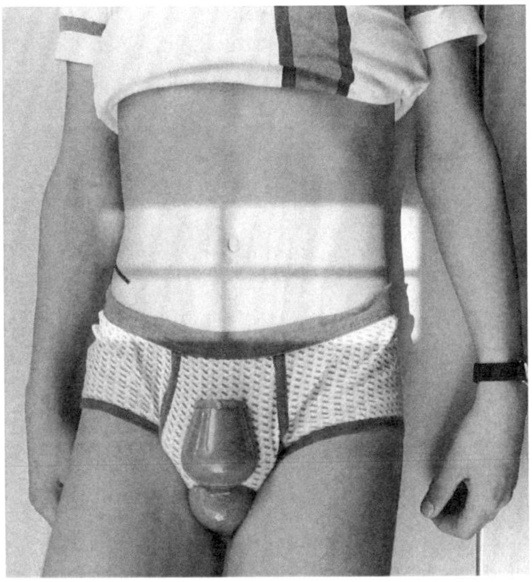

Abb. 87.**1**

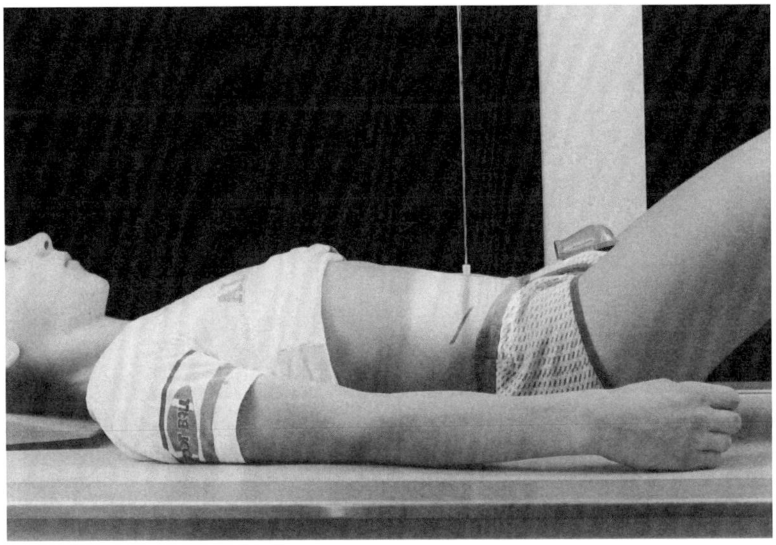

Abb. 87.**2**

Abb. 87.1 und 87.2
Lagerung mit angebeugten Beinen zum Ausgleich der Lendenlordose für die Risser-Aufnahme.

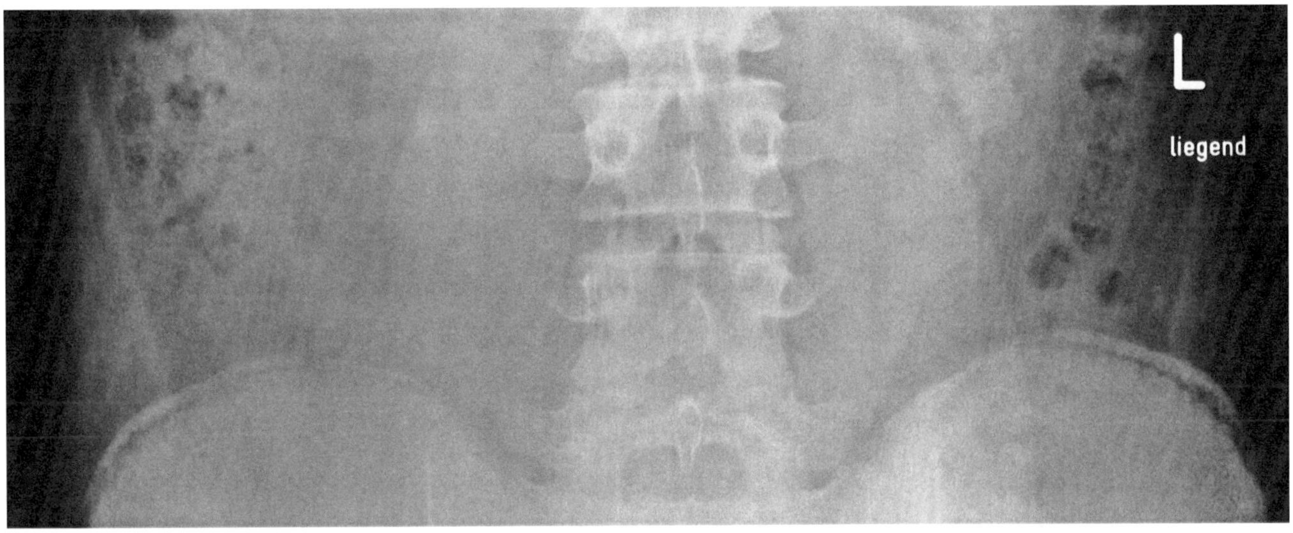

Abb. 87.**3**
Noch offener Spalt der Darmbeinkammapophyse bei 12-jährigem Mädchen.

88a Symphyse posterior-anterior stehend

Format 18/24 (24/30), quer

Schriftmarkierung R oder L, p.a., stehend

Vorbereitung Unterkörper entkleiden bis auf Unterhose! Gonadenschutz wegen Überlagerung wesentlicher Bildinhalte nicht sinnvoll.

Lagerung Patient steht mit Bauch bzw. Symphyse eng am Rasterwandstativ. Vorherige quere Markierung der getasteten Symphysenhöhe dorsal auf dem Gesäß (Abb. 88.1).

Aufnahmetechnik 400er Folie
Röntgenkassette *im Raster.*
Zentralstrahl dorso-ventral senkrecht auf Symphyse (s. o.) und Kassettenmitte.

	kV/mAs	Punkte	eigene Belichtung
schlanke Erwachsene	73/32	−2	....
normale Erwachsene	77/40	0	....
kräftige Erwachsene	81/50	+2	....

Kriterium Symphyse in Filmmitte, orthograd abgebildet einschließlich der Schambeinäste (Abb. 88.2).

> ! Die Höhe der getasteten Symphyse sollte zuvor bei der ärztlichen Untersuchung auf dem Gesäß angezeichnet werden.

88b Symphyse kranio-kaudal sitzend

Format 18/24 (24/30)
quer

Schriftmarkierung R oder L, (axial), sitzend

Vorbereitung Unterkörper entkleiden bis auf Unterhose!
Gonadenschutz wegen Überlagerung wesentlicher Bildinhalte nicht sinnvoll.

Lagerung Patient sitzt auf dem Rastertisch möglichst weit nach hinten geneigt und mit den Händen hinten abgestützt, Bauch stark eingezogen und Kopf rekliniert (Abb. 88.3).

Aufnahmetechnik 400er Folie
Röntgenkassette *im Raster.*
Zentralstrahl senkrecht auf Symphyse und Kassettenmitte.
Atemstillstand nach tiefer Inspiration.

	kV/mAs	Punkte	eigene Belichtung
schlanke Erwachsene	73/25	−2	....
normale Erwachsene	77/32	0	....
kräftige Erwachsene	81/40	+2	....

Kriterium Symphyse in Filmmitte axial abgebildet, d.h., die unteren und die oberen Schambeinäste überlagern sich (Abb. 88.4).

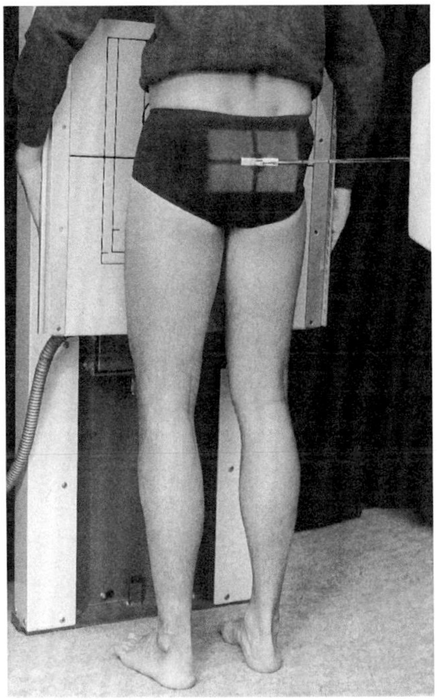

Abb. 88.**1**
Symphysenaufnahme posterior-anterior: Patient steht eng am Rasterwandstativ. Symphysenhöhe ist dorsal markiert.

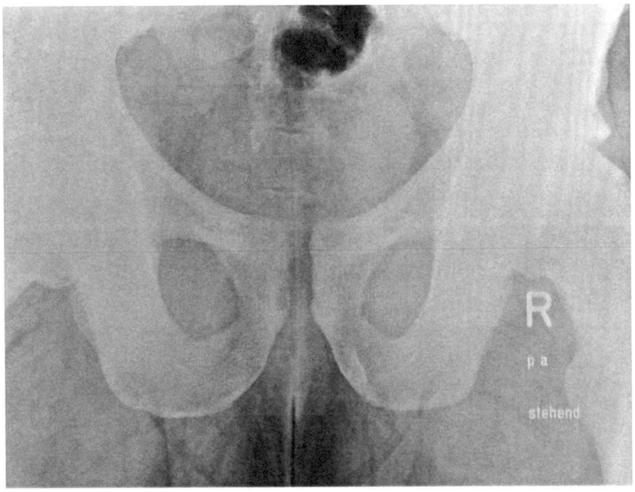

Abb. 88.**2**
Symmetrische Abbildung der Symphyse einschließlich der oberen und unteren Schambeinäste und der Foramina obturata.

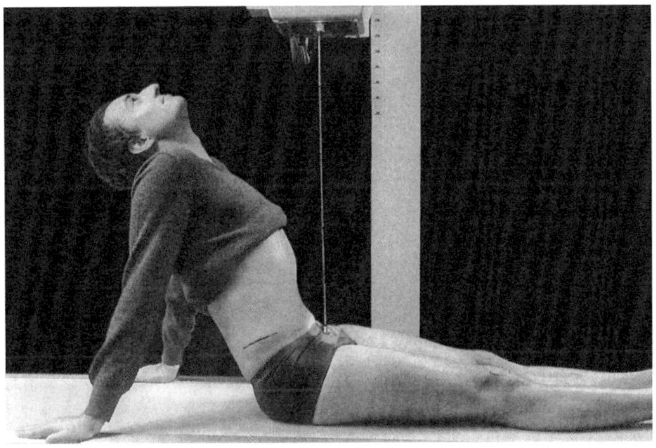

Abb. 88.**3**
Stark nach hinten übergeneigte Langsitzposition mit Abstützung der Hände nach dorsal und in maximaler Inspiration.

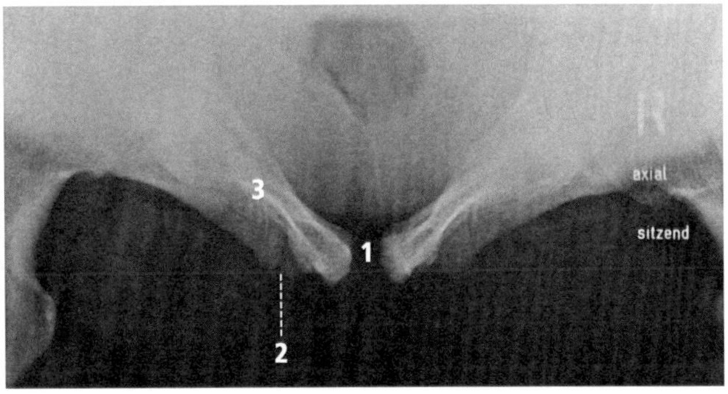

1 Symphyse
2 Tuberculum pubicum rechts
3 Kante des rechten Sitzbeines

Abb. 88.**4**
Tangentiale Abbildung der Symphyse, bei der sich die oberen Schambeinäste und das Sitzbein überlagern.

Format

18/24 (24/30)
quer

Schriftmarkierung

R oder L
p.a.
Einbeinstand

Vorbereitung

Unterkörper entkleiden bis auf Unterhose!
Gonadenschutz wegen Überlagerung wesentlicher Bildinhalte nicht sinnvoll.

Lagerung

Patient steht im Einbeinstand mit Symphyse eng am Rasterwandstativ. Vorherige Markierung der getasteten Symphysenhöhe dorsal auf dem Gesäß (Abb. 89.1).

Aufnahmetechnik

400er Folie
Röntgenkassette *im Raster.*
Zentralstrahl dorso-ventral senkrecht auf Symphyse und Kassettenmitte.

	kV/mAs	Punkte	eigene Belichtung
schlanke Erwachsene	73/25	−2	....
normale Erwachsene	77/32	0	....
kräftige Erwachsene	81/40	+2	....

Kriterium

Symphyse in Filmmitte, orthograd abgebildet einschließlich der Schambeinäste. Bei Instabilität Verschiebung der die Symphysenfuge bildenden Schambeine gegeneinander (Abb. 89.2).

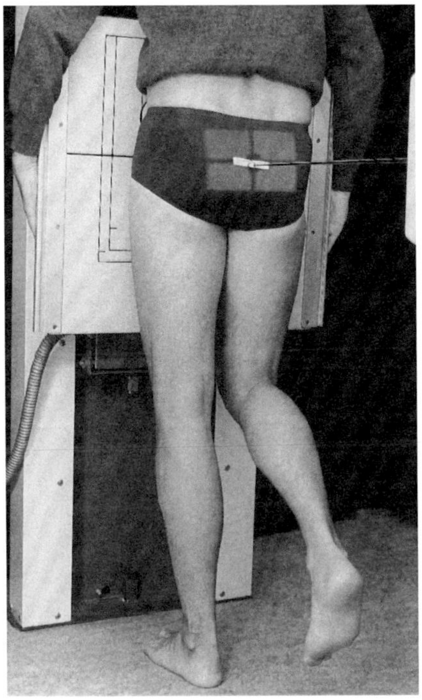

Abb. 89.**1**
Posterior-anteriore Aufnahme bei Einbeinstand links vor dem Rasterwandstativ. Symphyse ist dorsal markiert.

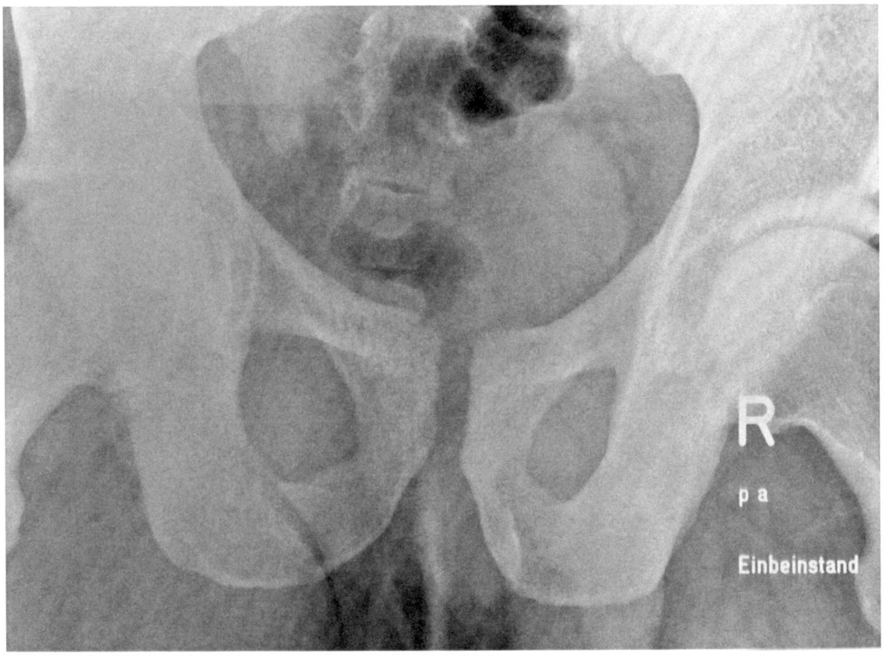

Abb. 89.**2**
Gegenüber der Ausgangsaufnahme (Abb. 88.2) ist als Zeichen der Symphysenlockerung das rechte Schambein gegenüber dem linken gering nach kaudal abgesunken und der Symphysenspalt minimal erweitert.

Format 20/40, hoch

Schriftmarkierung R oder L

Vorbereitung Unterkörper entkleiden bis auf Unterhose! Hodenkapsel bzw. Bleidreieck.

Lagerung Rückenlage, Beine gestreckt, frontalisierte Kniescheiben, nötigenfalls Sandsack auf Unterschenkel, gegenseitiges Bein etwas abgespreizt (Abb. 90.1, 90.2).

Aufnahmetechnik Verlaufsfolie Plus-Minus (+–) oder 400er Folie
Röntgenkassette *im Raster.*
Oberer Kassettenrand (+) ca. 7 cm unterhalb Beckenkamm.
Zentralstrahl senkrecht auf Kassettenmitte (A – Abb. 90.1).

	kV/mAs	Punkte	eigene Belichtung
schlanke Erwachsene	73/25	–2	....
normale Erwachsene	77/32	0	....
kräftige Erwachsene	81/40	+2	....
Automatik	77	□■□	

Kriterium Bei Erwachsenen soll das Hüftgelenk a.p. orthograd mit abgebildet sein (Abb. 90.3), bei kleineren Kindern wird auch das Kniegelenk mit aufgenommen.
Bei Zustand nach Oberschenkelamputation soll das distale knöcherne Femurende mit abgebildet werden.

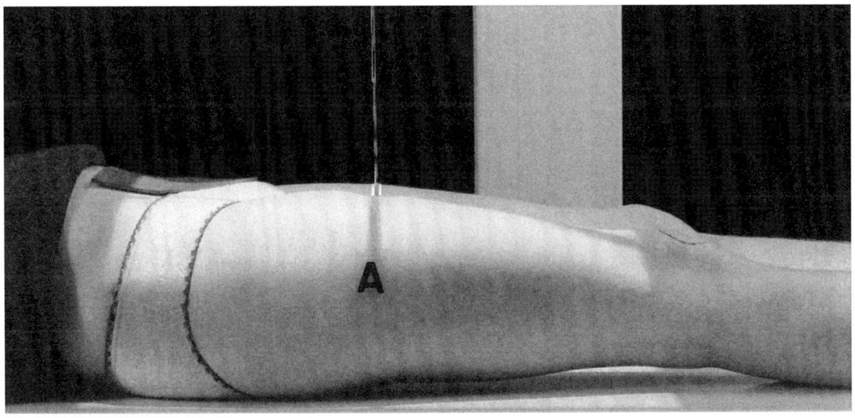

Abb. 90.1 und 90.2
Aufnahme des Oberschenkels mit Hüftgelenk im Liegen mit frontalisierter Patella.

Abb. 90.**1**

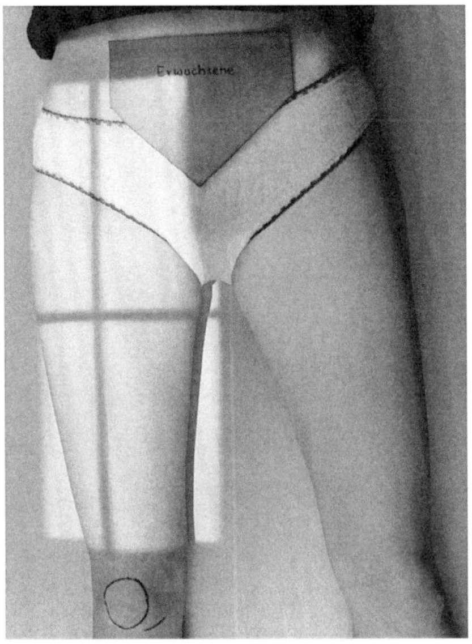

Abb. 90.**2**

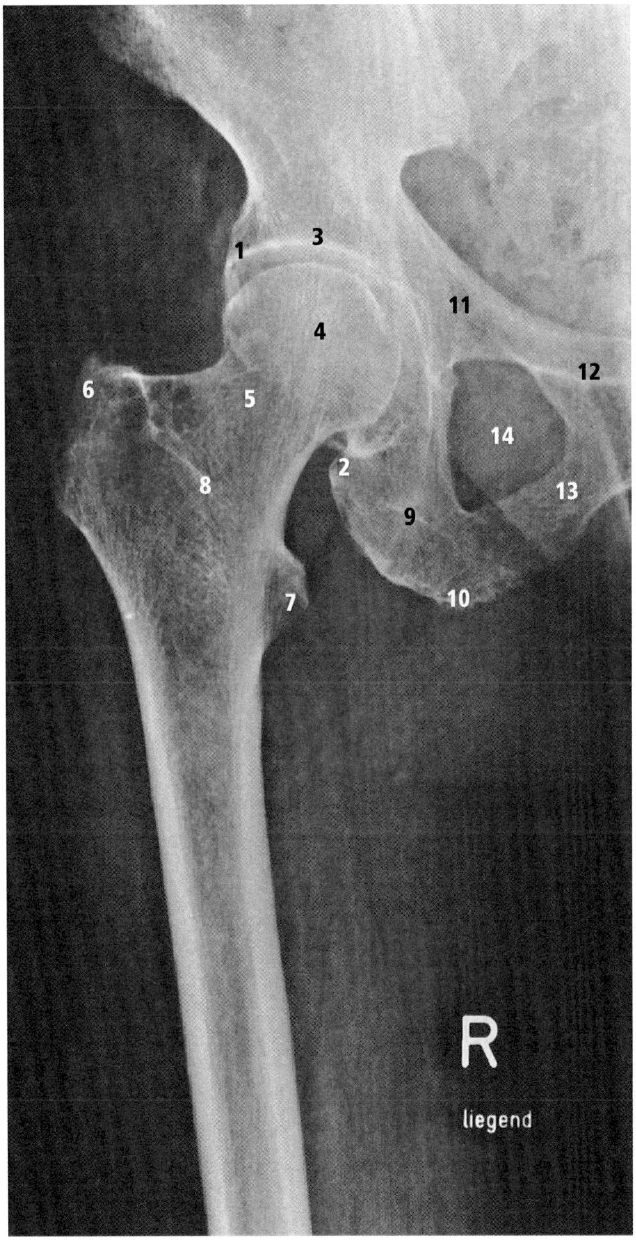

1 lateraler Pfannenrand
2 medialer Pfannenrand
3 Pfannendach
4 Femurkopf
5 Schenkelhals
6 Trochanter major
7 Trochanter minor
8 Crista intertrochanterica
9 Sitzbein (Os ischii)
10 Sitzbeinhöcker
11 Schambein (Os pubis)
12 oberer Schambeinast
13 unterer Schambeinast
14 Foramen obturatum

Abb. 90.**3**
Oberschenkel mit Hüftgelenk orthograd abgebildet.

Format 20/40
hoch

Schriftmarkierung R oder L

Vorbereitung Unterkörper entkleiden bis auf Unterhose!
Hodenkapsel bzw. Bleidreieck/Bleischürze

Lagerung Rückenlage, Beine gestreckt, frontalisierte Kniescheiben, nötigenfalls Sandsack auf Unterschenkel, gegenseitiges Bein etwas abgespreizt (Abb. 91.1 und 91.2).

Aufnahmetechnik Verlaufsfolie Plus-Minus (+ –) oder
400er Folie
Röntgenkassette *im Raster.*
Unterer Kassettenrand (–) circa 5 cm unterhalb Kniegelenksspalt.
Zentralstrahl senkrecht auf Kassettenmitte (B – Abb. 91.1).

	kV/mAs	Punkte	eigene Belichtung
schlanke Erwachsene	63/16	–2	....
normale Erwachsene	66/20	0	....
kräftige Erwachsene	66/25	+2	....
Automatik	66	□■□	

Kriterium Orthograde, kontrastreiche a.p.-Abbildung des Oberschenkels mit Kniegelenk (Abb. 91.3).

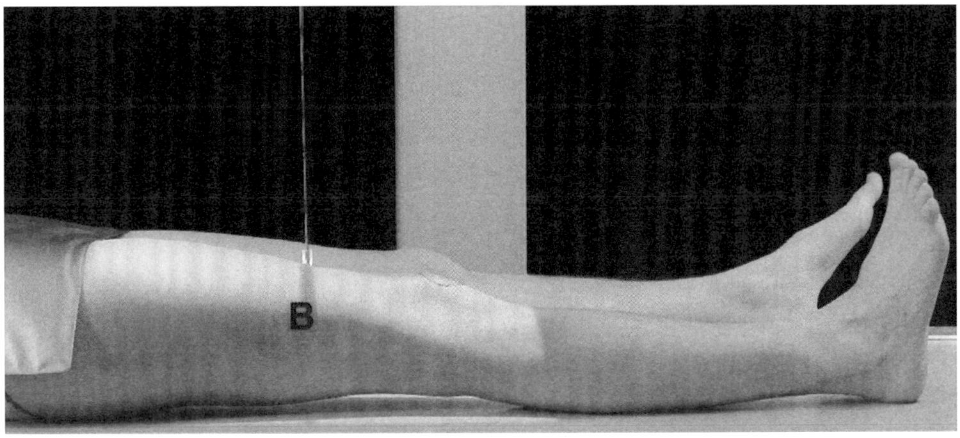

Abb. 91.1 und 91.2
Aufnahme des Oberschenkels a.p. mit Kniegelenk bei frontalisierter Patella.

Abb. 91.**1**

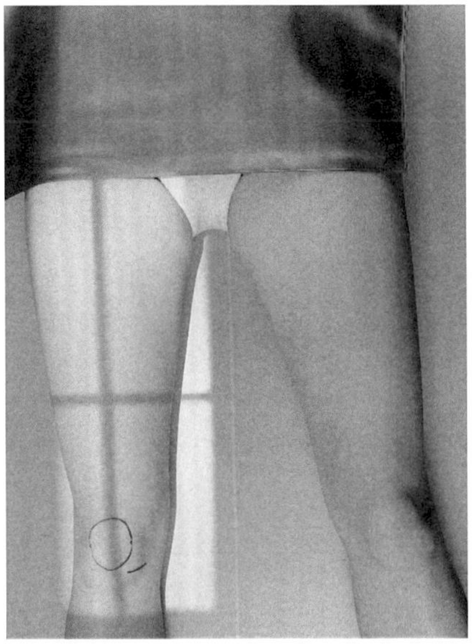

Abb. 91.**2**

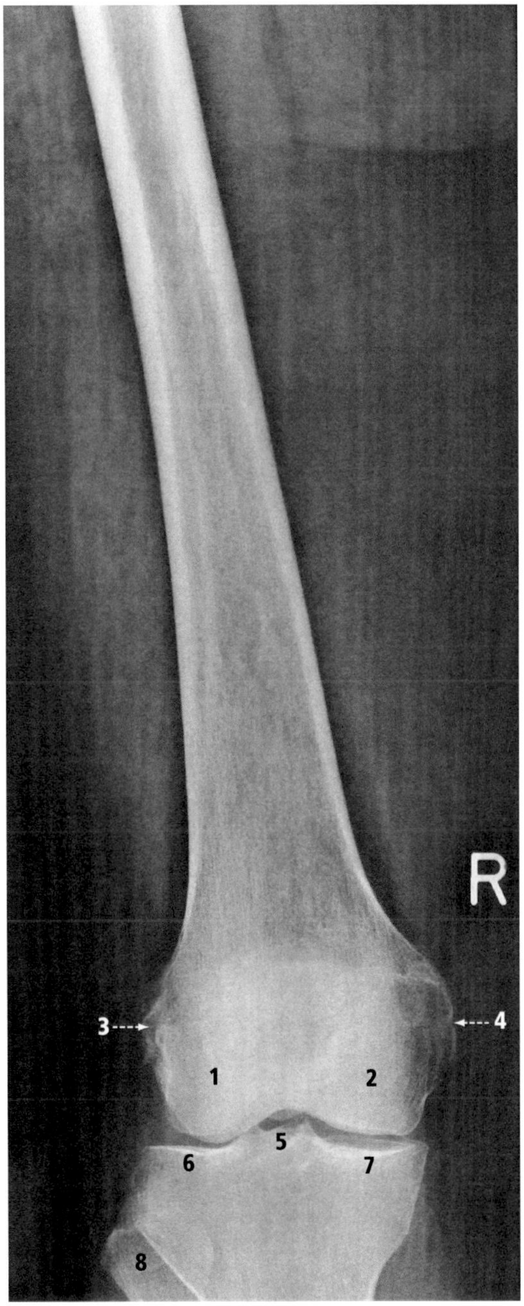

Abb. 91.**3**
Oberschenkel mit Kniegelenk a.p., orthograd abgebildet.

1 lateraler Femurkondylus
2 medialer Femurkondylus
3 lateraler Femurepikondylus
4 medialer Femurepikondylus
5 Eminentia intercondylaris
6 lateraler Tibiacondylus
7 medialer Tibiacondylus
8 Fibulakopf

Indikation Allenfalls bei Kindern und sehr schlanken Erwachsenen kommt aus Gründen der reduzierten Strahlenbelastung noch eine seitliche Aufnahme des Hüftgelenkes mit Oberschenkel außerhalb des Rasters in Frage. Im Regelfall ist auch hier die Aufnahme *im Raster* (94) angezeigt.

Format 20/40, hoch

Schriftmarkierung R oder L

Vorbereitung Unterkörper entkleiden bis auf Unterhose! Gonadenschutz nicht sinnvoll.

Lagerung Seitlage auf dem Rastertisch. Die Außenseite des aufzunehmenden Oberschenkels liegt der Kassette bei Hüft- und Kniebeugung rein seitlich auf, Kniescheibe senkrecht zur Unterlage, nötigenfalls Sandsack auf Unterschenkel. Das gegenseitige Bein wird möglichst überstreckt nach dorsal *hinter* des aufzunehmenden Bein gelagert (Abb. 92.1 und 92.2).

Aufnahmetechnik Verlaufsfolie Plus-Minus (+ –) oder
400er Folie
Röntgenkassette *auf dem Tisch.*
Oberer Kassettenrand (+) 7 cm unterhalb Beckenkamm.
Zentralstrahl senkrecht auf Kassettenmitte (A – Abb. 92.1).

	kV/mAs	Punkte	eigene Belichtung
Kinder 10 Jahre	50/32	0	....
Kinder 14 Jahre	55/40	+3	....

Kriterium Rein seitliche, kontrastreiche Abbildung des Oberschenkels mit Hüftgelenk (Abb. 92.3).

Abb. 92.1 und 92.2
Der Oberschenkel wird rein seitlich auf der Kassette so gelagert, dass das Hüftgelenk mit abgebildet wird.

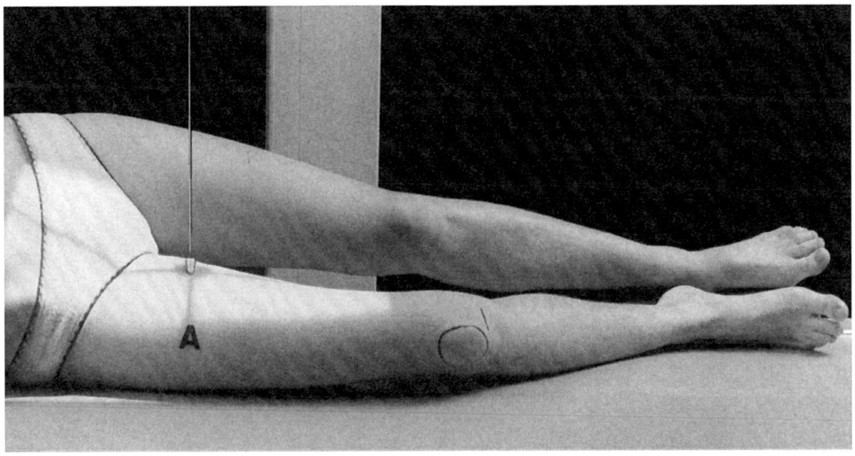

Abb. 92.**1**

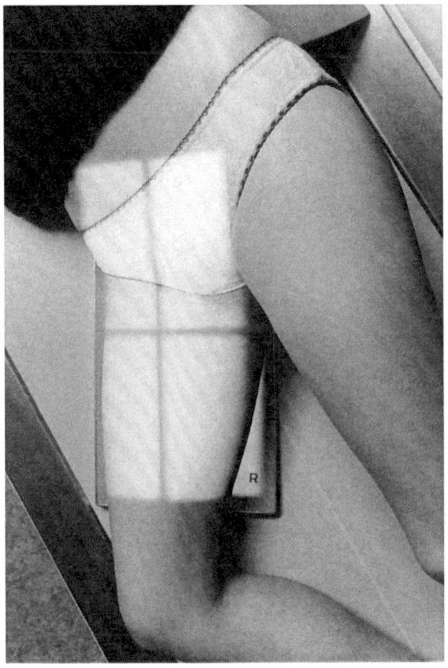

Abb. 92.**2**

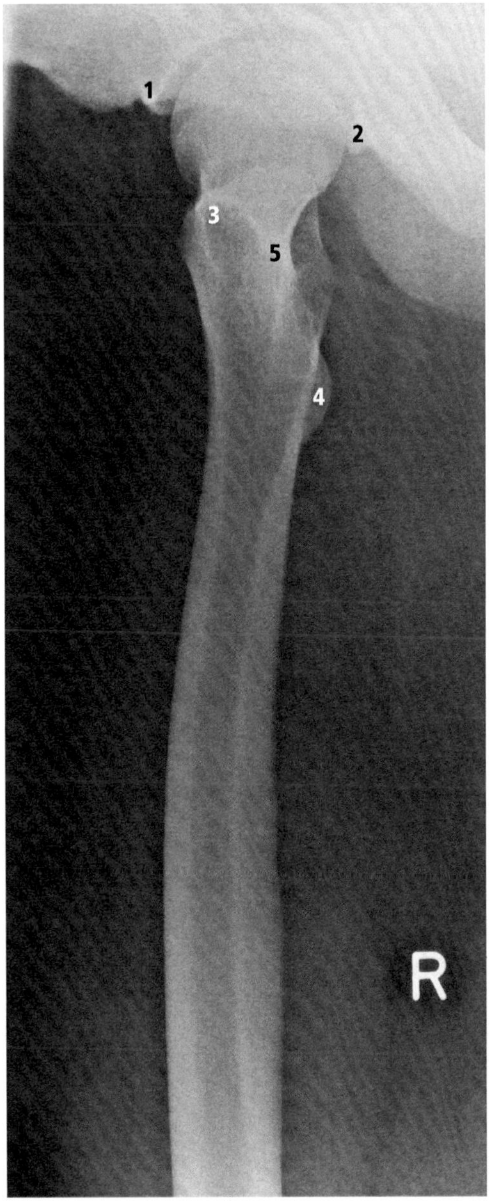

1 ventraler Pfannenrand
2 dorsaler Pfannenrand
3 Trochanter major
4 Trochanter minor
5 Crista intertrochanterica

Abb. 92.**3**
Seitliche Abbildung des Oberschenkels mit Hüftgelenk.

Format

20/40
hoch

Schriftmarkierung

R oder L

Vorbereitung

Unterkörper entkleiden bis auf Unterhose!
Gonadenschutz nicht sinnvoll.

Lagerung

Seitlage auf dem Rastertisch. Die Außenseite des aufzunehmenden Oberschenkels liegt dem Rastertisch bei Hüft- und Kniebeugung rein seitlich auf, Kniescheibe senkrecht zur Unterlage, nötigenfalls Sandsack auf Unterschenkel. Das gegenseitige Bein wird stark gebeugt *vor* dem aufzunehmenden Bein gelagert (Abb. 93.1 und 93.2).

Aufnahmetechnik

Verlaufsfolie Plus-Minus (+ –) oder
400er Folie
Röntgenkassette *im Raster.*
Unterer Kassettenrand (–) circa 5 cm unterhalb Kniegelenksspalt.
Zentralstrahl senkrecht auf Kassettenmitte (B – Abb. 93.1).

	kV/mAs	Punkte	eigene Belichtung
schlanke Erwachsene	63/16	–2	....
normale Erwachsene	66/20	0	....
kräftige Erwachsene	66/25	+1	....
Automatik	66	□■□	

Kriterium

Rein seitliche, kontrastreiche Abbildung des Oberschenkels mit Kniegelenksspalt (Abb. 93.3).

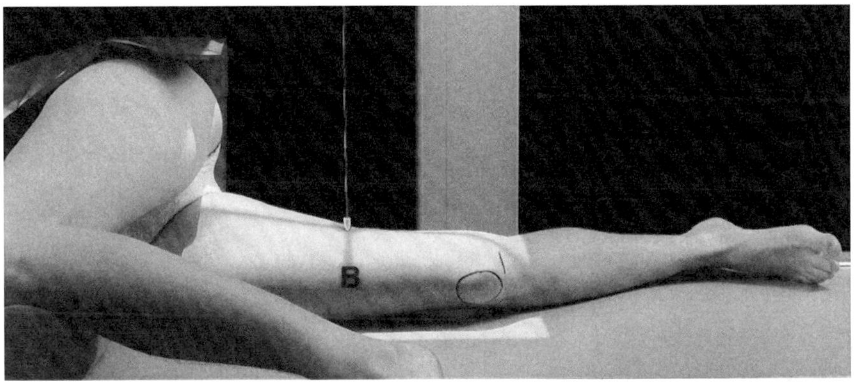

Abb. 93.1 und 93.2
Rein seitliche Abbildung des Oberschenkels mit Kniegelenk, gegenseitiges Bein vor dem aufzunehmenden Bein gelagert.

Abb. 93.**1**

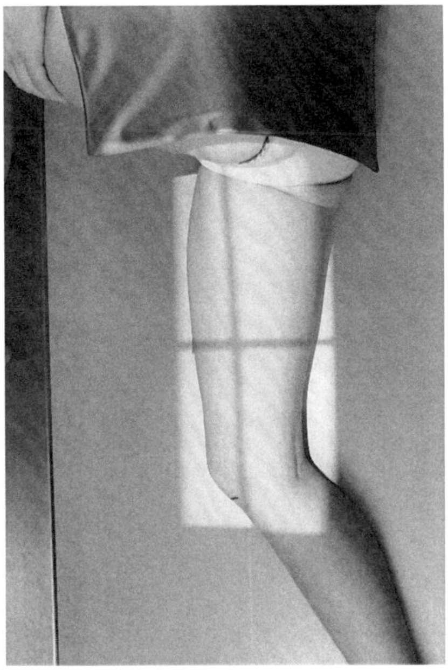

Abb. 93.**2**

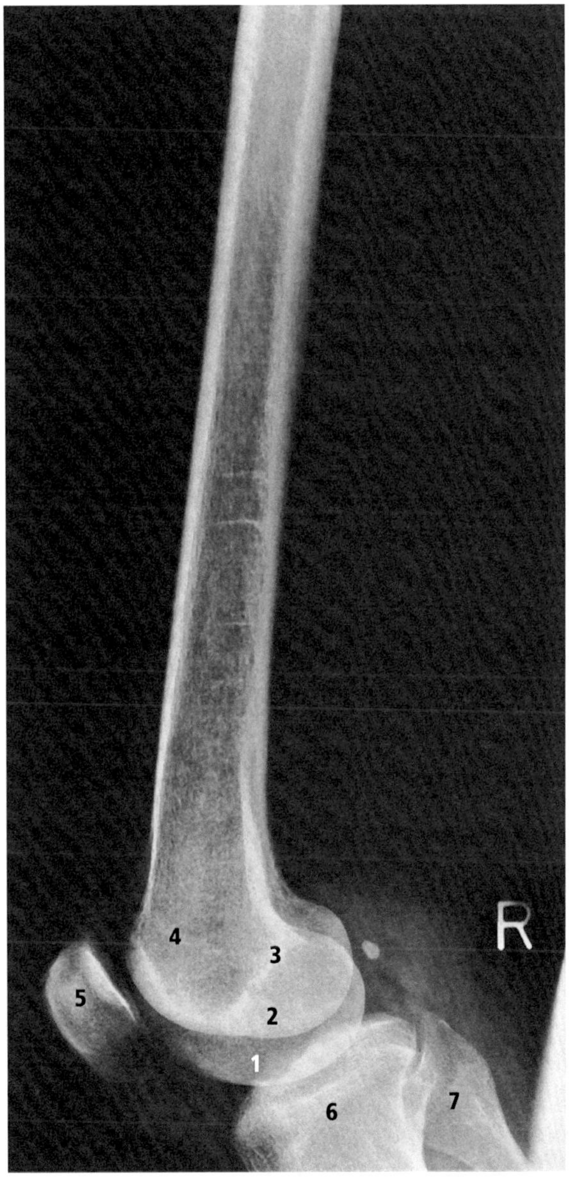

1 medialer Femurkondylus
2 lateraler Femurkondylus
3 Blumensaatlinie
4 geschlossene Epiphysenfuge
5 Patella
6 Tibiakopf
7 Fibulakopf

Abb. 93.**3**
Rein seitliche Abbildung des Oberschenkels mit Kniegelenk, Femoropatellargelenk frei durchsichtig. Die Doppelkontur der Femurkondylen im kaudalen Bereich ist physikalisch bedingt durch die Zentrierung auf Oberschenkelmitte.

Indikation

Auch diese, bisweilen als schwierig angesehene, Aufnahme gelingt problemlos bei sorgfältiger Beachtung des vorgeschlagenen Procederes. Ganz besonders bei Kontrolluntersuchungen von Hüftgelenken mit Totalendoprothesen in der 2. Ebene kommt es auf eine korrekt seitliche und kontrastreiche Darstellung an, etwa bei der Fragestellung Prothesenlockerung. Übertischaufnahmen sind in aller Regel bei Erwachsenen nicht genügend aussagekräftig. Entscheidend für die Auswertung bei der Frage nach Lockerung ist die streng standardisierte, d.h. korrekt eingestellte Aufnahme zum Vergleich mit entsprechenden Voraufnahmen.

Format

20/40
hoch

Schriftmarkierung

R oder L

Vorbereitung

Unterkörper entkleiden bis auf Unterhose!
Gonadenschutz nicht sinnvoll.

Lagerung

Schräglage auf dem Rastertisch. Die Außenseite des aufzunehmenden Oberschenkels liegt rein seitlich auf dem Rastertisch mit Hüftbeugung etwa 70° und Kniebeugung etwa 90° (Abb. 94.1), nötigenfalls Sandsack auf Unterschenkel. Das gegenseitige Bein wird möglichst überstreckt nach dorsal *hinter* das aufzunehmenden Bein gelagert (Abb. 94.2).

Aufnahmetechnik

Verlaufsfolie Plus-Minus (+ –) oder
400er Folie
Röntgenkassette ***schräg*** *im Raster* entsprechend der Schräglagerung des Oberschenkels (Abb. 94.1).
Unterer Kassettenrand (–) circa 5 cm oberhalb Kniegelenksspalt.
Zentralstrahl senkrecht auf oberes Drittel des Oberschenkels und Kassettenmitte (Abb. 94.2).

	kV/mAs	**Punkte**	**eigene Belichtung**
schlanke Erwachsene	73/32	–1	....
normale Erwachsene	77/32	0	....
kräftige Erwachsene	81/40	+2	....
Automatik (**nicht** bei Metallimplantaten)	77	□■□	

Kriterium

Rein seitliche und kontrastreiche Abbildung des Oberschenkels mit Hüftgelenk bzw. hier Hüfttotalendoprothese (Abb. 94.3 und 94.4).

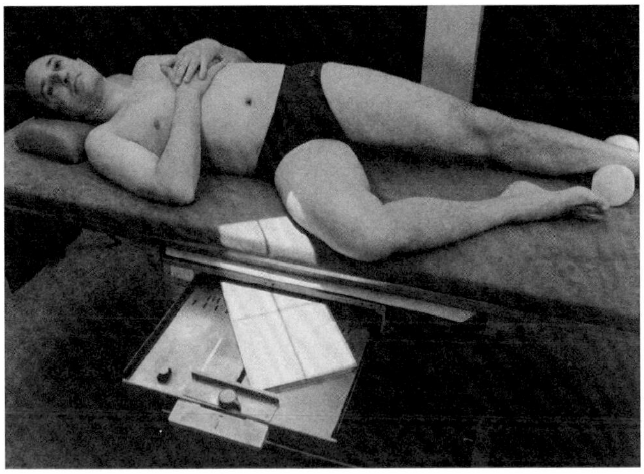

Abb. 94.1 und 94.2
Der aufzunehmende Oberschenkel liegt rein seitlich bei Hüftbeugung 70° auf dem Röntgentisch. Die Röntgenkassette im Raster wird analog schräg gelagert.

Abb. 94.**1**

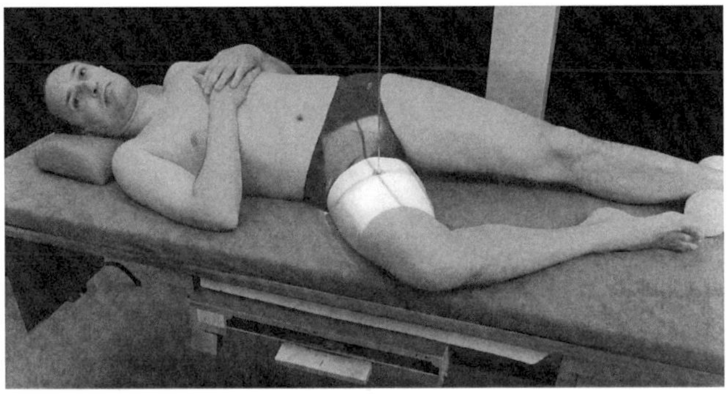

Abb. 94.**2**

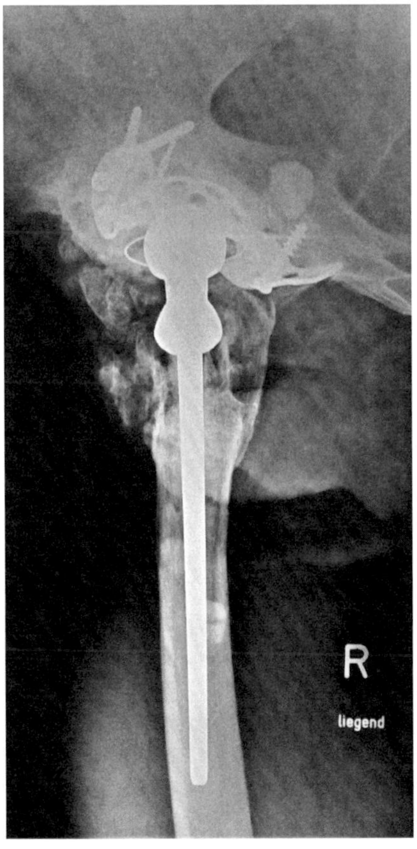

Abb. 94.**3**

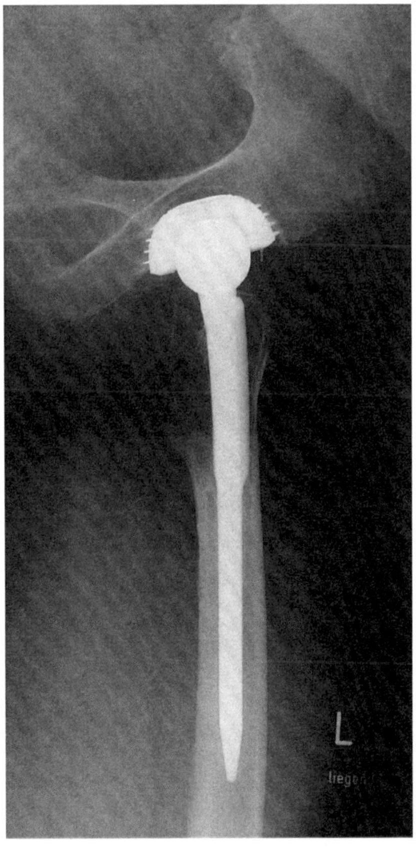

Abb. 94.**4**

Abb. 94.3
Rein seitliche Abbildung des Oberschenkels mit Implantat, Zement und Grenzzonen. 65-jähriger Patient nach Zweitoperation mit Pfannenwechsel vor 2 Jahren – dieselbe Hüfte, wie in Abb. 78.4 als a.p.-Aufnahme.

Abb. 94.4
Seitaufnahme einer nicht zementierten Hüfttotalendoprothese mit Schraubpfanne.

Die vorliegende Übersicht gibt Hinweise, für welche Fragestellungen die Röntgenaufnahme aussagekräftige Befunde liefern kann. Neben akuten Schmerzzuständen, mehrheitlich nach Trauma, können auch andere Fragestellungen, z.B. nach Tumor oder Nekrosen, bei Zusammenführung von Anamnese, klinischer Untersuchung und Röntgendiagnostik zuverlässig geklärt werden.

Die Schnittbilddiagnostik in Form von CT, MRT und Sonographie sollte immer dann gezielt eingesetzt werden, wenn mit der konventionellen Röntgendiagnostik keine hinreichende Klarheit erreicht werden kann.

Fragestellung z. B. Fraktur, Degeneration, freie Gelenkkörper, Rheuma ...	Empfohlene Röntgendiagnostik	Einstellung Nr.	Anmerkungen
Fraktur ...	Kniegelenk a.p. liegend	99	
	Kniegelenk seitlich liegend	100	
	Kniegelenk tangential in 45° Kniebeugung (Merchand)	102	
Fraktur Tibiakopf und/oder Fibulaköpfchen	Kniegelenk in 45° Innenrotation und	101a	
	Kniegelenk in 45° Außenrotation	101b	
Kreuzbandhöcker, knöcherner Ausriss, freie Gelenkkörper	Tunnelaufnahme	103	
Kreuzbandverletzung	Kniegelenk seitlich im Scheuba-Gerät mit 15 kp (vorwiegend in der Schadenfolgebegutachtung)	105	Kniebinnenschäden werden in der Regel primär mit MRT beurteilt
Beinachsenfehler ohne/mit Instabilität (Verlauf, präoperativ)	Kniegelenk im Einbeinstand	96	
	Beinganzaufnahme im Einbeinstand	98	
Gonarthrose	Kniegelenk a.p. stehend	95	
	Kniegelenk seitlich	100	
Fortgeschrittene Gonarthrose	ggf. + Kniegelenk p.a. stehend in 45° Kniebeugung nach Rosenberg	97	

Indikation

Alle Gewicht tragenden Gelenke werden, soweit möglich, standardmäßig **im Stehen**, das heißt in natürlicher Belastungsposition geröntgt. Daraus ergeben sich gegenüber der Aufnahme im Liegen häufig Mehrinformationen zur Statik und zur Leistungsfähigkeit der Gelenke.

Format

18/24, beide Kniegelenke 24/30, bei Beinachsenfehlern 30/40 quer, bei Knietotalprothese 20/40 hoch.

Schriftmarkierung

R oder L
stehend

Vorbereitung

Unterkörper entkleiden bis auf Unterhose! Bleischürze

Lagerung

Patient steht mit dem Rücken zum Stativ. Falls dies nicht bis auf Kniehöhe verstellbar ist, steht der Patient auf standsicherem Hocker. Kniegelenke gestreckt, Kniescheiben frontalisiert.
Die Kniegelenke dürfen sich weder überlagern noch gegenseitig in der Achsenstellung beeinflussen. Bei Genu valgum sollen sich die Weichteile über den inneren Femurkondylen gerade eben berühren (Abb. 95.1).

Aufnahmetechnik

400er Folie
Röntgenkassette *im Raster.*
Zentralstrahl senkrecht auf das Kniegelenk bzw. auf die Mitte zwischen beiden Kniegelenken in Höhe des Kniegelenkspaltes.

	kV/mAs	Punkte	eigene Belichtung
Kinder 10 Jahre	63/6,3	−2	....
schlanke Erwachsene	66/6,3	−1	....
normale Erwachsene	66/8	0	....
kräftige Erwachsene	66/10	+1	....
Automatik (nur bei **einem** Knie)	66	□■□	

Kriterium

Kniegelenksspalt in Filmmitte, ohne Doppelkonturen frei durchsichtig. Patella in der Mitte zwischen beiden Femurkondylen.
Bei Kontrollaufnahmen von Knietotalendoprothesen muss die Prothese, ggf. auch die Spitze des Zementköchers, vollständig mit abgebildet sein (Abb. 95.3).

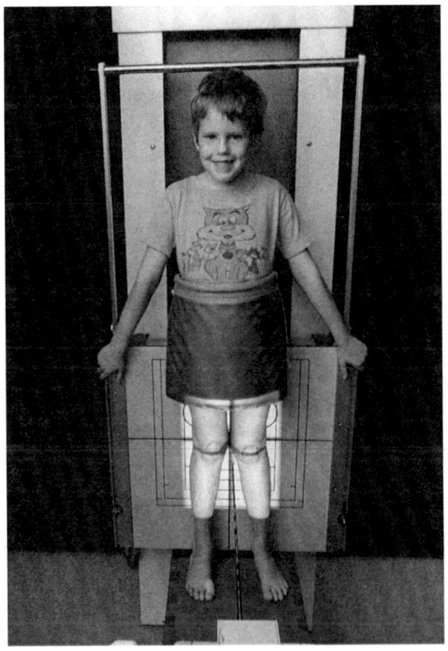

Abb. 95.**1**
6-jähriger Knabe mit spontan rückläufigem Genu valgum rechts, stehend vor dem Rasterwandstativ, ohne dass sich die Kniegelenke gegenseitig in ihrer Stellung beeinflussen.

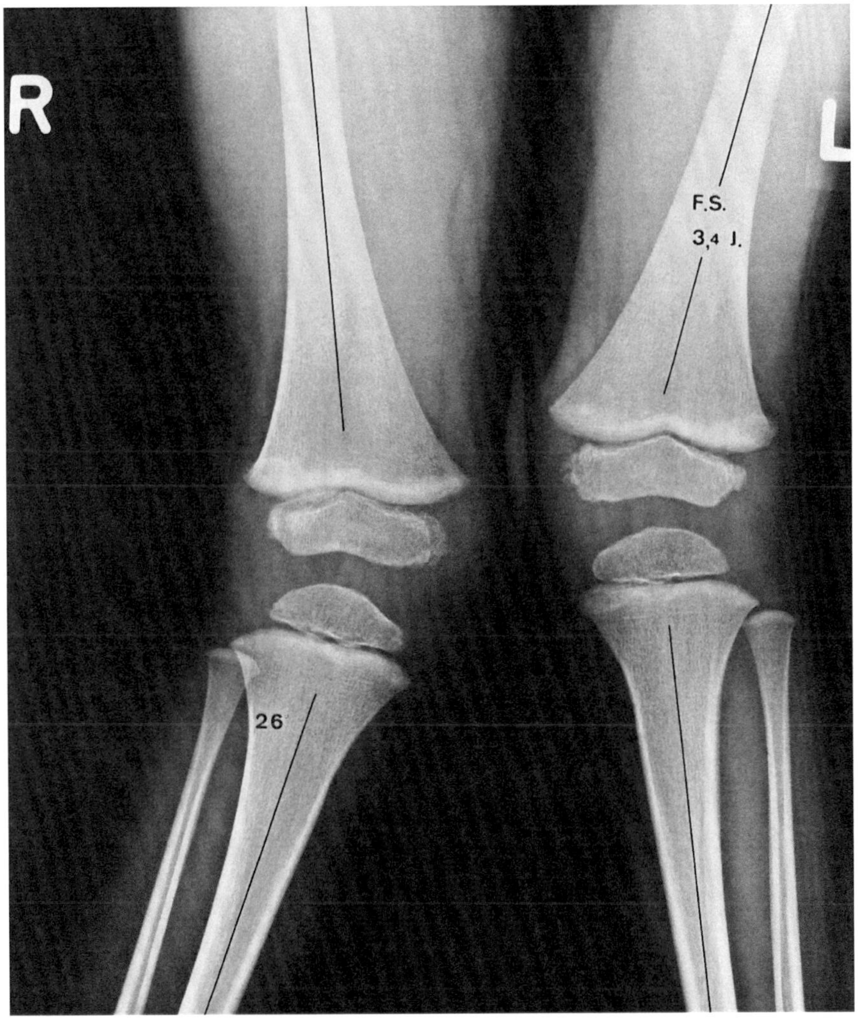

Abb. 95.**2**
Kniegelenke des in Abb. 95.1 abgebildeten Knaben im Alter von 3,4 Jahren mit Genu valgum rechts von 26°.

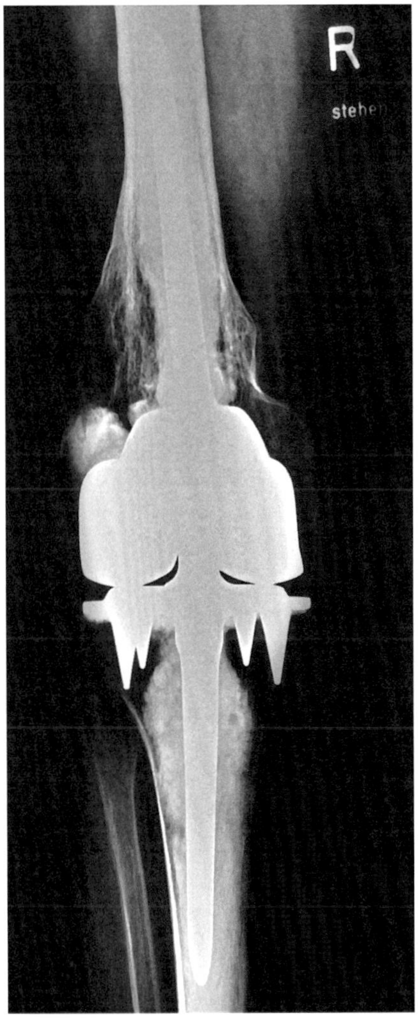

Abb. 95.**3**
Kniegelenk mit zementierter, achsgeführter Knietotalendoprothese.

Indikation

Bei Achsenfehlern mit Knieinstabilität präoperativ Aufnahme im Einbeinstand anterior-posterior vor erwogener Achsenkorrekturosteotomie als Beinganzaufnahme (s. Einstellung 98).

Format

20/40, hoch

Schriftmarkierung

R oder L
Einbeinstand

Vorbereitung

Unterkörper entkleiden bis auf Unterhose! Bleischürze.

Lagerung

Patient steht mit dem Rücken zum Stativ. Falls dies nicht bis auf Kniehöhe verstellbar ist, steht der Patient auf einer standsicheren Fußbank. Kniegelenk gestreckt, Bein so weit innenrotiert, dass Kniescheibe frontalisiert = filmparallel (Abb. 96.1).

Aufnahmetechnik

400er Folie
Röntgenkassette *im Raster.*
Zentralstrahl senkrecht auf das Kniegelenk in Höhe des Kniegelenkspaltes und Kassettenmitte.

	kV/mAs	Punkte	eigene Belichtung
Kinder 10 Jahre	63/6,3	−2	....
schlanke Erwachsene	66/6,3	−1	....
normale Erwachsene	66/8	0	....
kräftige Erwachsene	66/10	+1	....
Automatik (nur bei **einem** Knie)	66	□■□	

Kriterium

Kniegelenksspalt in Filmmitte frei einsichtig. Patella in der Mitte zwischen beiden Kondylen (Abb. 96.2).

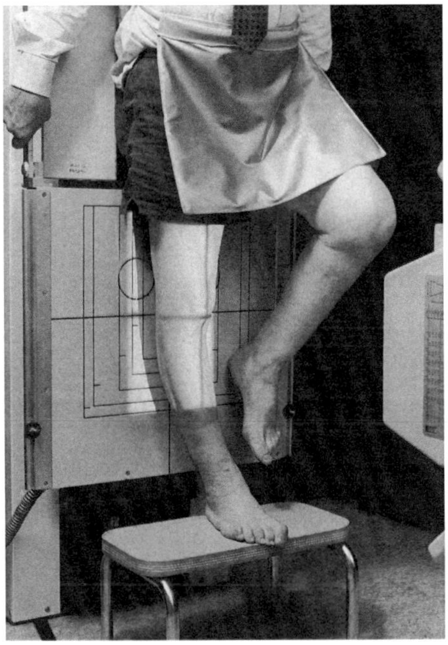

Abb. 96.**1**
Einbeinstand unmittelbar vor dem Rasterwandstativ, an dem sich der Patient rückseitig festhält. Die Aufnahme ist noch aussagekräftiger, wenn die gegen den Unterschenkel des Standbeines gehaltene Ferse des angehobenen Beines auf dem Röntgenfilm dokumentiert ist.

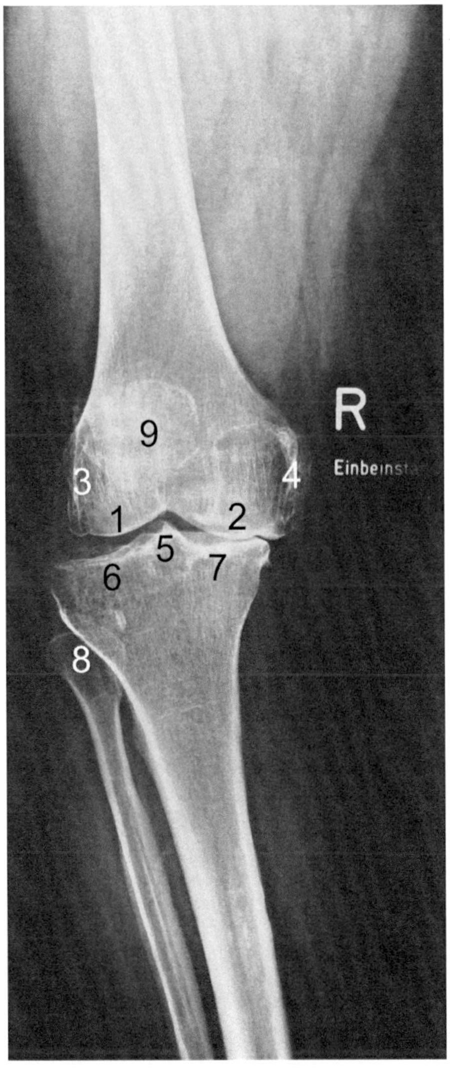

1 lateraler Femurkondylus
2 medialer Femurkondylus
3 lateraler Femurepikondylus
4 medialer Femurepikondylus
5 Eminentia intercondylaris
6 lateraler Tibiakondylus
7 medialer Tibiakondylus
8 Fibulakopf
9 Patella

Abb. 96.**2**
Korrekt durch Aufbelichtung beschriftete Einbeinstandaufnahme eines instabilen Kniegelenks mit fortgeschrittener medialer Gonarthrose.

Indikation

Rosenberg konnte nachweisen, dass das Ausmaß eines Knorpelverlustes auf einer p.a.-Aufnahme des Kniegelenkes in 45°-Beugung in der Regel valider abschätzbar ist als auf einer a.p.-Aufnahme in 0°-Beugung.

Format

20/40, hoch, für beide Kniegelenke 30/40 hoch

Schriftmarkierung

R 45° oder L 45°
p.a.

Vorbereitung

Unterkörper entkleiden bis auf Unterhose! Bleischürze über Gesäß.

Lagerung

Patient steht auf einem Hocker mit dem Bauch zum Stativ, hält sich mit den Händen seitlich am Stativ fest und drückt bei Kniebeugung von 45° die Kniescheiben an die Rasterlade (Abb. 97.1 + 2). Dabei sollen die Beine soweit innenrotiert sein, dass die Kniescheiben frontalisisert = filmparallel sind.

Aufnahmetechnik

400er Folie
Röntgenkassette *im Raster.*
Zentralstrahl kranio-kaudal 10° auf die Kniekehle (Abb. 97.2) in Höhe von Kniegelenksspalt und Kassettenmitte.

	kV/mAs	Punkte	eigene Belichtung
Kinder 10 Jahre	63/6,3	−2	....
schlanke Erwachsene	66/6,3	−1	....
normale Erwachsene	66/8	0	....
kräftige Erwachsene	66/10	+1	....
Automatik (nur bei **einem** Knie)	66	□■□	

Kriterium

Kniegelenksspalt in Filmmitte, Patella in der Mitte zwischen beiden Kondylen.

Rosenberg, T.D. et al.: The forty-five-degree posterior-anterior flexion weight-bearing radiograph of the knee. J. Bone Jt. Surg. 70 A (1988) 1479–1483.

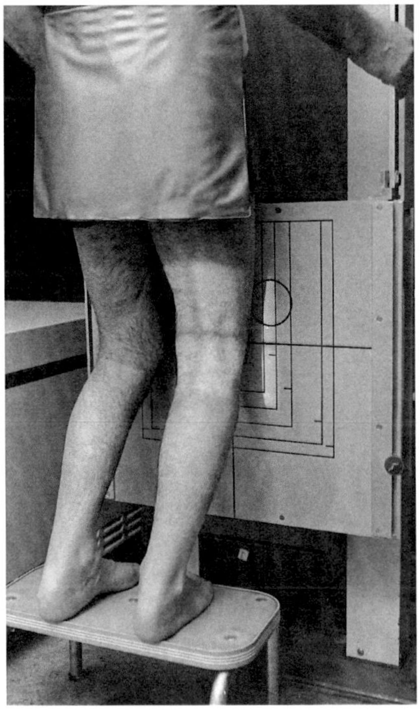

Abb. 97.**1**

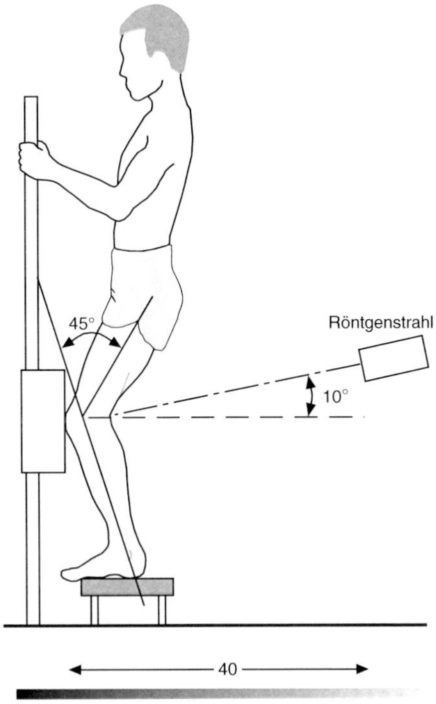

Abb. 97.**2**

Abb. 97.1 und 97.2
Patient steht mit 45° gebeugten und am Rasterwandstativ anliegenden Kniegelenken auf einem Hocker. Dabei hält er sich am Rasterwandstativ fest.

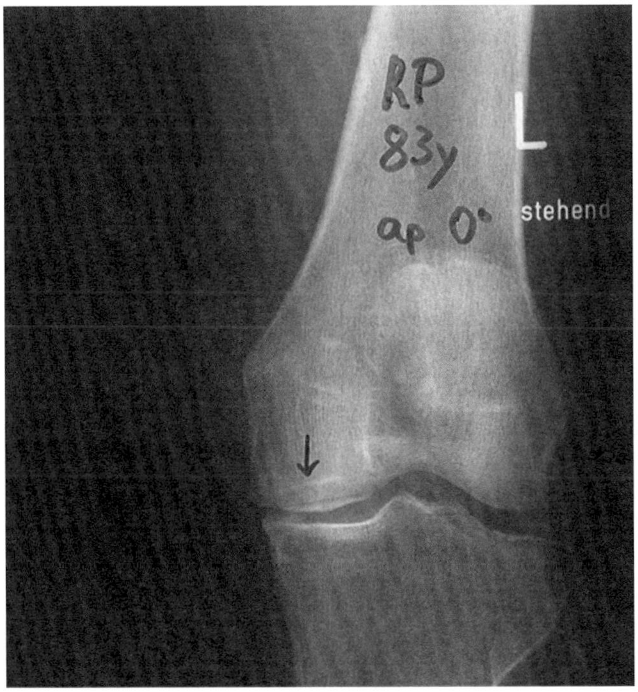

Abb. 97.**3**
A.p.-Aufnahme des Kniegelenkes in **voller Streckung** (0°) mit nur beginnender medialer Gelenkspaltverschmälerung.

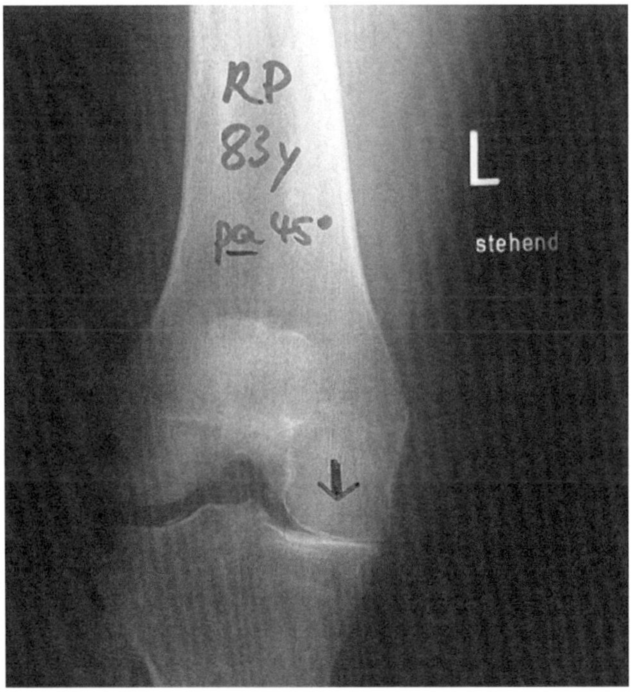

Abb. 97.**4**
P.a.-Aufnahme des Kniegelenkes in **45°-Beugung** mit Nachweis eines aufgehobenen medialen Gelenkspaltes.

Indikation

Bei der Planung von Eingriffen zur Achsenkorrektur ist eine exakte radiologische Darstellung von Beinachsenfehlern notwendig. Darum ist die Beteiligung des verantwortlichen Arztes bzw. Operateurs bei Herstellung der Aufnahme dringend angezeigt.

Format

20/96 oder 20/120, hoch

Schriftmarkierung

R oder L
Einbeinstand

Vorbereitung

Unterkörper entkleiden bis auf Unterhose! Gonadenschutz im Regelfall entbehrlich, allenfalls unter strikter Vermeidung der Abdeckung bildwichtiger Inhalte (Hüftkopf!).

Lagerung

Eine standsichere, möglichst variable (= Abb. 98.2, 98.3) Hockerkonstruktion mit gefahrlosem Auf- und Abstieg ist notwendige Voraussetzung für die Aufnahme bei allen Anlagen, bei denen die räumlichen Verhältnisse ein Verfahren der Röntgenröhre in Kniehöhe bei FFA von mindestens 2 m nicht erlauben (Abb. 98.3).
Patient steht mit dem Rücken zum Stativ und hält sich rückseitig mit beiden Händen daran fest (Abb. 98.4). Kniescheibe filmparallel, also frontalisiert. Wenn möglich, Aufnahme im Einbeinstand, wobei die Ferse des freien Beines gegen den Unterschenkel des Standbeines gehalten und auf dem Film mit abgebildet werden soll. Ist Einbeinstand nicht möglich, soll sich beim Zweibeinstand die Haut über den Innenknöcheln beziehungsweise den Kniegelenken nur gerade eben berühren. Es darf keinesfalls zu einer Beeinflussung der Beinachsen durch Druck vom gegenseitigen Bein kommen. Beim Zweibeinstand sollen die Kniegelenke auf gleicher Höhe stehen, eine Beinlängendifferenz ist durch entsprechende Brettchenunterlage auszugleichen. Die Aufnahme gelingt bei Verwendung einer 96-cm-Kassette und genauer Einstellung von Hüft- und Sprunggelenk bis zu einer Körpergröße von etwa 190 cm.

Aufnahmetechnik

Verlaufsfolie (+ oben!) (z. B. Fuji HR-Gradient 200–600, Belichtung wie 400er Folie).
Röntgenkassette in Spezialhalterung (Fa. Pausch) *vor der Rasterlade.*
Zentralstrahl senkrecht auf Kniegelenk- und Kassettenmitte.
FFA = 250 (keine Winkeländerung bei – auch möglichen – z. B. 200 oder 300 cm).

	kV/mAs	Punkte	eigene Belichtung
Kinder 10 Jahre	67/32	−3	....
schlanke Erwachsene	70/40	−1	....
normale Erwachsene	70/50	0	....
kräftige Erwachsene	73/63	+2	....

Auswertung

Auf einem genügend langen Negastoskop wird mittels 1 m-Lineal die Traglinie als Verbindung der Mitten von Hüft- und Sprunggelenk eingezeichnet und die eventuelle Abweichung der Kniemitte von dieser Linie ermittelt (Abb. 98.5 und 98.6). Weitere Auswertung siehe Literatur.

Kriterium

Vollständige Abbildung des Beines mit Hüft-, Knie- und Sprunggelenk und eingezeichneter Traglinie durch die Mitten von Hüft- und Sprunggelenk (Abb. 98.5).

Agneskirchner, D., A. Bernau, A. Burkhart, A.G. Imhoff: Knieinstabilität beim Varusmorphotyp, Kreuzbandplastik und Korrekturosteotomie als Kombinationseingriff. Z. Orthop. 140 (2002) 185–193.
Hassenpflug, J., W. Blauth: Stellenwert der kniegelenksnahen Osteotomien. Orthop. Praxis 26 (1990) 717–723.
Langenbach, M. R. et al.: Achsvermessung bei Knie-TEP: Ganzbeinstandaufnahme als Golden Standard. Z. Orthop. 140 (2002) 32–36

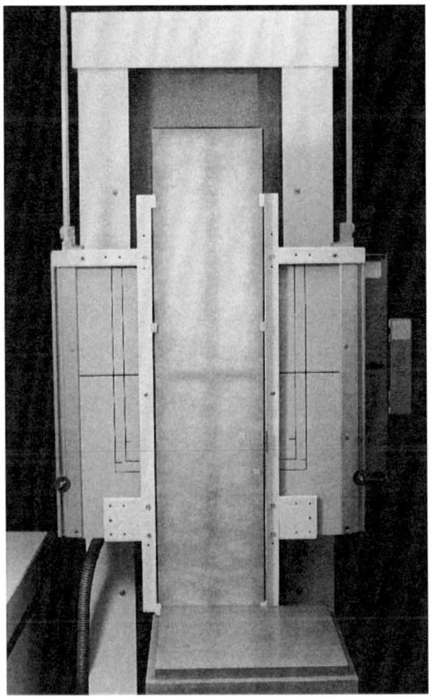

Abb. 98.**1**
In einer Spezialhalterung vor dem Rasterwandstativ hängende 96 cm-Kassette ohne Raster, davor ein durch Aufsätze höhenverstellbarer Hocker.

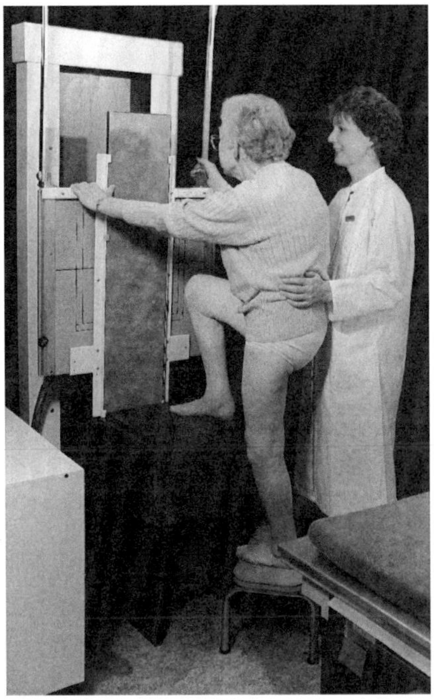

Abb. 98.**2**
Die Röntgenassistentin sichert und stützt die ältere Patientin beim Aufsteigen auf den hohen Hocker.

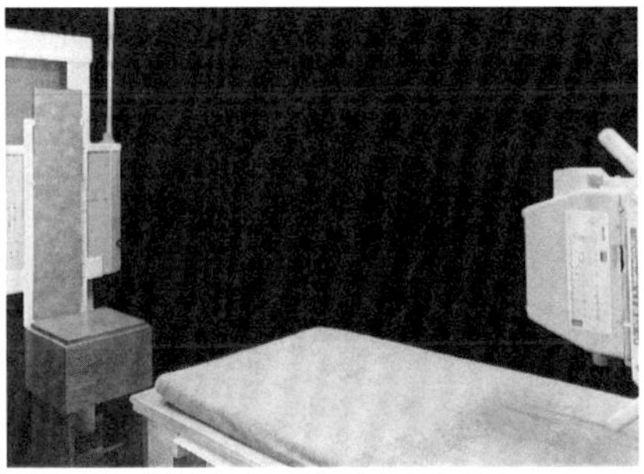

Abb. 98.**3**
Aufnahmesituation mit Röntgenröhre bei FFA 250cm, darunter stehendem Rastertisch, der einen Hockeraufbau notwendig macht und Kassette vor dem Rasterwandstativ.

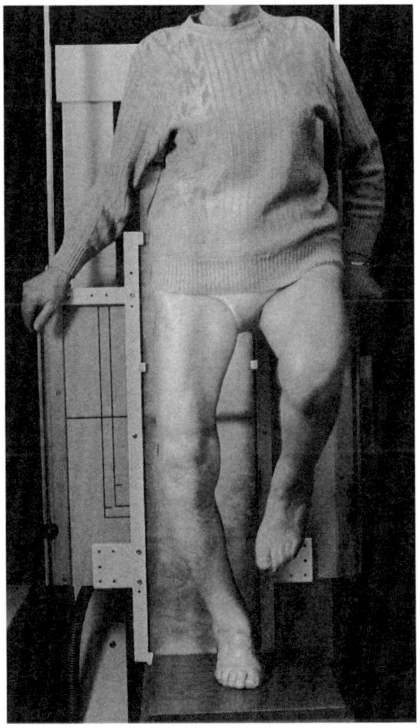

Abb. 98.**4**
Patientin mit degenerativem Genu varum im Einbeinstand vor dem Rasterwandstativ, hält sich nach hinten mit den Händen fest. In **Abb. 98.5** zugehöriges Röntgenbild mit Traglinie 49 mm medialisiert, d. h. von der Kniemitte entfernt.

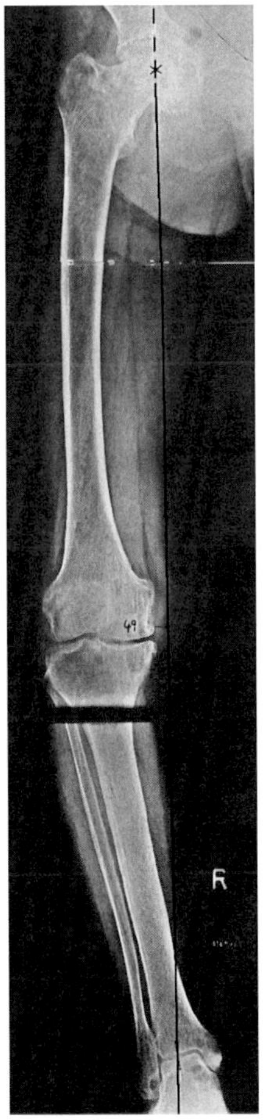

Abb. 98.**5**

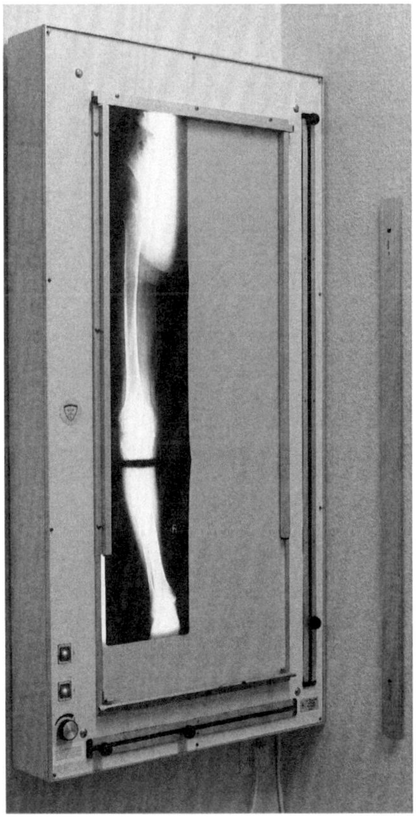

Abb. 98.**6**
Negastoskop zur Auswertung u.a. von Beinganzaufnahmen und 1-m-Lineal.

Indikation

Nur Kniegelenke von nicht stehfähigen Patienten sollen im Liegen geröntgt werden Denn aus der Aufnahme in natürlicher Belastungsposition, das heißt im Stehen, lassen sich gegenüber der Aufnahme im Liegen häufig Informationen zur Statik und zur Leistungsfähigkeit eines Gelenkes ableiten.

Format

18/24, hoch

Schriftmarkierung

R oder L, liegend

Vorbereitung

Unterkörper entkleiden bis auf Unterhose! Bleischürze

Lagerung

Rückenlage, gestreckte Beine, frontalisierte Kniescheiben, nötigenfalls Sandsack auf Unterschenkel (Abb. 99.1, 99.2).

Aufnahmetechnik

400er Folie
Röntgenkassette *im Raster.*
Zentralstrahl senkrecht auf Kniegelenksspalt und Kassettenmitte.

	kV/mAs	Punkte	eigene Belichtung
Kinder 10 Jahre	63/6,3	−2	....
schlanke Erwachsene	66/6,3	−1	....
normale Erwachsene	66/8	0	....
kräftige Erwachsene	66/10	+1	....
Automatik	66	□■□	

Kriterium

Kniegelenksspalt in Filmmitte, Patella in der Mitte zwischen beiden Kondylen (Abb. 99.3).

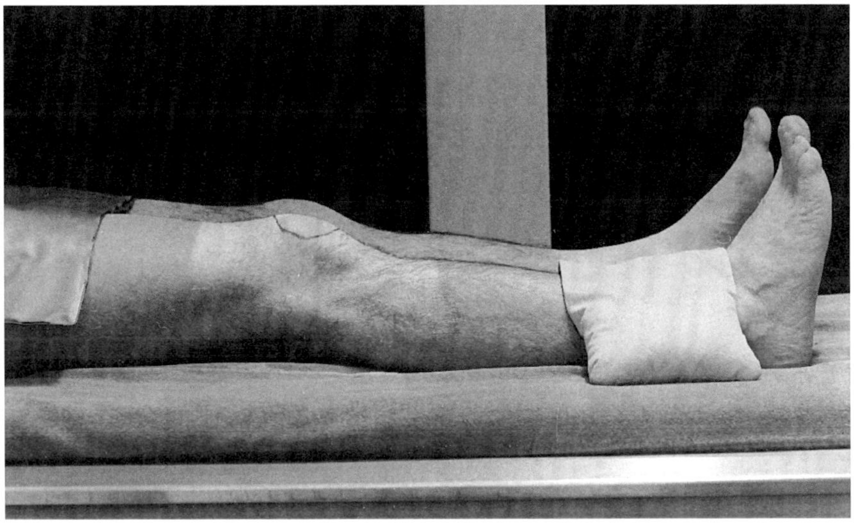

Abb. 99.**1**

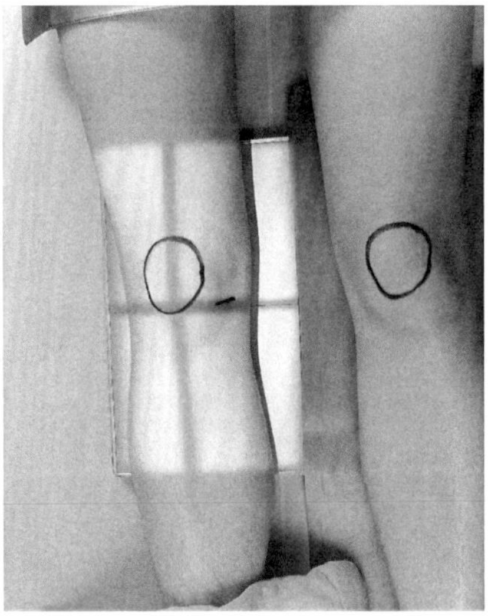

Abb. 99.**2**

Abb. 99.1 und 99.2
Aufnahme – abweichend von den Abbildungen – **im** Raster, Kniescheiben frontalisiert, Sandsack über dem Unterschenkel.

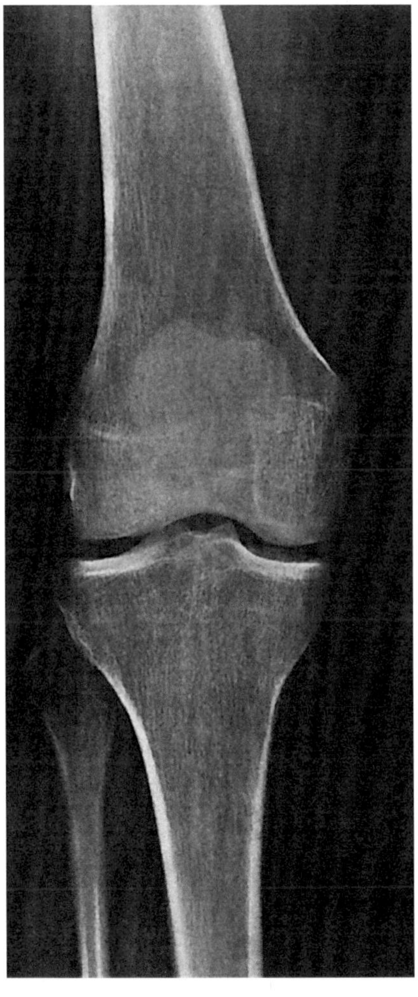

Abb. 99.**3**
Kniegelenkspalt in Filmmitte, ohne Doppelkonturen, Patella in der Mitte zwischen beiden Femurkondylen.

Format
18/24
hoch

Schriftmarkierung
R oder L
stehend oder liegend

Vorbereitung
Unterkörper entkleiden bis auf Unterhose!
Bleischürze

Lagerung

Variante A:
Seitlich stehend am Stativ, Unterschenkel senkrecht, Knie 30° gebeugt, Patella senkrecht zum Rasterwandstativ (Abb. 100.1, **Vorteil:** schnelleres Arbeiten bei schlanken und jüngeren Patienten *anterior-posterior* ***und*** *seitlich im Stehen*. Schwierigkeit: Diese Positionen ruhig einzuhalten).

Variante B:
Seitlage, Außenseite des Kniegelenks liegt filmnahe, Kniegelenk 30° gebeugt. Dieser Beugewinkel ist erheblich für die Beurteilung der Höhenposition der Kniescheibe. Das andere Bein wird auf Bocollo vor dem aufzunehmenden Bein gelagert (Abb. 100.2). Kniescheibe senkrecht zur Unterlage; einfacher zu kontrollieren: Unterschenkel parallel zu Unterlage. Dazu Ferse anheben, mit Bocollo unterlagern (Abb. 100.3).

Variante C:
Bei ausgeprägtem Genu recurvatum gehaltene Aufnahme: Bei fixiertem Oberschenkel (Gegenhalt oberhalb des Kniegelenks) Unterschenkel in maximaler Überstreckposition gehalten (Abb. 100.6).

Aufnahmetechnik
400er Folie
Röntgenkassette *im Raster.*
Zentralstrahl senkrecht auf Kniegelenksspalt und Kassettenmitte.

	kV/mAs	Punkte	eigene Belichtung
Kinder 10 Jahre	63/6,3	−2	....
schlanke Erwachsene	66/6,3	−1	....
normale Erwachsene	66/8	0	....
kräftige Erwachsene	66/10	+1	....
Automatik	66	□■□	

Kriterium
Kniegelenksspalt in Filmmitte, sich deckende Femurkondylen, freier Durchblick durch das Femoropatallargelenk (Abb. 100.5 seitlich).

Abb. 100.1
Kniegelenk seitlich **stehend** vor dem Rasterwandstativ, wobei für den gegenseitigen Fuß ebenfalls eine entsprechende Fußbank zur Verfügung steht. Kniescheibe senkrecht zum Rasterwandstativ.

Abb. 100.2
Kniegelenk seitlich **liegend** mit Hochlagerung der Ferse auf einem Bocollo und bequemer Lagerung des gegenseitigen Beines nach vorn.

Abb. 100.3
Streng parallele Lagerung des Unterschenkels zur Tischplatte (siehe Lineal!) mit Hochlagerung der Ferse für die exakt seitliche Abbildung des Kniegelenkes.

Abb. 100.4
Korrekte Seitlagerung des Kniegelenks mit Patella senkrecht zur Tischplatte.
(Der gegenseitige Fuß ist nur aus Gründen der fotografischen Darstellung nach oben gehalten.)

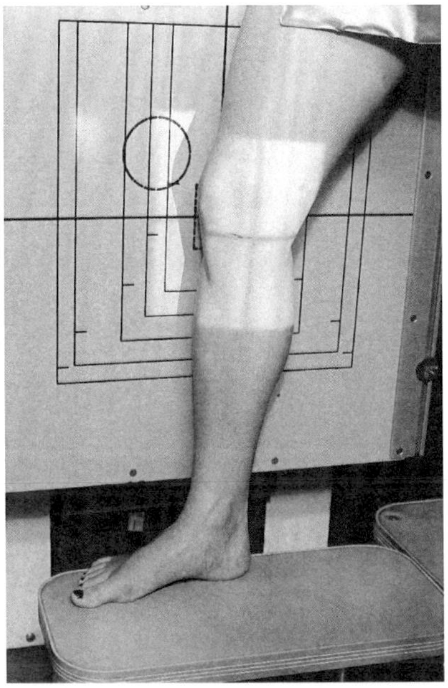

Abb. 100.**1**

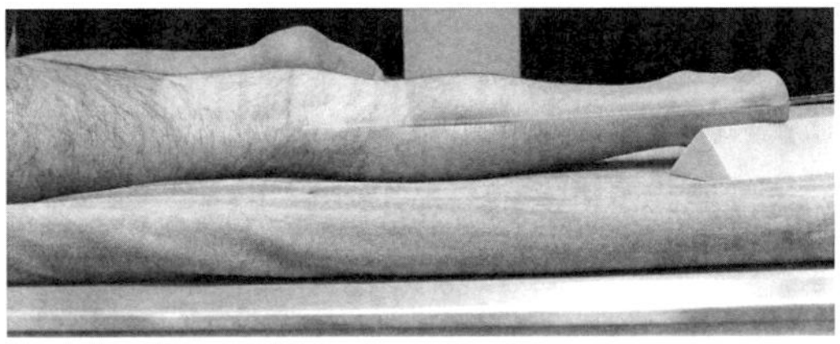

Abb. 100.**3**

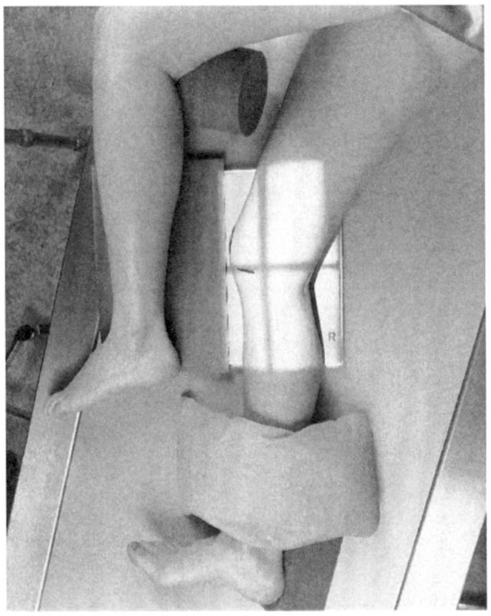

Abb. 100.**2**

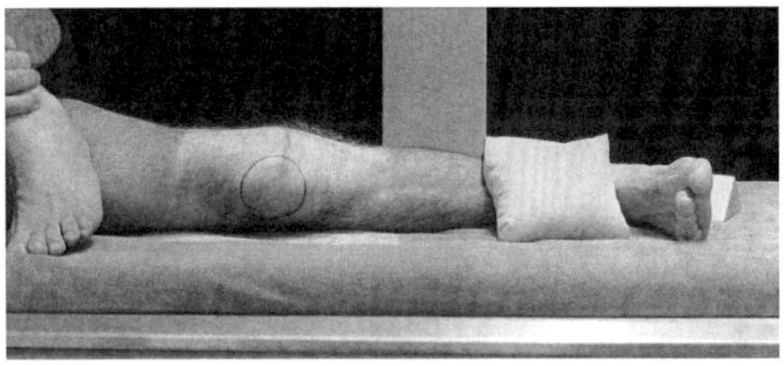

Abb. 100.**4**

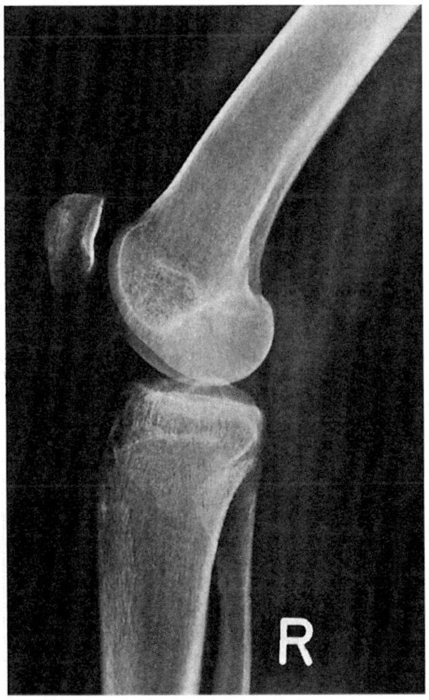

Abb. 100.**5**
seitlich
Exakt seitliche Abbildung des Kniegelenkes mit sich gegenseitig deckenden Oberschenkelkondylen und frei durchsichtigem Femoropatellargelenk.

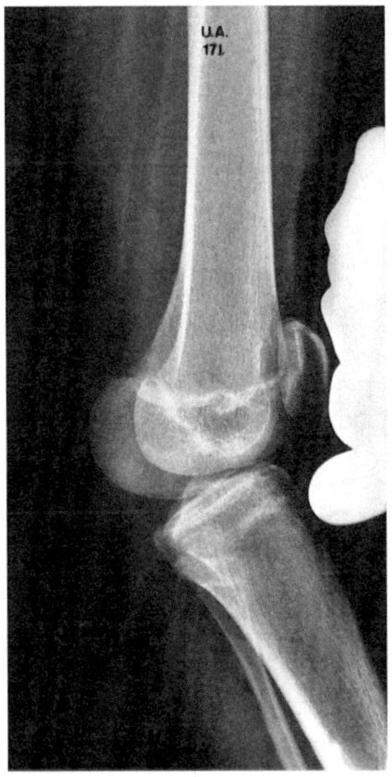

Abb. 100.**6**
Gehaltene Aufnahme bei Genu recurvatum zur Ermittlung des Grades der Überstreckbarkeit mit Gegenhalt am Oberschenkel.

101 a Kniegelenk schräg liegend: Innenrotation

Format 18/24, hoch

Schriftmarkierung R oder L
Innenrotation

Vorbereitung Unterkörper entkleiden bis auf Unterhose! Bleischürze

Lagerung Rückenlage, Kniegelenk gestreckt, Rechtwinkelstellung im Sprunggelenk, 45° Einwärtsdrehung (Innenrotation) des Beines (= Fuß Abb. 101.1). Die Position kann ggf. leichter eingehalten werden, wenn ein Sandsack auf dem Unterschenkel liegt.

Aufnahmetechnik 400er Folie
Röntgenkassette *im Raster,* **abweichend** von den Abbildungen.
Zentralstrahl senkrecht auf Kniegelenksspalt und Kassettenmitte.

	kV/mAs	Punkte	eigene Belichtung
schlanke Erwachsene	66/6,3	−1	....
normale Erwachsene	66/8	0	....
kräftige Erwachsene	66/10	+1	....
Automatik	66	□■□	

Kriterium Kniegelenksspalt in Kassettenmitte frei durchsichtig. Überlagerungsfreie Abbildung des Fibulaköpfchens (Abb. 101.4).

101 b Kniegelenk schräg liegend: Außenrotation

Format 18/24
hoch

Schriftmarkierung R oder L
Außenrotation

Vorbereitung Unterkörper entkleiden bis auf Unterhose!
Bleischürze

Lagerung Rückenlage, Kniegelenk gestreckt, Rechtwinkelstellung im Sprunggelenk, 45°-Auswärtsdrehung (Außenrotation) des Beines (= Fuß Abb. 101.5). Die Position kann ggf. leichter eingehalten werden, wenn ein Sandsack auf dem Unterschenkel liegt.

Aufnahmetechnik 400er Folie
Röntgenkassette *im Raster,* **abweichend** von den Abbildungen.
Zentralstrahl senkrecht auf Kniegelenksspalt und Kassettenmitte.

	kV/mAs	Punkte	eigene Belichtung
schlanke Erwachsene	66/6,3	−1	....
normale Erwachsene	66/8	0	....
kräftige Erwachsene	66/10	+1	....
Automatik	66	□■□	

Kriterium Kniegelenksspalt in Filmmitte frei durchsichtig. Das Fibulaköpfchen projiziert sich hinter die Tibia (Abb. 101.8).

Daffner, R. H., J. H. Tabas: Trauma oblique radiographs of the knee. J. Bone Joint Surg. 69 A (1987) 568–572.

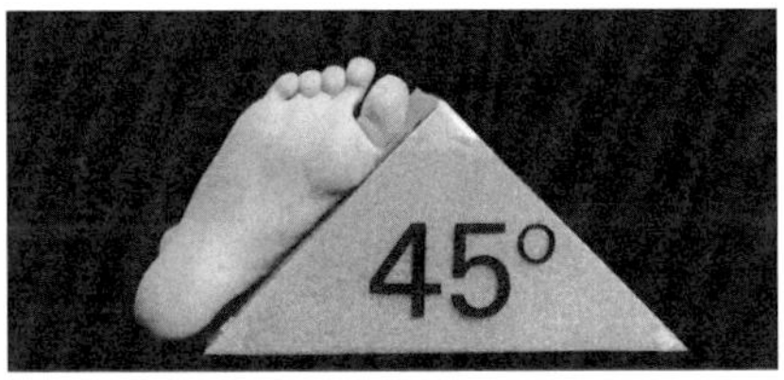

Abb. 101.**1**
Fußstellung im 45° Innendrehung bei Sprunggelenkshaltung 90°.

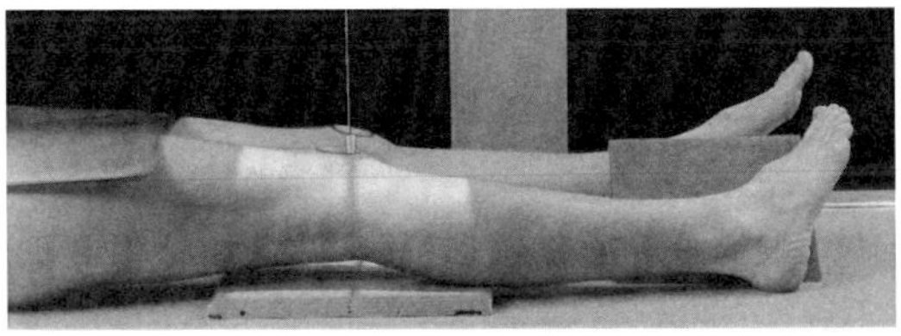

Abb. 101.**2**

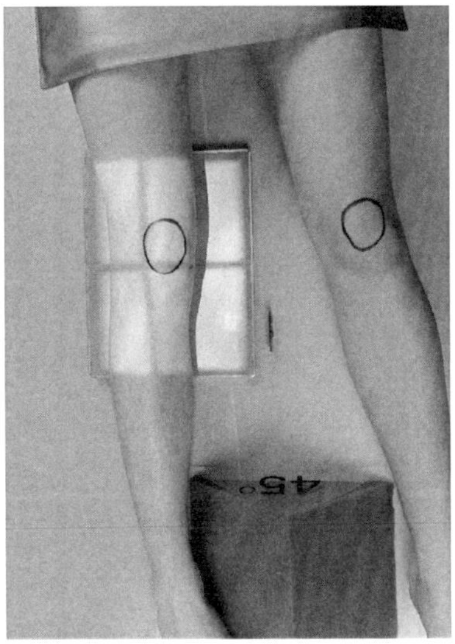

Abb. 101.**3**

Abb. 101.2 und Abb. 101.3
45° Innenrotation des rechten Beines, das Sprunggelenk sollte sich in Neutralstellung (90°) befinden, weil dann die Innendrehung des Beines kontrollierter eingehalten und besser beurteilt werden kann.

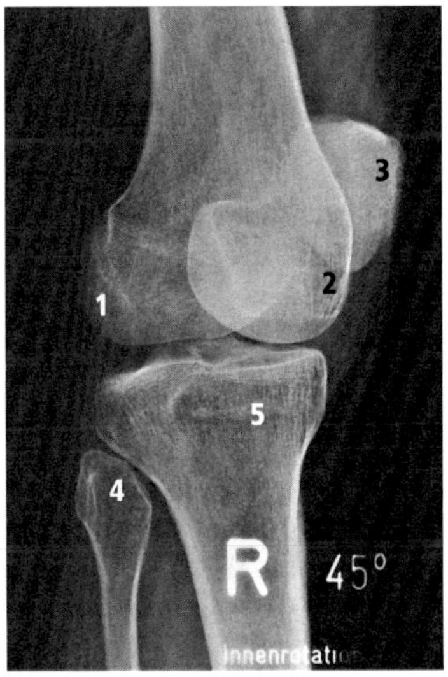

Abb. 101.**4**
Korrekte 45°-Innenrotations-Aufnahme mit Freiprojektion des Wadenbeinköpfchens.

1 lateraler Femurkondylus
2 medialer Femorkondylus
3 Patella
4 Fibulakopf
5 Epiphysenlinie
6 Eminentia intercondylaris

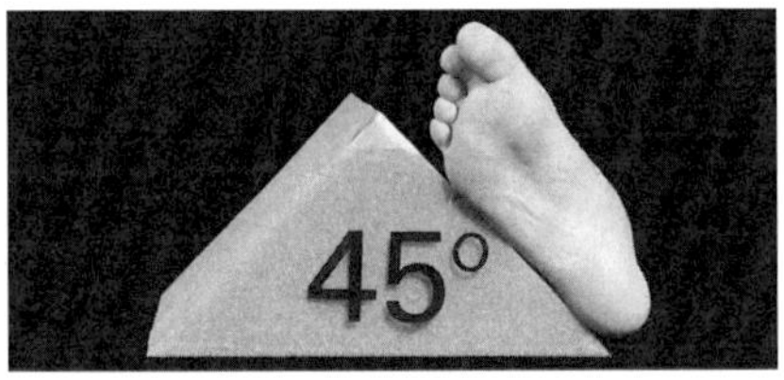

Abb. 101.**5**
Fußstellung im 45° Außendrehung bei Neutralstellung im Sprunggelenk (90°).

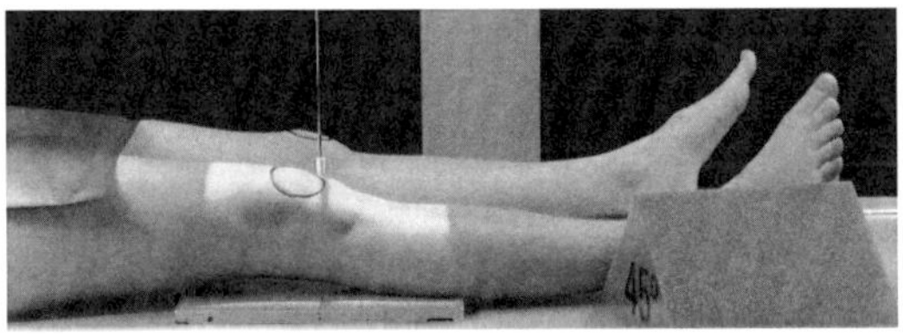

Abb. 101.**6**

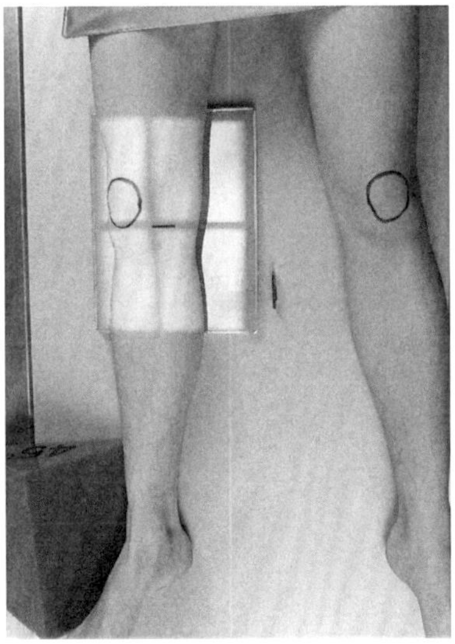

Abb. 101.**7**

Abb. 101.6 und 101.7
45° Außenrotation des rechten-Beines. Das Sprunggelenk sollte sich in Neutralstellung (90°) befinden, weil dann die Außendrehung des Beines kontrollierter eingehalten werden kann.

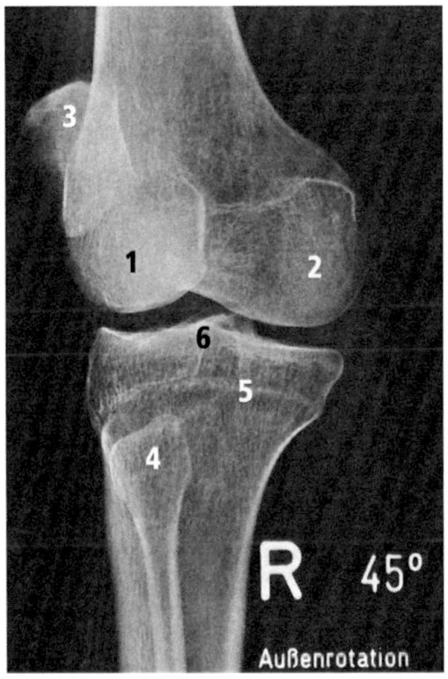

Abb. 101.**8**
Korrekte 45°-Außenrotations-Aufnahme mit Projektion des Wadenbeinköpfchens hinter die Tibia.

Indikation

Eine korrekte radiologische Darstellung der Femoropatellargelenke ist von erheblicher praktischer Bedeutung, weil sich in der orthopädischen Sprechstunde die Kniepathologie bei mehr als der Hälfte aller Patienten mit Knieproblemen im Femoropatellargelenk abspielt (Bernau 1981). Zu fordern ist eine Aufnahmetechnik, die eine definierte, reproduzierbare Darstellung dieses Gelenkes exakt tangential und im *kranio-kaudalen* Strahlengang erlaubt. Eine solche Technik ermöglicht das hier beschriebene einfache Lagerungsgerät – auch in verschiedenen Beugestellungen des Kniegelenkes. Die – auch ohne Gerät möglichen – vielfach noch praktizierten Aufnahmen im umgekehrten Strahlengang, also kaudokranial, belasten nicht nur die Gonaden, sondern auch das Brustbein und die auf Röntgenstrahlen hochsensiblen Augen.

Format

15/40

Schriftmarkierung

R 45° oder L 45° (oder 30°/90°)

Vorbereitung

Unterkörper entkleiden bis auf Unterhose! Bleischürze

Lagerung

Rückenlage, Kniekehle am Tischende, so dass Unterschenkel der Lagerungsplatte aufliegen. Die Neigung der sich am Fuß des Röntgentisches abstützenden Platte wird durch Längsverschieben des Schwimmtisches so verstellt, dass für die Standardaufnahme eine Kniebeugung von 45° (eingebauter Winkelmesser!) resultiert (Abb. 102.1). Sinngemäß wird bei anderen erwünschten Kniebeugewinkeln zwischen 30° und 90° verfahren.
Diese Aufnahme kann auch für jedes Femoropatellargelenk einzeln durchgeführt werden.

Aufnahmetechnik

400er Folie
Röntgenkassette *auf Kassettenhalter* (Abb. 102.2).
Zentralstrahl kranio-kaudal tangential durch das Femoropatellargelenk, entsprechend der ertasteten Kniescheiben-Ebene (Abb. 102.1).
Die Höhe der auf die Kassette projizierten Knieschatten muss mindestens 6 cm betragen, damit es zu einer vollständigen Abbildung der Femoropatellargelenke kommt (Abb. 102.2).

	kV/mAs	Punkte	eigene Belichtung
Kinder 10 Jahre	48/10	−2	....
normale Erwachsene	50/12	0	....
kräftige Erwachsene	52/16	+2	....

Kriterium

Femoropatellargelenk frei durchsichtig und überlagerungsfreie, kontrastreiche Darstellung der Kniescheiben (Abb. 102.3, Abb. 102.4).

Bernau, A.: Tübinger Lagerungsgerät für Defilé-Aufnahmen der Patella. Z. Orthop. 119 (1981) 78–79.
Bernau, A.: Zum Stellenwert des Femoropatellargelenkes in der Routinediagnostik des Kniegelenkes. Orthop. Praxis 11 (1981) 924–928.
Merchant, A. C., R. L. Mercer, R. H. Jacobson, C. R. Cool: Roentgenographic analysis of patellofemoral congruence. J. Bone Jt. Surg. 56 A (1974) 1391–1396.

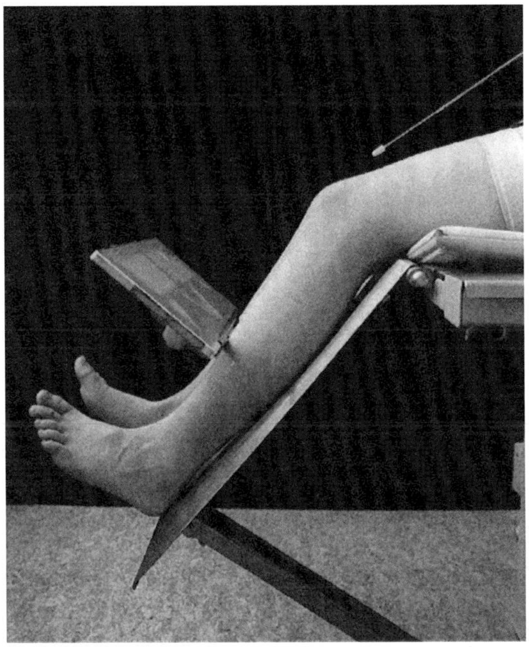

Abb. 102.**1**
Standardaufnahme in 45° Kniebeugung: Unterschenkel lagern entspannt auf der Platte des Lagerungsgerätes, der Zentralstrahl streift tangential die Rückfläche der Kniescheibe und trifft senkrecht auf den entsprechend eingestellten Kassettenhalter.

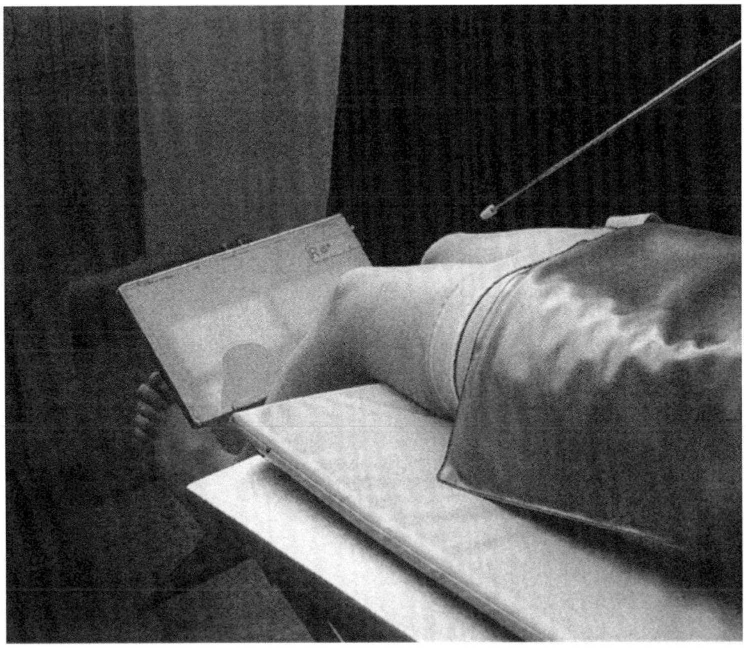

Abb. 102.**2**
Die Oberschenkel werden durch einen elastischen Gurt zusammengehalten, damit sie nicht nach außen fallen. Die Höhe des Schattens auf der Röntgenkassette soll mindestens 6 cm betragen, damit das Femoropatellargelenk vollständig abgebildet wird.

Abb. 102.**3**
Nahezu symmetrische Abbildung der Femoropatellargelenke, links Patella bipartita.

Abb. 102.**4**
Nur linksseitig Patelladysplasie und Subluxation nach lateral.

Indikation

Diese Aufnahme stellt die Fossa intercondylaris mit angrenzenden Innenflächen der Femurkondylen, evtl. vorhandenen freien Körpern und die Eminentia intercondylaris der Tibia besonders gut dar.

Format

18/24, hoch
400

Vorbereitung

Unterkörper entkleiden bis auf Unterhose
Bleischürze

Lagerung

Variante A
Rückenlage; das Kniegelenk wird so auf Bocollos gelagert, dass eine Kniebeugung von 45° resultiert. Unter dem Knie wird eine flache (Abb. 103.1) oder eine gebogene Kassette (Abb. 103.2) gelagert. Die Stellung mit frontalisierter Kniescheibe sollte durch einen Sandsack über dem Sprunggelenk stabilisiert werden (Abb. 103.1, 103.2 und 103.3).

Variante B
Bei entsprechend mobilen Patienten kann die Aufnahme auch posterior-anterior durchgeführt werden mit 45° kranio-kaudalem Strahlengang entsprechend Abb. 103.5.

Aufnahmetechnik

400er Folie
Röntgenkassette *siehe oben.*
Zentralstrahl auf Kniegelenkspalt, mit Einfallswinkel 90° auf Unterschenkellängsachse (Abb. 103.1 und 103.2)
oder 45° kraniokaudal (Abb. 103.5) auf Kniekehle und Kassettenmitte.

	Einstellung 1–3	
	kV/mAs	Punkte
schlanke Erwachsene	57/4	−1
normale Erwachsene	57/5	0
kräftige Erwachsene	57/6,3	+1

Kriterium

Freier Einblick in die Fossa intercondylaris, überlagerungsfreie Darstellung der Femurkondylen und der Eminentia intercondylaris (Abb. 103.4, 103.6).

Frik, K.: Neue Röntgenuntersuchungen am Kniegelenk. Fortschr. Röntgenstr. 46, 155 (1932).
Holmblad, E. C.: Postero-anterior x-ray view of the knee in flexion. JAMA 109 (1937) 1196–1197.

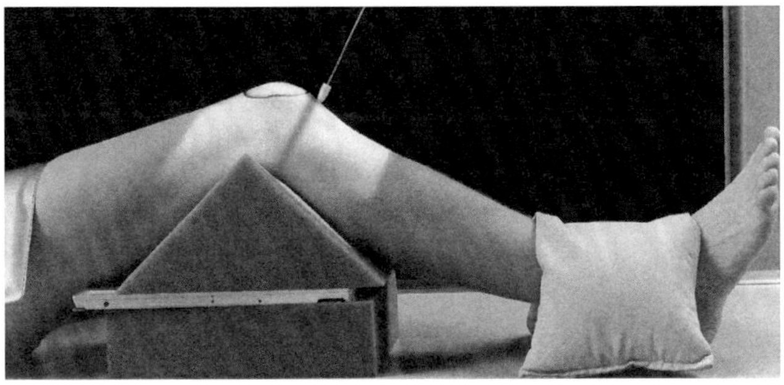

Abb. 103.**1**
Tunnelaufnahme im a.p.-Strahlengang in Rückenlage mit 45° Kniebeugung und mit *flacher* Kassette.

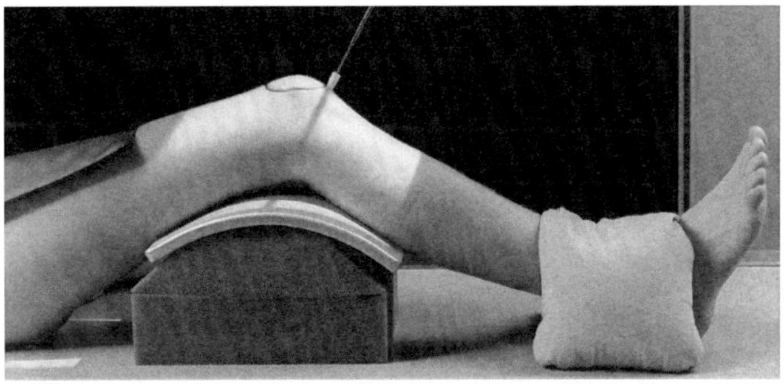

Abb. 103.**2** und 103.3
Tunnelaufnahme im a.p.-Strahlengang in Rückenlage mit 45° Kniebeugung und mit *gebogener* Kassette.

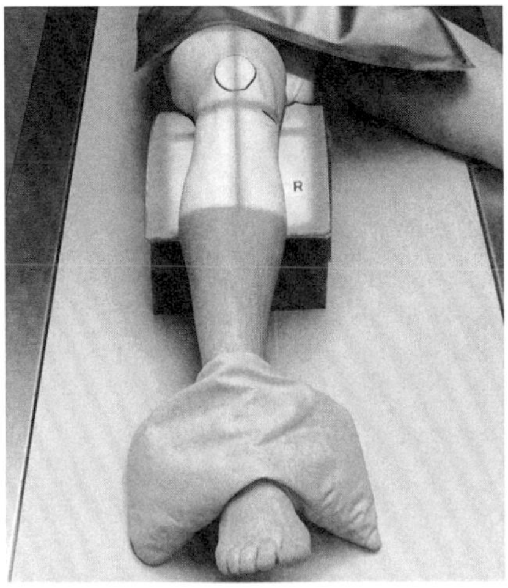

Abb. 103.**3**

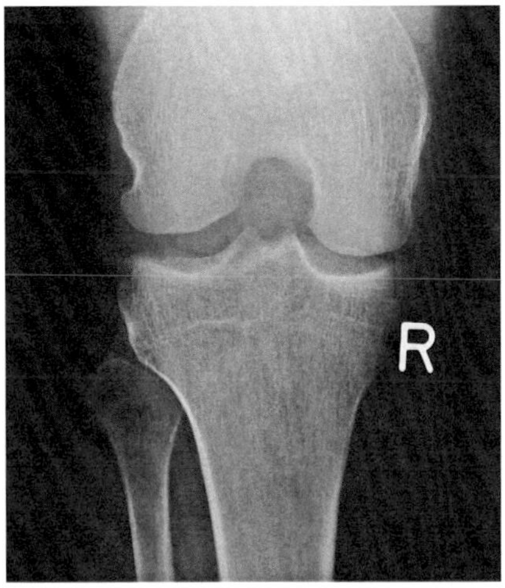

Abb. 103.**4**
Röntgendarstellung einer Tunnelaufnahme im **a.p.**-Strahlengang, wie in Abbildung 103.1 bis 103.3.

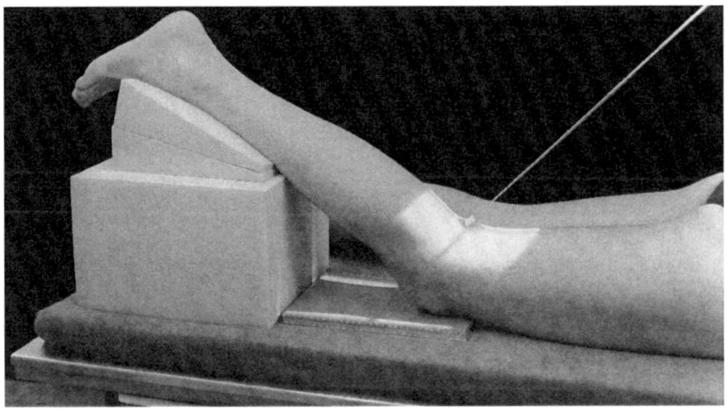

Abb. 103.**5**
Tunnelaufnahme in Bauchlage mit p.a.-Strahlengang.

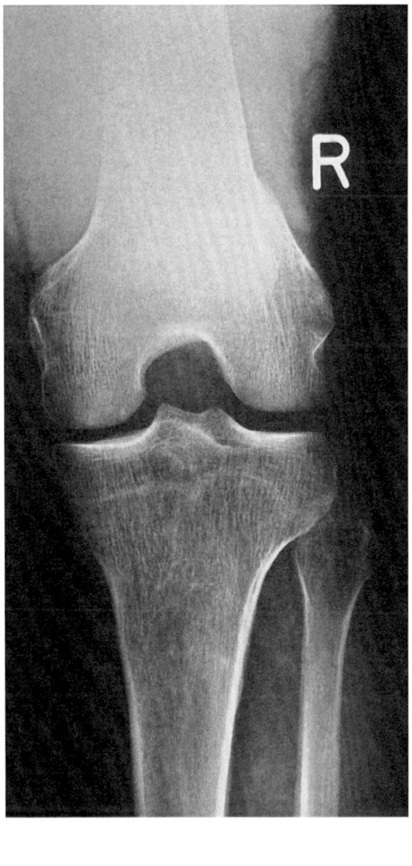

Abb. 103.**6**
Röntgendarstellung einer Tunnelaufnahme im **p.a.**-Strahlengang wie in Abb. 103.5.

Indikation

Objektivierung von Instabilitäten, speziell vor Entscheidungen über Operationsindikation. Bei frischer Verletzung, sofern keine entsprechenden Haltegeräte vorhanden sind. Grundsätzlich seitenvergleichende Aufnahmen erforderlich. Mit den Fortschritten der Schnittbilddiagnostik haben diese Aufnahmen für die Primärdiagnostik an Bedeutung verloren.

Format

18/24, hoch

Schriftmarkierung

R oder L
Stressaufnahme

Vorbereitung

Unterkörper entkleiden bis auf Unterhose! Hodenkapsel bzw. Bleidreieck

Lagerung

Rückenlage, Kniegelenk 15° gebeugt, mit Bocollo unterlagert. Der durch Bleischürze und -handschuhe geschützte Untersucher belastet das Kniegelenk nach dem Drei-Punkte-Prinzip. Dabei bietet eine Hand Widerstand an der Innen- bzw. Außenseite des Kniegelenkes, auf welches eine Stressbelastung durch gegenseitige Druckausübung auf den Fuß erfolgt (Abb. 104.1). Wesentlich ist es, dass die einwirkende Kraft beidseits gleich stark ist. Sinnvoll sind darum Apparate, die bei exakter Lagerung eine definierte Krafteinwirkung gewährleisten (wie das Scheuba-Gerät in Einstellung 105). Dies gilt auch im Interesse des gebotenen Strahlenschutzes besonders dann, wenn Stressaufnahmen häufig indiziert werden.

Aufnahmetechnik

400er Folie
Röntgenkassette *im Raster.*
Zentralstrahl senkrecht auf Kniegelenksmitte in Höhe des Gelenkspaltes und auf Kassettenmitte.

	kV/mAs	Punkte	eigene Belichtung
schlanke Erwachsene	66/6,3	−1	....
normale Erwachsene	66/8	0	....
kräftige Erwachsene	66/10	+1	....
Automatik	66	□■□	

Kriterium

Kniegelenksspalt in Filmmitte, ohne Doppelkonturen frei durchsichtig. Seitenvergleichbare Lagerung (Abb. 104.2, 104.3).

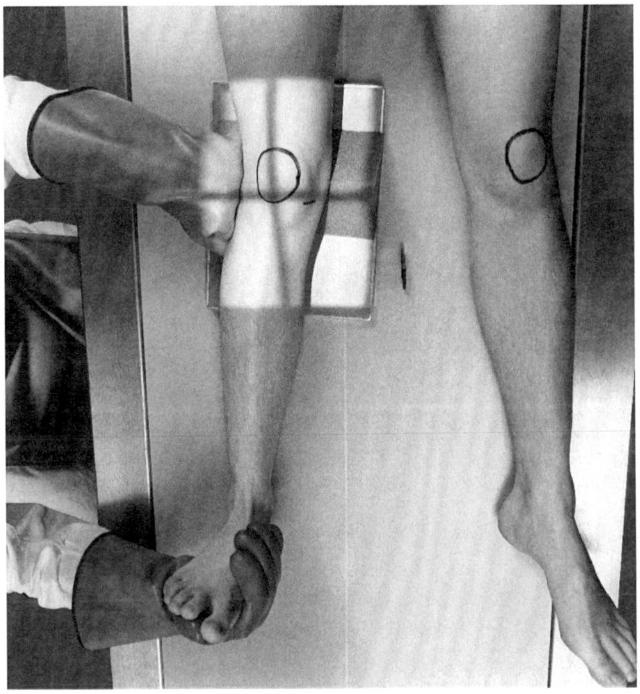

Abb. 104.**1**
Aufnahmeposition bei Stressbelastung des innenseitigen Kapselbandapparates rechts.

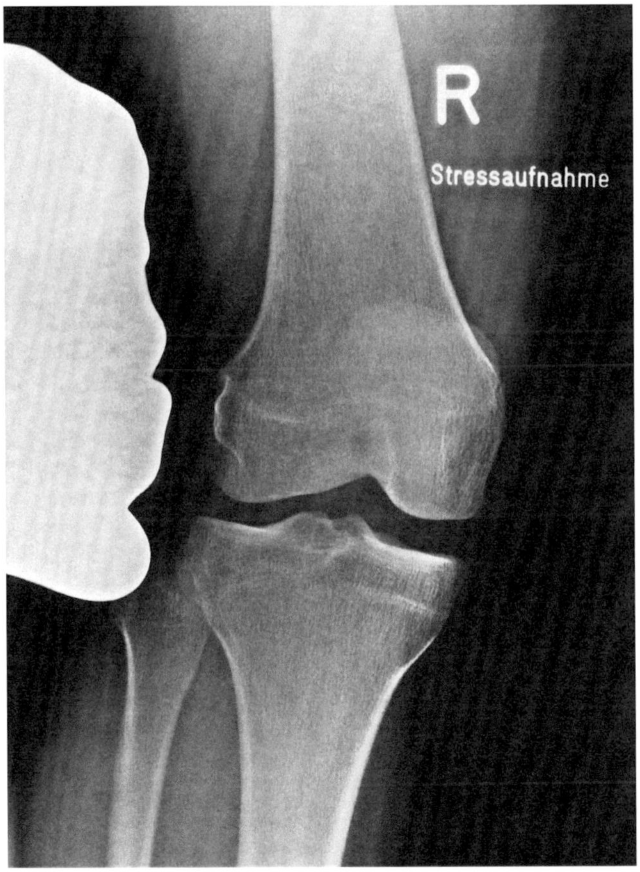

Abb. 104.**2**

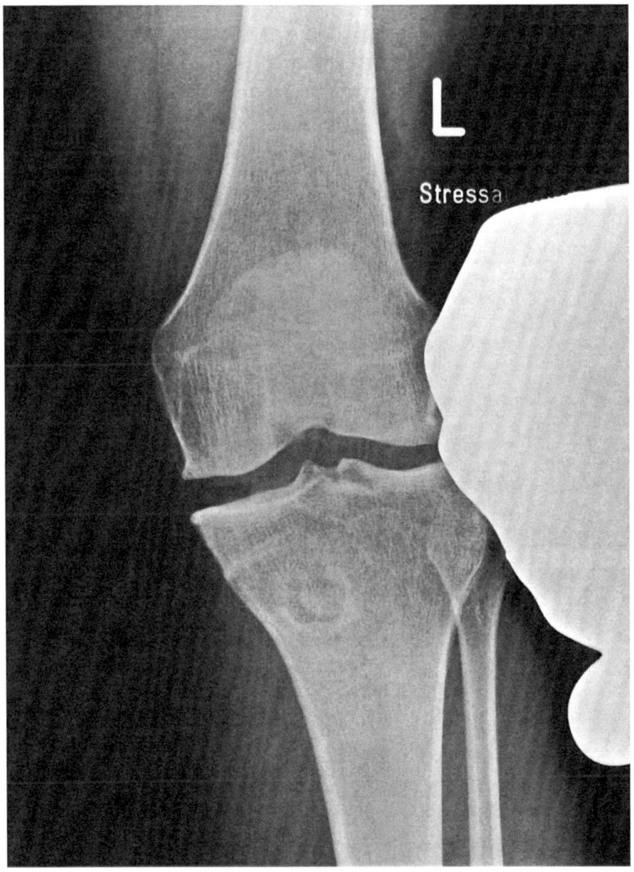

Abb. 104.**3**

Abb. 104.2 und 104.3
Seitenvergleichbare Stressaufnahmen: Überprüfung des medialen Kapselbandapparates.

Indikation

Objektivierung von Instabilitäten und postoperativ fortbestehenden Restinstabilitäten bei gutachterlichen Fragestellungen. Mit den Fortschritten der Schnittbilddiagnostik haben diese Aufnahmen für die Primärdiagnostik an Bedeutung verloren.

Format

18/24, hoch

Schriftmarkierung

R oder L Stressaufnahme

Vorbereitung

Unterkörper entkleiden bis auf Unterhose! Bleischürze

Lagerung

Variante A
Vorrangig durchgesetzt hat sich die Lachmann-Aufnahme in ca. 20° Kniebeugung, die auch bei frischen Verletzungen fast schmerzfrei durchführbar ist. Diese Aufnahme kann sehr effektiv mit dem Scheuba-Gerät mit einer einwirkenden Kraft von 15 kp realisiert werden. Seitlagerung entsprechend Abb. 105.1 und 105.2. Grundsätzlich sind seitenvergleichende Aufnahmen bei konsequenter Einhaltung der Lagerungsvorschrift erforderlich.

Variante B
Im Notfall kann bei fehlendem Gerät die Prüfung auch in 90° Kniebeugung von Hand seitenvergleichend durchgeführt werden: Seitenlage, Außenseite des Kniegelenkes liegt auf der Kassette, Kniegelenk 90° gebeugt. Der Untersucher fixiert mit einer Hand den Unterschenkel des Patienten parallel zur Plattenebene und übt mit der anderen Hand (Faust) maximalen Druck gegen den Unterschenkel unterhalb des Kniegelenkes aus („vordere Schublade", Abb. 105.6).

Aufnahmetechnik

400er Folie
Röntgenkassette *auf dem Tisch* parallel zur Schienbeinvorderkante.
Zentralstrahl auf Kniegelenksspalt und Kassettenmitte (Abb. 105.1/105.2 und 105.3/105.4).

	kV/mAs	Punkte	eigene Belichtung
schlanke Erwachsene	66/6,3	−1	....
normale Erwachsene	66/8	0	....
kräftige Erwachsene	66/10	+1	....

Kriterium

Kniegelenksspalt in Kassettenmitte, Femurkondylen sollen sich decken (Abb. 105.3, 105.4, 105.5, 105.6).

Kolen, D. et al.: Diagnostik der Ruptur des vorderen Kreuzbandes. Orthopäde 31 (2002) 719–730.
Levén, H.: Determination of sagittal instability of the knee joint. Acta radiol. (Diagn.) 18 (1977) 689–697.
Pässler, H. H., S. März: Der radiologische Lachmann-Test – eine einfache und sichere Methode zum Nachweis von Kreuzband-Schäden. Unfallchir. 12 (1986) 295–300.

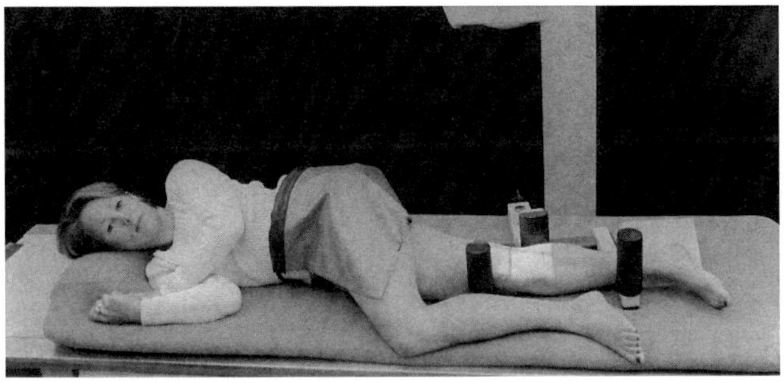

Abb. 105.1

Abb. 105.1 und 105.2
Lagerung im Scheuba-Gerät zur Prüfung der vorderen Schublade (Lachman-Test).

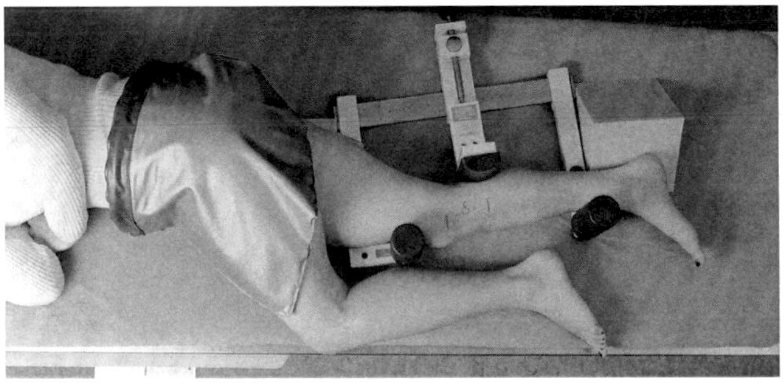

Abb. 105.2

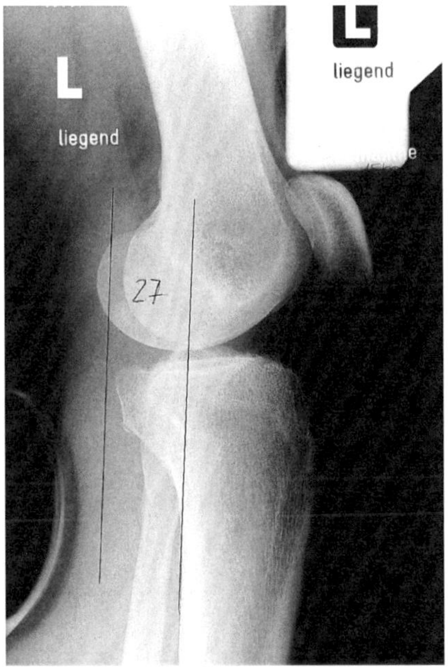

Abb. 105.3

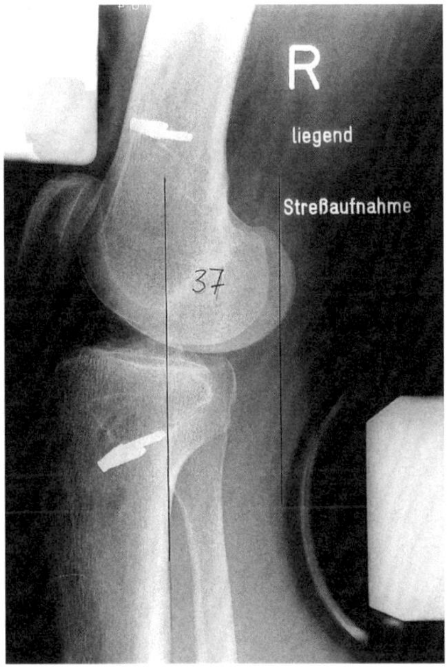

Abb. 105.4

Abb. 105.3 und 105.4
Radiologischer Lachman-Test: Gemessen wird seitenvergleichend der Abstand zwischen der Schienbeinhinterkante und der Parallelen durch den gemittelten Kondylenhinterrand. Hier ist auf der operierten rechten Seite deutliche Restinstabilität nachweisbar.

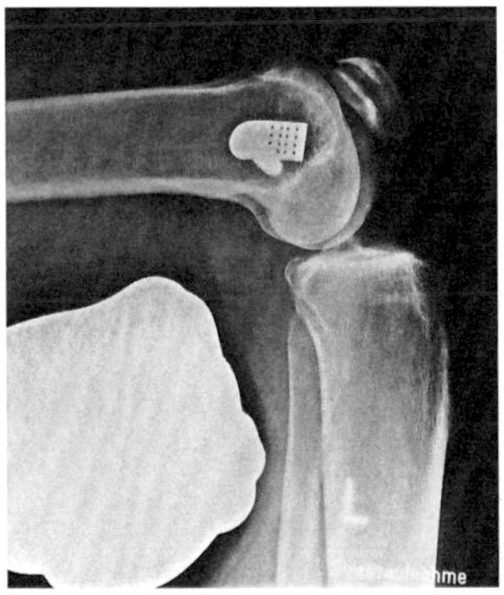

Abb. 105.5

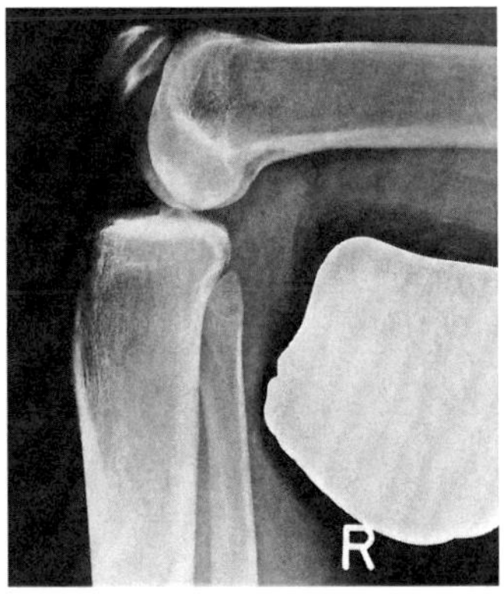

Abb. 105.6

Abb. 105.5 und 105.6
Seitenvergleichende manuelle Stressaufnahme bei fortbestehender vorderer Schublade links nach operativem Rekonstruktionsversuch einer anteromedialen Instabilität.

106a Unterschenkel mit Kniegelenk anterior-posterior

Format 15/40, hoch

Schriftmarkierung R oder L

Vorbereitung Unterkörper entkleiden bis auf Unterhose! Bleischürze

Lagerung

Variante A
Wenn möglich: Aufnahme im Stehen.
Patient steht vor dem Rasterwandstativ, Aufnahme analog Kniegelenk anterior-posterior stehend (Einstellung 95), jedoch entsprechend der Fragestellung tiefere Zentrierung.

Variante B
Rückenlage, Beine gestreckt, frontalisierte Kniescheiben, gegenseitiges Bein – zur besseren Stabilisierung – aufgestellt (Abb. 106.1 und 106.2).

Aufnahmetechnik 400er Folie, Röntgenkassette *auf dem Tisch*.
Oberer Kassettenrand 4 cm oberhalb getastetem Kniegelenkspalt.
Zentralstrahl senkrecht auf Kassettenmitte (A – Abb. 106.1).

	kV/mAs	Punkte	eigene Belichtung
Kinder 10 Jahre	50/6,3	−2	....
schlanke Erwachsene	52/6,3	−1	....
normale Erwachsene	52/8	0	....
kräftige Erwachsene	55/10	+2	....

Kriterium Bei Erwachsenen soll das Kniegelenk a.p. orthograd mit abgebildet sein (Abb. 106.3), bei Kindern kommen häufig beide Nachbargelenke mit zur Darstellung.

106b Unterschenkel mit Sprunggelenk anterior-posterior

Format 15/40
hoch

Schriftmarkierung R oder L

Vorbereitung Unterkörper entkleiden bis auf Unterhose! Bleischürze

Lagerung

Variante A
Wenn möglich: Aufnahme im Stehen.
Patient steht vor dem Rasterwandstativ, Aufnahme analog Kniegelenk anterior-posterior stehend (Einstellung 95), jedoch entsprechend der Fragestellung tiefere Zentrierung.

Variante B
Rückenlage, Bein gestreckt, frontalisierte Kniescheibe (Abb. 106.4 und 106.5), gegenseitiges Bein – zur besseren Stabilisierung – aufgestellt.

Aufnahmetechnik 400er Folie, Röntgenkassette *auf dem Tisch*.
Unterer Kassettenrand in Höhe Fersenhautgrenze.
Zentralstrahl senkrecht auf Kassettenmitte (B – Abb. 106.4).

	kV/mAs	Punkte	eigene Belichtung
Kinder 10 Jahre	50/5	−2	....
schlanke Erwachsene	50/6,3	−1	....
normale Erwachsene	52/6,3	0	....
kräftige Erwachsene	55/8	+2	....

Kriterium Kontrastreiche Abbildung des Unterschenkels mit orthograd abgebildetem Sprunggelenk (Abb. 106.6).

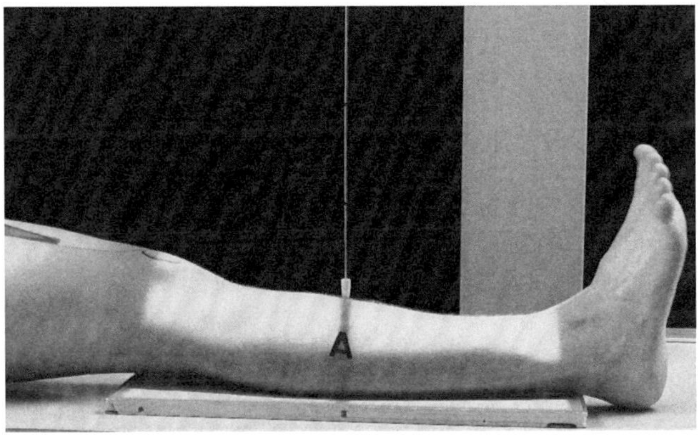

Abb. 106.**1**

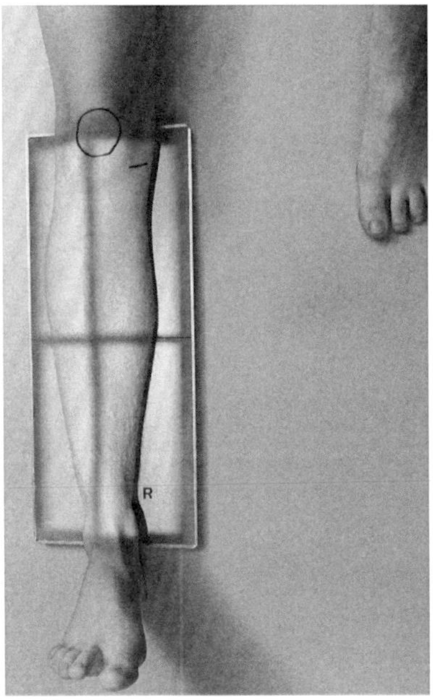

Abb. 106.**2**

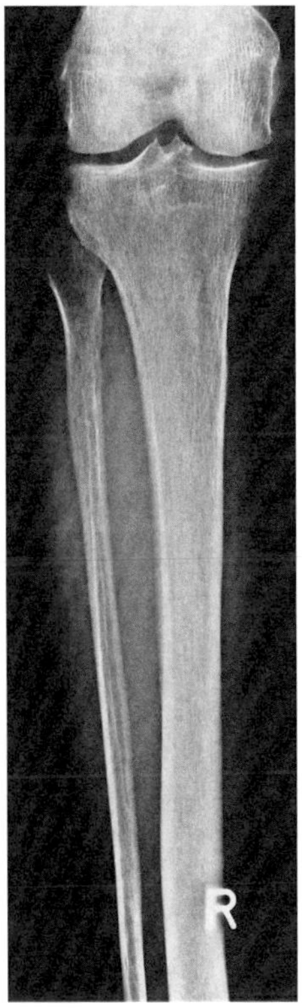

Abb. 106.**3**

Abb. 106.1 und 106.2
Aufnahme des Unterschenkels mit Kniegelenk. Frontalisierte Kniescheibe, Sprunggelenk in Rechtwinkelstellung und aufgestellter Gegenfuß (106.2).

Abb. 106.3
Röntgenaufnahme des rechten Unterschenkels mit orthograd abgebildetem Kniegelenk.

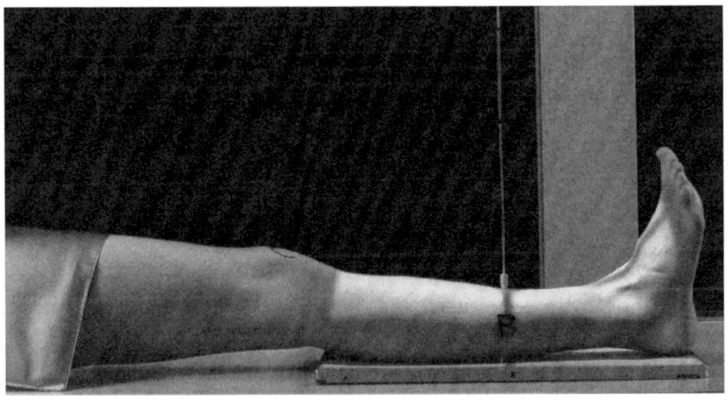

Abb. 106.**4**

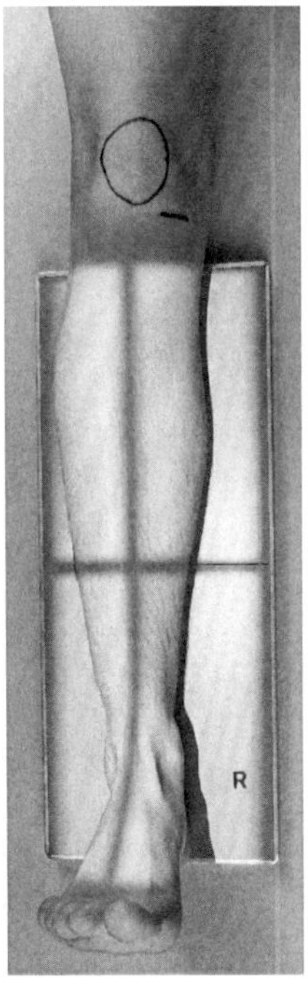

Abb. 106.**5**

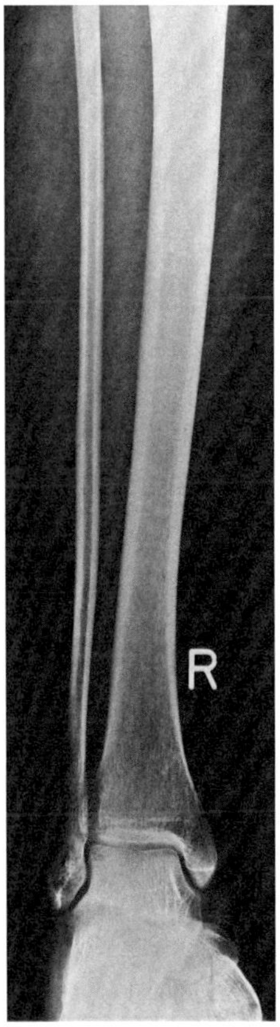

Abb. 106.**6**

Abb. 106.4 und 106.5
Aufnahme des Unterschenkels mit Sprunggelenk. Frontalisierte Kniescheibe und Sprunggelenk in Rechtwinkelstellung.

Abb. 106.6
Unterschenkel mit orthograd abgebildetem Sprunggelenk.

107a Unterschenkel mit Kniegelenk seitlich

Format 15/40, hoch

Schriftmarkierung R oder L

Vorbereitung Unterkörper entkleiden bis auf Unterhose! Bleischürze

Lagerung Seitenlage auf dem Rastertisch, Kniegelenk 30° gebeugt. Außenseite des Unterschenkels liegt rein seitlich auf der Kassette. Exakte Seitlagerung von Knie und Unterschenkel, Ferse mit Bocollo hochlagern (Abb. 107.1 und 107.2). Das gegenseitige Bein wird nach vorn gelegt (Abb. 107.1).

Aufnahmetechnik 400er Folie
Röntgenkassette *auf dem Tisch.*
Oberer Kassettenrand 4 cm oberhalb getastetem Kniegelenksspalt.
Zentralstrahl senkrecht auf Kassettenmitte (A – Abb. 107.1).

	kV/mAs	Punkte	eigene Belichtung
Kinder 10 Jahre	50/6,3	−2	....
schlanke Erwachsene	52/6,3	−1	....
normale Erwachsene	52/8	0	....
kräftige Erwachsene	55/10	+2	....

Kriterium Rein seitliche Abbildung des Unterschenkels mit sich deckenden Kondylen am Kniegelenk (Abb. 107.3).

107b Unterschenkel mit Sprunggelenk seitlich

Format 15/40
hoch

Schriftmarkierung R oder L

Vorbereitung Unterkörper entkleiden bis auf Unterhose
Bleischürze

Lagerung Seitlage auf dem Rastertisch, Kniegelenk 30° gebeugt. Außenseite des Unterschenkels liegt seitlich auf der Kassette, Sprunggelenk in Rechtwinkelstellung. Exakte Seitlagerung von Knie und Unterschenkel, Ferse mit Bocollo hochlagern (Abb. 107.5). Das gegenseitige Bein wird nach vorn gelegt (Abb. 107.1).

Aufnahmetechnik 400er Folie
Röntgenkassette *auf dem Tisch.*
Unterer Kassettenrand in Höhe Fersenhautgrenze.
Zentralstrahl senkrecht auf Kassettenmitte (B – Abb. 107.4).

	kV/mAs	Punkte	eigene Belichtung
Kinder 10 Jahre	50/5	−2	....
schlanke Erwachsene	50/6,3	−1	....
normale Erwachsene	52/6,3	0	....
kräftige Erwachsene	55/8	+2	....

Kriterium Rein seitliche Abbildung des Unterschenkels mit frei durchsichtigem oberen und unteren Sprunggelenk (Abb. 107.6).

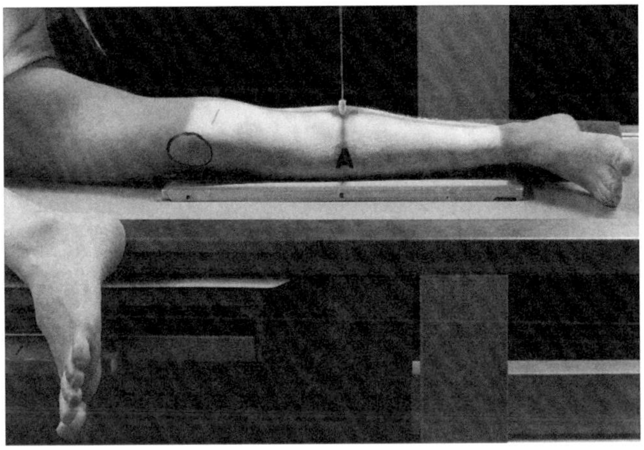

Abb. 107.**1**

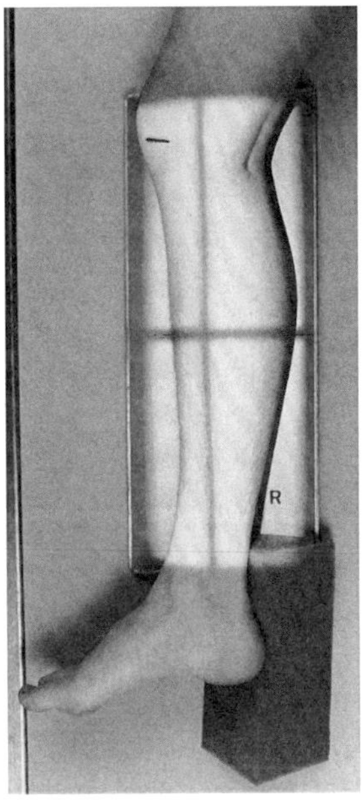

Abb. 107.**2**

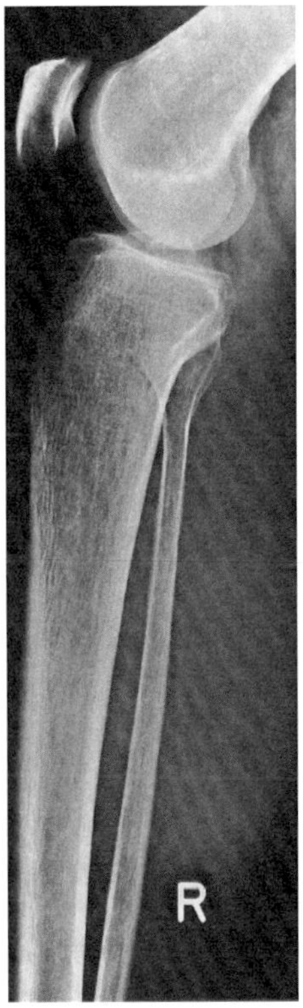

Abb. 107.**3**

Abb. 107.1 und 107.2
Seitaufnahme des Unterschenkel mit Kniegelenk, Bocollo unter der Ferse, Gegenbein nach vorn.

Abbildung 107.3
Korrekte Seitaufnahme des Unterschenkels mit sich deckenden Kondylen am Kniegelenk.

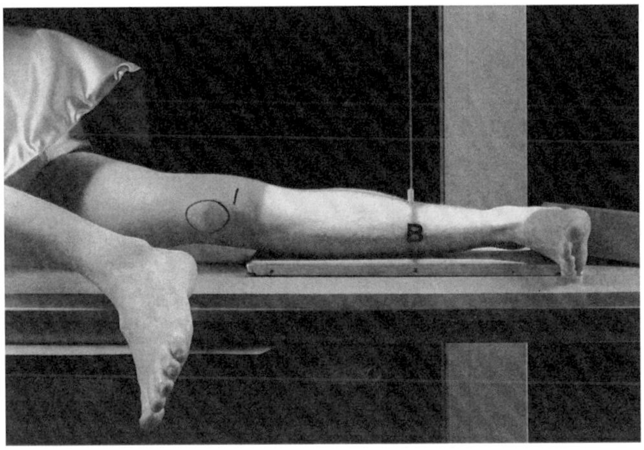

Abb. 107.**4**

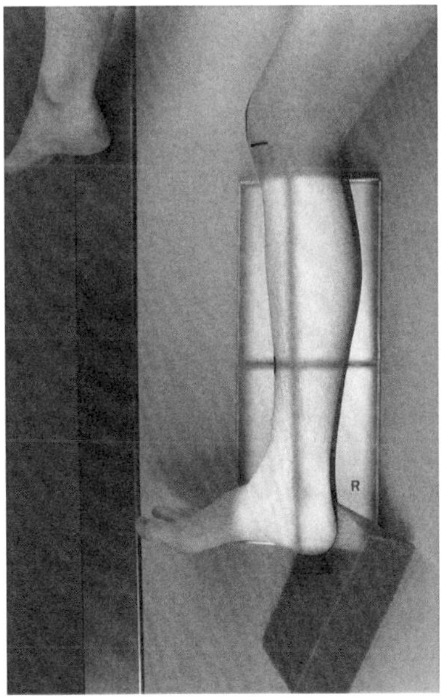

Abb. 107.**5**

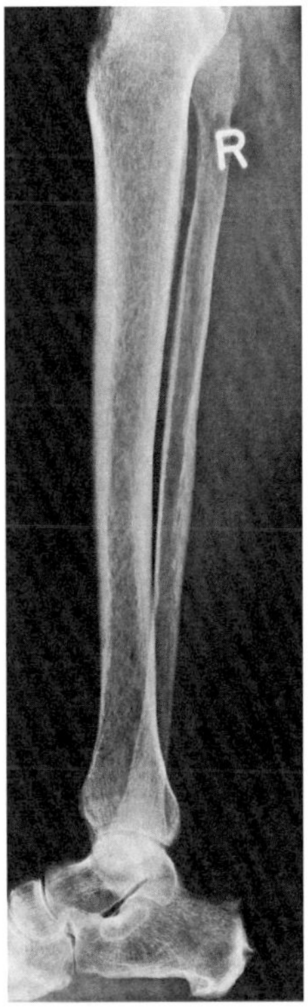

Abb. 107.**6**

Abb. 107.4 und 107.5
Exakte Seitlagerung des Unterschenkels mit Sprunggelenk in Rechtwinkelstellung und unterlagerter Ferse.

Abb. 107.6
Korrekte Seitaufnahme des Unterschenkels mit Sprunggelenk ohne Doppelkonturen.

Indikation

Erwünschte Aufnahme des Unterschenkels mit Knie- und Sprunggelenk auf einem Film, z.B. bei posttraumatischer oder postoperativer Fragestellung.

Format

20/60
hoch

Schriftmarkierung

R oder L
stehend

Vorbereitung

Unterkörper entkleiden bis auf Unterhose
Bleischürze

Lagerung

a.p.-Aufnahme
Patient steht mit dem Rücken zum Rasterwandstativ auf einem sicheren Hocker vor der Rasterkassette, die in einer Spezialhalterung am Rasterwandstativ befestigt ist (analog Einstellung 98, Abb. 98.4).

Seitaufnahme
Patient steht sinngemäß mit der Außenseite des kranken Unterschenkels seitlich vor der Rasterkassette mit Kniebeugung 30°, das gesunde Bein steht dahinter (analog Einstellung 100, Abb. 100.1).

Aufnahmetechnik

400er Folie
Rasterkassette *in Spezialhalterung vor dem Rasterwandstativ.*
Oberer Kassettenrand 4 cm oberhalb Kniegelenksspalt.
Zentralstrahl senkrecht auf Unterschenkel- und Kassettenmitte.

	kV/mAs	Punkte	eigene Belichtung
schlanke Erwachsene	60/12	−2	....
normale Erwachsene	63/16	0	....
kräftige Erwachsene	66/20	+2	....

Kriterium

Orthograde Abbildung des Unterschenkels a.p. und seitlich mit Kniegelenk und Sprunggelenk.

Die vorliegende Übersicht gibt Hinweise, für welche Fragestellungen die Röntgenaufnahme aussagekräftige Befunde liefern kann. Neben akuten Schmerzzuständen, mehrheitlich nach Trauma, können auch andere Fragestellungen, z.B. nach Tumor oder Nekrosen, bei Zusammenführung von Anamnese, klinischer Untersuchung und Röntgendiagnostik zuverlässig geklärt werden.

Die Schnittbilddiagnostik in Form von CT, MRT und Sonographie sollte immer dann gezielt eingesetzt werden, wenn mit der konventionellen Röntgendiagnostik keine hinreichende Klarheit erreicht werden kann.

Fragestellung z.B. Fraktur, Ruptur, Degeneration, freie Gelenkkörper, Rheuma ...	**Empfohlene Röntgendiagnostik**	**Einstellung Nr.**
Sprunggelenk	Sprunggelenk a.p.	109
	und Sprunggelenk seitlich, wenn möglich im Stehen	110
Ggf. ergänzende Diagnostik oberes Sprunggelenk	oberes Sprunggelenk 45° schräg Innenrotation	111 a
	oberes Sprunggelenk 45° schräg Außenrotation	111 b
Ggf. ergänzende Diagnostik unteres Sprunggelenk/Fersenbein	unteres Sprunggelenk 45° schräg Innenrotation	122 a
	unteres Sprunggelenk 45° schräg Außenrotation	122 b
Außenbandverletzung Sprunggelenk	Stressaufnahme im Scheuba-Gerät a.p.	112
Lig. fibulotalare ant.-Verletzung	Stressaufnahme im Scheuba-Gerät seitlich	113
Fuß – stehfähig und	Fuß-Ganzaufnahme (Doppelbelichtung) dorso-plantar im Stehen und	114
	Fuß seitlich stehend	117
– nicht stehfähig	Fuß dorso-plantar sitzend und	115
	Fuß schräg im Sitzen	118 a
Vorfuß	Vorfuß dorso-plantar oder planto-dorsal	116
	Vorfuß schräg im Sitzen	118 b
Großzehe	dorso-plantar und seitlich	124
Zehen	dorso-plantar oder planto-dorsal	125
	seitlich	126
Zehengrundgelenke, Sesambeine	Vorfuß tangential	123
Rückfuß	Rückfuß schräg im Sitzen	119
Fersensporn, Kalkanodynie	Fersenbein dorso-plantar (axial) und/oder	120
	Fersenbein seitlich liegend	121
Klumpfuß	Diagnostik	127/128
Beinlängen	orthograde Messaufnahme	130

Indikation

Wie bei allen belasteten Gelenken ist auch hier, wenn möglich, die Stehaufnahme wegen ihrer größeren Aussagefähigkeit zu bevorzugen.

Format

13/18 oder 18/24, quer, zweigeteilt

Schriftmarkierung

R oder L
stehend (oder liegend)

Vorbereitung

Unterkörper entkleiden bis auf Unterhose
Bleischürze

Lagerung

Variante A
Patient steht auf einer Fußbank oder einem Hocker mit dem Rücken zum Stativ. Kniescheibe frontalisiert, Neutralstellung im Sprunggelenk ist im Stehen gewährleistet (Abb. 109.1)

Variante B
Rückenlage, Beine gestreckt mit frontalisierter Kniescheibe und Rechtwinkelstellung im Sprunggelenk (Abb. 109.2 und 109.3). Der Fuß ist etwa 15° einwärts gedreht (Abb. 109.4).

Aufnahmetechnik

400er Folie
Röntgenkassette *Variante A: stehend* zwischen Rückfuß und Rasterwandstativ.
Variante B: auf dem Tisch.
Zentralstrahl senkrecht auf Sprunggelenkspalt (= 1 cm oberhalb Innenknöchelspitze mittig, Abb. 109.1 und 109.2).

	kV/mAs	Punkte	eigene Belichtung
Kinder 10 Jahre	48/5	−2	....
normale Erwachsene	50/6,3	0	....
kräftige Erwachsene	50/8	+1	....

Kriterium

Sprunggelenk vollständig anterior-posterior abgebildet, ohne Doppelkonturen frei durchsichtig, auch im Bereich vom Innen- und Außenknöchel (Abb. 109.5 – 15°).

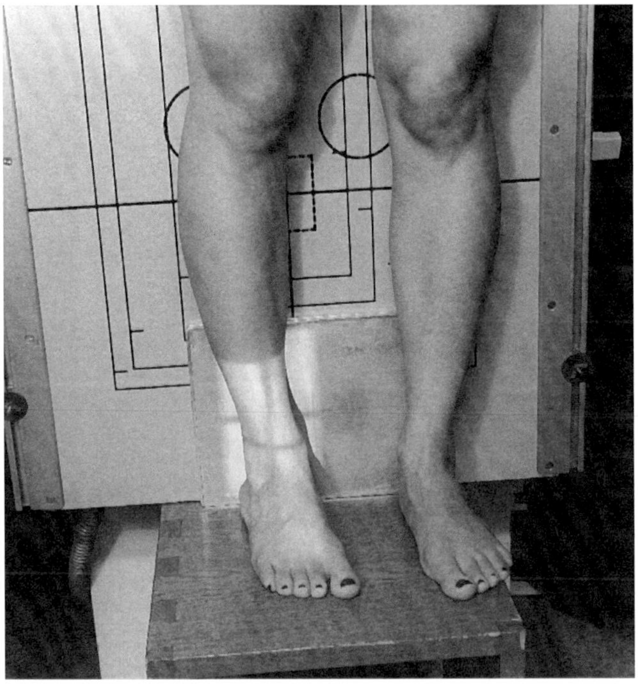

Abb. 109.**1**
Stehend auf einem Hocker mit etwa 10° bis 15° einwärts gedrehtem Fuß. Die Röntgenkassette wird zwischen Fuß und Rasterwandstativ aufrecht gehalten, hier 18/24-Format für die ergänzende Seitaufnahme des Sprunggelenkes im Stehen.

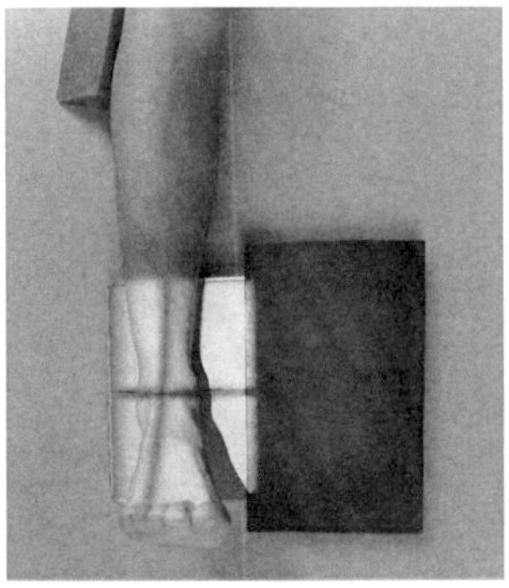

Abb. 109.**2**

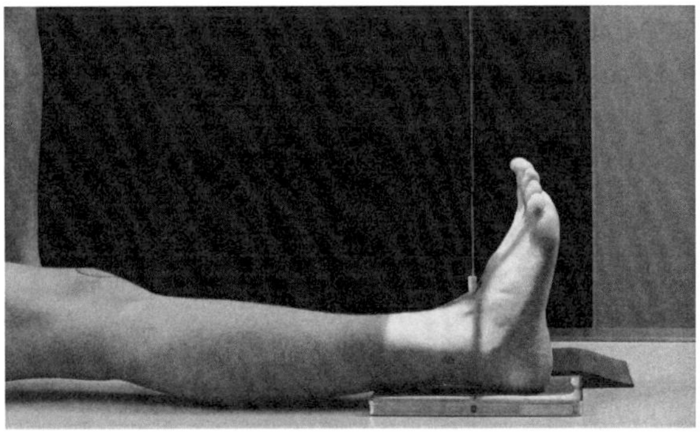

Abb. 109.**3**

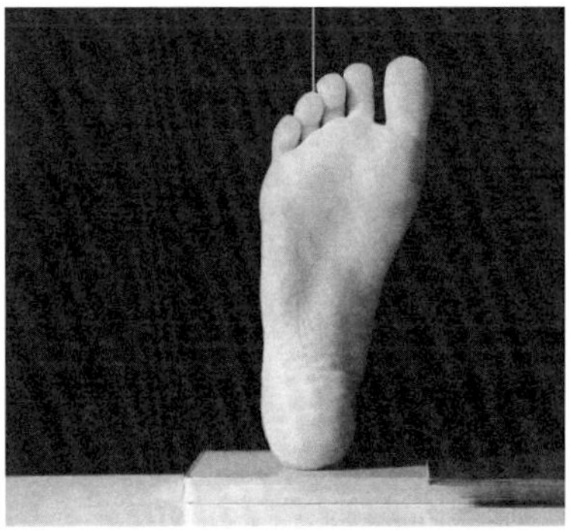

Abb. 109.**4**

Abb. 109.2 und 109.3 und 109.4
Liegend auf dem Rastertisch mit rechtwinklig gehaltenem Sprunggelenk und etwa 15° einwärts gedrehtem Fuß.

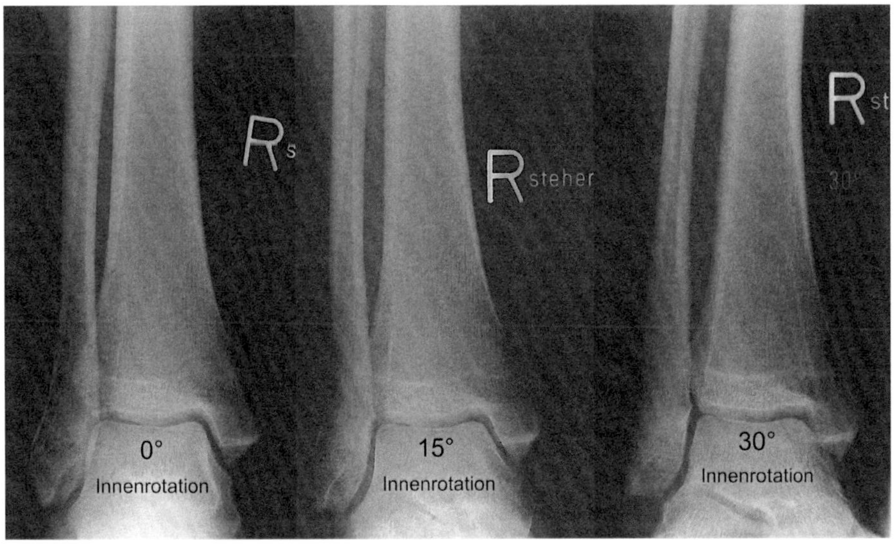

Abb. 109.**5**
Orthograd einsehbares oberes Sprunggelenk mit freiem Einblick nur bei 15° Innenrotation.

Indikation

Wie bei allen gewichttragenden Gelenken ist auch hier, wenn möglich, die Stehaufnahme wegen ihrer größeren Aussagefähigkeit zu bevorzugen.

Format

13/18 (oder 18/24, quer, zweigeteilt)

Schriftmarkierung

R oder L
stehend (oder liegend)

Vorbereitung

Unterkörper entkleiden bis auf Unterhose! Bleischürze

Lagerung

Variante A
Patient steht auf einer Fußbank oder einem Hocker mit dem Rücken zum Stativ. Kniescheibe und Knöchelgabel senkrecht zur Filmebene = Stativ (Abb. 110.1).

Variante B
Seitenlage, Rechtwinkelstellung im Sprunggelenk, Außenknöchel der Kassette anliegend (Abb. 110.2). Damit eine rein seitliche Abbildung des Sprunggelenkes gelingt, müssen die Malleolen genau übereinander liegen und der Vorfuß mit Bocollo etwas angehoben werden (Abb. 110.3 und 110.4).

Variante C
Bei speziellen Fragestellungen, z.B. bei Planung der Lambrinudi-Operation, sind auch seitliche Funktionsaufnahmen des Sprunggelenkes in maximaler Plantarflexion angezeigt (Abb. 110.6).

Aufnahmetechnik

400er Folie
Röntgenkassette
Variante A: stehend zwischen Fuß und Rasterwandstativ.
Variante B: auf dem Tisch liegend.
Zentralstrahl senkrecht auf Sprunggelenkspalt (Abb. 110.2).

	kV/mAs	Punkte	eigene Belichtung
Kinder 10 Jahre	48/5	−2	....
normale Erwachsene	50/6,3	0	....
kräftige Erwachsene	50/8	+1	....

Kriterium

Oberes und unteres Sprunggelenk rein seitlich abgebildet mit Darstellung auch des Chopart-Gelenkes und des Fersenbeines (Abb. 110.5 und 110.6).

Bernau A.: Long-term results following Lambrinudi arthrodesis. J. Bone Jt. Surg. 59-A (1977) 473–479.

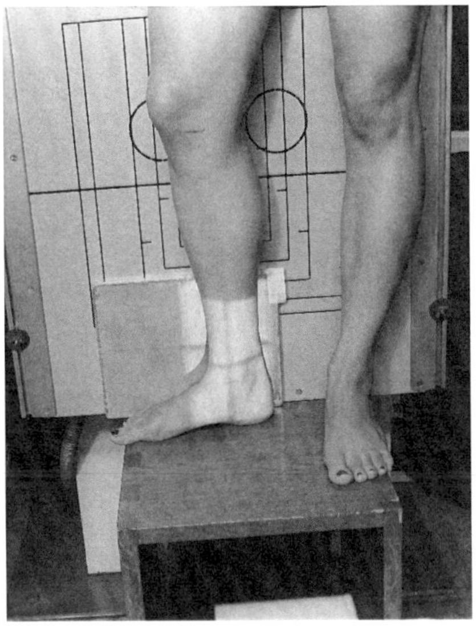

Abb. 110.**1**
Fuß steht seitlich auf einem Hocker, Kniescheibe senkrecht zum Rasterwandstativ, die Röntgenkassette zwischen Fuß/Außenknöchel und Rasterwandstativ.

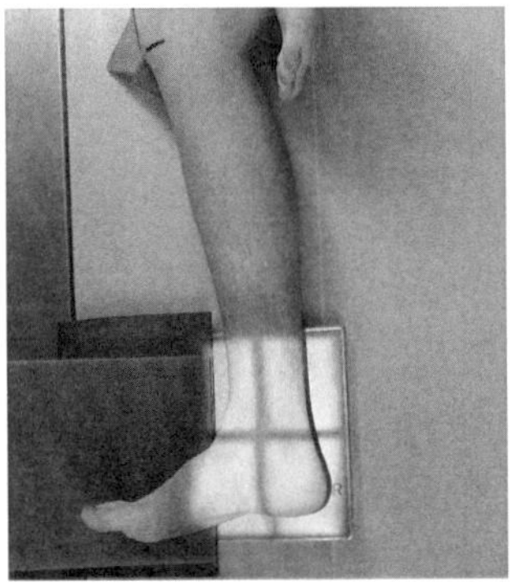

Abb. 110.**2**

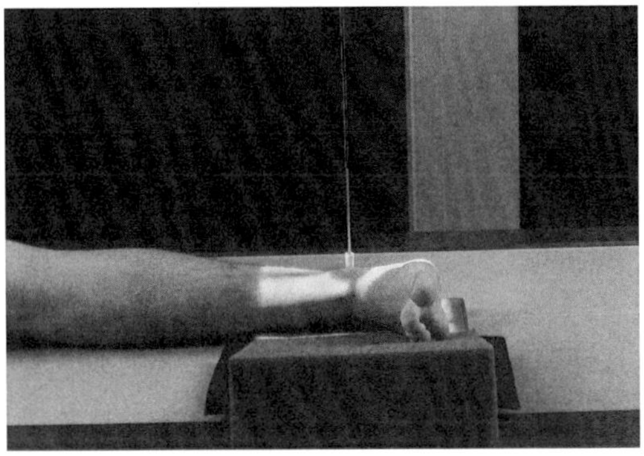

Abb. 110.**3**

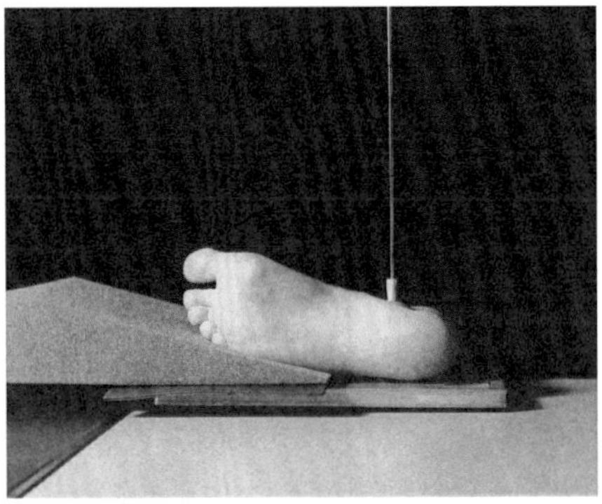

Abb. 110.**4**

Abb. 110.2, 110.3, 110.4
Fuß liegt in Rechtwinkelstellung mit dem Außenknöchel auf der Kassette, Vorfuß 15° angehoben auf einem Bocollo.

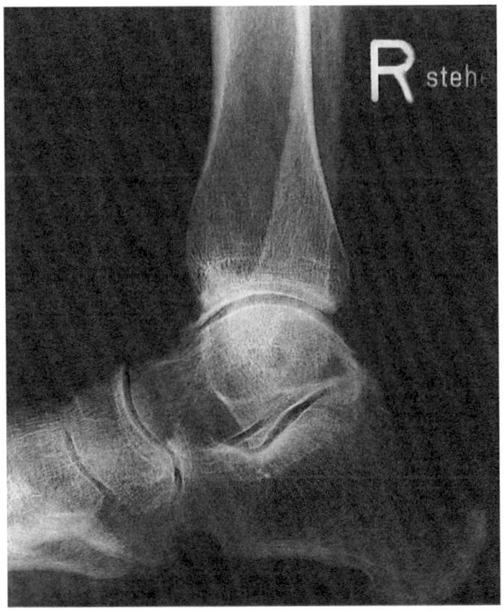

Abb. 110.**5**
Oberes und unteres Sprunggelenk, Chopartgelenk und Fersenbein rein seitlich abgebildet.

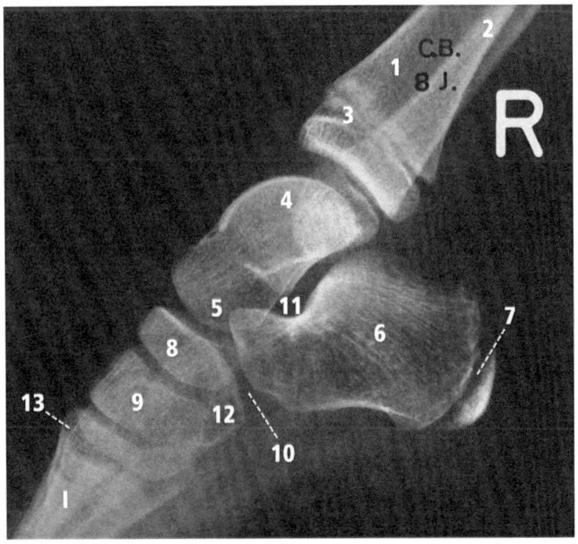

1 Tibia
2 Fibula
3 distale Epiphysenfuge der Tibia
4 Talusrolle
5 Taluskopf
6 Calcaneus
7 Epiphysenfuge des Calcaneus
8 Os naviculare
9 Os cuneiforme mediale
10 Chopartgelenk
11 Sinus tarsi (Sulcus calcaneus)
12 Os cuboideum
13 proximale Epiphysenfuge des Metatarsale I
I Os metatarsale I

Abb. 110.**6**
Funktionsaufnahme des rechten Fußes in maximaler Spitzfußstellung als Planungsgrundlage zum Beispiel vor einer Lambrinudi-Operation.

111a Oberes Sprunggelenk schräg liegend: Innenrotation

Indikation

Bei Verletzungen und Erkrankungen des oberen Sprunggelenks kann die Beurteilung in Ergänzung der Standardprojektionen durch Schrägaufnahmen oft wesentlich verbessert werden.

Format

13/18, hoch

Schriftmarkierung

R 45° oder L 45°
Innenrotation

Vorbereitung

Unterkörper entkleiden bis auf Unterhose! Bleischürze

Lagerung

Rückenlage, Kniegelenk gestreckt, Neutralstellung im Sprunggelenk. Aufnahme in 45° Einwärtsdrehung des Unterschenkels, (Abb. 111.1, 111.2).

Aufnahmetechnik

400er Folie
Röntgenkassette *auf dem Tisch.*
Zentralstrahl senkrecht auf Sprunggelenkspalt (= 1 cm oberhalb Außenknöchelspitze, Abb. 111.2).

	kV/mAs	Punkte	eigene Belichtung
normale Erwachsene	50/6,3	0	....
kräftige Erwachsene	50/8	+1	....

Kriterium

Oberes, teilweise auch unteres Sprunggelenk gut einsehbar abgebildet, (Abb. 111.3), mit Darstellung auch des Fersenbeines.

111b Oberes Sprunggelenk schräg liegend: Außenrotation

Indikation

Bei Verletzungen oder Erkrankungen des oberen Sprunggelenkes kann die Beurteilung in Ergänzung der Standardprojektionen durch Schrägaufnahmen oft wesentlich verbessert werden.

Format

13/18
hoch

Schriftmarkierung

R 45° oder L 45°
Außenrotation

Vorbereitung

Unterkörper entkleiden bis auf Unterhose
Bleischürze

Lagerung

Rückenlage, Kniegelenke gestreckt, Neutralstellung im Sprunggelenk. Aufnahme in 45° Auswärtsdrehung des Unterschenkels (Abb. 111.4 und 111.5).

Aufnahmetechnik

400er Folie
Röntgenkassette *auf dem Tisch.*
Zentralstrahl senkrecht auf Sprunggelenkspalt (= etwa Innenknöchelspitze Abb. 111. 5).

	kV/mAs	Punkte	eigene Belichtung
normale Erwachsene	50/6,3	0	....
kräftige Erwachsene	50/8	+1	....

Kriterium

Oberes Sprunggelenk gut einsehbar abgebildet (Abb. 111.6), mit Darstellung auch des Fersenbeines.

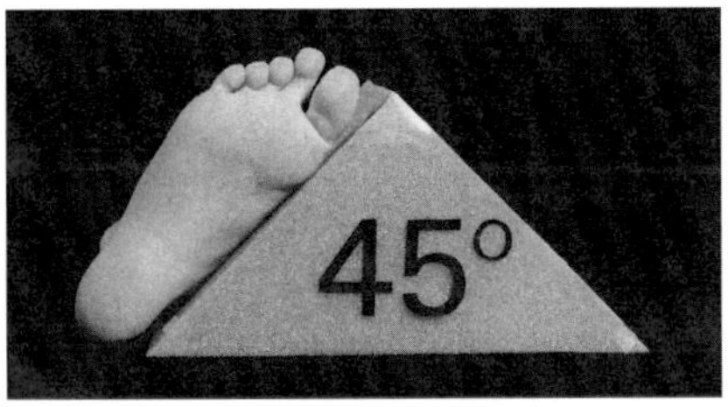

Abb. 111.**1**

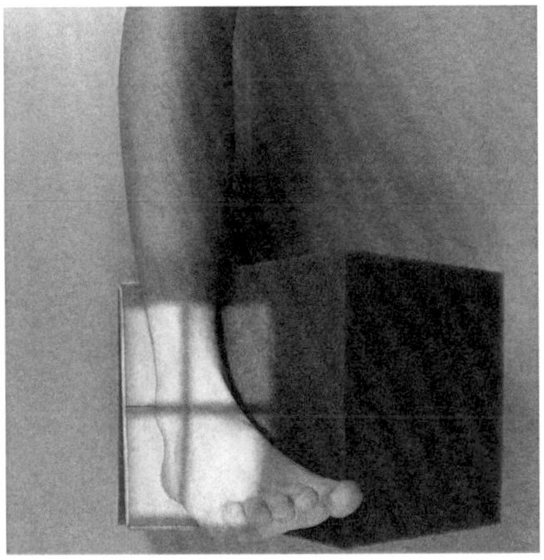

Abb. 111.**2**

Abb. 111.1 und 111.2
Bein gestreckt, 90°-Stellung im Sprunggelenk, 45° einwärts gedreht.

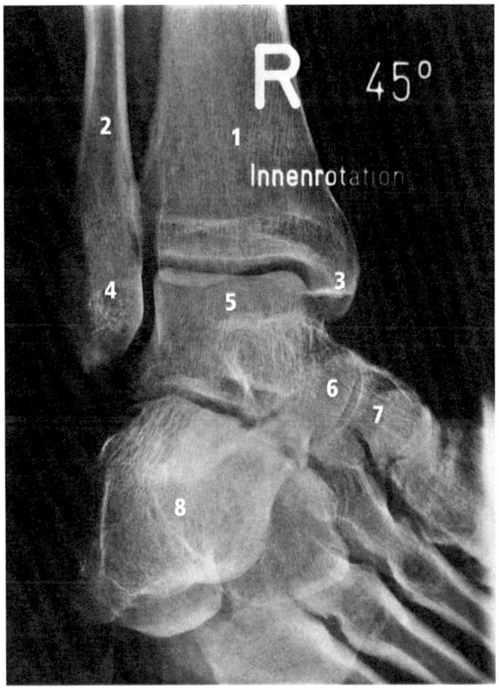

Abb. 111.**3**
Innenrotationsaufnahme oberes Sprunggelenk.

1 Tibia
2 Fibula
3 Malleolus medialis
4 Malleolus lateralis
5 Trochlea tali
6 Taluskopf
7 Os naviculare
8 Calcaneus
9 Sustentaculum tali

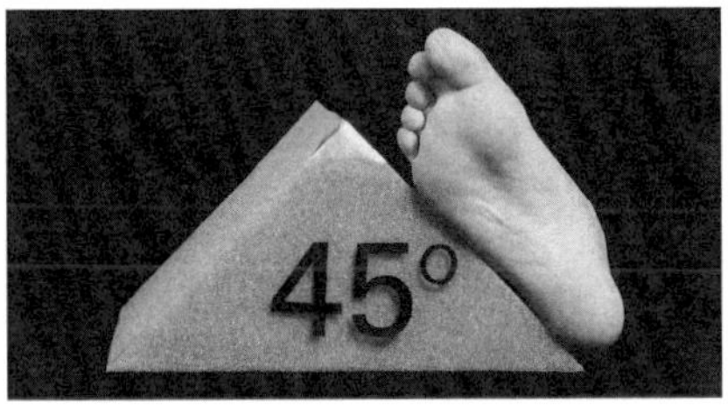

Abb. 111.**4**

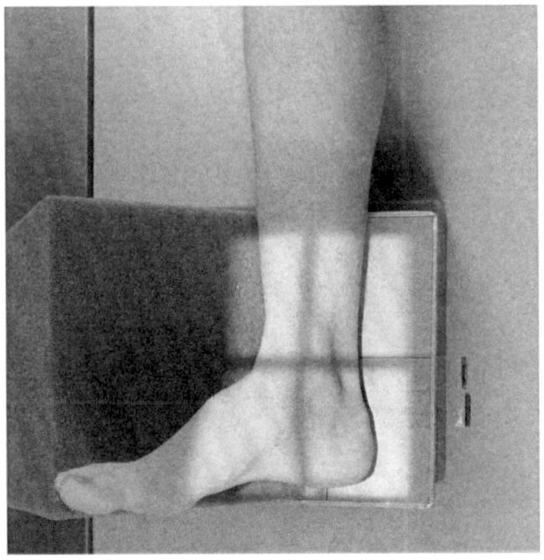

Abb. 111.**5**

Abb. 111.4 und 111.5
Bein gestreckt, 90°-Stellung im Sprunggelenk, 45° auswärts gedreht.

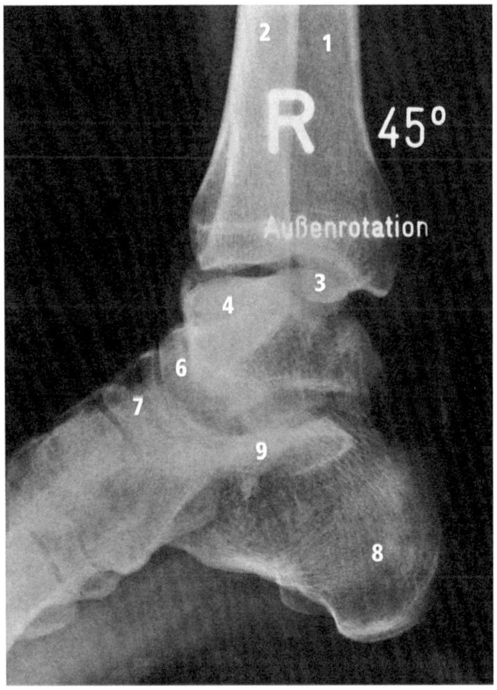

Abb. 111.**6**
Außenrotationsaufnahme oberes Sprunggelenk.

Indikation

Bei Verdacht auf Verletzung der fibularen Bänder ist die gehaltene Aufnahme im Strahlengang a.p., bei vermuteter Verletzung allein des Ligamentum fibulo-talare anterius die Aufnahme im seitlichen Strahlengang angezeigt. Im Regelfall seitenvergleichende Aufnahmen. Parallel zum dominierenden Trend, Außenbandverletzungen der Sprunggelenke konservativ zu behandeln, wird auch die Indikation zu diesen Aufnahmen heute (2009) teilweise zurückhaltender gestellt. Andererseits erscheint eine verlässliche und reproduzierbare Information über den Verletzungsgrad unverändert erforderlich, wenn über Art und Dauer der (vorwiegend konservativen) Behandlung entschieden werden muss.

Format

13/18, hoch

Schriftmarkierung

R oder L
Stressaufnahme 12 kp

Vorbereitung

Unterkörper entkleiden bis auf Unterhose! Bleischürze

Lagerung

Bei bestimmungsgerechter Anwendung des Scheuba-Geräts (Abb. 112.1, 112.2) wird – im Langsitz (Abb. 112.1) mit leicht gebeugten Kniegelenken – der Fuß in 15° Innenrotation in einem Fußhalteteil gelagert und die Ferse durch Andrücken eines Schwenkbügels stabil fixiert. Entscheidend ist Sicherstellung dieses stabilen Fersensitzes. Der Gegendruck von medial erfolgt über eine gummigepolsterte Pelotte, deren Unterrand etwa fingerbreit oberhalb des Innenknöchels gelegen sein soll (Abb. 112.2). Die Drucksteigerung erfolgt langsam über einen Drehgriff mit kontinuierlicher Digitalanzeige in kp (daN). Diese langsame Drucksteigerung wird auch von verletzten Patienten in aller Regel gut toleriert. Die traumatisierte Seite soll zuerst untersucht werden.

Aufnahmetechnik

400er Folie
Röntgenkassette *auf dem Tisch.*
Zentralstrahl senkrecht auf Mitte Sprunggelenkspalt.

	kV/mAs	Punkte	eigene Belichtung
normale Erwachsene	50/6,3	0	....
kräftige Erwachsene	50/8	+1	....

Kriterium

Seitenvergleichbarkeit muss gewährleistet sein. Das Sprunggelenk ist frei durchsichtig bei ca. 15° Innendrehung des Unterschenkels. Nur unter dieser Voraussetzung ist eine signifikant unterschiedliche Aufklappbarkeit des „äußeren“ Sprunggelenkes verwertbar (Abb. 112.3, 112.4).
Beurteilung: Die laterale Aufklappbarkeit wird als Winkel zwischen den Tangenten an der distalen Tibiagelenkfläche und der planen Gelenkfläche der Talusrolle gemessen (Abb. 112.3).

Forster, G., G. Scheuba, E. G. Weber: Die standardisierte „gehaltene Aufnahme“ zur Diagnostik der Bandverletzungen an der unteren Extremität. Act. Chir. 13 (1978) 239–252.

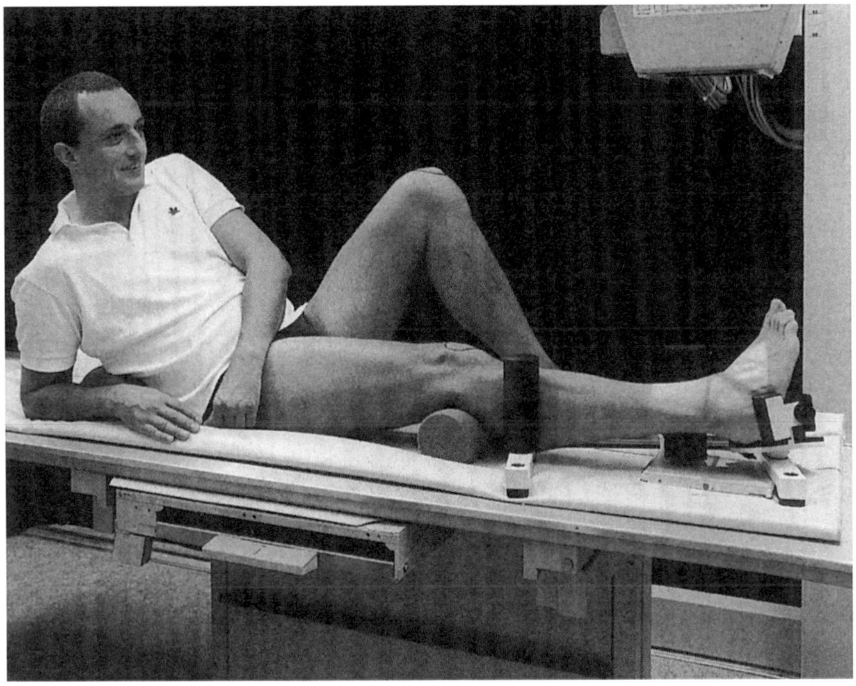

Abb. 112.**1**

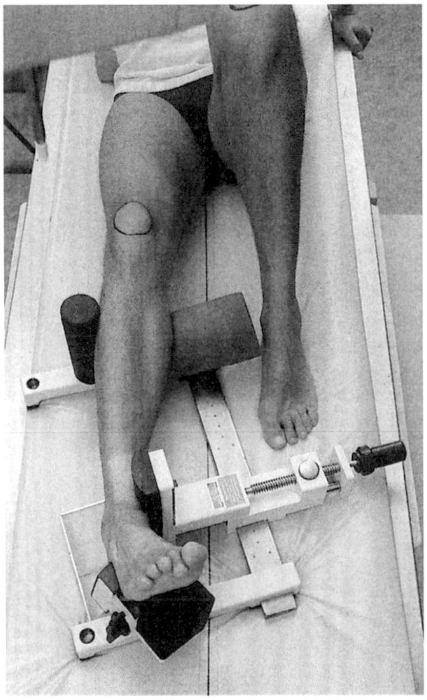

Abb. 112.**2**

Abb. 112.1 und 112.2
Lagerung für Stressaufnahme oberes Sprunggelenk a.p. im Scheuba-Gerät.

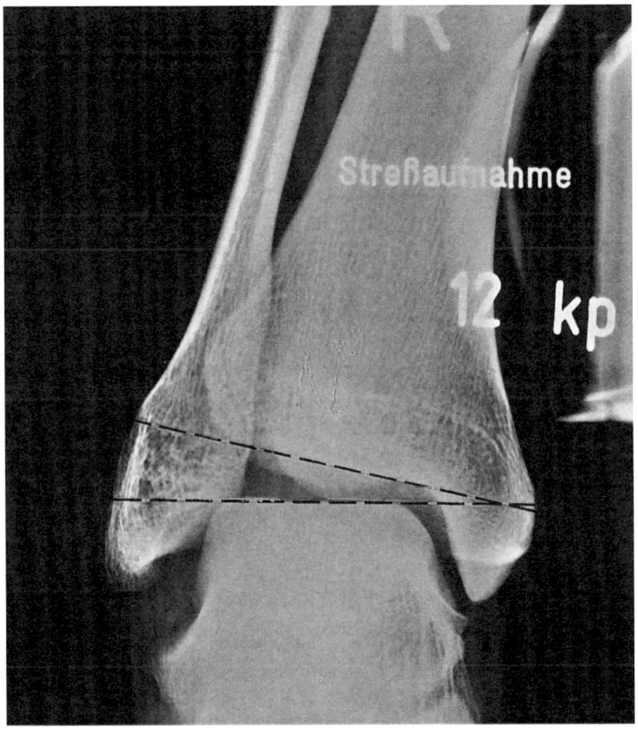

Abb. 112.**3**

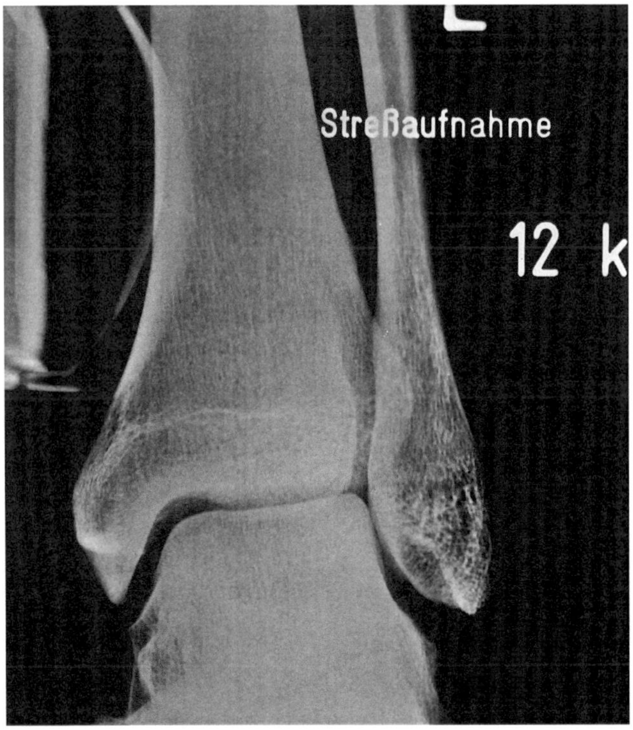

Abb. 112.**4**

Abb. 112.3 und 112.4
Korrekt seitenvergleichbare Aufnahmen des oberen Sprunggelenkes im Scheuba-Gerät wegen der Frage einer Außenbandverletzung mit nachgewiesener Instabilität rechts.

Indikation

Bei Verdacht auf alleinige Verletzung des Ligamentum fibulotalare anterius ist die – von Hupfauer eingeführte – gehaltene Aufnahme im seitlichen Strahlengang angezeigt, bei vermuteter Verletzung weiterer fibularer Bänder die gehaltene Aufnahme im a.p.-Strahlengang (Einstellung 112). Im Regelfall seitenvergleichende Aufnahmen.

Format

13/18, hoch

Schriftmarkierung

R oder L
Stressaufnahme 15 kp

Vorbereitung

Unterkörper entkleiden bis auf Unterhose! Bleischürze

Lagerung

Bei bestimmungsgerechter Anwendung des Scheuba-Gerätes (Abb. 113.1 und 113.2) wird – im halbseitlichen Langsitz die Ferse seitlich bei mindestens 30° Kniebeugung in das Fußhalteteil gelagert. Sie darf im Gegensatz zur Einstellung 112 *nicht* mit dem Schwenkbügel fixiert werden.
Der Gegendruck von vorn erfolgt über eine gummigepolsterte Pelotte, deren Unterrand gut 1 cm oberhalb des Innenknöchels ansetzen soll. Die Drucksteigerung erfolgt langsam über einen Drehgriff mit kontinuierlicher Digitalanzeige in kp (daN). Diese langsame Drucksteigerung wird auch von verletzten Patienten in aller Regel gut toleriert, eine Lokalanästhesie ist darum für diese Aufnahme nicht notwendig. Die traumatisierte Seite soll zuerst untersucht werden.
Besonders im Hinblick auf kräftige Patienten ist eine Drucksteigerung bis 15 kp anzustreben. Damit der bei dieser Aufnahme sich stets zunächst aufbauende Muskelhypertonus abklingen kann, ist es notwendig, nach der Einstellung noch 1 min zu warten bevor die Aufnahme ausgelöst wird.

Aufnahmetechnik

400er Folie
Röntgenkassette *waagrecht auf dem Tisch.*
Zentralstrahl auf Mitte Sprunggelenkspalt und Kassettenmitte.

	kV/mAs	Punkte	eigene Belichtung
normale Erwachsene	50/6,3	0	....
kräftige Erwachsene	50/8	+1	....

Kriterium

Seitenvergleichbarkeit muss gewährleistet sein: Talusrolle von der Seite im Profil mit scharfer strichförmiger Abbildung der proximalen Gelenkfläche. Gleichzeitig decken sich auch die Überlagerungsschatten von Tibia und Fibula. Nur unter dieser Voraussetzung ist eine unterschiedliche Dorsalverschieblichkeit der Tibia gegenüber der Talusrolle verwertbar (Abb. 103.3, 103.4).

Beurteilung: Als Maß für den Talusvorschub wird die Distanz zwischen dorsaler Zirkumferenz der Talusrolle und dem Hinterrand der Tibiagelenkfläche im Seitbild bestimmt (Abb. 113.3, 113.4).

Hupfauer, W.: Beitrag zur Diagnostik der frischen fibularen Bandruptur. Mschr. Unfallheilkunde 73 (1970) 178–184.

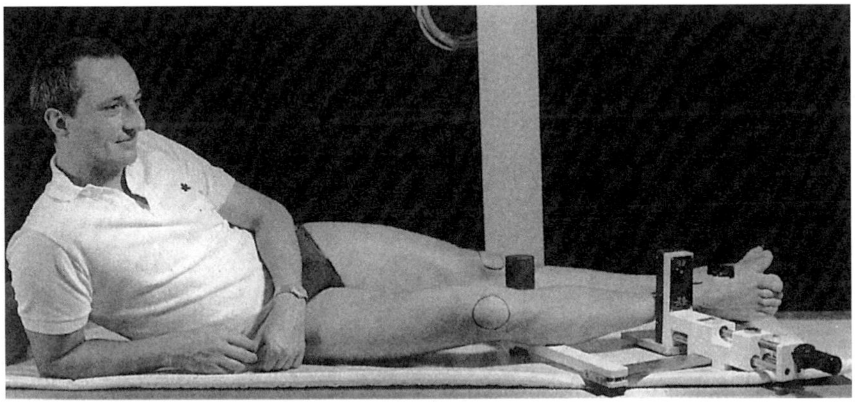

Abb. 113.**1**

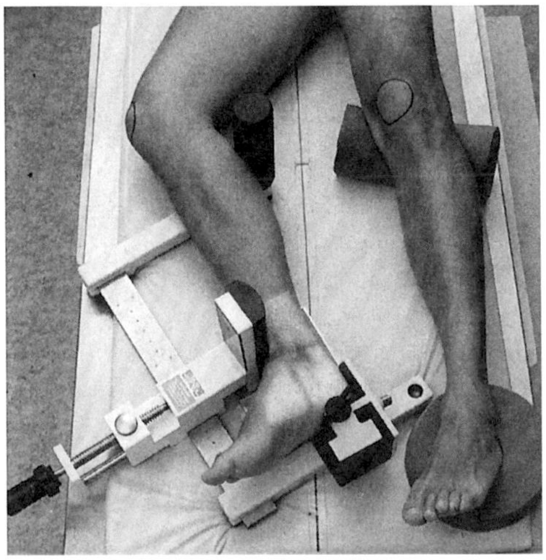

Abb. 113.1 und 113.2
Lagerung für Stressaufnahme oberes Sprunggelenk seitlich im Scheuba-Gerät.

Abb. 113.**2**

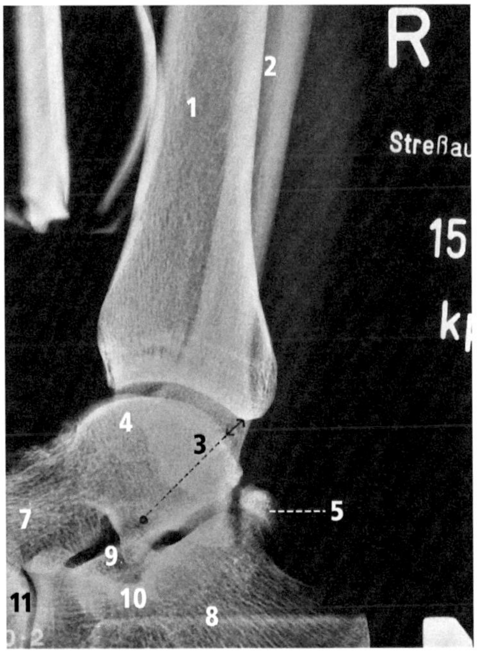

Abb. 113.**3**

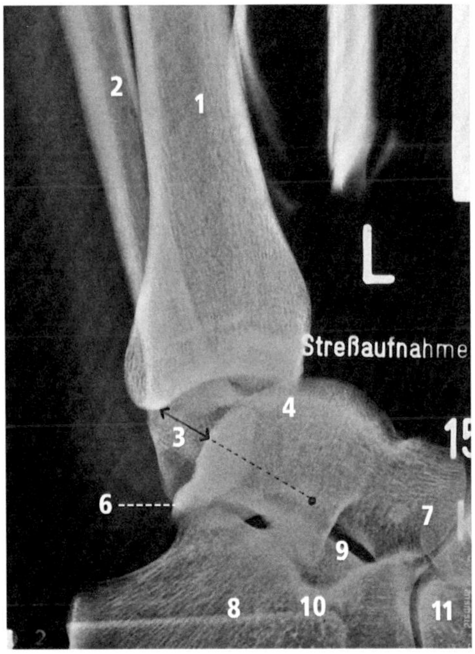

Abb. 113.**4**

1 Tibia
2 Fibula
3 Malleolus lateralis
4 Talusrolle
5 Os trigonum
6 Processus posterior tali
7 Taluskopf
8 Calcaneus
9 Sinus tarsi
10 Sustentaculum tali
11 Os cuboideum

Abb. 113.3 und 113.4
Korrekte seitliche Stressaufnahme des oberen Sprunggelenkes im Scheuba-Gerät mit 15 kp Belastung und nachgewiesener Insuffizienz des Lig. fibulotalare anterius links.

Indikation

Alle Gewicht tragenden Gelenke werden, wenn möglich, in natürlicher Belastungsposition, das heißt **im Stehen** geröntgt, so auch der Fuß. Dabei ist für eine aussagekräftige Bildgebung entscheidend, dass der Fuß tatsächlich mit dem Körpergewicht möglichst voll belastet wird. Die Belastungsaufnahme von **Vor- und Mittelfuß** erfolgt in der unter *„1. Aufnahme"* beschriebenen Technik. Die **Ganzaufnahme** einschließlich des **Rückfußes** entsteht durch Doppelbelichtung auf denselben Film bei dem unter *„2. Aufnahme"* beschriebenen Vorgehen.

Format

24/30 oder 20/40 je nach Länge des Fußes
hoch

Schriftmarkierung

R oder L
stehend

Vorbereitung

Unterkörper entkleiden bis auf Unterhose! Bleischürze

Lagerung, 1. Aufnahme

Patient steht mit einem Fuß auf der Kassette, die auf dem Boden liegt (Abb. 114.1). Damit die Fußposition nicht geändert wird, Fixierung des Fußes auf der Kassette mit einem Pflaster. Der andere Fuß ist in Schrittstellung hinter den auf der Kassette stehenden gesetzt (Abb. 114.2).

Aufnahmetechnik

400er Folie
Röntgenkassette *auf dem Fußboden.*
Zentralstrahl 15° schräg dorso-plantar auf Mitte des 2. Mittelfußknochens und Kassettenmitte (Abb. 114.2). Aluminiumkeilfilter zum Kontrastausgleich.

	kV/mAs	Punkte	eigene Belichtung
Kinder 10 Jahre	46/6,3	−2	....
normale Erwachsene	48/8	0	....
kräftige Erwachsene	48/10	+1	....

Kriterium

Diese Aufnahme von *Vorfuß und Mittelfuß* ist je nach Fragestellung für sich verwertbar oder sie kann durch Doppelbelichtung (+ 2. Aufnahme *Ferse*) zu einer **Ganz**aufnahme des Fußes komplettiert werden.

Lagerung, 2. Aufnahme

Zuerst im Sprunggelenksbereich die Projektionsgrenze des Lichtvisiers der 1. Aufnahme auf der Haut anzeichnen (Abb. 114.3). Unter strikter Vermeidung einer Änderung der Fußposition auf der Röntgenkassette, oder der Röntgenkassette auf dem Boden, wird jetzt der andere Fuß in Schrittstellung **vor** den auf der Kassette stehenden Fuß gesetzt (Abb. 114.3 und 114.4). Bei diesem Manöver soll der Patient sich mit den Händen am Röntgentisch abstützen, damit der „Kassettenfuß" oder die Kassette nicht verrutschen.
Zentralstrahl auf Mitte des Fersenbeines 15° schräg dorso-plantar auf Kassette. Aufblendung des Lichtvisiers bis knapp über die Hautmarkierung der 1. Aufnahme hinausgehend (Abb. 114.4).

	kV/mAs	Punkte	eigene Belichtung
Kinder 10 Jahre	52/2,5	−2	....
normale Erwachsene	55/3,2	0	....
kräftige Erwachsene	55/4	+1	....

Kriterium

Vollständige, überlagerungsfreie Abbildung des ganzen Fußes dorso-plantar einschließlich des Rückfußes und der Fußwurzelgelenke (Abb. 114.5 und 114.6).

Fischer-Wasels, J.: Zur Röntgentechnik der Fußwurzeldarstellung. Z. Orthop. 86 (1955) 468–470.

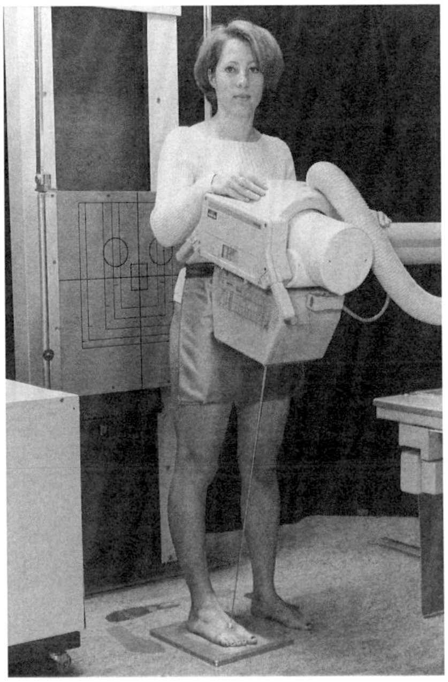

Abb. 114.**1**
Ausgangsstellung für die Aufnahme von Vor- und Mittelfuß im Stehen mit 15° dorso-plantar einfallendem Zentralstrahl.

Abb. 114.2
Grundposition für die 1. Aufnahme bzw. Aufnahme allein von Vor- und Mittelfuß mit besonderer Belastung des „Aufnahmefußes".

Abb. 114.3
Markierung der Einblendung des Lichtvisiers im Fersenbereich. Wechsel des Gegenfußes von hinten nach vorn.

Abb. 114.4
Einblendung auf die Ferse für 2. Belichtung auf demselben Film.

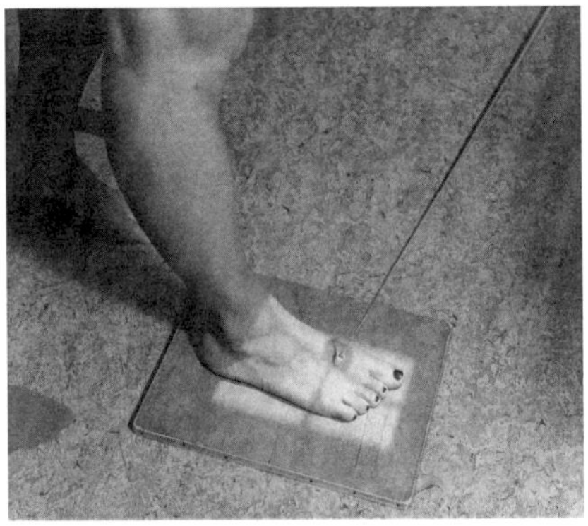

Abb. 114.**2**

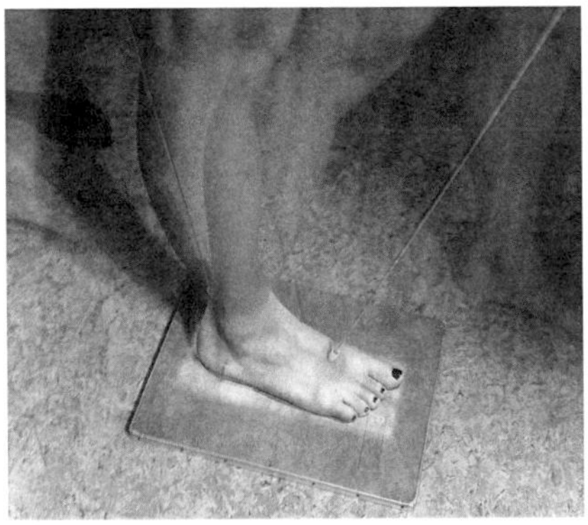

Abb. 114.**3**

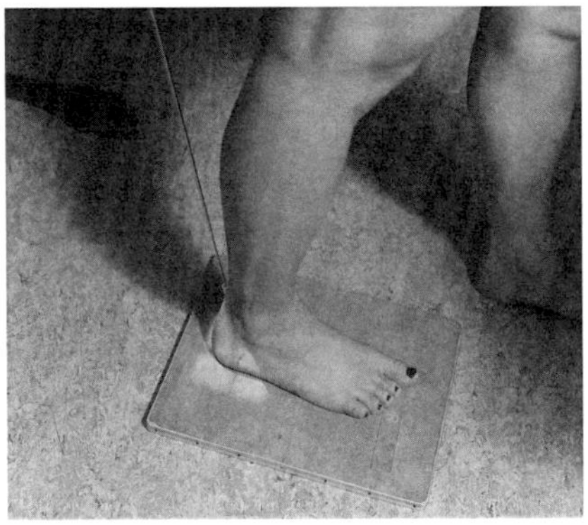

Abb. 114.**4**

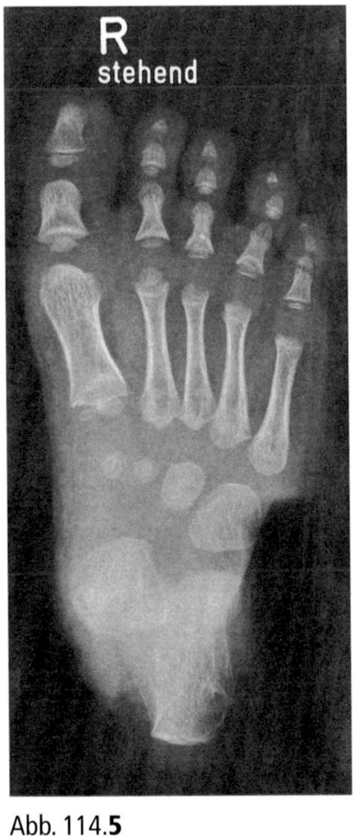

Abb. 114.**5**

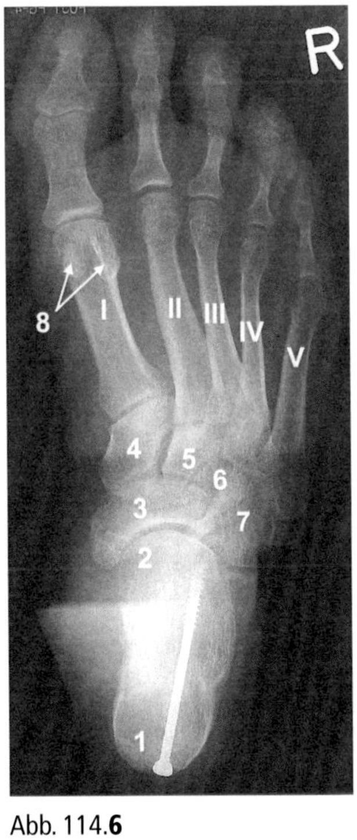

Abb. 114.**6**

1 Calcaneus
2 Taluskopf
3 Os naviculare
4 Os cuneiforme mediale
5 Os cuneiforme intermedium
6 Os cuneiforme laterale
7 Os cuboideum
8 Ossa sesamoidea
I–V Ossa metatarsalia I–V

Abb. 114.5 und 114.6
Ganzaufnahme von kindlichem und von erwachsenem Fuß durch Doppelbelichtung dorso-plantar.

Indikation Bei nicht stehfähigem Patienten Aufnahme im Sitzen

Format 24/30 oder 18/24, je nach Länge des Fußes
hoch

Schriftmarkierung R oder L, sitzend

Vorbereitung Schuhe und Strümpfe ausziehen! Bleischürze, die zwischen den Beinen durchhängen soll.

Lagerung Patient sitzt auf dem Röntgentisch, gleichseitiges Hüft- und Kniegelenk gebeugt, Fuß steht mit der Fußsohle auf Kassette (Abb. 115.1, 115.2).

Aufnahmetechnik 400er Folie
Röntgenkassette *auf dem Tisch.*
Zentralstrahl senkrecht auf Mitte des 2. Mittelfußknochens und Kassettenmitte (Abb. 115.2).
Aluminiumkeilfilter zum Kontrastausgleich.

	kV/mAs	Punkte	eigene Belichtung
Kinder 10 Jahre	46/6,3	−2	....
normale Erwachsene	48/8	0	....
kräftige Erwachsene	48/10	+1	....

Kriterium Orthograde Abbildung und gleichmäßige Belichtung (gelingt nur **mit Aluminiumkeilfilter**) von Fußwurzel, Mittelfuß und Zehen (Abb. 115.3).

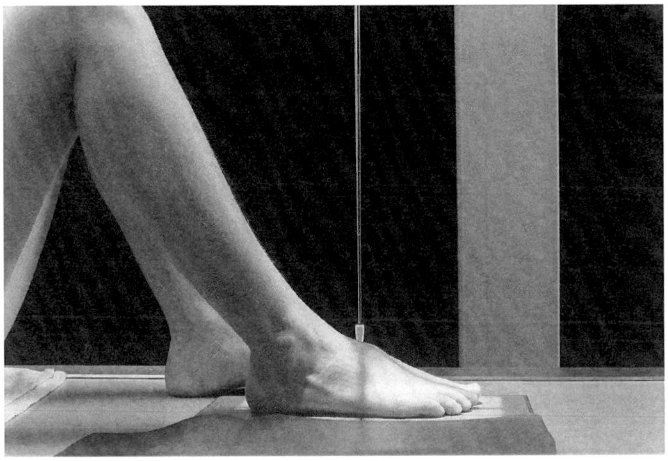

Abb. 115.**1**

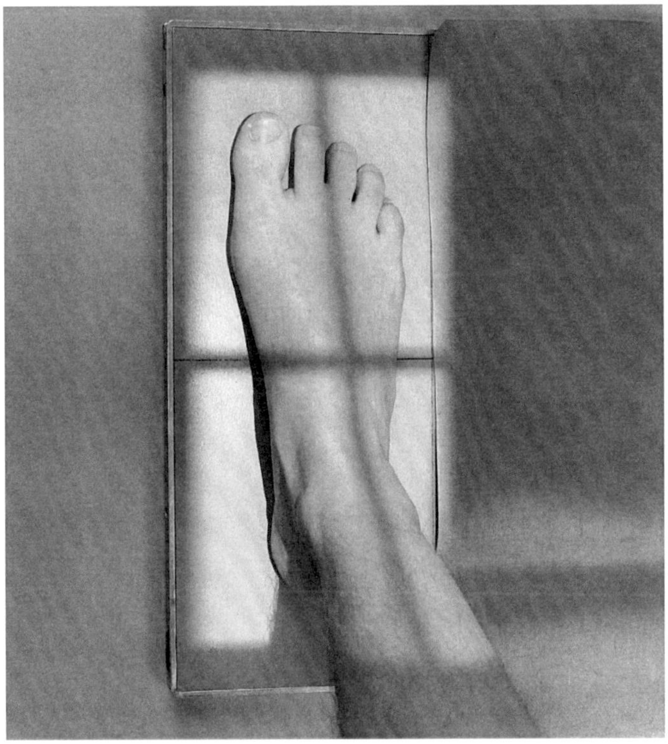

Abb. 115.**2**

Abb. 115.1 und 115.2
Fußaufnahme sitzend auf dem Rastertisch mit Zentrierung auf Mitte des 2. Mittelfußknochens.

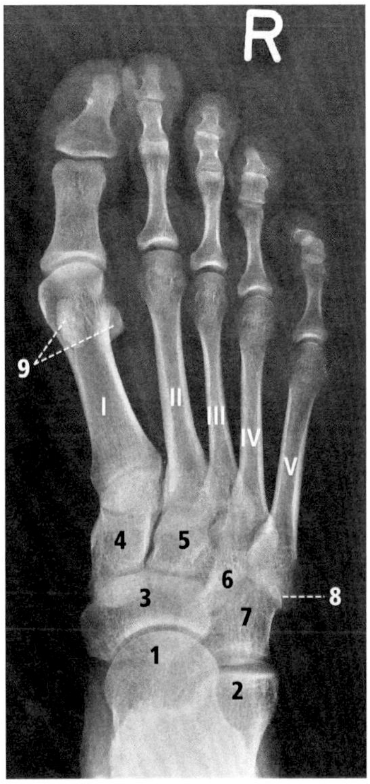

1 Taluskopf
2 Calcaneus
3 Os naviculare
4 Os cuneiforme mediale
5 Os cuneiforme intermedium
6 Os cuneiforme laterale
7 Os cuboideum
8 Tuberositas ossis metatarsi V
9 Ossa sesamoidea
I–V Ossa metatarsalia I–V

Abb. 115.**3**
Von den Zehen bis zum Chopart-Gelenk gleichmäßig belichteter Vor- und Mittelfuß durch Verwendung eines Aluminiumkeilfilters.

Indikation

Bei stehfähigen Patienten Aufnahme analog 1. Aufnahme von Einstellung 114. Als 2. Standardebene empfiehlt sich die aussagekräftige Schrägaufnahme (Einstellung 118 b).

Format

18/24, quer, zweigeteilt oder
13/18 hoch

Schriftmarkierung

R oder L, stehend oder sitzend oder liegend

Vorbereitung

Schuhe und Strümpfe ausziehen! Bleischürze

Lagerung

stehend:
Röntgenkassette *auf dem Fußboden.*
Patient steht mit aufzunehmendem Fuß auf der Kassette, die auf dem Boden liegt (Abb. 116.1). Damit die Fußposition nicht geändert wird, Fixierung des Fußes auf der Kassette mit einem Pflaster. Der andere Fuß wird in Schrittstellung hinter den auf der Kassette stehenden gesetzt.

sitzend:
Patient sitzt auf dem Rastertisch, gleichseitiges Hüft- und Kniegelenk gebeugt, Fuß steht mit der Fußsohle auf der Kassette (Abb. 116.2 und 116.3).

Bauchlage:
Aus der Bauchlage heraus wird der Fußrücken der auf Bocollos erhöht gelagerten Kassette sorgfältig flach aufgelegt (Abb. 116.5 und 116.6).

Aufnahmetechnik

400er Folie

stehend:
Röntgenkassette auf dem *Boden.*
Zentralstrahl 15° schräg dorso-plantar auf Mitte zwischen 2. und 3. Mittelfußknochen und Kassettenmitte (Abb. 116.1).
Aluminiumkeilfilter zum Kontrastausgleich.

sitzend oder liegend:
auf dem *Tisch.*
Zentralstrahl senkrecht auf Mitte zwischen 2. und 3. Mittelfußknochen und Kassettenmitte (Abb. 116.2 bis 116.6).
Aluminiumkeilfilter zum Kontrastausgleich.

	kV/mAs	Punkte	eigene Belichtung
Kinder 10 Jahre	46/5	−2	....
normale Erwachsene	48/6,3	0	....
kräftige Erwachsene	48/8	+1	....

Kriterium

Orthograde Abbildung und gleichmäßige Durchbelichtung (gelingt nur **mit Aluminiumkeilfilter)** von Mittelfuß und Zehen (Abb. 116.4, 116.7).

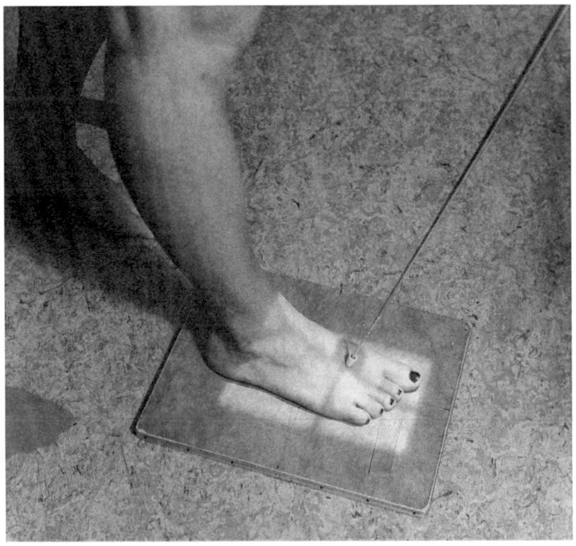

Abb. 116.**1**
Fußaufnahme stehend unter Belastung mit Zentrierung schräg auf die Mitte zwischen 2. und 3. Mittelfußknochen.

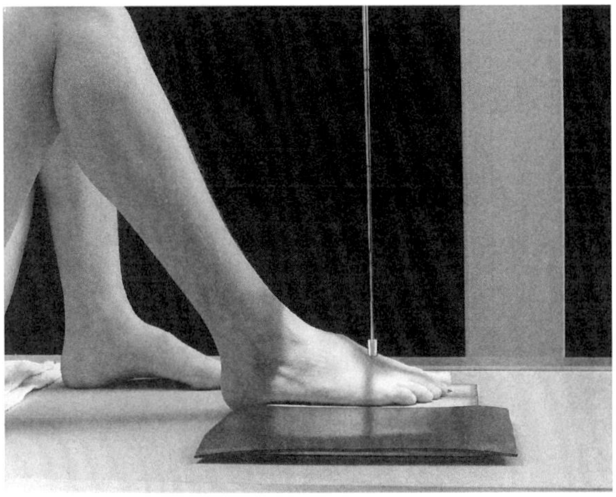

Abb. 116.**2**

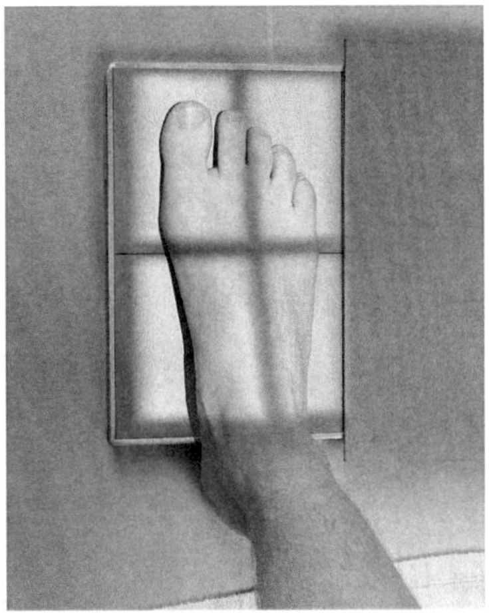

Abb. 116.**3**

Abb. 116.2 und 116.3
Fußaufnahme dorso-plantar sitzend bei nicht stehfähigem Patienten mit senkrecht auf die Mitte des Vorfußes einfallendem Zentralstrahl.

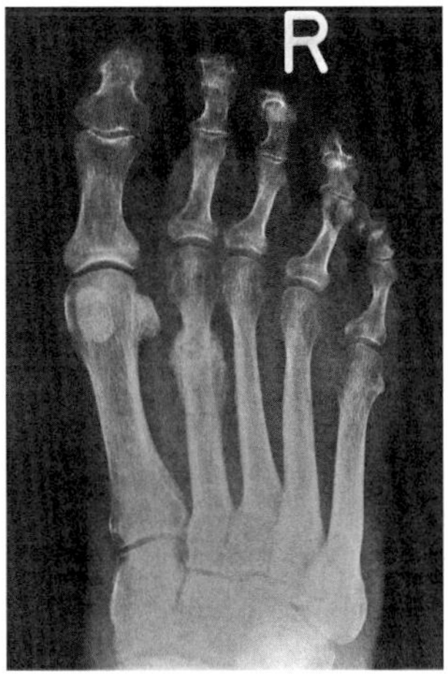

Abb. 116.**4**
Dorso-plantare Aufnahme: gleichmäßig belichteter Vorfuß. Verheilte Metacarpale-2-Fraktur mit Kallusmanschette.

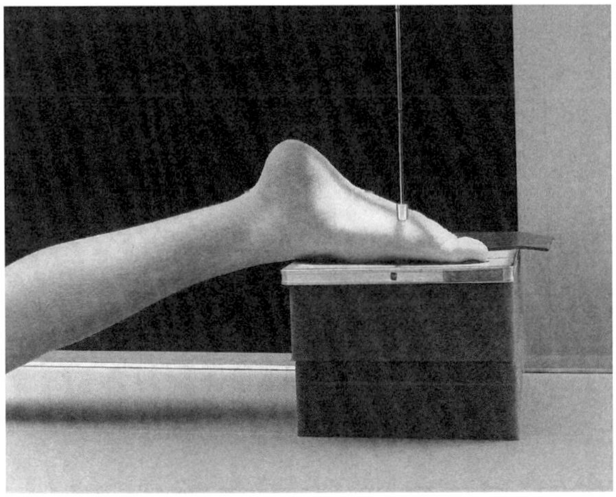

Abb. 116.**5**

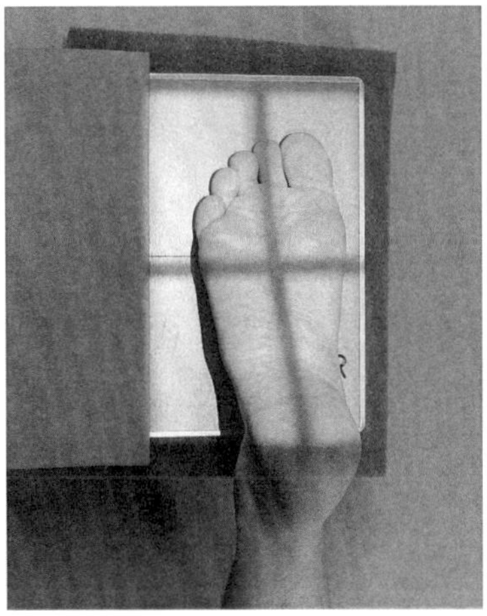

Abb. 116.**6**

Abb. 116.5 und 116.6
Vorfußaufnahme planto-dorsal mit auf Bocollo erhöht gelagertem Fuß.

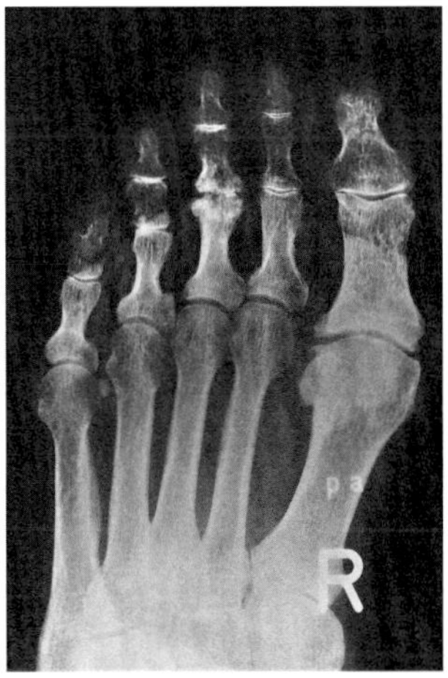

Abb. 116.**7**
Planto-dorsale Vorfußaufnahme mit gutem Einblick in alle Zehengelenke (mit Aluminiumskeilfilter).

Indikation

Bei der Seitaufnahme des Fußes unter Belastung können mediale Längswölbung und Sprunggelenke unter Standardbedingungen beurteilt werden. Bei nicht stehfähigen Patienten sind Aufnahmen im Liegen notwendig. Als 2. Standardebene zur dorsoplantaren Aufnahme ist, je nach Fragestellung, die aussagekräftigere Schrägaufnahme (118 a) zu erwägen.

Format

24/30, ggf. auch 20/40 je nach Fußlänge, quer

Schriftmarkierung

R oder L
stehend

Vorbereitung

Unterkörper entkleiden bis auf Unterhose! Bleischürze

Lagerung

Patient steht auf einem standsicheren Hocker vor dem Rasterwandstativ. Dem Fuß wird ein Brettchen unterlagert, damit die Röntgenkassette tiefer, das heißt auf dem Hocker zwischen Fuß und Stativ steht (Abb. 117.2). Dadurch ist gewährleistet, dass der Fuß mit seinen plantaren Weichteilen vollständig abgebildet wird. Der Patient hält sich dabei am Stativ fest und hebt den gesunden Fuß hoch (Einbeinstand, Abb. 117.1).
Die Aufnahme kann auch in Belastung im Schuh aufschlussreich sein, zum Beispiel zur Kontrolle der Passform eines orthopädischen Schuhs (Abb. 117.4).

Aufnahmetechnik

400er Folie
Röntgenkassette (s. o.) *senkrecht auf Hocker/Boden.*
Zentralstrahl auf Mitte des Fußes *mediolateral* und auf Kassettenmitte.

	kV/mAs	Punkte	eigene Belichtung
Kinder 10 Jahre	42/5	–2	....
normale Erwachsene	46/5	0	....
kräftige Erwachsene	46/6,3	+1	....

Kriterium

Vollständige, rein seitliche Abbildung des ganzen Fußes in Rechtwinkelstellung einschließlich des oberen Sprunggelenkes mit Abbildung der Auftrittsfläche des Fußes, ggf. des Schuhs (Abb. 117.3, 117.4).

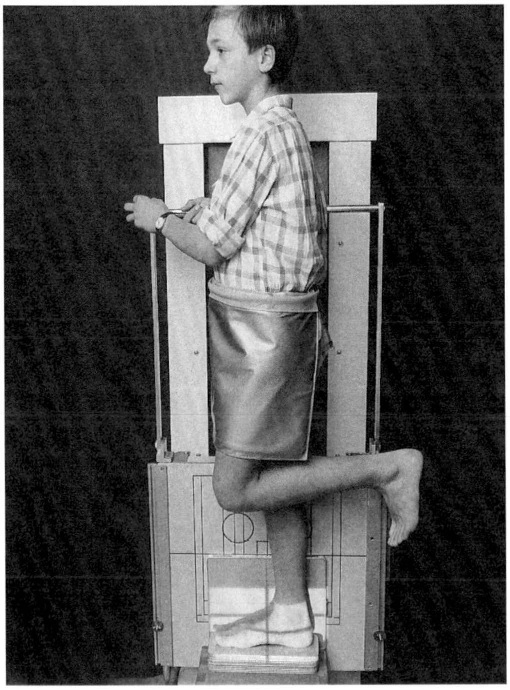

Abb. 117.**1**

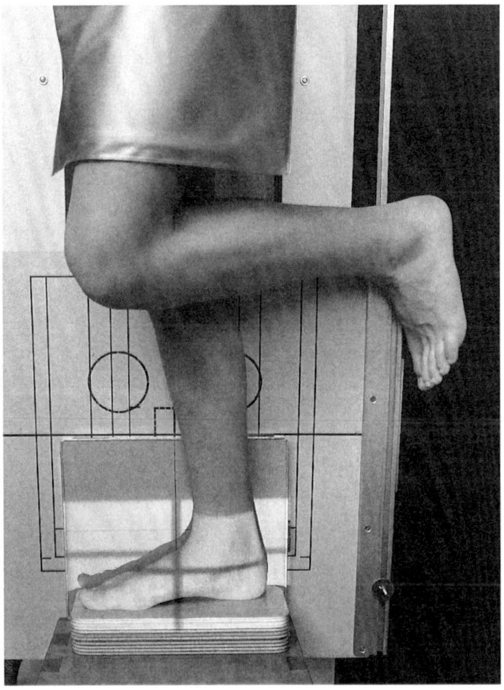

Abb. 117.**2**

Abb. 117.1 und 117.2
Seitaufnahme des Fußes im Einbeinstand auf einem Hocker. Kassette steht *hinter* dem Brettchen.

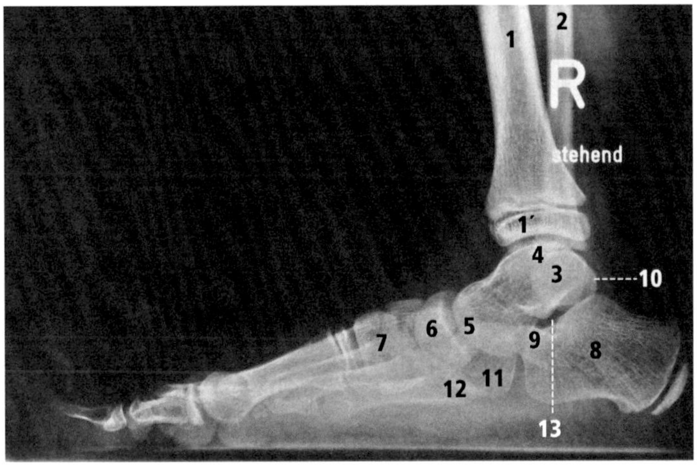

1 Tibia
1' distale Tibiaepiphyse
2 Fibula
3 Malleolus lateralis
4 Trochlea tali
5 Taluskopf
6 Os naviculare
7 Os cuneiforme I
8 Calcaneus
9 Sustentaculum tali
10 Processus posterior tali
11 Os cuboideum
12 Tuberositas ossis metarsalis V
13 Sinus tarsi

Abb. 117.**3**
Orthograde Ganzaufnahme des Fußes seitlich mit Abbildung auch der Fußsohle.

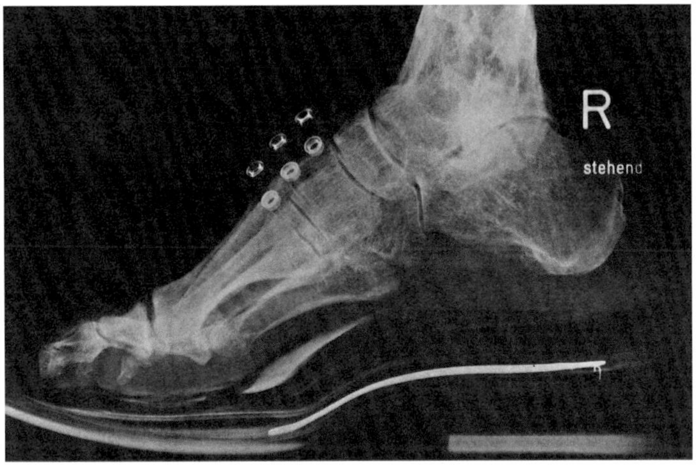

Abb. 117.**4**
Aufnahme eines teilversteiften Fußes im orthopädischen Schuh.

118a Fuß dorso-plantar schräg

Indikation Als 2. Standardebene zur dorso-plantaren Aufnahme des Fußes (Einstellung 114) empfiehlt sich diese aussagekräftige Schrägaufnahme.

Format 24/30, ggf. auch 20/40 je nach Fußlänge, quer

Schriftmarkierung R oder L, schräg

Vorbereitung Unterkörper entkleiden bis auf Unterhose, Bleischürze

Lagerung Patient sitzt auf dem Röntgentisch, Hüft- und Kniegelenk gebeugt.
Fuß steht auf der Kassette. Der Unterschenkel wird im Winkel von 45° innenseitig (tibial) gegen die Röntgentischplatte auf Bocollo gelagert. Der im oberen Sprunggelenk in Neutralstellung gehaltene Fuß wird dadurch außen um 45° gegen die Kassette angehoben, also Großzehe filmnahe (Abb. 118.1, 118.2).

Aufnahmetechnik 400er Folie
Röntgenkassette *auf dem Tisch.*
Zentralstrahl senkrecht auf Mitte des Fußes = Basis des 3. Mittelfußknochens (Abb. 118.2) und Kassettenmitte.
Aluminiumkeilfilter zum Kontrastausgleich.

	kV/mAs	Punkte	eigene Belichtung
Kinder 10 Jahre	46/6,3	−2	…………………
normale Erwachsene	48/8	0	…………………
kräftige Erwachsene	48/10	+1	…………………

Kriterium Vollständige Abbildung des ganzen Fußes schräg, wobei sich die Mittelfußknochen nicht wesentlich überlagern und die Fußwurzelgelenke frei einsehbar sein sollen (Abb. 118.3).

118b Vorfuß dorso-plantar schräg

wie 118a außer

Indikation Als 2. Standardebene zur dorso-plantaren Aufnahme des Vorfußes (Einstellung 116) empfiehlt sich die aussagekräftige Schrägaufnahme.

Format 18/24, hoch

Lagerung Patient sitzt auf dem Röntgentisch, Hüft- und Kniegelenk gebeugt.
Vorfuß steht auf der Kassette. Der Unterschenkel wird im Winkel von 45° innenseitig (tibial) gegen die Röntgentischplatte auf Bocollo gelagert. Der im oberen Sprunggelenk in Neutralstellung gehaltene Fuß wird dadurch außen um 45° gegen die Kassette angehoben, also Großzehe filmnahe (Abb. 118.1 und 118.4).

Aufnahmetechnik 400er Folie
Röntgenkassette *auf dem Tisch*
Zentralstrahl senkrecht auf Mitte des Vorfußes = Mitte des 3. Mittelfußknochens (Abb. 118.4) und Kassettenmitte.
Aluminiumkeilfilter zum Kontrastausgleich.

	kV/mAs	Punkte	eigene Belichtung
Kinder 10 Jahre	46/5	−2	…………………
normale Erwachsene	48/6,3	0	…………………
kräftige Erwachsene	48/8	+1	…………………

Kriterium Vollständige Abbildung des Vorfußes schräg, wobei sich die Mittelfußknochen nicht wesentlich überlagern und die Gelenke frei einsehbar sein sollen (Abb. 118.5).

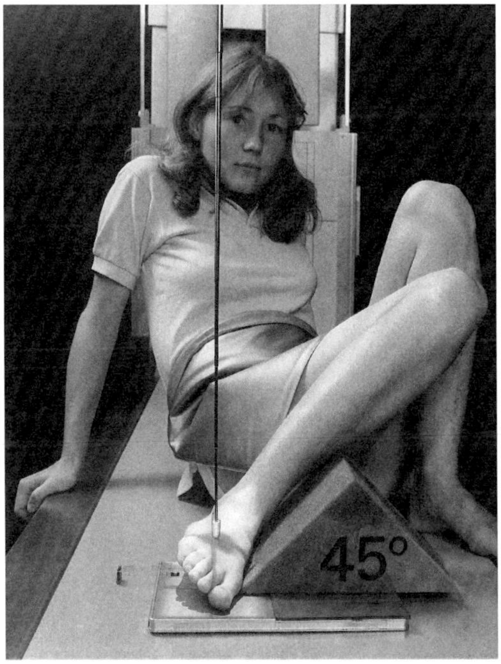

Abb. 118.1 und 118.2
Einstellung für Schrägaufnahme des Fußes mit strenger Neutralhaltung im oberen Sprunggelenk.

Abb. 118.**1**

1 Talusrolle
2 Malleolus lateralis
3 Calcaneus
4 Os naviculare
5 Os cuneiforme mediale + intermedium
6 Os cuneiforme laterale
7 Os cuboideum
8 Sinus tarsi

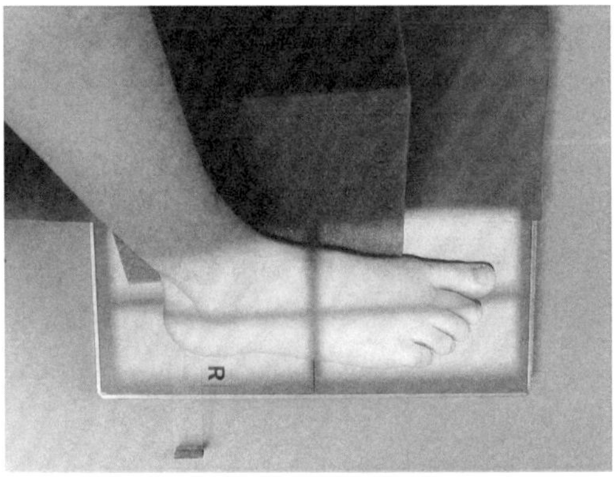

Abb. 118.**2**

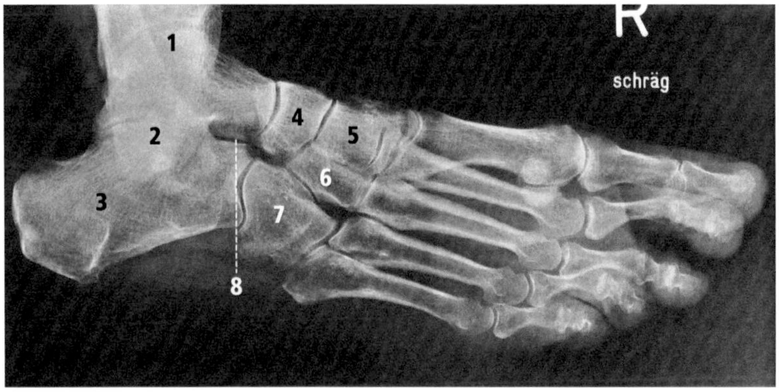

Abb. 118.**3**
Schrägaufnahme des ganzen Fußes, Zentrierung auf Fußmitte.

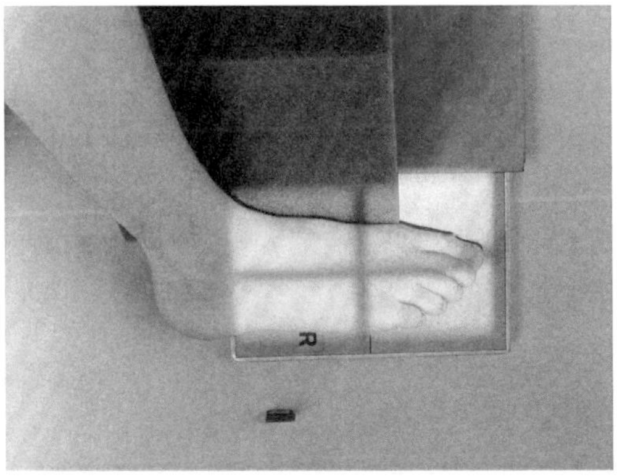

Abb. 118.**4**

Abb. 118.1 und 118.4
Lagerung des Fußes in strenger Neutralstellung im oberen Sprunggelenk für die Schrägaufnahme des Vorfußes.

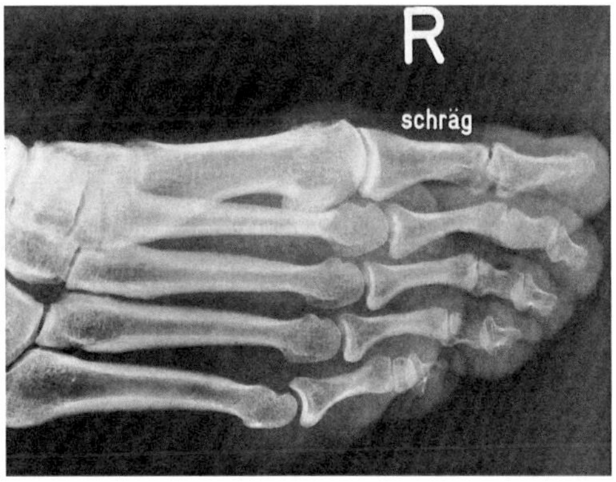

Abb. 118.**5**
Frei einsehbare Gelenke auf der Schrägaufnahme des Vorfußes ohne Überlagerung der Mittelfußknochen und der Zehen.

Format 13/18, quer

Schriftmarkierung R oder L
schräg

Vorbereitung Schuhe und Strümpfe ausziehen! Unterkörper entkleiden bis auf Unterhose. Bleischürze

Lagerung Patient sitzt auf dem Röntgentisch, Hüft- und Kniegelenk gebeugt. Rückfuß steht auf der Kassette. Der Unterschenkel wird im Winkel von 45° innenseitig gegen die Röntgentischplatte auf Bocollo gelagert. Der im oberen Sprunggelenk in Neutralstellung gehaltene Fuß wird dadurch außen um 45° gegen die Kassette angehoben (Abb. 119.1).

Aufnahmetechnik 400er Folie
Röntgenkassette *auf dem Tisch.*
Zentralstrahl senkrecht auf Außenknöchelspitze (Abb. 119.2).

	kV/mAs	Punkte	eigene Belichtung
normale Erwachsene	48/6,3	0	....
kräftige Erwachsene	48/8	+1	....

Kriterium Überlagerungsarme, übersichtliche Darstellung des unteren Sprunggelenkes einschließlich des Fersenbeines schräg (Abb. 119.3).

Isherwood, J.: A radiological approach to the subtalar joint. J. Bone Jt. Surg. 43B (1961) 556–574.

Abb. 119.1 und 119.2
Einstellung für Röntgenaufnahme des Rückfußes schräg mit 45° angehobenem äußeren Fußrand bei strenger Neutralstellung im oberen Sprunggelenk.

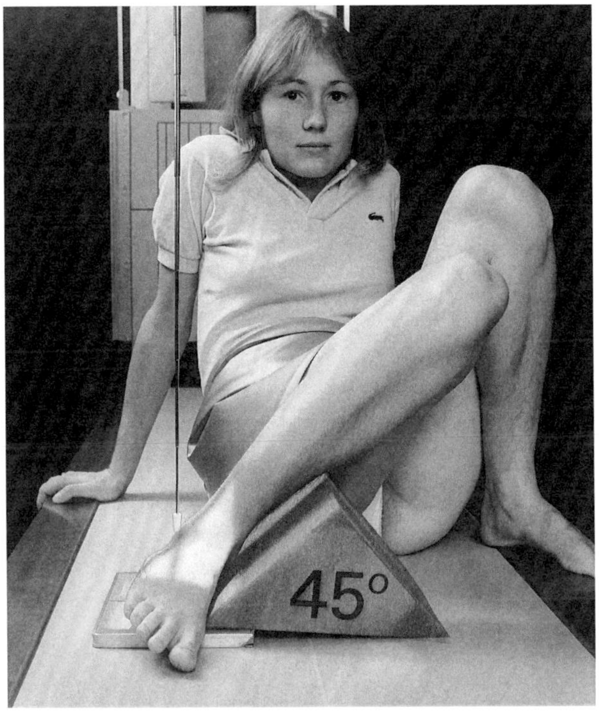

Abb. 119.**1**

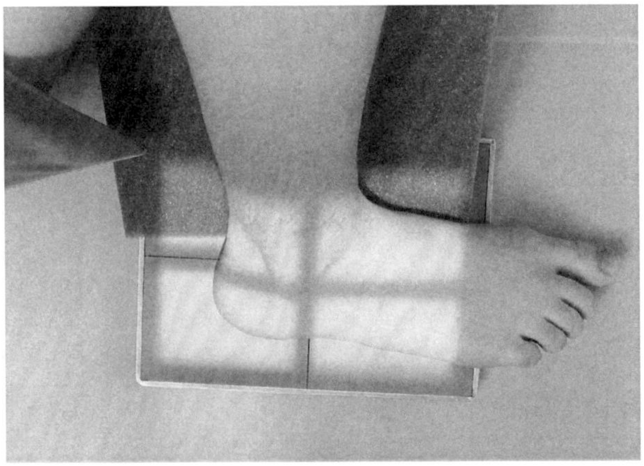

Abb. 119.**2**

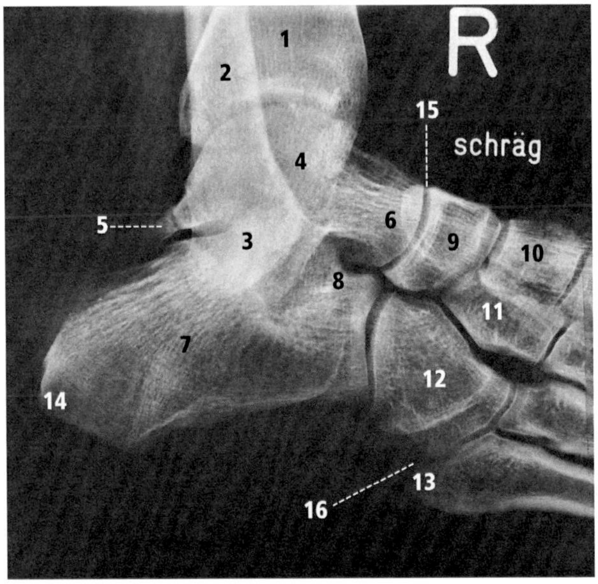

1	Tibia	9	Os naviculare
2	Fibula	10	Os cuniforme intermedium
3	Malleolus lateralis	11	Os cuniforme laterale
4	Talus	12	Os cuboideum
5	Os trigonum	13	Tuberositas ossis metatarsalis V
6	Taluskopf	14	Tuber calcanei
7	Calcaneus	15	Chopartgelenk
8	Sinus tarsi	16	Lisfrancgelenk

Abb. 119.**3**
Schrägaufnahme des Rückfußes mit Einblick in das untere Sprunggelenk, das Chopart-Gelenk und weitere Fußwurzelgelenke, sowie auch Darstellung des Fersenbeines.

Format 13/18, hoch

Schriftmarkierung R oder L

Vorbereitung Schuhe und Strümpfe ablegen. Bleischürze

Lagerung

Variante A
Patient steht mit der Ferse auf Kassette, die fersenseitig durch einen 15° Bocollo angehoben ist. Rechtwinkelstellung im Sprunggelenk, das heißt Knie und Hüfte leicht gebeugt. Der andere Fuß ist in Schrittstellung vor den auf der Kassette stehenden gesetzt. Der Patient stützt sich mit den Händen am Röntgentisch ab, damit er einen sicheren Stand hat.

Variante B
Bei nicht stehfähigem Patient kann die Aufnahme auch in Rückenlage planto-dorsal mit 45° kaudo-kranial einfallendem Zentralstrahl angefertigt werden (Abb. 120.3 und 120.4).

Aufnahmetechnik

400er Folie
Röntgenkassette
auf dem Fußboden (Variante A)
oder *auf dem Rastertisch* (Variante B).
Zentralstrahl senkrecht auf Fersenbein (Variante A = dorso-plantar))
oder 45° kaudo-kranial = planto-dorsal = Variante B.

	kV/mAs	Punkte	eigene Belichtung
Kinder 10 Jahre	52/2,5	−2	....
normale Erwachsene	55/3,2	0	....
kräftige Erwachsene	55/4	+1	....

Kriterium Wenn der Zentralstrahl senkrecht auf das Fersenbein fällt, wird es orthograd, das heißt unverzerrt abgebildet (Abb. 120.5).

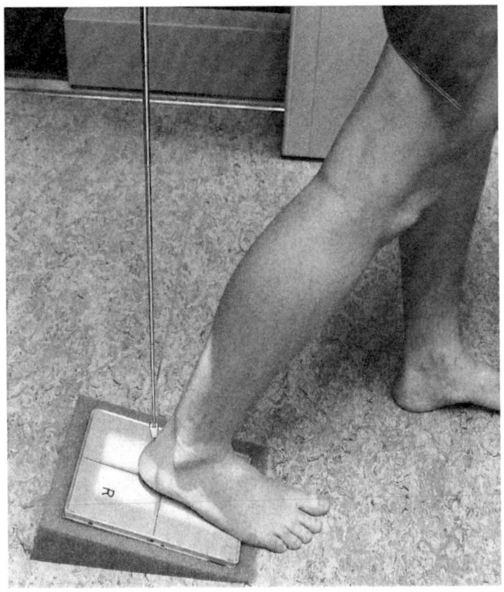

Abb. 120.**1**

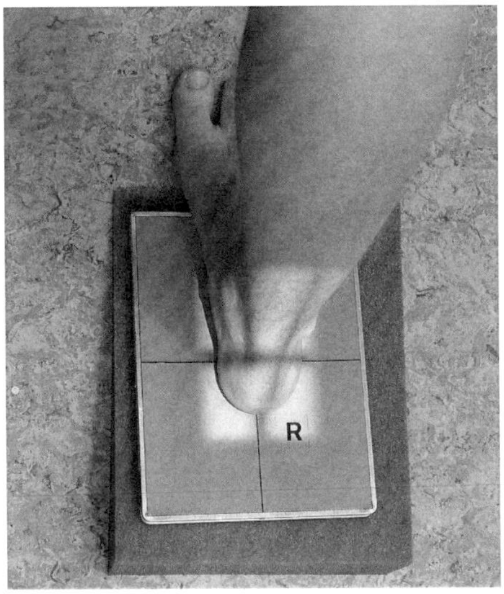

Abb. 120.**2**

Abb. 120.1 und 120.2
Fersenbeinaufnahme stehend mit senkrecht auf das 15° hochgestellte Fersenbein einfallendem Zentralstrahl.

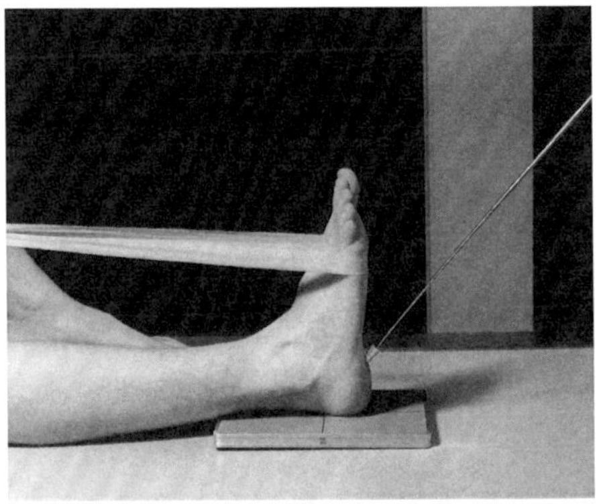

Abb. 120.**3**

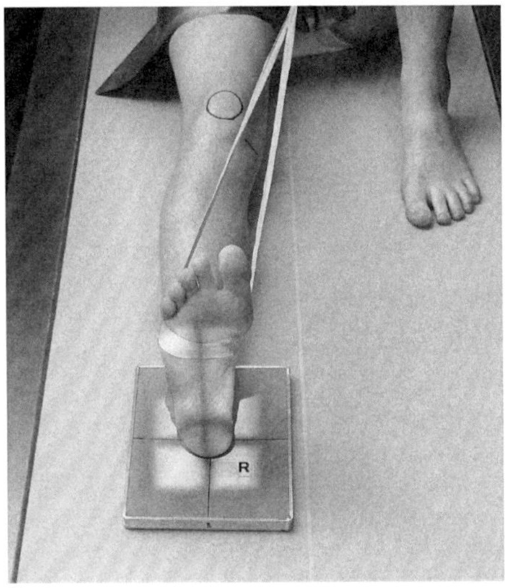

Abb. 120.**4**

Abb. 120.3 und 120.4
Fersenbeinaufnahme liegend mit senkrecht auf das Fersenbein planto-dorsal (45° kaudo-kranial auf die Kassette) einfallendem Zentralstrahl.

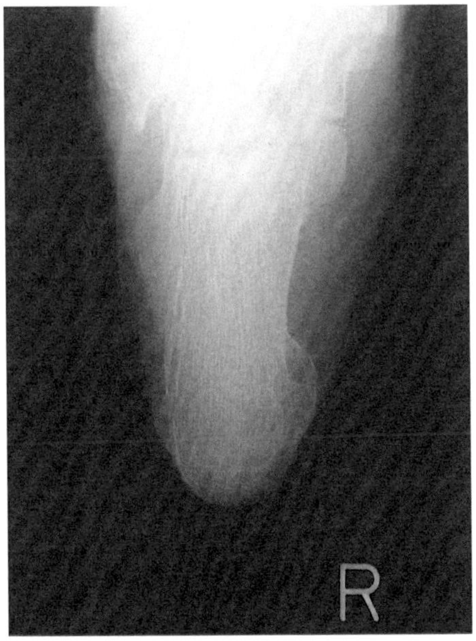

Abb. 120.**5**
Orthograd und unverzerrt, planto-dorsal abgebildetes Fersenbein.

121a Ferse seitlich liegend

Format 13/18, quer

Schriftmarkierung R oder L

Vorbereitung Schuhe und Strümpfe ablegen. Bleischürze

Lagerung **Variante A**
Seitenlage auf der Seite des betroffenen Fußes. Hüft- und Kniegelenke leicht, Gegenbein stärker gebeugt und nach hinten gelegt (Abb. 121.1). Der Fuß liegt mit dem Außenknöchel auf der Kassette, Ferse in Kassettenmitte und filmparallel (Abb. 121.2).

Variante B
Bei Kindern empfehlen sich wegen der Formvielfalt in der Wachstumsphase seitenvergleichende Aufnahmen: Fersen aneinander gelegt, rein seitlich auf einer Kassette (= *eine* Belichtung, Abb. 121.4).

Aufnahmetechnik 400er Folie
Röntgenkassette *auf dem Tisch.*
Zentralstrahl senkrecht auf Fersen- und Kassettenmitte (Abb. 121.2), bei Kindern senkrecht zwischen beide Fersen (Abb. 121.5).

	kV/mAs	Punkte	eigene Belichtung
Kinder 10 Jahre	46/3,2	−2	....
normale Erwachsene	48/4	0	....
kräftige Erwachsene	48/5	+1	....

Kriterium Rein seitliche, strukturreiche Abbildung des Fersenbeines und seiner Nachbargelenke (Abb. 121.3, 121.5).

121b Rückfuß Weichteilaufnahme (Achillessehne) seitlich liegend

Indikation Nur in Ausnahmefällen, zum Beispiel präoperativ bei massiven pathologischen Verkalkungen kommt diese Aufnahme in Frage. Für diese Fragestellung ist vorrangig eine Sonographie angezeigt.

Format 13/18 (oder 18/24 quer zweigeteilt)
hoch

Schriftmarkierung R oder L

Vorbereitung Schuhe und Strümpfe ablegen.
Bleischürze

Lagerung Seitenlage auf der Seite des kranken Fußes. Hüft- und Kniegelenke leicht, Gegenbein stärker gebeugt und nach hinten gelegt (Abb. 121.6). Der Fuß liegt mit dem Außenknöchel auf der Kassette, Achillessehne in Kassettenmitte und filmparallel (Abb. 121.7).

Aufnahmetechnik 400er Folie
Röntgenkassette *auf dem Tisch.*
Zentralstrahl senkrecht auf Achillessehnen- und Kassettenmitte.

	kV/mAs	Punkte	eigene Belichtung
normale Erwachsene	40/2,5	0	....
kräftige Erwachsene	40/3,2	+1	....

Kriterium Durch gewollte Unterbelichtung deutliche Abbildung des Weichteilschadens der Achillessehne, ggf. seitenvergleichend (Abb. 121.8).

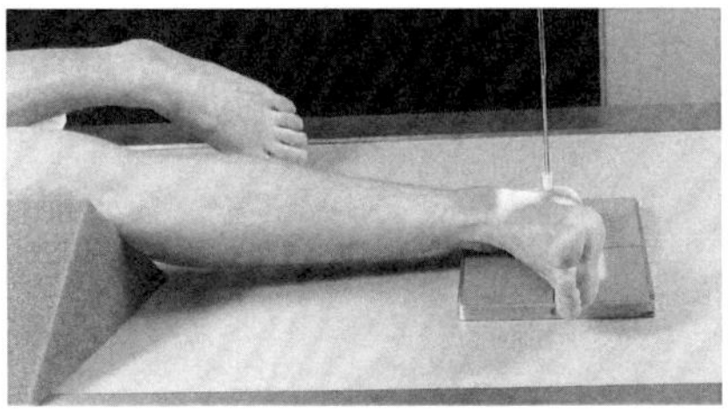

Abb. 121.**1**

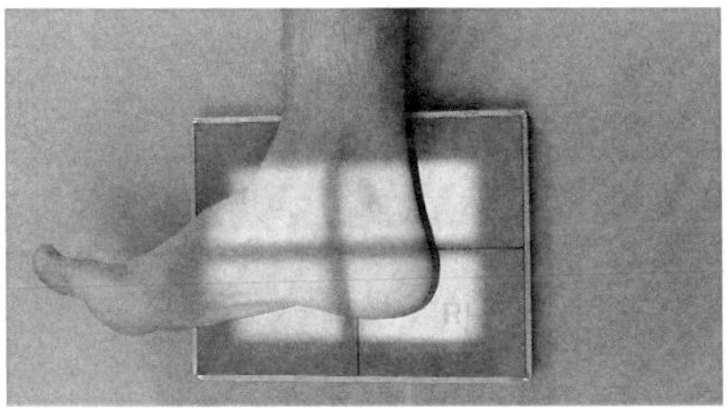

Abb. 121.**2**

Abb. 121.1 und 121.2
Lagerung für Seitaufnahme der Ferse auf dem Rastertisch.

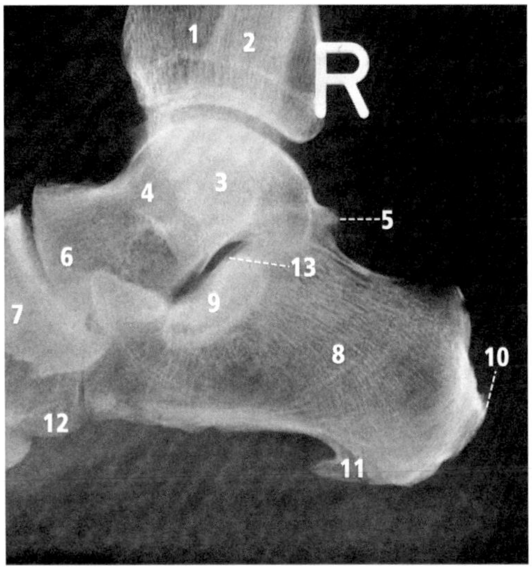

Abb. 121.**3**
Kontrastreiche Abbildung des Fersenbeines mit plantarem Fersensporn.

1 Tibia
2 Fibula
3 Malleolus lateralis
4 Talus
5 Proc. posterior tali
6 Taluskopf
7 Os naviculare
8 Calcaneus
9 Sustentaculum tali
10 Tuber calcanei
11 Fersensporn
12 Os cuboideum
13 Sinus tarsi

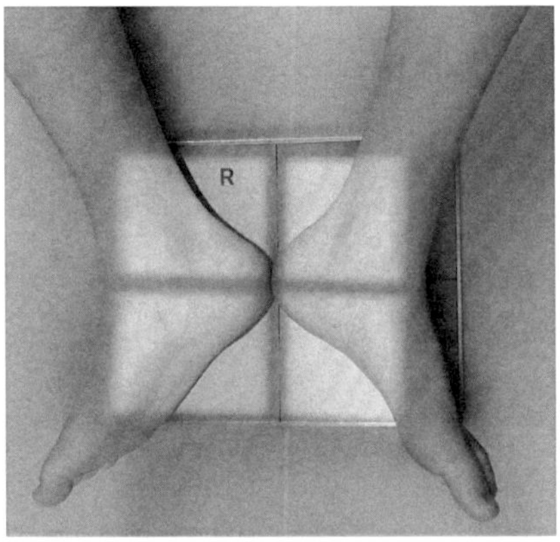

Abb. 121.**4**
Bei maximaler Außenrotation der Beine plan gegeneinander gelegte Fersen, eine für Kinder in der Regel leicht mögliche Haltung.

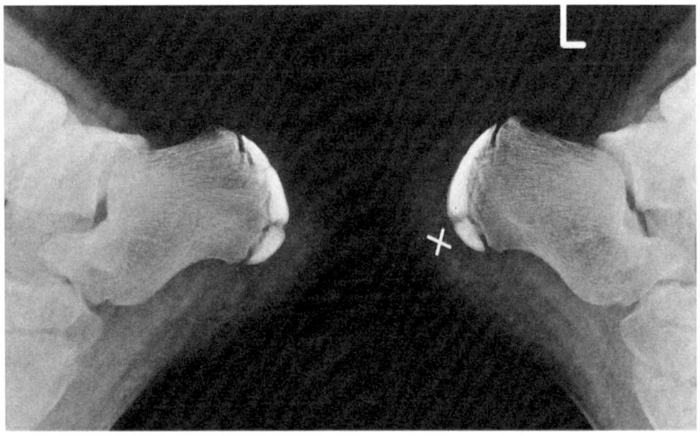

Abb. 121.**5**
Vermehrte Sklerosierung der Fersenbeinapophysen bei einem achtjährigen Knaben mit Markierung des Hauptdruckschmerzpunktes durch ein auf die Haut aufgelegtes Metallkreuzchen.

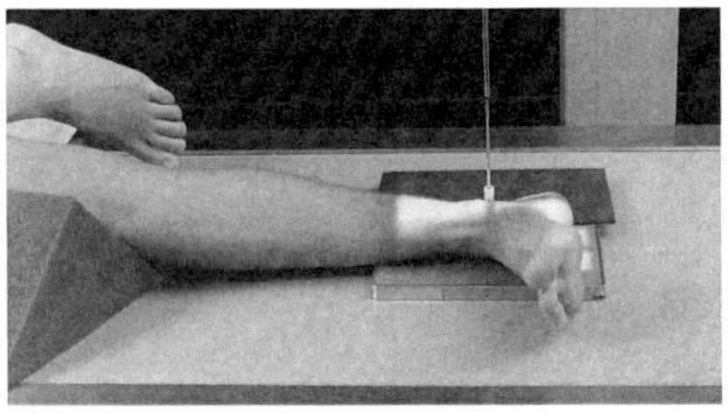

Abb. 121.**6**
Lagerung für Achillessehnen-Weichteilaufnahme mit Außenknöchel streng seitlich auf der Kassette.

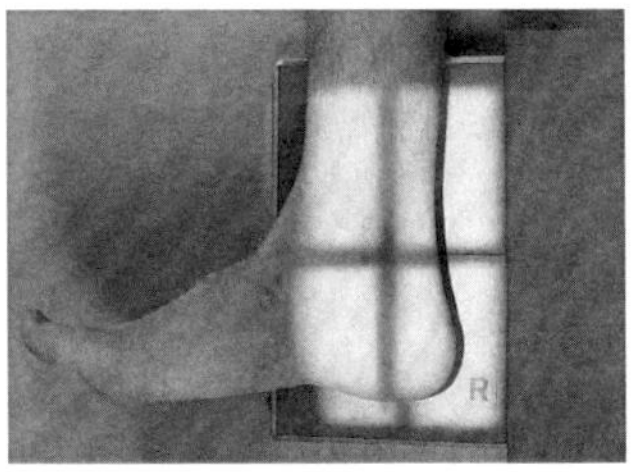

Abb. 121.**7**

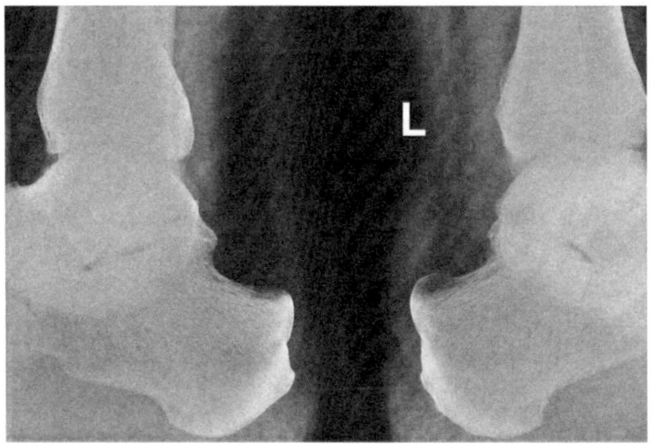

Abb. 121.**8**
Links 6 Wochen alte Achillessehnenruptur, vermehrt strahlentransparent und massiv ausgedünnt gegenüber dem kräftigen, stabilen und breiten Kontrast der rechts intakten Achillessehne.

122a Unteres Sprunggelenk schräg liegend: Innenrotation

Indikation

Die Beurteilung von Verletzungen oder Erkrankungen des unteren Sprunggelenkes oder des Fersenbeines kann durch diese Schrägaufnahmen in Ergänzung zu den Standardprojektionen wesentlich erleichtert werden.

Format

13/18 (oder 18/24 quer zweigeteilt) hoch

Schriftmarkierung

R oder L
Innenrotation

Vorbereitung

Schuhe und Strümpfe ablegen. Bleischürze

Lagerung

Rückenlage, Kniegelenke gestreckt, Neutralstellung im Sprunggelenk, Aufnahme in 45° Einwärtsdrehung des Unterschenkels (= Innenrotation, Abb. 122.1, 122.2).

Aufnahmetechnik

400er Folie
Röntgenkassette *auf dem Tisch.*
Zentralstrahl mit Einfallswinkel 15° *caudo-cranial* auf unteres Sprunggelenk direkt unterhalb Außenknöchelspitze und auf Kassettenmitte.

	kV/mAs	Punkte	eigene Belichtung
normale Erwachsene	48/6,3	0	....
kräftige Erwachsene	48/8	+1	....

Kriterium

Möglichst überlagerungsfreie Darstellung des hinteren unteren Sprunggelenkes und des Fersenbeines (Abb. 122.3).

122b Unteres Sprunggelenk schräg liegend: Außenrotation

Indikation

wie 122a

Format

13/18 (oder 18/24 quer zweigeteilt)
hoch

Schriftmarkierung

R 45° oder L 45°
Außenrotation

Vorbereitung

Schuhe und Strümpfe ablegen. Bleischürze

Lagerung

Rückenlage, Kniegelenke gestreckt, Neutralstellung im Sprunggelenk. Aufnahme in 45° Auswärtsdrehung des Unterschenkels (= Außenrotation, Abb. 122.4).

Aufnahmetechnik

400er Folie
Röntgenkassette *auf dem Tisch.*
Zentralstrahl 15° *kaudo-kranial* auf unteres Sprunggelenk direkt unterhalb des Innenknöchels und auf Kassettenmitte.

	kV/mAs	Punkte	eigene Belichtung
normale Erwachsene	48/6,3	0	....
kräftige Erwachsene	48/8	+1	....

Kriterium

Möglichst überlagerungsfreie Abbildung des hinteren unteren Sprunggelenkes seitlich mit dem Sulcus calcanei (Abb. 122.6).

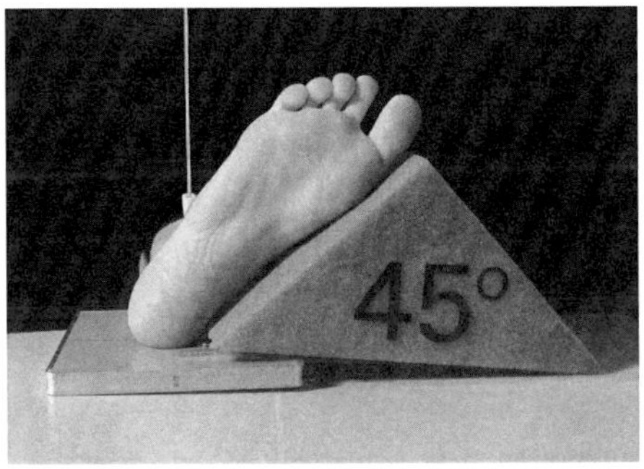

Abb. 122.**1**

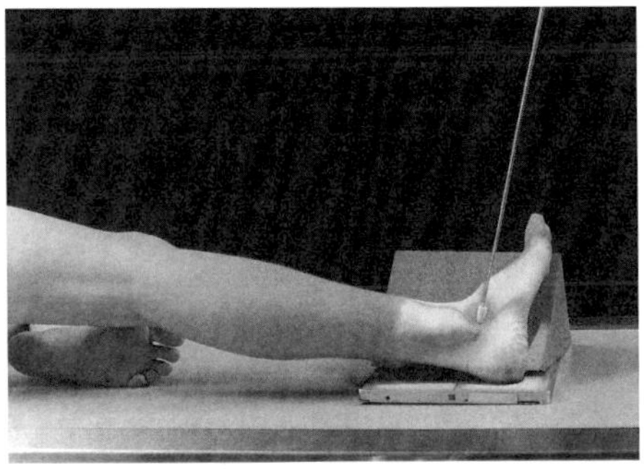

Abb. 122.**2**

Abb. 122.1 und 122.2
Lagerung für Darstellung des hinteren, unteren Sprunggelenkes in 45° Innenrotation.

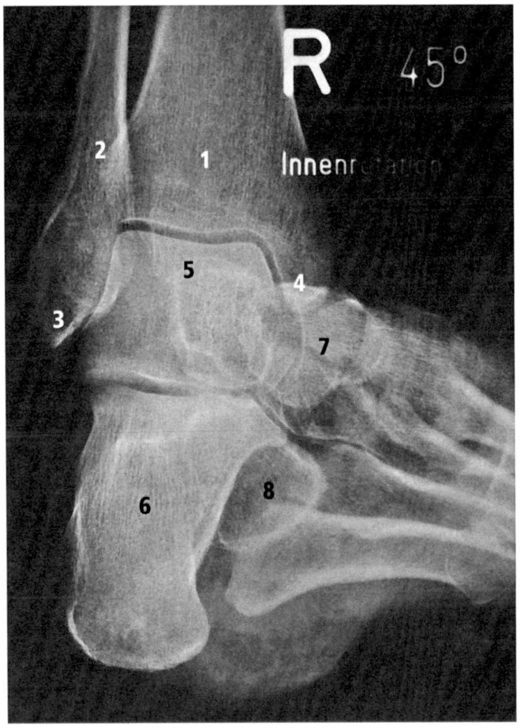

Abb. 122.**3**
Freier Einblick in das obere und untere Sprunggelenk und unverzerrte Darstellung des Fersenbeines.

1 Tibia
2 Fibula
3 Malleolus lateralis
4 Malleolus medialis
5 Trochlea tali
5′ Taluskopf
6 Fersenbein
7 Os naviculare
8 Os cuboideum
9 unteres Sprunggelenk

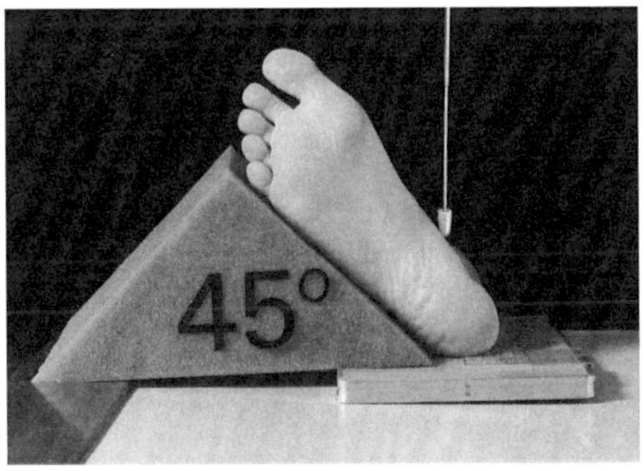

Abb. 122.**4**

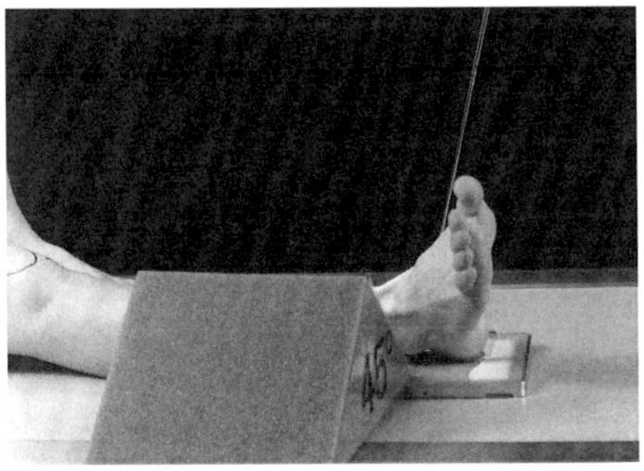

Abb. 122.**5**

Abb. 122.4 und 122.5
Lagerung für Darstellung des hinteren, unteren Sprunggelenkes in 45° Außenrotation.

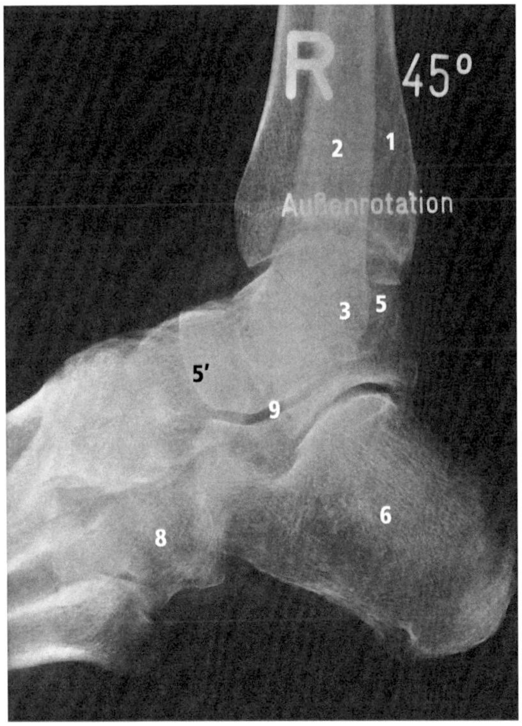

Abb. 122.**6**
Darstellung des unteren Sprunggelenkes mit Fersenbein schräg und Sulcus calcanei.

Indikation

Die tangentiale Vorfußdarstellung ist die 2. Standardebene im Besonderen bei Verletzungen und Erkrankungen der Sesambeine, sowie bei Metatarsalgien und bei rheumatischen Vorfußerkrankungen.

Format

18/24 (beide Füße 24/30 quer)
quer

Schriftmarkierung

R oder L

Vorbereitung

Schuhe und Strümpfe ablegen.
Bleischürze

Lagerung

Variante A
Die Aufnahme unter Belastung, also im Stehen, kann aufschlussreicher sein, als die nachfolgend beschriebenen Aufnahmen im Liegen. Dazu ist eine strahlendurchlässige Fußhalterung zur Anhebung der Zehen notwendig, die auf einem Hocker vor dem Rasterwandstativ liegt (Abb. 123.1).

Variante B
Patient in Bauchlage, Zehen auf der Kassette maximal dorsal überstreckt, so dass der Zentralstrahl plantar tangential Mittelfußköpfchen und Sesambeine trifft (Abb. 123.3 und 123.4).

Variante C
Besonders bei Schwierigkeit, die Bauchlage einzuhalten, kann die Aufnahme der Sesambeine der Großzehe allein im umgekehrten Strahlengang einfacher gelingen (Abb. 123.6).

Aufnahmetechnik

400er Folie
Röntgenkassette *senkrecht* zwischen Fußhalterung und Rasterwandstativ (Variante A) oder *auf dem Tisch* liegend (Variante B und C).
Zentralstrahl horizontal tangential (Variante A), *senkrecht tangential* auf das 3. Mittelfußköpfchen/1. Mittelfußköpfchen (Variante B und C).

	kV/mAs	Punkte	eigene Belichtung
normale Erwachsene	55/4	0	....
kräftige Erwachsene	55/5	+1	....

Kriterium

Überlagerungsfreie Darstellung der Sesambeine und der Mittelfußköpfchen (Abb. 123.2, 123.5 und 123.7).

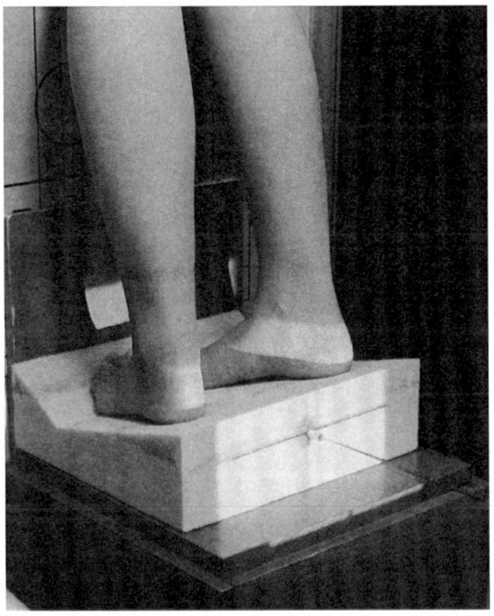

Abb. 123.**1**
Auf einer speziellen Halterung werden die Zehen angehoben, damit die Mittelfußköpfchen und Sesambeine überlagerungsfrei unter Belastung zur Darstellung kommen.

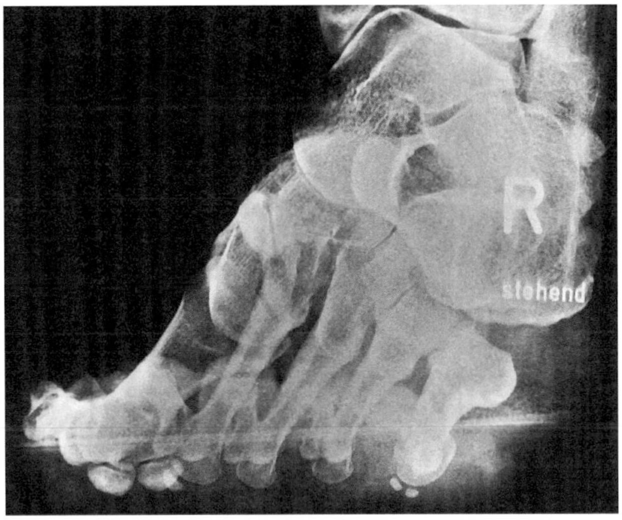

Abb. 123.**2**
Tangentiale Belastungsaufnahme der Vorfüße mit Abbildung der Sesambeine mit Hilfe der in Abbildung 123.1 gezeigten Halterung.

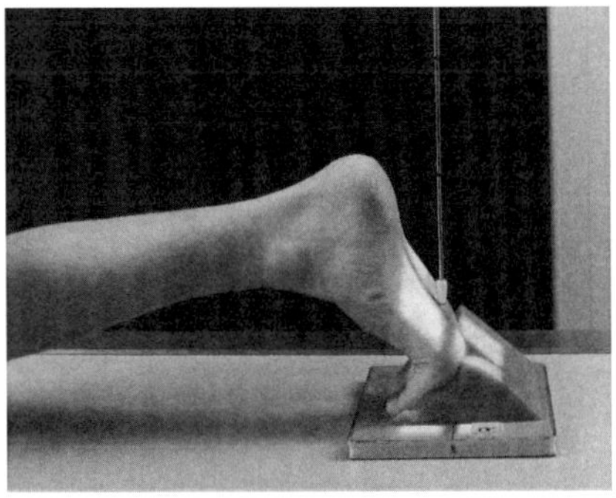

Abb. 123.**3**

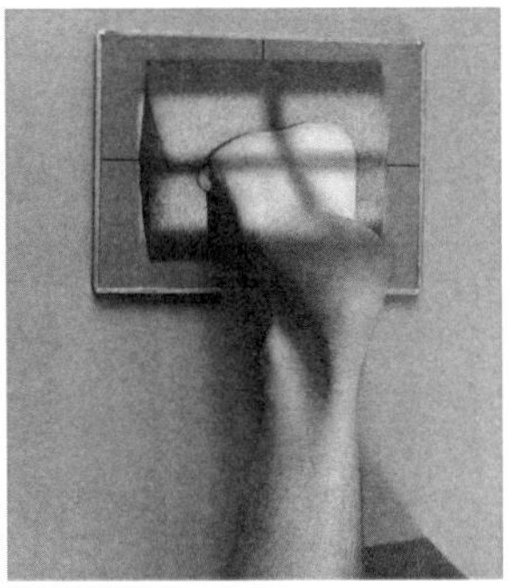

Abb. 123.**4**

Abb. 123.3 und 123.4
In Bauchlage maximale Überstreckung aller Zehen und unbelastete Abbildung der Mittelfußköpfchen und der Sesambeine.

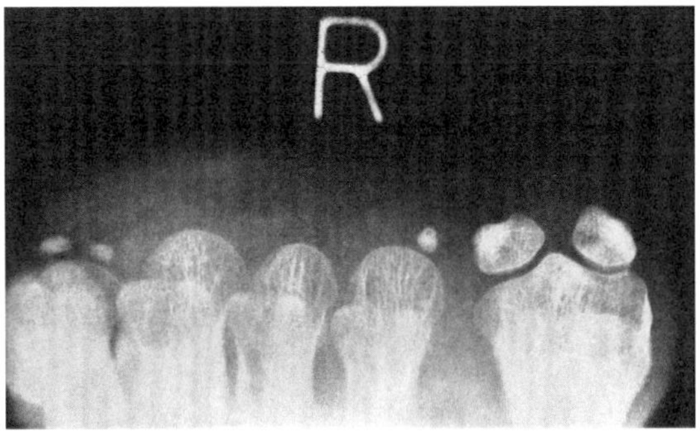

Abb. 123.**5**
Tangentiale Darstellung der Vorfüße entsprechend Lagerung in Abbildung 123.3 und 123.4.

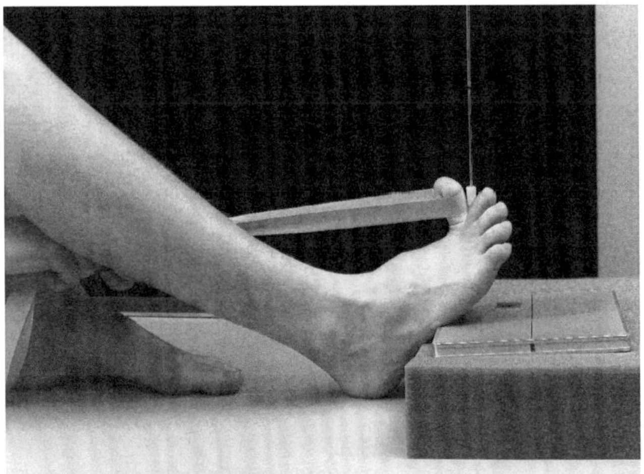

Abb. 123.**6**
Abbildung der – häufig betroffenen – Sesambeine der Großzehe aus einer Sitzhaltung heraus.

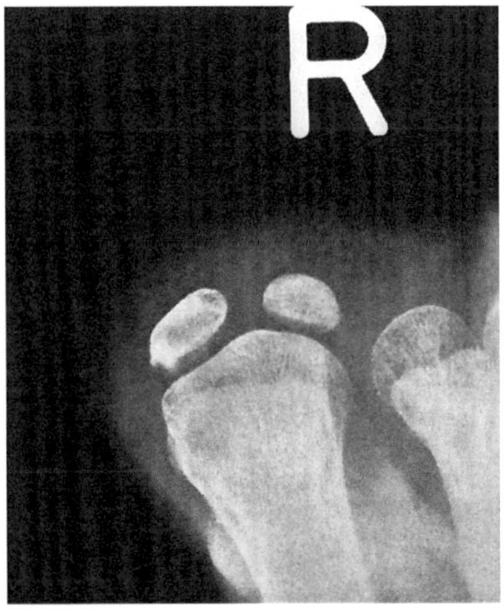

Abb. 123.**7**
Abbildung der Sesambeine der Großzehe entsprechend Abbildung 123.6.

124a Großzehe dorso-plantar sitzend

Format
13/18, hoch, zweigeteilt

Schriftmarkierung
R oder L, sitzend

Vorbereitung
Schuhe und Strümpfe ablegen. Bleischürze

Lagerung
Patient sitzt auf dem Röntgentisch, gleichseitiges Hüft- und Kniegelenk gebeugt, Großzehe flach auf der Kassette (Abb. 124.1, 124.2).

Bleischürze, die zwischen den Beinen durchhängen soll.

Aufnahmetechnik
200er Folie
Röntgenkassette *auf dem Tisch.*
Zentralstrahl senkrecht auf Großzehengrundgelenk und Kassettenmitte.

	kV/mAs	Punkte	eigene Belichtung
normale Erwachsene	46/12	0	....
kräftige Erwachsene	48/12	+1	....

Kriterium
Überlagerungsfreie Darstellung der Großzehe dorso-plantar und ihrer Gelenke (Abb. 124.5 links).

124b Großzehe seitlich liegend

Format
13/18
hoch, zweigeteilt

Schriftmarkierung
R oder L
liegend

Vorbereitung
Schuhe und Strümpfe ablegen.
Bleischürze

Lagerung
Patient in Seitenlage so, dass die Großzehe der Kassette medial und streng seitlich anliegt (Abb. 124.4). Die Zehen 2–5 werden durch Stoffbänder nach dorsal gehalten, vom Patienten selbst oder (oft einfacher) festgeklemmt zwischen kleinen Eisenstangen (Abb. 124.3).

Aufnahmetechnik
200er Folie
Röntgenkassette *auf dem Tisch.*
Zentralstrahl senkrecht auf Großzehengrundgelenk und Kassettenmitte.

	kV/mAs	Punkte	eigene Belichtung
normale Erwachsene	46/12	0	....
kräftige Erwachsene	48/12	+1	....

Kriterium
Rein seitliche Abbildung der Großzehe einschließlich Grundgelenk (Abb. 124.5 rechts).

Abb. 124.1 und 124.2
Lagerung für d.p.-Aufnahme der Großzehe.

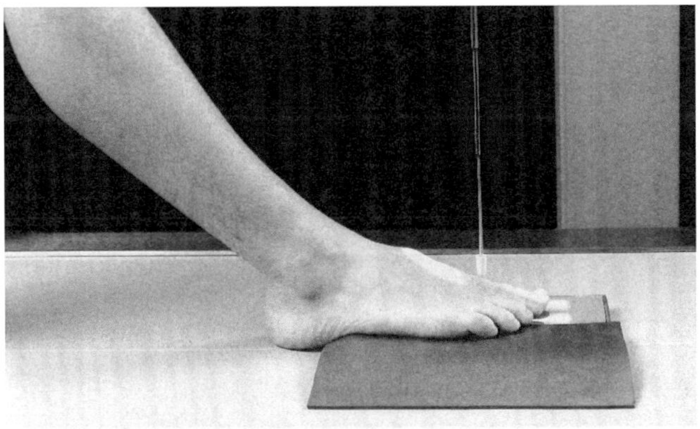

Abb. 124.**1**

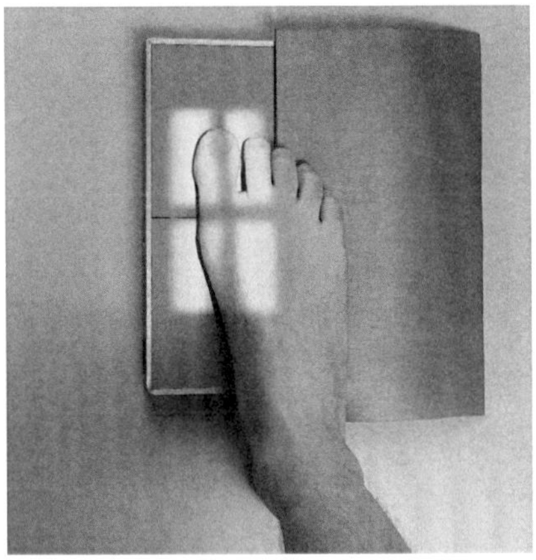

Abb. 124.**2**

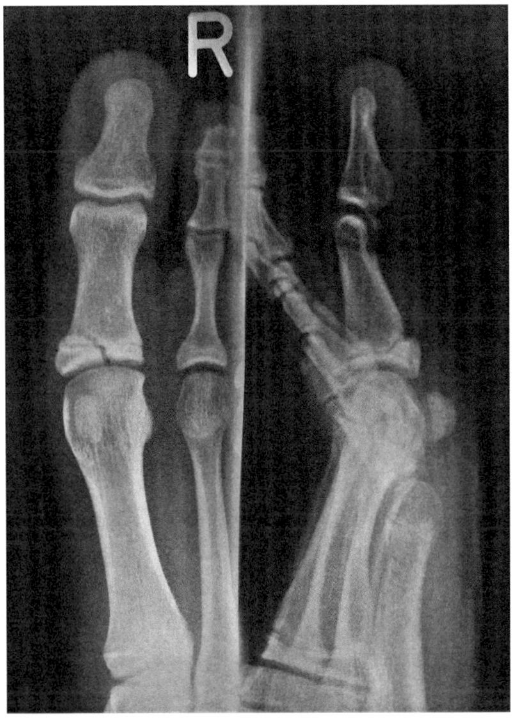

Abb. 124.**5**
In beiden Ebenen vollständige Abbildung der Großzehe mit dem 1. Mittelfußknochen: In das Gelenk reichende, nicht dislozierte Basisfraktur des Grundgliedes der Großzehe. Auf der Seitaufnahme Abbildung auch der Sesambeine, keine Überlagerung durch die anderen Zehen.

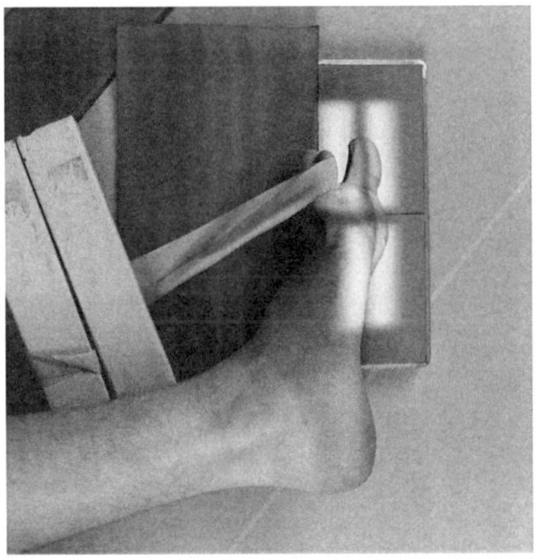

Abb. 124.**3**

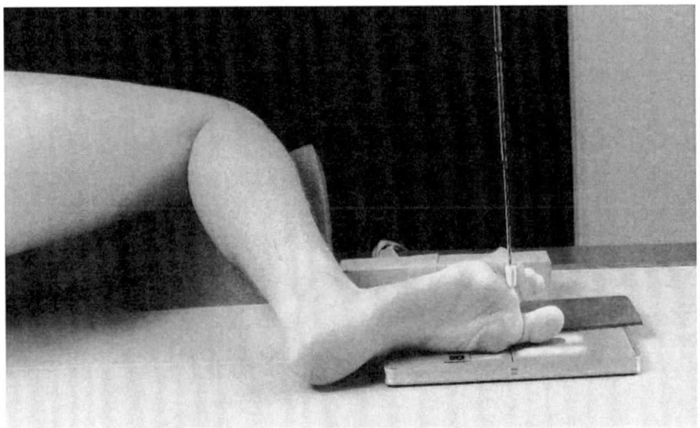

Abb. 124.3 und 124.4
Lagerung für korrekte Seitaufnahme der Großzehe

Abb. 124.**4**

Format 13/18, quer

Schriftmarkierung R oder L, wenn in Bauchlage: p.a.

Vorbereitung Schuhe und Strümpfe ausziehen! Bleischürze

Lagerung

sitzend:
Patient sitzt auf dem Röntgentisch, gleichseitiges Hüft- und Kniegelenk gebeugt. Vorfuß mit der Fußsohle flach auf der Kassette, die zehenseitig mit 15° Keilbocollo angehoben ist (Abb. 125.1, 125.2).

Bauchlage:
Aus der Bauchlage heraus wird der Fußrücken der auf Bocollos erhöht gelagerten Kassette flach aufgelegt (Abb. 125.4 und 125.5).

Aufnahmetechnik

200er Folie
Röntgenkassette *auf dem Tisch.*
Zentralstrahl senkrecht auf Grundglied der 3. Zehe und Kassettenmitte.
Aluminiumkeilfilter zum Kontrastausgleich.

	kV/mAs	Punkte	eigene Belichtung
normale Erwachsene	46/12	0	....
kräftige Erwachsene	48/12	+1	....

Kriterium

Überlagerungsfreie, orthograde Abbildung aller Zehen einschließlich der Zehengrundgelenke (Abb. 125.3). Die Aufnahme planto-dorsal in Bauchlage kann besseren Einblick in die Zehenendgelenke bieten (Abb. 125.6).

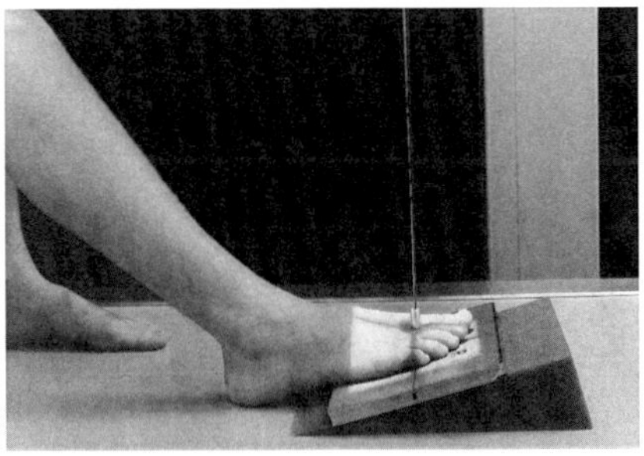

Abb. 125.1 und 125.2
Zehenaufnahme dorso-plantar mit Zentrierung senkrecht auf das 3. Zehengrundgelenk.

Abb. 125.**1**

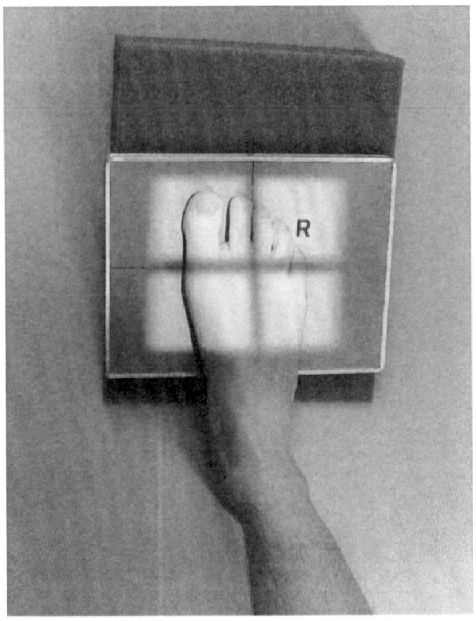

Abb. 125.**2**

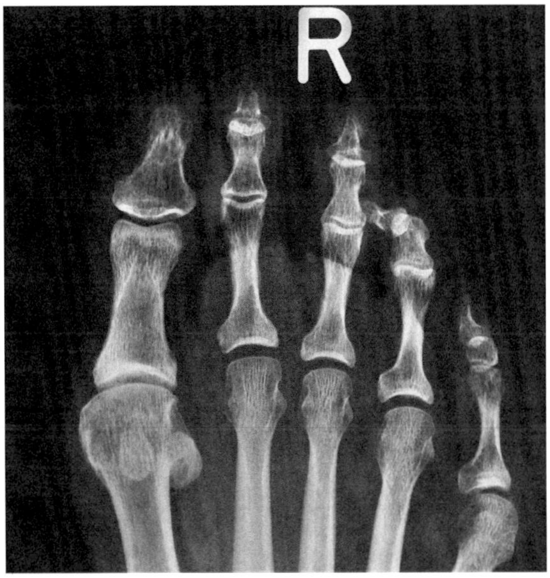

Abb. 125.**3**
Gleichmäßig durchbelichtete (Keilfilter!) Zehenaufnahme dorsoplantar.

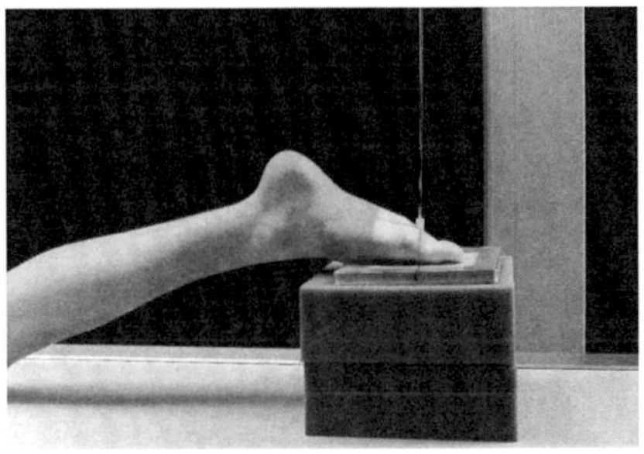

Abb. 125.4 und 125.5
Zehenaufnahme in Bauchlage planto-dorsal senkrecht auf das 3. Zehengrundgelenk.

Abb. 125.**4**

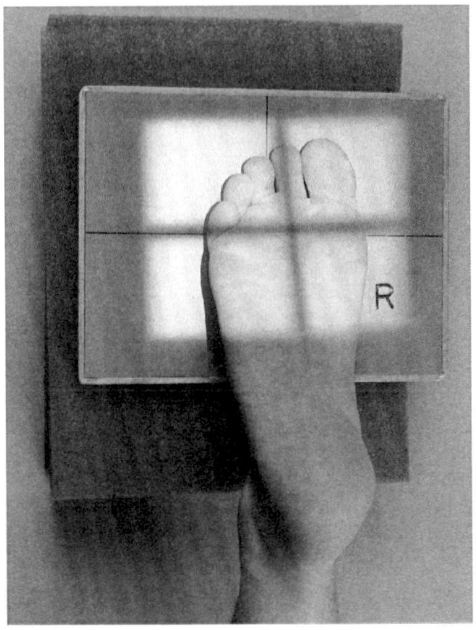

Abb. 125.**5**

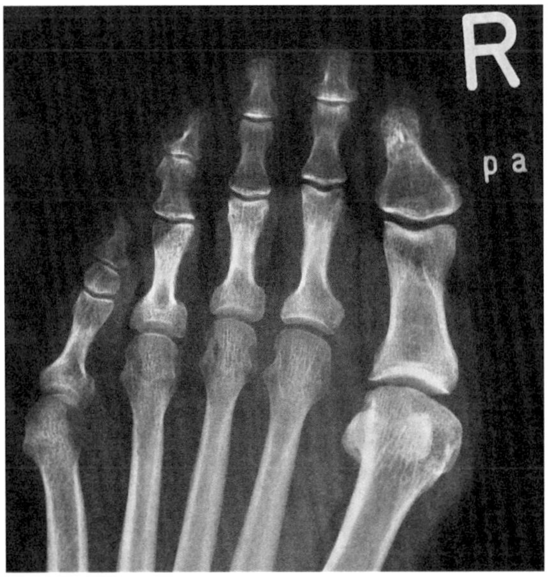

Abb. 125.**6**
Gleichmäßig belichtete Zehenaufnahme mit Aluminiumkeilfilter planto-dorsal.

Format 13/18, quer

Schriftmarkierung R oder L

Vorbereitung Schuhe und Strümpfe ausziehen! Bleischürze

Lagerung Patient in Seitenlage so, dass medialer Fußrand bzw. Großzehe der Kassette streng seitlich anliegen. Die Zehe 5 wird durch festgeklemmte Zügel nach plantar gezogen, die Großzehe entsprechend nach dorsal, dabei Fersenunterstützung durch Bocollo (Abb. 126.1).

Aufnahmetechnik 200er Folie
Röntgenkassette *auf dem Tisch.*
Zentralstrahl senkrecht auf Grundglied der 3. Zehe und Kassettenmitte.

	kV/mAs	Punkte	eigene Belichtung
normale Erwachsene	44/6	0	....
kräftige Erwachsene	46/8	+1	....

Kriterium Nahezu seitliche und möglichst überlagerungsfreie Abbildung aller Zehen einschließlich der Zehengrundgelenke (Abb. 126.2).

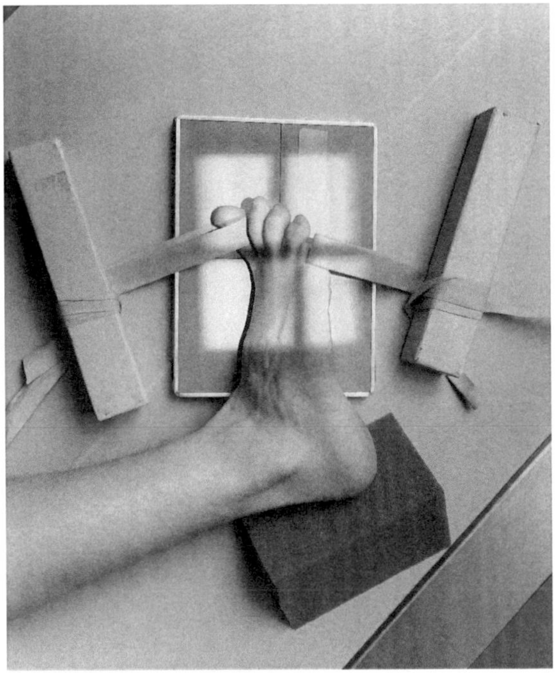

Abb. 126.**1**
Strenge Seitlage mit Großzehe auf der Kassette, Rechtwinkelstellung im Sprunggelenk und gegensinniger Zug an der 1. und der 5. Zehe, so dass die Zehen nebeneinander abgebildet werden.

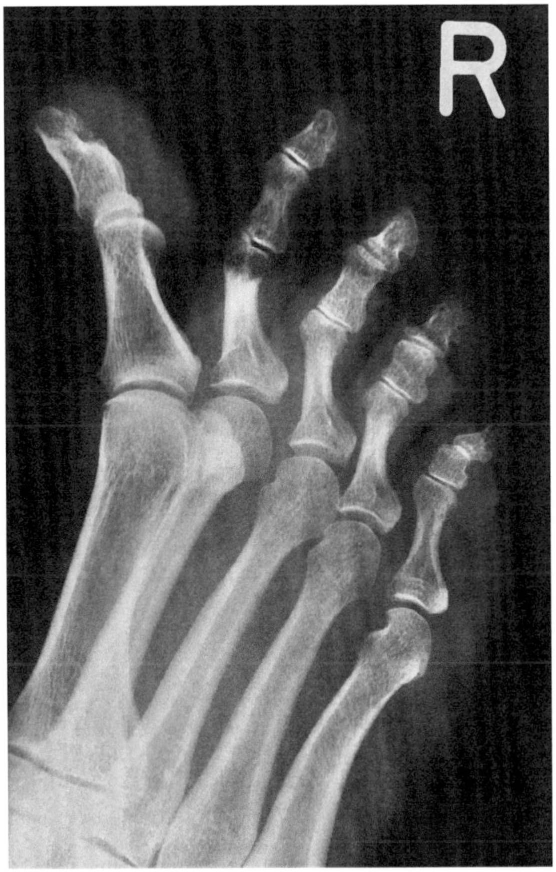

Abb. 126.**2**
Alle 5 Zehen sind nebeneinander leicht schräg-seitlich abgebildet.

Indikation

Zur Diagnostik von Fußdeformitäten und zu deren Längsschnittbeurteilung, besonders aber beim Klumpfuß sind Röntgenaufnahmen unentbehrlich.

Format

13/18 (9/12), hoch

Schriftmarkierung

R oder L
gehalten

Vorbereitung

Beine frei machen! Bleischürze

Lagerung

1. Schritt
Der Fuß wird über den Unterschenkel als Hebel flach der Kassette aufgesetzt und in dieser Position von einer Person gehalten. Überwiegend wird der Arzt selbst halten müssen. Im Regelfall ist eine zusätzliche Fixierung des Fußes, zum Beispiel mittels Pflaster (Leukosilk) oder durch eine seitlich beschwerte Plexiglasplatte (Abb. 127.1) notwendig. Zur Vermeidung von Fehlprojektionen oder Fehlbeurteilungen ist besonders darauf zu achten, dass auch bei Fußdeformitäten die Fußsohle möglichst plantar und breitflächig der Kassette aufgesetzt wird, die Deformität aber sehr wohl zur Darstellung kommen soll.
Ältere Kinder können eine entsprechende Position selbst einnehmen, wenn sie auf einem Hocker sitzen. Unter diesen Bedingungen ist auch die vergleichende Aufnahme beider Füße dorso-plantar auf einer Kassette möglich und sinnvoll.

2. Schritt
Beim Klumpfuß muss die Korrigierbarkeit röntgenologisch auch dorso-plantar dokumentiert und darum der Vorfuß nach dem Dreipunkteprinzip in Richtung Neutralstellung redressiert gehalten werden (Abb. 127.3).

Aufnahmetechnik

200er Folie
Röntgenkassette *auf dem Tisch.*
Zentralstrahl schräg 30° kaudo-kranial auf Fuß und Kassettenmitte.

	kV/mAs	Punkte	eigene Belichtung
Säugling	42/5	0	....

Kriterium

Orthograde Darstellung des ganzen Fußes einschließlich Sprung- und Fersenbein dorso-plantar in ggf. bestehender, aber durch Einhaltung der Standardbedingungen beurteilbarer Deformität (Abb. 127.2) und Korrigierbarbeit (Abb. 127.4).

Henkel, H. L.: Die Behandlung des angeborenen Klumpfußes im Säuglings- und Kindesalter. Enke, Stuttgart, 1974.

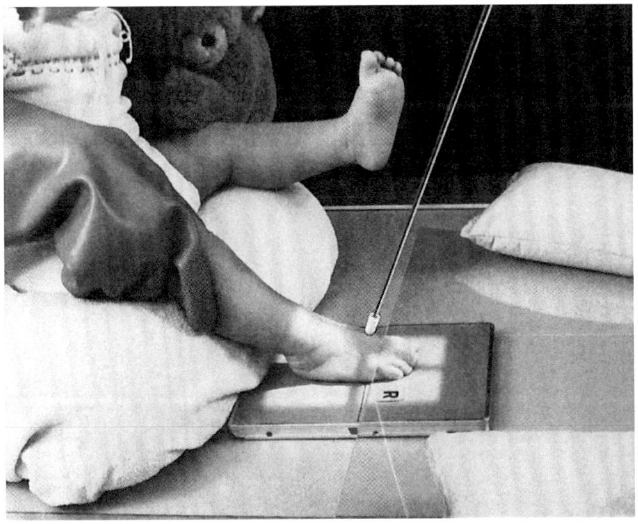

Abb. 127.**1**
Säuglingsfuß plan auf Röntgenkassette gehalten durch seitlich beschwerte, dünne Plexiglasplatte.

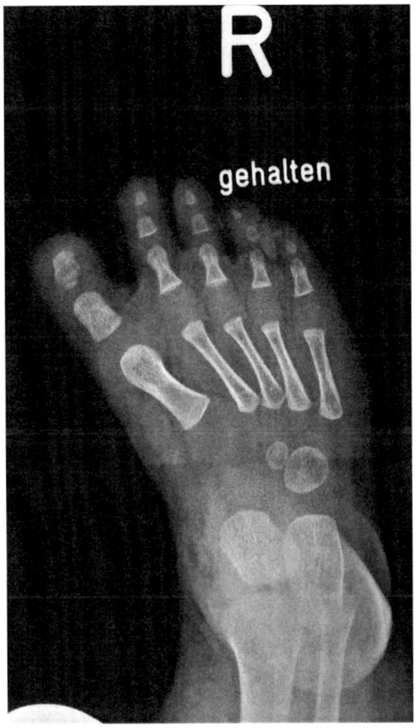

Abb. 127.**2**
Verbliebene Sichelfußdeformität eines behandelten Klumpfußes, aufgenommen entsprechend Abb. 127.1.

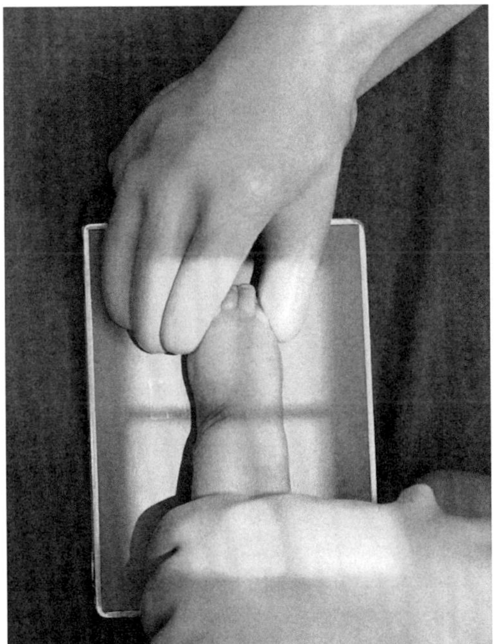

Abb. 127.**3**
Als Klumpfuß vorbehandelter (rechter) Säuglingsfuß in Korrekturstellung gehalten.

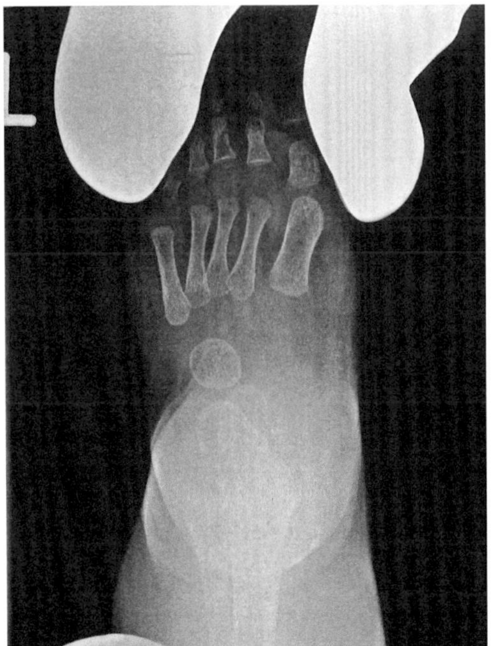

Abb. 127.**4**
In Korrekturstellung gehaltener, vorbehandelter (linker) Säuglingsfuß.

Indikation

Im Laufe einer Klumpfußbehandlung mit Redressionsgipsverbänden ist die Frage entscheidend, ob eine Achillessehnenverlängerung wegen fortbestehenden Fersenhochstandes notwendig wird.

Format

13/18 (9/12)
quer

Schriftmarkierung

R oder L
gehalten

Vorbereitung

Beine frei machen
Bleischürze

Lagerung

Lagerung so, dass der äußere Fußrand der Kassette aufliegt. Der Fuß wird vom Arzt durch ein Brettchen in Dorsalextension gedrängt bis zu einem Winkel von mindestens 80° zwischen Unterschenkel und Fuß (Abb. 128.1).

Aufnahmetechnik

200er Folie
Röntgenkassette *auf dem Tisch.*
Zentralstrahl senkrecht medio-lateral auf Fuß- und Kassettenmitte.

	kV/mAs	Punkte	eigene Belichtung
Säugling	42/5	0	....

Kriterium

Die Aufnahme soll unzweideutig zeigen, ob auch in gehaltener, leichter Hackenfußstellung eine normale Fußform resultiert oder ob es zu einem Fersenbeinhochstand kommt, also eine Achillessehnenverlängerung notwendig wird (Abb. 128.2).

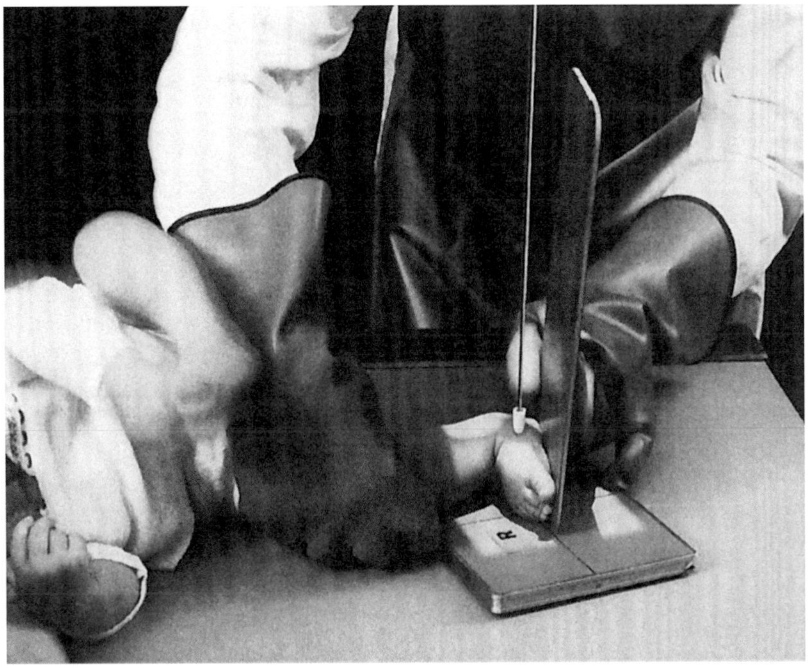

Abb. 128.**1**
Unterschenkel und Fuß werden außenseitig auf einer Kassette gehalten, der Vorfuß mit einem Brettchen nach oben gedrängt.

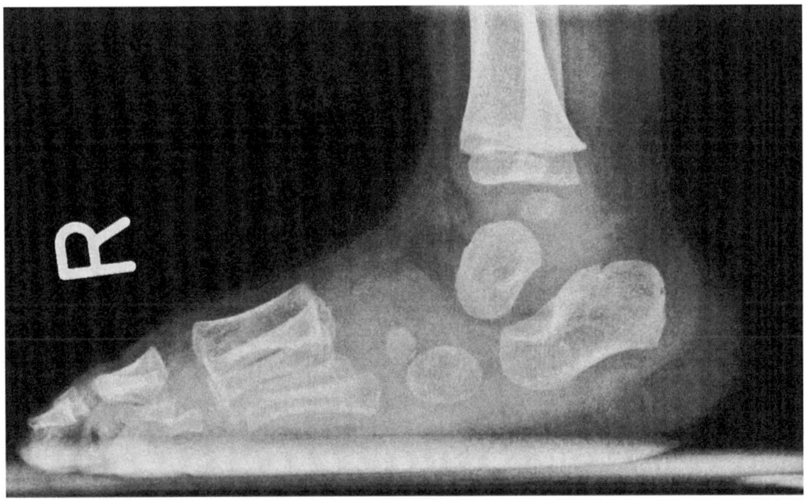

Abb. 128.**2**
Zweifelsfreier Fersenhochstand bei einem vorbehandelten Klumpfuß. Aus der Aufnahme ergibt sich die Indikation zu einer Achillessehnenverlängerung.

Indikation
Es handelt sich bei bestimmungsgemäßer Ausführung um eine einfache und sehr genaue Methode der radiologischen Beinlängenmessung.

Format
35/43 (30/40) quer **und** 15/40 (20/40) quer

Schriftmarkierung
L, liegend

Vorbereitung
Strümpfe und Schuhe ablegen. Unterkörper entkleiden bis auf Unterhose!
Gonadenschutz würde bei der Frau die Messpunkte an den Hüftgelenken und die Messlatte verdecken. Gonadenschutz beim Mann (Hodenkapsel).

Lagerung
Rückenlage, Kniegelenke gestreckt. Unter dem Patienten liegt mittig vom Gesäß bis zu den Fersen eine mindestens 110 cm lange Messlatte mit kontrastgebender cm-Markierung (Abb. 129.1). Während der Aufnahme bleiben Patient und Messlatte unverändert liegen, sie werden mit der schwimmenden Tischplatte zwischen Röntgenröhre und Kassette im Raster zweimal verschoben (Abb. 129.3, 129.4). Der Arzt sollte vor dieser – in der Regel präoperativen – Aufnahme die Höhe der Gelenkspalte anzeichnen. Ist die Verschieblichkeit der Tischplatte auf einer Seite begrenzt, muss zuerst geprüft werden, auf welchem Ende des Schwimmtisches der Patient mit seinem Kopf liegen muss.

Aufnahmetechnik
400er Folie

1. Aufnahme
Die obere Hälfte der 30/40-Kassette *im Raster* wird auf die Hüftgelenke zentriert, die untere Hälfte ist mit Bleigummi abgedeckt.
Zentralstrahl senkrecht auf die Mitte zwischen beiden Hüftgelenken und auf die Mitte der oberen Kassettenhälfte (Abb. 129.2).

	kV/mAs	Punkte	eigene Belichtung
Kinder 10 Jahre	63/32	–4	....
schlanke Erwachsene	70/32	–2	....
normale Erwachsene	77/32	0	....

2. Aufnahme
400er Folie
Die untere Hälfte der 30/40-Kassette *im Raster* wird auf die Kniegelenke zentriert, die obere Hälfte ist mit Bleigummi abgedeckt.
Zentralstrahl auf die Mitte zwischen beiden Kniegelenken und auf die Mitte der unteren Kassettenhälfte (Abb. 129.3).

	kV/mAs	Punkte	eigene Belichtung
Kinder 10 Jahre	63/6,3	–2	....
schlanke Erwachsene	66/6,3	–1	....
normale Erwachsene	66/8	0	....

3. Aufnahme
Die 15/40-Kassette *im Raster* wird auf die Sprunggelenke zentriert.
Zentralstrahl auf die Mitte zwischen Sprunggelenke und auf Kassettenmitte (Abb. 129.4).

	kV/mAs	Punkte	eigene Belichtung
Kinder 10 Jahre	52/6,3	–2	....
schlanke Erwachsene	55/6,3	–1	....
normale Erwachsene	55/8	0	....

Kriterium
Alle Gelenkspalte sollen orthograd abgebildet und die cm-Markierung auf der Messlatte deutlich lesbar sein.

Auswertung
Auf den Röntgenbildern werden von einander entsprechenden Gelenkpunkten, z.B. vom oberen Pol der Hüftköpfe und vom medialen Tibiaplateau, zur in der Medianebene projizierten Mess-Skala senkrecht verlaufende Hilfslinien gezogen. Durch Feststellung der jeweiligen cm-Zahlendifferenz auf der Mess-Skala kann die Länge des Ober- bzw. Unterschenkels orthograd seitenvergleichend exakt ermittelt werden (Abb. 129.5).

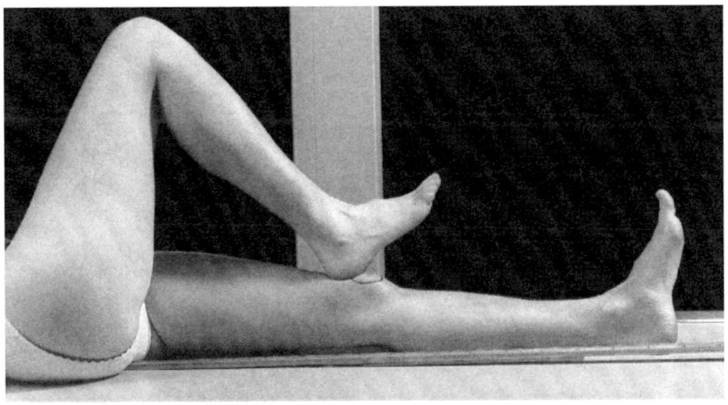

Abb. 129.**1**
Ausgangssituation für die Mess-Aufnahme: Eine mindestens 110 cm lange Messlatte mit kontrastgebender cm-Markierung liegt mittig unter dem Patienten vom Gesäß bis zu den Fersen.

Abb. 129.2, 129.3 und 129.4
Röhre und Kassette im Raster bleiben stehen, der Schwimmtisch mit dem konstant liegenden Patienten verfährt vom Hüftgelenk über das Kniegelenk zum Sprunggelenk.

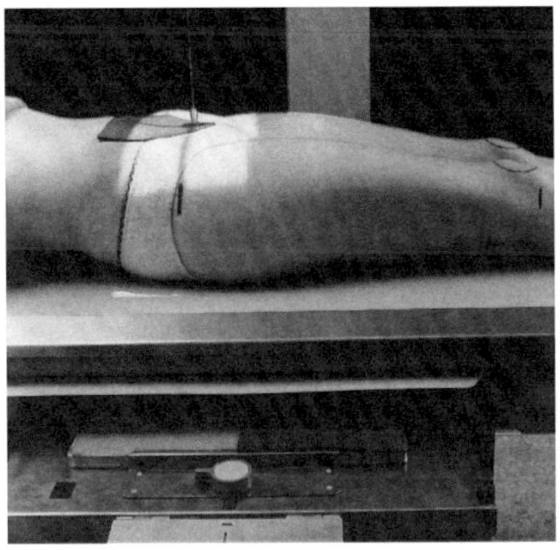

Abb. 129.**2**

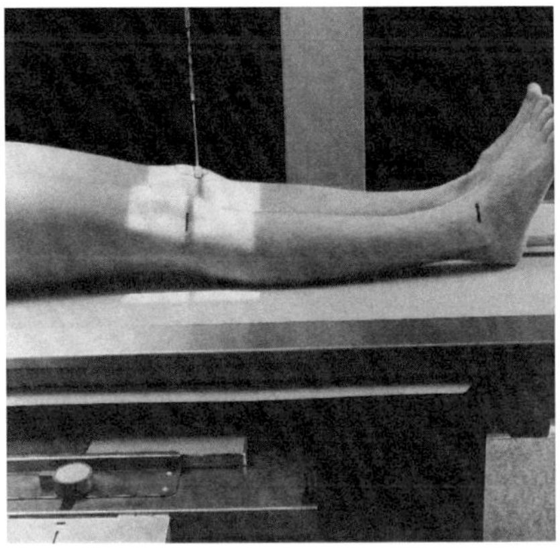

Abb. 129.**3**

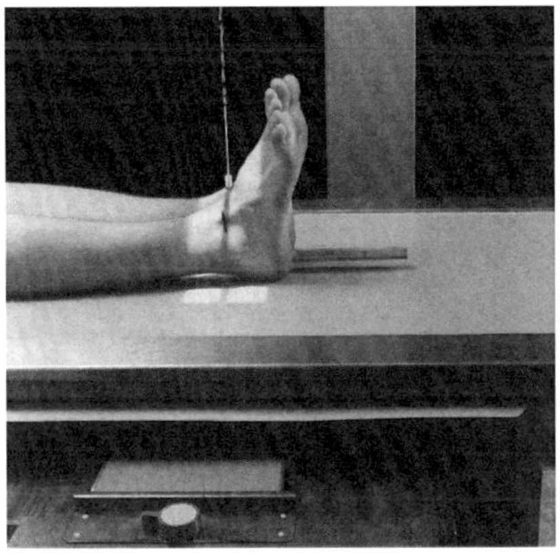

Abb. 129.**4**

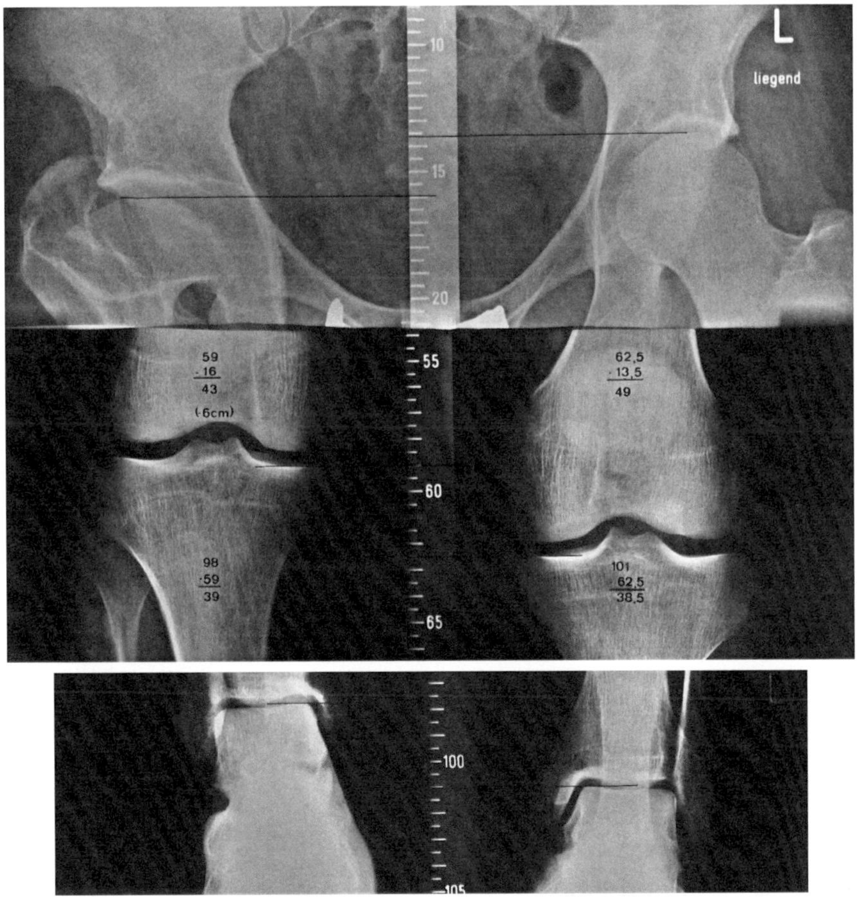

Abb. 129.**5**
Beispiel einer Auswertung der Messaufnahme: Die ermittelte Beinverkürzung von 6 cm liegt ausschließlich im rechten Oberschenkel.

Gill, G.G.: A simple roentgenographic method for the measurement of bone growth; modification of Millwee's method of silt scanography. J. Bone Jt. Surg. 26 (1944) 767–769.
Morscher, E., G. Figner: Die Messung der Beinlängen. Orthopäde 1 (1972) 9–13.

Literaturhinweise

Angerstein, W.: Lexikon der radiologischen Technik in der Medizin, 4. Aufl. Thieme, Leipzig 1988.

Birkner, R.: Das typische Röntgenbild des Skeletts, 4. Aufl. Elsevier, Urban und Fischer, München 2009.

Clark, K.C.: Positioning in Radiography, 12th ed. Heinemann, London 2005.

Greenspan, A.: Skelettradiologie, 4. Aufl. Urban & Fischer 2008.

Hafner, E., H. Ch. Meuli: Röntgenuntersuchung in der Orthopädie, 2. Aufl. Huber, Bern 1993.

Hoxter, E. A.: Einführung in die Röntgenaufnahmetechnik, 14. Aufl. Siemens, Erlangen 1991.

Laubenberger, Th., J. Laubenberger: Technik der medizinischen Radiologie: Diagnostik – Strahlentherapie – Strahlenschutz, 7. Aufl., Köln. Deutscher Ärzte-Verlag, Köln 1999.

Lutz, K.C.: Einstelltechniken in der Traumatologie. Thieme, Stuttgart 1992.

Schröder, U.G., B.S. Schröder: Strahlenschutzkurs für Mediziner. 2. Aufl., Thieme, Stuttgart 2007.

Stender, H.S., F.E. Stieve: Bildqualität in der radiologischen Diagnostik, 2. Aufl. Deutscher Ärzte-Verlag, Köln, 2000.

Thelen, M., G. Ritter, E. Bücheler: Radiologische Diagnostik der Verletzungen von Knochen und Gelenken. Thieme, Stuttgart 1993.

Wicke, L.: Röntgenanatomie. Normalbefunde, 6. Aufl. Urban & Fischer, München 2001.

Willich, E., et al. (Hrsg.): Radiologie und Strahlenschutz einschließlich neuer bildgebender Verfahren, 4. Aufl. Springer, Berlin 1988.

Zimmer, E. A., M. Brossy: Lehrbuch der röntgendiagnostischen Einstelltechnik, 6. Aufl. Springer, Berlin 2007.

Zimmer, E. A., M. Brossy: Röntgen-Fehleinstellungen, 2. Aufl. Springer, Berlin 1991.

Aktuelle Leitlinien, Verordnungen, Referenzwerte

Diagnostische Referenzwerte für radiologische … Untersuchungen
Bekanntmachung des Bundesamtes für Strahlenschutz vom 05.08.2003
Bundesanzeiger vom 05.08.2003 und www.bfs.de

Die neue Röntgenverordnung
Verordnung über den Schutz vor Schäden durch Röntgenstrahlen (Röntgenverordnung RöV) vom 8. Januar 1987 (BGBl, I S. 114) in der Fassung der Bekanntmachung vom 18. Juni 2002 (BGBl Nr. 36, S. 1869), 10. Aufl. H. Hoffmann Verlag, Berlin, 2003 und www.bundesrecht.juris.de

Die neue Strahlenschutzverordnung
Verordnung über den Schutz vor Schäden durch ionisierende Strahlen (Strahlenschutzverordnung – StrlSchV) vom 20. Juli 2001 einschließlich der Änderung vom 18. Juni 2002 (BGBl, 2002; S. 1459) 5. Aufl. H. Hoffmann Verlag, Berlin, 2003 und www.bundesrecht.juris.de

Richtlinie Strahlenschutz in der Medizin 2002
Richtlinie nach der Verordnung über den Schutz vor Schäden durch ionisierende Strahlen (Strahlenschutzverordnung – StrlSchV), 5. Aufl. H. Hoffmann Verlag, Berlin, 2003.

Richtlinie für die technische Prüfung von Röntgeneinrichtungen und genehmigungsbedürftigen Störstrahlern – Sachverständigenprüfrichtlinie (SV-RL). Gemeinsames Ministerialblatt vom 30.12.2003, 54. Jahrgang, Nr. 40–45, Seite 781.

Richtlinie zur Strahlenschutzverordnung (StrlSchV) und zur Röntgenverordnung (RöV). Ärztliche und zahnärztliche Stel len. Gemeinsames Ministerialblatt vom 12.2.2004, 55. Jahrgang, Nr. 14, Seite 258–268.

Richtlinie zur Durchführung der Qualitätssicherung bei Röntgeneinrichtungen zur Untersuchung und Behandlung von Menschen nach § 16 und 17 der RöV (QS-RL). Gemeinsames Ministerialblatt, im Druck

Erläuterungen anatomischer und röntgenologischer Begriffe*

Sofern Begriffe und Bezeichnungen in der anatomischen Fachsprache verwendet werden, d. h. auch mit den lateinischen Wortendungen, werden diese in der lateinischen Schreibweise aufgeführt.
Eingedeutschte, fachbegriffliche Bezeichnungen, die zwar auf die lateinische Fachsprache unmittelbar zurückgehen, aber wie deutsche Bezeichnungen, d.h. ohne lateinische Endungen, benutzt werden, werden der deutschen Schreibweise entsprechend geschrieben.

Abduktion	Abspreizung
Acetabulum	Hüftgelenkspfanne
Acromion	Schulterhöhe
Adduktion	Anspreizung
Akromioklavikulargelenk	Schultereckgelenk (= AC-Gelenk)
Ala	Flügel
Angulus	Winkel
Apophyse	Knochenfortsatz
Arteria	Arterie, Schlagader
Atlantookzipitalgelenk	Gelenk zwischen Schädel und Atlas
Atlas	1. Halswirbel
axial	in der Längsachse
Axillarlinie	vertikale Linie durch die Mitte der Achselhöhle
Axis	2. Halswirbel
bipartitus (z. B. Patella bipartita)	zweigeteilt
Calcaneus	Fersenbein
Capitulum	Köpfchen
Caput	Kopf
Carpus	Handwurzel
Cartilago	Knorpel
CCD-Winkel	**C**entrum-**C**ollum-**D**iaphysen-Winkel
Cervix	Hals
Cingulum	Gürtel
Clavicula	Schüsselbein
coccygeus	zum Steißbein gehörend
Collum	Hals
Condylus	Gelenkhöcker
coracoideus	raben(schnabel)ähnlich
Corona	Kranz, Krone
coronoideus	hakenähnlich
Corpus	Körper
Costa	Rippe
Coxa	Hüfte
Cranium	Schädel
Crista	Leiste, Kante
Crista intertrochanterica	Knochenleiste am Femur, dorsal zwischen Trochanter major und minor
Crus	Unterschenkel, Schenkel
Cubitus	Ellenbogen
Dens (axis)	Zahn (des 2. Halswirbels)
DIP	**D**istales **I**nter-**P**halangeal-Gelenk (= Fingerendgelenk)
Discus	Scheibe
dorsal	rückenwärts; streckseitig (an Arm und Hüfte); beugeseitig (am Bein)
Dorsum	Rücken
Eminentia	Erhebung,
Epicondylus	auf dem Condylus liegender Fortsatz
Epiphyse	Endstück eines Röhrenknochens
Extension	Streckung
Facies glenoidalis	Schulter(blatt)gelenkfläche am Glenohumeralgelenk
Femoropatellargelenk	Gelenk zwischen Oberschenkel und Kniescheibe
Femur	Oberschenkelknochen
Fibula	Wadenbein
Flexion	Beugung
Foramen (z. B. Foramen magnum)	Loch, Öffnung
Fossa	Grube
Fossa hypophysealis	Hypophysengrube (Türkensattel)
frontalisierte Patellae	exakt in die Frontalebene gebrachte Kniescheiben
Genu (valgum/varum)	X-Knie/O-Knie
Glenohumeralgelenk	Gelenk zwischen Oberarmkopf und Schulterblatt
glenoidalis	zum Schultergelenk gehörend
gluteus; glutealis	zur Hinterbacke gehörend (z. B. Musculus gluteus)
Glutos	Hinterbacke, Gesäß
Hallux	große Zehe
Hamulus	Häkchen
Hiatus (z. B. Hiatus sacralis)	Spalt
Humeroglenoidalgelenk	s. Glenohumeralgelenk
Humerus	Oberarmknochen
Impression	Eindruck
Incisura	Einschnitt, Einkerbung
Inklination	Vorneigung
intercondylaris	zwischen den (z. B. Schienbeinkopf-) Kondylen gelegen
intermedius	in der Mitte gelegen
intertubercularis	zwischen den beiden Tubercula des Humerus
intervertebralis	zwischen zwei Wirbeln

* Siehe auch „Zur anatomischen Orientierung“ (S. 3)

ischiadicus	zum Gesäß gehörend (Nervus ischiadicus)
Ischium	Gesäß, Sitzbein
Jugum	Verbindung; Joch
Fossa jugularis	Drosselgrube (zwischen den beiden medialen Enden der Schlüsselbeine)
karpal	zur Handwurzel gehörend
Karpometakarpalgelenke	Gelenke zwischen Handwurzel- und Mittelhandknochen
Kyphose	Wirbelsäulenbiegung nach hinten (zum Beispiel physiologische Brustkyphose)
(Hyperkyphose	krankhaft verstärkte Kyphose)
Lamina	dünne Platte
Lamina cribrosa	Siebbeinplatte
Ligamentum (= Lig.)	Band
Lig. fibulo-talare anterius	vorderer Teil des Dreieckbandes zwischen Außenknöchel und Sprungbein
Linea	Linie
Linea innominata	nicht benannte Linie – im a.p. Röntgenbild des Schädels regelmäßig erkennbare Linie: tangential getroffenes Schläfenbein
Lordose	Wirbelsäulenbiegung nach vorn (zum Beispiel physiologische Hals- oder Lendenlordose)
Lumbus	Lende
lumbal	zur Lende gehörig
Luxation	Verrenkung
magnus	groß
major	größer
Malleolus (lateralis/medialis)	Außen-/Innenknöchel
Mandibula	Unterkiefer
Manubrium (sterni)	Handgriff (des Brustbeins)
Margo	Rand
Maxilla	Oberkiefer
MCP	**M**eta-**C**arpo-**P**halangeal-Gelenk (= Fingergrundgelenk)
median	in der Mitte liegend
meta-	jenseits von etwas
Metacarpale	Mittelhandknochen; s. Os metacarpi/metacarpale
Metacarpus	Mittelhand
metakarpal	zur Mittelhand gehörend
Metatarsus	Mittelfuß
Metatarsale	Mittelfußknochen; s. Os metatarsi/metatarsale
minor	kleiner
MTP	**M**eta-**T**arso-**P**halangeal-Gelenk (= Zehengrundgelenk)
Neutralstellung	im Sprunggelenk: Fußsohle und Unterschenkel im Winkel von 90° zueinander
nucha	Nacken
nuchalis	zum Nacken gehörend
obliquus	schräg
obturatus (z.B. Foramen obturatum)	verstopft, verschlossen
occipitalis	zum Hinterhaupt gehörend
Occiput	Hinterhaupt
Olecranon	Ellenbogen
orthograd	gerade, gestreckt
Os (Plural: Ossa)	Knochen
Os capitatum	Kopfbein
Os coccygis	Steißbein
Os cuboideum	Würfelbein
Os cuneiforme	Keilbein (am Fuß)
Os hamatum	Hakenbein
Os ilium (Ilium)	Darmbein
Os ischii (Ischium)	Sitzbein
Os lunatum	Mondbein
Os metacarpi (= Metacarpale)	Mittelhandknochen
Os metatarsi (= Metatarsale) (Plural: Ossa metatarsi/metatarsalia)	Mittelfußknochen
Os naviculare	Kahnbein (am Fuß)
Os pisiforme	Erbsenbein
Os pubis	Schambein
Os sacrum (Sacrum)	Kreuzbein
Os scaphoideum	Kahnbein (an d. Hand)
Os sesamoideum	Sesambein (in eine Sehne oder ein Band eingefügter kleiner Knochen, sesamsamenähnlich, zur Druckaufnahme)
Os trapezium	großes Vieleckbein
Os trapezoideum	kleines Vieleckbein
Os trigonum	Gelegentl. selbständiges Tuberculum laterale des Proc. posterior tali
Os triquetrum	Dreiecksbein
Ossifikation	Knochenbildung
Patella	Kniescheibe
Pelvis	Becken
Phalanx	Glied z.B. Fingerendphalangen, Fingerendglieder
PIP	**P**roximales **I**nter-**P**halangeal-Gelenk = Fingermittelgelenk
plantigrad	vollständiger, korrekter Fußauftritt auf dem Boden
Processus	Fortsatz
Processus mastoideus	Warzenfortsatz
Processus xiphoideus	Schwertfortsatz des Brustbeins
prominens	vorspringend (vgl. Vertebra prominens)
Pseudoarthrose	Gelenk an falscher Stelle
RA	Rheumatoide Arthritis
Radius	Speiche
Radialduktion	Bewegung der Hand im Handgelenk *nach radial*
Reklination	Rückneigung
Rhizarthrose	Arthrose des Daumensattelgelenks
Rotation	Drehung

Sakroiliakalgelenk	Gelenk zwischen Kreuzbein und Darmbein
Sagitta	Pfeil
sagittal	senkrecht zur Frontalebene
Scapula	Schulterblatt
Sella turcica	Türkensattel = knöcherne Grube an der mittleren Schädelbasis (Fossa hypophysealis)
Sesambein (vgl. Os sesamoideum)	Sesamknochen (z. B. unter der Großzehe)
Sinus	Bucht
Sinus tarsi	Raum zwischen Talus und Calcaneus
Skoliose	seitliche Wirbelsäulenverbiegung mit Torsion
Spina	Dorn
spinosus	zum Dorn gehörig
Sternum	Brustbein
styloideus	griffelförmig
subakromial	unter dem Akromion
Sulcus	Furche, Rinne
Sustentaculum (tali)	Stütze, Halt (des Talus)
Sutura coronalis	Kranznaht am Schädel
Symphyse	Verwachsung; Knorpel als dauerhafte Form einer Knochenverbindung
Talus	Sprungbein
tangential	streifend, eben noch berührend
Tarsus	Fußwurzel
Tarsometatarsalgelenk	Gelenk zwischen Fußwurzel und Mittelfuß
Thorax	Brustkorb
Tibia	Schienbein
transthorakal	quer durch den Brustkorb
Trochanter (major/minor)	(großer/kleiner) Rollhügel
Trochlea humeri	Oberarmrolle
Tuber	Höcker
Tuber ischiadicum	Sitzbeinhöcker
Tuberculum	Höckerchen
Tuberositas	Vorsprung, Rauhigkeit am Knochen
Ulna	Elle
Ulnarduktion	Bewegung der Hand im Handgelenk *nach ulnar*
Uncus	Haken
Venter	Bauch
ventral	bauchwärts beugeseitig (an Arm und Hüfte) streckseitig (am Bein)
Vertebra	Wirbel
Vertebra prominens	vorspringender Wirbel, gemeint: Dornfortsatz des 7. Halswirbels

Lieferantennachweis*

Hilfsmittel	Hersteller/Lieferant
Aluminiumkeilfilter (Basishöhe 10 mm) mit Klettenfixierung	Nusser & Schaal Hintere Grabenstr. 28 D-72070 Tübingen
Aufbelichtungsschablonen Messlatte	Nosbüsch/Wilnos Schallbruch 59 D-42781 Haan
Balancewaage	Diers International GmbH Dillenbergweg 4 D-65388 Schlangenbad
Bleischürzen, -handschuhe Gonadenschutz Bocollo Kassettenhalter für extralange Kassetten (20/60, 20/96, 20/120)	Röntgenfachhandel
Halteapparat nach Scheuba	Telos Unter den Linden 26 D-35410 Hungen-Obbornhofen
Lagerungssäckchen, u.a. Kleinteile, Sandsack mit Griff, Unterlegbrettchen, Winkelmesser, Pelotten	Nusser & Schaal Hintere Grabenstr. 28 D-72070 Tübingen
Strahlenkranz	Mavig Stahlgruberring 5 D-81829 München

* Hier nicht erwähnte, z. T. auch die vorstehenden Hilfsmittel sind im Röntgenfachhandel erhältlich.